国家出版基金项目
NATIONAL PUBLICATION FOUNDATION

生物安全与生物资源能力体系建设丛书

国家病原微生物资源库目录

——第三类病原微生物目录（2020年版）

刘剑君　魏　强◎主编

清华大学出版社

北　京

图书在版编目（CIP）数据

国家病原微生物资源库目录 . 第三类病原微生物目录：2020 年版 / 刘剑君，魏强主编 . — 北京：清华大学出版社，2022.12
（生物安全与生物资源能力体系建设丛书）
ISBN 978-7-302-62247-5

Ⅰ . ①国… Ⅱ . ①刘… ②魏… Ⅲ . ①病原微生物—目录—中国 Ⅳ . ① R37

中国版本图书馆 CIP 数据核字（2022）第 229321 号

策划编辑：孙　扬
组稿编辑：孙　宇
文稿编辑：辛瑞瑞
封面设计：吴　晋
责任校对：李建庄
责任印制：宋　林

出版发行：清华大学出版社
　　　　　网　　　址：http://www.tup.com.cn，http://www.wqbook.com
　　　　　地　　　址：北京清华大学学研大厦 A 座　　　邮　　编：100084
　　　　　社 总 机：010-83470000　　　　　　　　　邮　　购：010-62786544
　　　　　投稿与读者服务：010-62776969，c-service@tup.tsinghua.edu.cn
　　　　　质量反馈：010-62772015，zhiliang@tup.tsinghua.edu.cn
印 刷 者：小森印刷（北京）有限公司
经　　销：全国新华书店
开　　本：210mm×285mm　　　　　印　　张：24.5　　　字　　数：593 千字
版　　次：2022 年 12 月第 1 版　　　　　　　　　　印　　次：2022 年 12 月第 1 次印刷
定　　价：188.00 元

产品编号：094632-01

编 委 会

主 编 刘剑君 魏 强

副主编 王多春 韩 俊 刘维达 姜孟楠

编 委（按姓氏汉语拼音排序）

曹旭东　中国疾病预防控制中心
代　航　中国疾病预防控制中心传染病预防控制所
董　飚　中国医学科学院医药生物技术研究所
董　婕　中国疾病预防控制中心病毒病预防控制所
高　晨　中国疾病预防控制中心病毒病预防控制所
韩元向　中国疾病预防控制中心性病艾滋病预防控制中心
侯雪新　中国疾病预防控制中心传染病预防控制所
胡辛欣　中国医学科学院医药生物技术研究所
霍细香　湖北省疾病预防控制中心
江永忠　湖北省疾病预防控制中心
黎　薇　广东省疾病预防控制中心
李聪然　中国医学科学院医药生物技术研究所
李筱芳　中国医学科学院皮肤病医院
李宜晓　中国疾病预防控制中心
李振军　中国疾病预防控制中心传染病预防控制所
刘立国　中国医学科学院病原生物学研究所

刘梦莹　中国疾病预防控制中心

吕子全　深圳市疾病预防控制中心

马春涛　中国疾病预防控制中心性病艾滋病预防控制中心

梅　嬛　中国医学科学院皮肤病医院

莫艳玲　广东省疾病预防控制中心

彭　博　深圳市疾病预防控制中心

任丽丽　中国医学科学院病原生物学研究所

宋　杨　中国疾病预防控制中心

王聪慧　中国医学科学院病原生物学研究所

王茂树　中国疾病预防控制中心传染病预防控制所

王顺修　中国疾病预防控制中心传染病预防控制所

王衍海　中国疾病预防控制中心病毒病预防控制所

吴　双　深圳市疾病预防控制中心

吴林寰　中国科学院微生物研究所

肖　悦　中国疾病预防控制中心传染病预防控制所

徐　苗　中国食品药品检定研究院

徐　潇　中国食品药品检定研究院

薛　颖　中国医学科学院病原生物学研究所

杨信怡　中国医学科学院医药生物技术研究所

叶　强　中国食品药品检定研究院

游雪甫　中国医学科学院医药生物技术研究所

余　波　湖北省疾病预防控制中心

翟亚琳　中国疾病预防控制中心

赵　莉　中国疾病预防控制中心病毒病预防控制所

赵爱华　中国食品药品检定研究院

赵元元　中国疾病预防控制中心

仲松超　中科软科技股份有限公司

邹　伟　湖北省疾病预防控制中心

邹　旋　深圳市疾病预防控制中心

序

2021 年 4 月 15 日《中华人民共和国生物安全法》实施以来，为进一步加强生物安全领域能力建设，国家提出了加强生物资源安全管理，加快建设病原微生物菌（毒）种等国家战略资源平台等新的要求。

我非常高兴看到，在提升我国生物安全能力建设过程中，中国疾病预防控制中心与清华大学出版社主动作为，策划的《生物安全和生物资源能力体系建设丛书》以下简称《丛书》）获得了 2022 年度国家出版基金项目支持。近年来，生命科学领域研究取得了重大进步，生物技术快速发展给人类带来诸多生活和生产方式变革的同时，生物安全问题可能带来的风险和隐患也是不可忽视的重要课题。在此背景下，《丛书》从我国生物安全与生物资源领域所面对的新形势、新挑战和新机遇出发，系统全面阐述了本领域的发展现状，总结了近年来的相关成果。因此，《丛书》是针对目前我国生物安全工作薄弱环节和关键技术问题，落实生物安全法，做出的一次有益探索和实践。

《丛书》共三本，《病原微生物保藏鉴定技术》以传染病病原体鉴定关键支撑技术需求为导向，针对我国普遍存在且多发和新发突发传染性疾病病原体为重点，系统展示了我国传染病病原体鉴定和保藏技术方法体系，对提升传染病病原体鉴定发现能力具有重要支撑作用。《国家病原微生物资源库目录》系统总结了国家病原微生物资源目录基本框架和内容构成，初步形成了我国病原微生物资源目录制定、发布、动态调整等机制，特别是成为保藏领域内，尊重、体现菌（毒）种分离、保藏等相关工作人员工作价值的重要载体，对促进资源共享与利用，发挥着重要指导作用。《实验室生物安全能力建设》以公共卫生风险防控能力为主线，系统全面介绍了国内外生物风险管理理论方法和实践最新进展，阐述分析了生物风险管理面临的重要挑战，将为今后加强我国实验室生物风险管理提供重要参考。

在新冠肺炎疫情仍在全球肆虐的背景下，坚持总体国家安全观，深入推进国家生物安全和生物资源能力体系建设，不断强化我国病原微生物资源全过程、全流程规范化管理，促进我国生物技术健康发展，确保国家生物安全，将是今后一项长期战略任务。

我相信，在我国生物安全领域主管部门和有关专家支持指导下，《丛书》的出版对于进一步提高和有力促进我国生物安全能力，特别是病原微生物资源保藏能力建设，助力新冠肺炎等重大疫情防控，维护国家生物安全将起到积极推动作用。

徐建国　院士

中国疾病预防控制中心传染病预防控制所研究员

传染病预防控制国家重点实验室主任

中国微生物学会理事长

第一、二届国家生物安全专家委员会主任委员

第三、四届国家病原微生物实验室生物安全专家委员会主任委员

2022 年 12 月于北京

前　言

编制病原微生物目录是国家指定的病原微生物菌（毒）种保藏机构的基本职责，也是提供国家科技资源共享服务的重要体现。

病原微生物作为国家重要战略资源之一，是进行传染病防治、科研、教学、药品和生物制品生产、出入境检验检疫等工作的重要基础支撑材料。按照《病原微生物实验室生物安全管理条例》（国务院第424号令）的相关规定，国家根据病原微生物的传染性和病原微生物感染后对个体或者群体的危害程度将病原微生物分为四类。其中，第三类病原微生物是指能够引起人类或者动物疾病，但一般情况下对人、动物或者环境不构成严重危害，传播风险有限，实验室感染后很少引起严重疾病，并且具备有效治疗和预防措施的微生物。

2017年8月，原国家卫生计生委指定中国疾病预防控制中心为首家国家级病原微生物菌（毒）种保藏中心。2019年6月，经国家卫生健康委推荐，科技部和财政部批准，依托中国疾病预防控制中心组建国家病原微生物资源库，承担国家病原微生物资源保藏任务，履行国家病原微生物保藏职能。为此，中国疾病预防控制中心牵头组织相关保藏机构和国家病原微生物资源库参建单位，于2019年底启动了《国家病原微生物资源库目录-第三类病原微生物目录》系列目录编制工作。

2021年3月，《国家病原微生物资源库目录—第三类病原微生物目录（2019年版）》出版面世，作为我国首部病原微生物目录，收录了由国家指定的保藏机构保藏的危害程度为第三类的细菌、病毒、真菌等近2000条菌（毒）种信息，奠定了我国病原微生物目录的基本框架和内容基础，受到相关管理部门和业内专业人员的广泛关注。2021年4月15日颁布实施的《中华人民共和国生物安全法》提出国家建立生物安全名录和清单制度。因此，为进一步探索建立病原微生物目录制定、发布，以及动态调整等机制，在2019年版的基础上，中国疾病预防控制中心牵头编制了《国家病原微生物资源库目录—第三类病原微生物目录（2020年版）》。

相比于2019年版，2020年版"目录"继续以《病原微生物菌（毒）种保藏数据描述通则》（T/CPMA 011-2020）为依据，增加了国家资源库保藏编号、科技资源标识符、中文名称、外文名称、分类学地位、分离时间、分离地址、分离基物、致病名称和致病对象、用途、来源历史、联系单位及联系邮箱等信息描述项，拓展了目录所包含的内容、丰富了目录信息，进一步强化和提升了共享服务能力和水平。同时，为方便使用，我们也在书中加入了链接，读者可以通过扫描书中的二维码进入国家病原微生物资源库网站（www.NPRC. org. cn）进一步查询，以获取目录之外的其他信息及目录中某一株菌（毒）种。

《国家病原微生物资源库目录—第三类病原微生物目录（2020年版）》出版得到了2022年国家出版基金"生物安全与生物资源能力体系建设丛书"和"十三五""艾滋病和病毒性肝炎等重大传染病防治"《重要传染病病原标准化鉴定关键技术研究和参比库建立》（2018ZX10734404）课题、国家科技资源共享服务平台(项目号：国家病原微生物资源库-NPRC -32)等资助。同时，本目录在编制过程中得到了国家卫生健康委科教司、科技部基础司、国家科技基础条件平台中心等单位领导，以及国家病原微生物资源库、国家微生物科学数据中心及有关专家的支持与指导，在此深表谢意！

作为一本规范性参考工具书，本书适合疾控、科研、临床、生产等从事病原微生物检测、鉴定和保藏工作的专业人员使用。由于经验有限，目录中难免有疏漏和不妥之处，敬请读者和相关专业人士批评指正，以便在今后版本中持续修改完善，不断提升国家病原微生物资源库科技资源共享服务的水平和能力。

刘剑君　魏　强

2022年11月

目 录

第三部分　病　毒　323

第一部分

细 菌

◤ 一、不动杆菌属

1. 不动杆菌属

国家科技资源标识符：CSTR:16698.06.NPRC 1.7.1

平台资源号：NPRC 1.7.1

保藏编号：CCPM (A)-P-102001

中文名称：鲍曼不动杆菌

外文名称：*Acinetobacter baumannii*

分类学地位：Bacteria; Proteobacteria; Gammaproteobacteria; Pseudomonadales; Moraxellaceae; *Acinetobacter*

生物危害程度：第三类

分离时间：2020-11-11

分离地址：中国河北省

分离基物：患者手术深部切口

致病名称：肺炎、伤口感染、脑膜炎、尿路感染、腹膜炎、心内膜炎、骨髓炎、关节炎、败血症

致病对象：人

来源历史：←中国医学科学院医药生物技术研究所

用　　途：科研

联系单位：中国医学科学院医药生物技术研究所

电子邮箱：xinyiyang@imb.cams.cn

2. 不动杆菌属

国家科技资源标识符：CSTR:16698.06.NPRC 1.7.2

平台资源号：NPRC 1.7.2

保藏编号：CCPM (A)-P-102002

中文名称：鲍曼不动杆菌

外文名称：*Acinetobacter baumannii*

分类学地位：Bacteria; Proteobacteria; Gammaproteobacteria; Pseudomonadales; Moraxellaceae; *Acinetobacter*

生物危害程度：第三类

分离时间：2020-11-11

分离地址：中国河北省

分离基物：患者痰液

致病名称：肺炎、伤口感染、脑膜炎、尿路感染、腹膜炎、心内膜炎、骨髓炎、关节炎、败血症

致病对象：人

来源历史：←中国医学科学院医药生物技术研究所

用　　途：科研

联系单位：中国医学科学院医药生物技术研究所

电子邮箱：xinyiyang@imb.cams.cn

3. 不动杆菌属

国家科技资源标识符：CSTR:16698.06.NPRC 1.7.3

平台资源号：NPRC 1.7.3

保藏编号：CCPM (A)-P-102003

中文名称：鲍曼不动杆菌

外文名称：*Acinetobacter baumannii*

分类学地位：Bacteria; Proteobacteria; Gammaproteobacteria; Pseudomonadales; Moraxellaceae; *Acinetobacter*

生物危害程度：第三类

分离时间：2020-11-12

分离地址：中国河北省

分离基物：患者痰液

致病名称：肺炎、伤口感染、脑膜炎、尿路感染、腹膜炎、心内膜炎、骨髓炎、关节炎、败血症

致病对象：人

来源历史：←中国医学科学院医药生物技术研究所

用　　途：科研

联系单位：中国医学科学院医药生物技术研究所

电子邮箱：xinyiyang@imb.cams.cn

4. 不动杆菌属

国家科技资源标识符：CSTR:16698.06.NPRC 1.7.4

平台资源号：NPRC 1.7.4

保藏编号：CCPM (A)-P-272001

中文名称：洛菲不动杆菌

外文名称：*Acinetobacter lwoffii*

分类学地位：Bacteria; Proteobacteria; Gammaproteobacteria; Pseudomonadales; Moraxellaceae; *Acinetobacter*

生物危害程度：第三类

分离时间：2020-11-16

分离地址：中国河北省

分离基物：患者痰液

致病名称：医院内感染、菌血症

致病对象：人

来源历史：←中国医学科学院医药生物技术研究所

用　　途：科研

联系单位：中国医学科学院医药生物技术研究所

电子邮箱：xinyiyang@imb.cams.cn

5. 不动杆菌属

国家科技资源标识符：CSTR:16698.06.NPRC 1.2.356

平台资源号：NPRC 1.2.356

保藏编号：CHPC 1.1433

中文名称：不动杆菌

外文名称：*Acinetobacter* sp.

分类学地位：Bacteria; Proteobacteria; Gammaproteobacteria; Pseudomonadales; Moraxellaceae; *Acinetobacter*

生物危害程度：第三类

分离时间：2012

分离地址：中国云南省玉溪市

分离基物：患者粪便

致病名称：呼吸道感染、败血症、脑膜炎、心内膜炎、尿路感染

致病对象：人

来源历史：←中国疾病预防控制中心病原微生物菌（毒）种保藏中心传染病预防控制所分中心←云南省玉溪市疾病预防控制中心

用　　途：临床检验、科研

联系单位：中国疾病预防控制中心传染病预防控制所

电子邮箱：chpc@icdc.cn

二、气单胞菌属

6. 气单胞菌属

国家科技资源标识符：CSTR:16698.06.NPRC 1.2.357

平台资源号：NPRC 1.2.357

保藏编号：CHPC 1.1256

中文名称：豚鼠气单胞菌

外文名称：*Aeromonas caviae*

分类学地位：Bacteria; Proteobacteria; Gammaproteobacteria; Aeromonadales; Aeromonadaceae; *Aeromonas*

生物危害程度：第三类

分离时间：2011

分离地址：中国安徽省马鞍山市

分离基物：水产品

致病名称：腹泻

致病对象：人、动物

来源历史：←中国疾病预防控制中心病原微生物菌（毒）种保藏中心传染病预防控制所分中心←安徽省马鞍山市疾病预防控制中心

用　　途：临床检验、科研

联系单位：中国疾病预防控制中心传染病预防控制所

电子邮箱：chpc@icdc.cn

7. 气单胞菌属

国家科技资源标识符：CSTR:16698.06.NPRC 1.2.358

平台资源号：NPRC 1.2.358

保藏编号：CHPC 1.1327

中文名称：豚鼠气单胞菌

外文名称：*Aeromonas caviae*

分类学地位：Bacteria; Proteobacteria; Gammaproteobacteria; Aeromonadales; Aeromon-

细菌

adaceae; *Aeromonas*

生物危害程度：第三类

分离时间：2011

分离地址：中国安徽省马鞍山市

分离基物：腹泻患者粪便

致病名称：腹泻

致病对象：人、动物

来源历史：←中国疾病预防控制中心病原微生物菌（毒）种保藏中心传染病预防控制所分中心←安徽省马鞍山市疾病预防控制中心

用　　途：临床检验、科研

联系单位：中国疾病预防控制中心传染病预防控制所

电子邮箱：chpc@icdc.cn

8. 气单胞菌属

国家科技资源标识符：CSTR:16698.06.NPRC 1.2.359

平台资源号：NPRC 1.2.359

保藏编号：CHPC 1.1328

中文名称：豚鼠气单胞菌

外文名称：*Aeromonas caviae*

分类学地位：Bacteria; Proteobacteria; Gammaproteobacteria; Aeromonadales; Aeromonadaceae; *Aeromonas*

生物危害程度：第三类

分离时间：2011

分离地址：中国安徽省马鞍山市

分离基物：媒介昆虫

致病名称：腹泻

致病对象：人、动物

来源历史：←中国疾病预防控制中心病原微生物菌（毒）种保藏中心传染病预防控制所分中心←安徽省马鞍山市疾病预防控制中心

用　　途：环境监测、科研

联系单位：中国疾病预防控制中心传染病预防控

制所

电子邮箱：chpc@icdc.cn

9. 气单胞菌属

国家科技资源标识符：CSTR:16698.06.NPRC 1.2.360

平台资源号：NPRC 1.2.360

保藏编号：CHPC 1.3468

中文名称：豚鼠气单胞菌

外文名称：*Aeromonas caviae*

分类学地位：Bacteria; Proteobacteria; Gammaproteobacteria; Aeromonadales; Aeromonadaceae; *Aeromonas*

生物危害程度：第三类

分离时间：2018

分离地址：中国新疆维吾尔自治区皮山县

分离基物：腹泻患者粪便

致病名称：腹泻

致病对象：人、动物

来源历史：←中国疾病预防控制中心病原微生物菌（毒）种保藏中心传染病预防控制所分中心←安徽省马鞍山市疾病预防控制中心

用　　途：临床检验、科研

联系单位：中国疾病预防控制中心传染病预防控制所

电子邮箱：chpc@icdc.cn

10. 气单胞菌属

国家科技资源标识符：CSTR:16698.06.NPRC 1.2.361

平台资源号：NPRC 1.2.361

保藏编号：CHPC 1.3471

中文名称：豚鼠气单胞菌

外文名称：*Aeromonas caviae*

分类学地位：Bacteria; Proteobacteria; Gammaproteobacteria; Aeromonadales; Aeromonadaceae; *Aeromonas*

生物危害程度：第三类

分离时间：2018

分离地址：中国新疆维吾尔自治区皮山县

分离基物：腹泻患者粪便

致病名称：腹泻

致病对象：人、动物

来源历史：←中国疾病预防控制中心病原微生物
　　　　　菌（毒）种保藏中心传染病预防控制
　　　　　所分中心←安徽省马鞍山市疾病预防
　　　　　控制中心

用　　途：临床检验、科研

联系单位：中国疾病预防控制中心传染病预防控
　　　　　制所

电子邮箱：chpc@icdc.cn

11. 气单胞菌属

国家科技资源标识符：CSTR:16698.06.NPRC 1.2.362

平台资源号：NPRC 1.2.362

保藏编号：CHPC 1.3474

中文名称：豚鼠气单胞菌

外文名称：*Aeromonas caviae*

分类学地位：Bacteria; Proteobacteria; Gammapro-
　　　　　　teobacteria; Aeromonadales; Aeromon-
　　　　　　adaceae; *Aeromonas*

生物危害程度：第三类

分离时间：2018

分离地址：中国新疆维吾尔自治区皮山县

分离基物：腹泻患者粪便

致病名称：腹泻

致病对象：人、动物

来源历史：←中国疾病预防控制中心病原微生物
　　　　　菌（毒）种保藏中心传染病预防控制
　　　　　所分中心←安徽省马鞍山市疾病预防
　　　　　控制中心

用　　途：临床检验、科研

联系单位：中国疾病预防控制中心传染病预防控
　　　　　制所

电子邮箱：chpc@icdc.cn

12. 气单胞菌属

国家科技资源标识符：CSTR:16698.06.NPRC 1.7.5

平台资源号：NPRC 1.7.5

保藏编号：CCPM (A)-P-262001

中文名称：豚鼠气单胞菌

外文名称：*Aeromonas caviae*

分类学地位：Bacteria; Proteobacteria; Gammapro-
　　　　　　teobacteria; Aeromonadales; Aeromon-
　　　　　　adaceae; *Aeromonas*

生物危害程度：第三类

分离时间：2020-11-15

分离地址：中国河北省

分离基物：患者痰液

致病名称：急性胃肠炎、败血症

致病对象：人、动物

来源历史：←中国医学科学院医药生物技术研究所

用　　途：科研

联系单位：中国医学科学院医药生物技术研究所

电子邮箱：xinyiyang@imb.cams.cn

13. 气单胞菌属

国家科技资源标识符：CSTR:16698.06.NPRC 1.2.363

平台资源号：NPRC 1.2.363

保藏编号：CHPC 1.1237

中文名称：嗜水气单胞菌

外文名称：*Aeromonas hydrophila*

分类学地位：Bacteria; Proteobacteria; Gammapro-
　　　　　　teobacteria; Aeromonadales; Aeromon-
　　　　　　adaceae; *Aeromonas*

生物危害程度：第三类

分离时间：2011-07-21

分离地址：中国辽宁省丹东市

分离基物：水体

致病名称：急性胃肠炎、败血症

致病对象：人、动物

来源历史：←中国疾病预防控制中心病原微生物

细菌

菌（毒）种保藏中心传染病预防控制
所分中心←辽宁省丹东市出入境检验
检疫局

用　　途：环境监测、科研

联系单位：中国疾病预防控制中心传染病预防控
制所

电子邮箱：chpc@icdc.cn

14. 气单胞菌属

国家科技资源标识符：CSTR:16698.06.NPRC 1.2.364

平台资源号：NPRC 1.2.364

保藏编号：CHPC 1.1259

中文名称：嗜水气单胞菌

外文名称：*Aeromonas hydrophila*

分类学地位：Bacteria; Proteobacteria; Gammapro-
teobacteria; Aeromonadales; Aeromon-
adaceae; *Aeromonas*

生物危害程度：第三类

分离时间：2011

分离地址：中国安徽省马鞍山市

分离基物：水产品

致病名称：急性胃肠炎、败血症

致病对象：人、动物

来源历史：←中国疾病预防控制中心病原微生物
菌（毒）种保藏中心传染病预防控制
所分中心←安徽省马鞍山市疾病预防
控制中心

用　　途：检验、科研

联系单位：中国疾病预防控制中心传染病预防控
制所

电子邮箱：chpc@icdc.cn

15. 气单胞菌属

国家科技资源标识符：CSTR:16698.06.NPRC 1.2.365

平台资源号：NPRC 1.2.365

保藏编号：CHPC 1.1319

中文名称：嗜水气单胞菌

外文名称：*Aeromonas hydrophila*

分类学地位：Bacteria; Proteobacteria; Gammapro-
teobacteria; Aeromonadales; Aeromon-
adaceae; *Aeromonas*

生物危害程度：第三类

分离时间：2011

分离地址：中国安徽省马鞍山市

分离基物：腹泻患者粪便

致病名称：急性胃肠炎、败血症

致病对象：人、动物

来源历史：←中国疾病预防控制中心病原微生物
菌（毒）种保藏中心传染病预防控制
所分中心←安徽省马鞍山市疾病预防
控制中心

用　　途：临床检验、科研

联系单位：中国疾病预防控制中心传染病预防控
制所

电子邮箱：chpc@icdc.cn

16. 气单胞菌属

国家科技资源标识符：CSTR:16698.06.NPRC 1.2.366

平台资源号：NPRC 1.2.366

保藏编号：CHPC 1.1320

中文名称：嗜水气单胞菌

外文名称：*Aeromonas hydrophila*

分类学地位：Bacteria; Proteobacteria; Gammapro-
teobacteria; Aeromonadales; Aeromon-
adaceae; *Aeromonas*

生物危害程度：第三类

分离时间：2011

分离地址：中国安徽省马鞍山市

分离基物：腹泻患者粪便

致病名称：急性胃肠炎、败血症

致病对象：人、动物

来源历史：←中国疾病预防控制中心病原微生物
菌（毒）种保藏中心传染病预防控制
所分中心←安徽省马鞍山市疾病预防

控制中心

用　　途：临床检验、科研

联系单位：中国疾病预防控制中心传染病预防控制所

电子邮箱：chpc@icdc.cn

17. 气单胞菌属

国家科技资源标识符：CSTR:16698.06.NPRC 1.2.367

平台资源号：NPRC 1.2.367

保藏编号：CHPC 1.1321

中文名称：嗜水气单胞菌

外文名称：*Aeromonas hydrophila*

分类学地位：Bacteria; Proteobacteria; Gammaproteobacteria; Aeromonadales; Aeromonadaceae; *Aeromonas*

生物危害程度：第三类

分离时间：2011

分离地址：中国安徽省马鞍山市

分离基物：腹泻患者粪便

致病名称：急性胃肠炎、败血症

致病对象：人、动物

来源历史：←中国疾病预防控制中心病原微生物菌（毒）种保藏中心传染病预防控制所分中心←安徽省马鞍山市疾病预防控制中心

用　　途：临床检验、科研

联系单位：中国疾病预防控制中心传染病预防控制所

电子邮箱：chpc@icdc.cn

18. 气单胞菌属

国家科技资源标识符：CSTR:16698.06.NPRC 1.2.368

平台资源号：NPRC 1.2.368

保藏编号：CHPC 1.1322

中文名称：嗜水气单胞菌

外文名称：*Aeromonas hydrophila*

分类学地位：Bacteria; Proteobacteria; Gammapro-

teobacteria; Aeromonadales; Aeromonadaceae; *Aeromonas*

生物危害程度：第三类

分离时间：2011

分离地址：中国安徽省马鞍山市

分离基物：媒介昆虫

致病名称：急性胃肠炎、败血症

致病对象：人、动物

来源历史：←中国疾病预防控制中心病原微生物菌（毒）种保藏中心传染病预防控制所分中心←安徽省马鞍山市疾病预防控制中心

用　　途：环境监测、科研

联系单位：中国疾病预防控制中心传染病预防控制所

电子邮箱：chpc@icdc.cn

19. 气单胞菌属

国家科技资源标识符：CSTR:16698.06.NPRC 1.2.369

平台资源号：NPRC 1.2.369

保藏编号：CHPC 1.1324

中文名称：嗜水气单胞菌

外文名称：*Aeromonas hydrophila*

分类学地位：Bacteria; Proteobacteria; Gammaproteobacteria; Aeromonadales; Aeromonadaceae; *Aeromonas*

生物危害程度：第三类

分离时间：2011

分离地址：中国安徽省马鞍山市

分离基物：媒介昆虫

致病名称：急性胃肠炎、败血症

致病对象：人、动物

来源历史：←中国疾病预防控制中心病原微生物菌（毒）种保藏中心传染病预防控制所分中心←安徽省马鞍山市疾病预防控制中心

用　　途：环境监测、科研

联系单位：中国疾病预防控制中心传染病预防控制所

电子邮箱：chpc@icdc.cn

20. 气单胞菌属

国家科技资源标识符：CSTR:16698.06.NPRC 1.2.370

平台资源号：NPRC 1.2.370

保藏编号：CHPC 1.1325

中文名称：嗜水气单胞菌

外文名称：*Aeromonas hydrophila*

分类学地位：Bacteria; Proteobacteria; Gammaproteobacteria; Aeromonadales; Aeromonadaceae; *Aeromonas*

生物危害程度：第三类

分离时间：2011

分离地址：中国安徽省马鞍山市

分离基物：食品

致病名称：急性胃肠炎、败血症

致病对象：人、动物

来源历史：←中国疾病预防控制中心病原微生物菌（毒）种保藏中心传染病预防控制所分中心←安徽省马鞍山市疾病预防控制中心

用　　途：食品检验、科研

联系单位：中国疾病预防控制中心传染病预防控制所

电子邮箱：chpc@icdc.cn

21. 气单胞菌属

国家科技资源标识符：CSTR:16698.06.NPRC 1.2.371

平台资源号：NPRC 1.2.371

保藏编号：CHPC 1.1326

中文名称：嗜水气单胞菌

外文名称：*Aeromonas hydrophila*

分类学地位：Bacteria; Proteobacteria; Gammaproteobacteria; Aeromonadales; Aeromonadaceae; *Aeromonas*

生物危害程度：第三类

分离时间：2011

分离地址：中国安徽省马鞍山市

分离基物：水产品

致病名称：急性胃肠炎、败血症

致病对象：人、动物

来源历史：←中国疾病预防控制中心病原微生物菌（毒）种保藏中心传染病预防控制所分中心←安徽省马鞍山市疾病预防控制中心

用　　途：检验、科研

联系单位：中国疾病预防控制中心传染病预防控制所

电子邮箱：chpc@icdc.cn

22. 气单胞菌属

国家科技资源标识符：CSTR:16698.06.NPRC 1.2.372

平台资源号：NPRC 1.2.372

保藏编号：CHPC 1.1337

中文名称：嗜水气单胞菌

外文名称：*Aeromonas hydrophila*

分类学地位：Bacteria; Proteobacteria; Gammaproteobacteria; Aeromonadales; Aeromonadaceae; *Aeromonas*

生物危害程度：第三类

分离时间：2011

分离地址：中国安徽省马鞍山市

分离基物：腹泻患者粪便

致病名称：急性胃肠炎、败血症

致病对象：人、动物

来源历史：←中国疾病预防控制中心病原微生物菌（毒）种保藏中心传染病预防控制所分中心←安徽省马鞍山市疾病预防控制中心

用　　途：临床检验、科研

联系单位：中国疾病预防控制中心传染病预防控制所

电子邮箱：chpc@icdc.cn

23. 气单胞菌属

国家科技资源标识符：CSTR:16698.06.NPRC 1.2.373

平台资源号：NPRC 1.2.373

保藏编号：CHPC 1.1346

中文名称：嗜水气单胞菌

外文名称：*Aeromonas hydrophila*

分类学地位：Bacteria; Proteobacteria; Gammaproteobacteria; Aeromonadales; Aeromonadaceae; *Aeromonas*

生物危害程度：第三类

分离时间：2012

分离地址：中国安徽省

分离基物：水体

致病名称：急性胃肠炎、败血症

致病对象：人、动物

来源历史：←中国疾病预防控制中心病原微生物菌（毒）种保藏中心传染病预防控制所分中心

用　　途：环境监测、科研

联系单位：中国疾病预防控制中心传染病预防控制所

电子邮箱：chpc@icdc.cn

24. 气单胞菌属

国家科技资源标识符：CSTR:16698.06.NPRC 1.2.374

平台资源号：NPRC 1.2.374

保藏编号：CHPC 1.1348

中文名称：嗜水气单胞菌

外文名称：*Aeromonas hydrophila*

分类学地位：Bacteria; Proteobacteria; Gammaproteobacteria; Aeromonadales; Aeromonadaceae; *Aeromonas*

生物危害程度：第三类

分离时间：2012

分离地址：中国安徽省

分离基物：水体

致病名称：急性胃肠炎、败血症

致病对象：人、动物

来源历史：←中国疾病预防控制中心病原微生物菌（毒）种保藏中心传染病预防控制所分中心

用　　途：环境监测、科研

联系单位：中国疾病预防控制中心传染病预防控制所

电子邮箱：chpc@icdc.cn

25. 气单胞菌属

国家科技资源标识符：CSTR:16698.06.NPRC 1.2.375

平台资源号：NPRC 1.2.375

保藏编号：CHPC 1.1349

中文名称：嗜水气单胞菌

外文名称：*Aeromonas hydrophila*

分类学地位：Bacteria; Proteobacteria; Gammaproteobacteria; Aeromonadales; Aeromonadaceae; *Aeromonas*

生物危害程度：第三类

分离时间：2012

分离地址：中国安徽省

分离基物：水体

致病名称：急性胃肠炎、败血症

致病对象：人、动物

来源历史：←中国疾病预防控制中心病原微生物菌（毒）种保藏中心传染病预防控制所分中心

用　　途：环境监测、科研

联系单位：中国疾病预防控制中心传染病预防控制所

电子邮箱：chpc@icdc.cn

26. 气单胞菌属

国家科技资源标识符：CSTR:16698.06.NPRC 1.2.376

平台资源号：NPRC 1.2.376

细菌

保藏编号：CHPC 1.1350

中文名称：嗜水气单胞菌

外文名称：*Aeromonas hydrophila*

分类学地位：Bacteria; Proteobacteria; Gammaproteobacteria; Aeromonadales; Aeromonadaceae; *Aeromonas*

生物危害程度：第三类

分离时间：2012

分离地址：中国安徽省

分离基物：水体

致病名称：急性胃肠炎、败血症

致病对象：人、动物

来源历史：←中国疾病预防控制中心病原微生物菌（毒）种保藏中心传染病预防控制所分中心

用　　途：环境监测、科研

联系单位：中国疾病预防控制中心传染病预防控制所

电子邮箱：chpc@icdc.cn

27. 气单胞菌属

国家科技资源标识符：CSTR:16698.06.NPRC 1.2.377

平台资源号：NPRC 1.2.377

保藏编号：CHPC 1.1352

中文名称：嗜水气单胞菌

外文名称：*Aeromonas hydrophila*

分类学地位：Bacteria; Proteobacteria; Gammaproteobacteria; Aeromonadales; Aeromonadaceae; *Aeromonas*

生物危害程度：第三类

分离时间：2012

分离地址：中国安徽省

分离基物：水体

致病名称：急性胃肠炎、败血症

致病对象：人、动物

来源历史：←中国疾病预防控制中心病原微生物菌（毒）种保藏中心传染病预防控制

所分中心

用　　途：环境监测、科研

联系单位：中国疾病预防控制中心传染病预防控制所

电子邮箱：chpc@icdc.cn

28. 气单胞菌属

国家科技资源标识符：CSTR:16698.06.NPRC 1.2.378

平台资源号：NPRC 1.2.378

保藏编号：CHPC 1.1354

中文名称：嗜水气单胞菌

外文名称：*Aeromonas hydrophila*

分类学地位：Bacteria; Proteobacteria; Gammaproteobacteria; Aeromonadales; Aeromonadaceae; *Aeromonas*

生物危害程度：第三类

分离时间：2012

分离地址：中国安徽省

分离基物：水体

致病名称：急性胃肠炎、败血症

致病对象：人、动物

来源历史：←中国疾病预防控制中心病原微生物菌（毒）种保藏中心传染病预防控制所分中心

用　　途：环境监测、科研

联系单位：中国疾病预防控制中心传染病预防控制所

电子邮箱：chpc@icdc.cn

29. 气单胞菌属

国家科技资源标识符：CSTR:16698.06.NPRC 1.2.379

平台资源号：NPRC 1.2.379

保藏编号：CHPC 1.1355

中文名称：嗜水气单胞菌

外文名称：*Aeromonas hydrophila*

分类学地位：Bacteria; Proteobacteria; Gammaproteobacteria; Aeromonadales; Aeromon-

adaceae; *Aeromonas*

生物危害程度：第三类

分离时间：2012

分离地址：中国安徽省

分离基物：水体

致病名称：急性胃肠炎、败血症

致病对象：人、动物

来源历史：←中国疾病预防控制中心病原微生物
　　　　　菌（毒）种保藏中心传染病预防控制
　　　　　所分中心

用　　途：环境监测、科研

联系单位：中国疾病预防控制中心传染病预防控
　　　　　制所

电子邮箱：chpc@icdc.cn

30. 气单胞菌属

国家科技资源标识符：CSTR:16698.06.NPRC 1.2.380

平台资源号：NPRC 1.2.380

保藏编号：CHPC 1.1356

中文名称：嗜水气单胞菌

外文名称：*Aeromonas hydrophila*

分类学地位：Bacteria; Proteobacteria; Gammapro-
　　　　　　teobacteria; Aeromonadales; Aeromon-
　　　　　　adaceae; *Aeromonas*

生物危害程度：第三类

分离时间：2012

分离地址：中国安徽省

分离基物：水体

致病名称：急性胃肠炎、败血症

致病对象：人、动物

来源历史：←中国疾病预防控制中心病原微生物
　　　　　菌（毒）种保藏中心传染病预防控制
　　　　　所分中心

用　　途：环境监测、科研

联系单位：中国疾病预防控制中心传染病预防控
　　　　　制所

电子邮箱：chpc@icdc.cn

31. 气单胞菌属

国家科技资源标识符：CSTR:16698.06.NPRC 1.2.381

平台资源号：NPRC 1.2.381

保藏编号：CHPC 1.1357

中文名称：嗜水气单胞菌

外文名称：*Aeromonas hydrophila*

分类学地位：Bacteria; Proteobacteria; Gammapro-
　　　　　　teobacteria; Aeromonadales; Aeromon-
　　　　　　adaceae; *Aeromonas*

生物危害程度：第三类

分离时间：2012

分离地址：中国安徽省

分离基物：水体

致病名称：急性胃肠炎、败血症

致病对象：人、动物

来源历史：←中国疾病预防控制中心病原微生物
　　　　　菌（毒）种保藏中心传染病预防控制
　　　　　所分中心

用　　途：环境监测、科研

联系单位：中国疾病预防控制中心传染病预防控
　　　　　制所

电子邮箱：chpc@icdc.cn

32. 气单胞菌属

国家科技资源标识符：CSTR:16698.06.NPRC 1.2.382

平台资源号：NPRC 1.2.382

保藏编号：CHPC 1.1358

中文名称：嗜水气单胞菌

外文名称：*Aeromonas hydrophila*

分类学地位：Bacteria; Proteobacteria; Gammapro-
　　　　　　teobacteria; Aeromonadales; Aeromon-
　　　　　　adaceae; *Aeromonas*

生物危害程度：第三类

分离时间：2012

分离地址：中国安徽省

分离基物：水体

细
菌

致病名称：急性胃肠炎、败血症

致病对象：人、动物

来源历史：←中国疾病预防控制中心病原微生物菌（毒）种保藏中心传染病预防控制所分中心

用　　途：环境监测、科研

联系单位：中国疾病预防控制中心传染病预防控制所

电子邮箱：chpc@icdc.cn

33. 气单胞菌属

国家科技资源标识符：CSTR:16698.06.NPRC 1.2.383

平台资源号：NPRC 1.2.383

保藏编号：CHPC 1.1359

中文名称：嗜水气单胞菌

外文名称：*Aeromonas hydrophila*

分类学地位：Bacteria; Proteobacteria; Gammaproteobacteria; Aeromonadales; Aeromonadaceae; *Aeromonas*

生物危害程度：第三类

分离时间：2012

分离地址：中国安徽省

分离基物：水体

致病名称：急性胃肠炎、败血症

致病对象：人、动物

来源历史：←中国疾病预防控制中心病原微生物菌（毒）种保藏中心传染病预防控制所分中心

用　　途：环境监测、科研

联系单位：中国疾病预防控制中心传染病预防控制所

电子邮箱：chpc@icdc.cn

34. 气单胞菌属

国家科技资源标识符：CSTR:16698.06.NPRC 1.2.384

平台资源号：NPRC 1.2.384

保藏编号：CHPC 1.1360

中文名称：嗜水气单胞菌

外文名称：*Aeromonas hydrophila*

分类学地位：Bacteria; Proteobacteria; Gammaproteobacteria; Aeromonadales; Aeromonadaceae; *Aeromonas*

生物危害程度：第三类

分离时间：2012

分离地址：中国安徽省

分离基物：水体

致病名称：急性胃肠炎、败血症

致病对象：人、动物

来源历史：←中国疾病预防控制中心病原微生物菌（毒）种保藏中心传染病预防控制所分中心

用　　途：环境监测、科研

联系单位：中国疾病预防控制中心传染病预防控制所

电子邮箱：chpc@icdc.cn

35. 气单胞菌属

国家科技资源标识符：CSTR:16698.06.NPRC 1.2.385

平台资源号：NPRC 1.2.385

保藏编号：CHPC 1.1361

中文名称：嗜水气单胞菌

外文名称：*Aeromonas hydrophila*

分类学地位：Bacteria; Proteobacteria; Gammaproteobacteria; Aeromonadales; Aeromonadaceae; *Aeromonas*

生物危害程度：第三类

分离时间：2012

分离地址：中国安徽省

分离基物：水体

致病名称：急性胃肠炎、败血症

致病对象：人、动物

来源历史：←中国疾病预防控制中心病原微生物菌（毒）种保藏中心传染病预防控制所分中心

用　　途：环境监测、科研

联系单位：中国疾病预防控制中心传染病预防控制所

电子邮箱：chpc@icdc.cn

36. 气单胞菌属

国家科技资源标识符：CSTR:16698.06.NPRC 1.2.386

平台资源号：NPRC 1.2.386

保藏编号：CHPC 1.1491

中文名称：嗜水气单胞菌

外文名称：*Aeromonas hydrophila*

分类学地位：Bacteria; Proteobacteria; Gammaproteobacteria; Aeromonadales; Aeromonadaceae; *Aeromonas*

生物危害程度：第三类

分离时间：2012

分离地址：中国云南省玉溪市

分离基物：腹泻患者粪便

致病名称：急性胃肠炎、败血症

致病对象：人、动物

来源历史：←中国疾病预防控制中心病原微生物菌（毒）种保藏中心传染病预防控制所分中心←云南省玉溪市疾病预防控制中心

用　　途：临床检验、科研

联系单位：中国疾病预防控制中心传染病预防控制所

电子邮箱：chpc@icdc.cn

37. 气单胞菌属

国家科技资源标识符：CSTR:16698.06.NPRC 1.2.387

平台资源号：NPRC 1.2.387

保藏编号：CHPC 1.1633

中文名称：嗜水气单胞菌

外文名称：*Aeromonas hydrophila*

分类学地位：Bacteria; Proteobacteria; Gammaproteobacteria; Aeromonadales; Aeromonadaceae; *Aeromonas*

生物危害程度：第三类

分离时间：2012

分离地址：中国云南省玉溪市

分离基物：腹泻患者粪便

致病名称：急性胃肠炎、败血症

致病对象：人、动物

来源历史：←中国疾病预防控制中心病原微生物菌（毒）种保藏中心传染病预防控制所分中心←云南省玉溪市疾病预防控制中心

用　　途：临床检验、科研

联系单位：中国疾病预防控制中心传染病预防控制所

电子邮箱：chpc@icdc.cn

38. 气单胞菌属

国家科技资源标识符：CSTR:16698.06.NPRC 1.2.388

平台资源号：NPRC 1.2.388

保藏编号：CHPC 1.1611

中文名称：温和气单胞菌

外文名称：*Aeromonas sobria*

分类学地位：Bacteria; Proteobacteria; Gammaproteobacteria; Aeromonadales; Aeromonadaceae; *Aeromonas*

生物危害程度：第三类

分离时间：2012

分离地址：中国辽宁省抚顺市

分离基物：腹泻患者粪便

致病名称：呕吐、腹泻

致病对象：人、动物

来源历史：←中国疾病预防控制中心病原微生物菌（毒）种保藏中心传染病预防控制所分中心←辽宁省疾病预防控制中心

用　　途：临床检验、科研

联系单位：中国疾病预防控制中心传染病预防控制所

电子邮箱：chpc@icdc.cn

细菌

39. 气单胞菌属

国家科技资源标识符：CSTR:16698.06.NPRC 1.2.389

平台资源号：NPRC 1.2.389

保藏编号：CHPC 1.1612

中文名称：温和气单胞菌

外文名称：*Aeromonas sobria*

分类学地位：Bacteria; Proteobacteria; Gammaproteobacteria; Aeromonadales; Aeromonadaceae; *Aeromonas*

生物危害程度：第三类

分离时间：2012

分离地址：中国辽宁省盘锦市

分离基物：腹泻患者粪便

致病名称：呕吐、腹泻

致病对象：人、动物

来源历史：←中国疾病预防控制中心病原微生物菌（毒）种保藏中心传染病预防控制所分中心←辽宁省疾病预防控制中心

用　　途：临床检验、科研

联系单位：中国疾病预防控制中心传染病预防控制所

电子邮箱：chpc@icdc.cn

40. 气单胞菌属

国家科技资源标识符：CSTR:16698.06.NPRC 1.2.390

平台资源号：NPRC 1.2.390

保藏编号：CHPC 1.1375

中文名称：气单胞菌

外文名称：*Aeromonas* sp.

分类学地位：Bacteria; Proteobacteria; Gammaproteobacteria; Aeromonadales; Aeromonadaceae; *Aeromonas*

生物危害程度：第三类

分离时间：2012

分离地址：中国云南省玉溪市

分离基物：患者[1]

致病名称：肠炎、败血症

致病对象：人

来源历史：←中国疾病预防控制中心病原微生物菌（毒）种保藏中心传染病预防控制所分中心←云南省玉溪市疾病预防控制中心

用　　途：临床检验、科研

联系单位：中国疾病预防控制中心传染病预防控制所

电子邮箱：chpc@icdc.cn

41. 气单胞菌属

国家科技资源标识符：CSTR:16698.06.NPRC 1.2.391

平台资源号：NPRC 1.2.391

保藏编号：CHPC 1.3055

中文名称：气单胞菌

外文名称：*Aeromonas* sp.

分类学地位：Bacteria; Proteobacteria; Gammaproteobacteria; Aeromonadales; Aeromonadaceae; *Aeromonas*

生物危害程度：第三类

分离时间：2007

分离地址：中国福建省

分离基物：水体

致病名称：肠炎、败血症

致病对象：人

来源历史：←中国疾病预防控制中心病原微生物菌（毒）种保藏中心传染病预防控制所分中心←福建省疾病预防控制中心

用　　途：环境监测、科研

联系单位：中国疾病预防控制中心传染病预防控制所

电子邮箱：chpc@icdc.cn

---

① 表示菌（毒）种只明确来自患者，具体基物不详。

细
菌

42. 气单胞菌属

国家科技资源标识符：CSTR:16698.06.NPRC 1.2.392

平台资源号：NPRC 1.2.392

保藏编号：CHPC 1.3056

中文名称：气单胞菌

外文名称：*Aeromonas* sp.

分类学地位：Bacteria; Proteobacteria; Gammaproteobacteria; Aeromonadales; Aeromonadaceae; *Aeromonas*

生物危害程度：第三类

分离时间：2007

分离地址：中国福建省

分离基物：水体

致病名称：肠炎、败血症

致病对象：人

来源历史：←中国疾病预防控制中心病原微生物菌（毒）种保藏中心传染病预防控制所分中心←福建省疾病预防控制中心

用　　途：环境监测、科研

联系单位：中国疾病预防控制中心传染病预防控制所

电子邮箱：chpc@icdc.cn

43. 气单胞菌属

国家科技资源标识符：CSTR:16698.06.NPRC 1.2.393

平台资源号：NPRC 1.2.393

保藏编号：CHPC 1.3057

中文名称：气单胞菌

外文名称：*Aeromonas* sp.

分类学地位：Bacteria; Proteobacteria; Gammaproteobacteria; Aeromonadales; Aeromonadaceae; *Aeromonas*

生物危害程度：第三类

分离时间：2013-01-21

分离地址：中国上海市

分离基物：腹泻患者粪便

致病名称：肠炎、败血症

致病对象：人

来源历史：←中国疾病预防控制中心病原微生物菌（毒）种保藏中心传染病预防控制所分中心←上海市疾病预防控制中心

用　　途：临床检验、科研

联系单位：中国疾病预防控制中心传染病预防控制所

电子邮箱：chpc@icdc.cn

44. 气单胞菌属

国家科技资源标识符：CSTR:16698.06.NPRC 1.2.394

平台资源号：NPRC 1.2.394

保藏编号：CHPC 1.3058

中文名称：气单胞菌

外文名称：*Aeromonas* sp.

分类学地位：Bacteria; Proteobacteria; Gammaproteobacteria; Aeromonadales; Aeromonadaceae; *Aeromonas*

生物危害程度：第三类

分离时间：2013-01-22

分离地址：中国上海市

分离基物：腹泻患者粪便

致病名称：肠炎、败血症

致病对象：人

来源历史：←中国疾病预防控制中心病原微生物菌（毒）种保藏中心传染病预防控制所分中心←上海市疾病预防控制中心

用　　途：临床检验、科研

联系单位：中国疾病预防控制中心传染病预防控制所

电子邮箱：chpc@icdc.cn

45. 气单胞菌属

国家科技资源标识符：CSTR:16698.06.NPRC 1.2.395

平台资源号：NPRC 1.2.395

保藏编号：CHPC 1.3059

中文名称：气单胞菌

外文名称：*Aeromonas* sp.

分类学地位：Bacteria; Proteobacteria; Gammaproteobacteria; Aeromonadales; Aeromonadaceae; *Aeromonas*

生物危害程度：第三类

分离时间：2013-01-23

分离地址：中国上海市

分离基物：腹泻患者粪便

致病名称：肠炎、败血症

致病对象：人

来源历史：←中国疾病预防控制中心病原微生物菌（毒）种保藏中心传染病预防控制所分中心←上海市疾病预防控制中心

用　　途：临床检验、科研

联系单位：中国疾病预防控制中心传染病预防控制所

电子邮箱：chpc@icdc.cn

46. 气单胞菌属

国家科技资源标识符：CSTR:16698.06.NPRC 1.2.396

平台资源号：NPRC 1.2.396

保藏编号：CHPC 1.1476

中文名称：维氏气单胞菌

外文名称：*Aeromonas veronii*

分类学地位：Bacteria; Proteobacteria; Gammaproteobacteria; Aeromonadales; Aeromonadaceae; *Aeromonas*

生物危害程度：第三类

分离时间：2012

分离地址：中国云南省玉溪市

分离基物：腹泻患者粪便

致病名称：急性胃肠炎、败血症

致病对象：人、动物

来源历史：←中国疾病预防控制中心病原微生物菌（毒）种保藏中心传染病预防控制所分中心←云南省玉溪市疾病预防控制中心

用　　途：临床检验、科研

联系单位：中国疾病预防控制中心传染病预防控制所

制所

电子邮箱：chpc@icdc.cn

47. 气单胞菌属

国家科技资源标识符：CSTR:16698.06.NPRC 1.2.397

平台资源号：NPRC 1.2.397

保藏编号：CHPC 1.3258

中文名称：维氏气单胞菌

外文名称：*Aeromonas veronii*

分类学地位：Bacteria; Proteobacteria; Gammaproteobacteria; Aeromonadales; Aeromonadaceae; *Aeromonas*

生物危害程度：第三类

分离时间：2018

分离地址：中国新疆维吾尔自治区皮山县

分离基物：腹泻患者粪便

致病名称：急性胃肠炎、败血症

致病对象：人、动物

来源历史：←中国疾病预防控制中心病原微生物菌（毒）种保藏中心传染病预防控制所分中心←安徽省马鞍山市疾病预防控制中心

用　　途：临床检验、科研

联系单位：中国疾病预防控制中心传染病预防控制所

电子邮箱：chpc@icdc.cn

48. 气单胞菌属

国家科技资源标识符：CSTR:16698.06.NPRC 1.2.398

平台资源号：NPRC 1.2.398

保藏编号：CHPC 1.3269

中文名称：维氏气单胞菌

外文名称：*Aeromonas veronii*

分类学地位：Bacteria; Proteobacteria; Gammaproteobacteria; Aeromonadales; Aeromon-

adaceae; *Aeromonas*

生物危害程度：第三类

分离时间：2018

分离地址：中国新疆维吾尔自治区皮山县

分离基物：腹泻患者粪便

致病名称：急性胃肠炎、败血症

致病对象：人、动物

来源历史：←中国疾病预防控制中心病原微生物菌（毒）种保藏中心传染病预防控制所分中心←安徽省马鞍山市疾病预防控制中心

用　　途：临床检验、科研

联系单位：中国疾病预防控制中心传染病预防控制所

电子邮箱：chpc@icdc.cn

49. 气单胞菌属

国家科技资源标识符：CSTR:16698.06.NPRC 1.2.399

平台资源号：NPRC 1.2.399

保藏编号：CHPC 1.3366

中文名称：维氏气单胞菌

外文名称：*Aeromonas veronii*

分类学地位：Bacteria; Proteobacteria; Gammaproteobacteria; Aeromonadales; Aeromonadaceae; *Aeromonas*

生物危害程度：第三类

分离时间：2018

分离地址：中国新疆维吾尔自治区皮山县

分离基物：腹泻患者粪便

致病名称：急性胃肠炎、败血症

致病对象：人、动物

来源历史：←中国疾病预防控制中心病原微生物菌（毒）种保藏中心传染病预防控制所分中心←安徽省马鞍山市疾病预防控制中心

用　　途：临床检验、科研

联系单位：中国疾病预防控制中心传染病预防控

制所

电子邮箱：chpc@icdc.cn

50. 气单胞菌属

国家科技资源标识符：CSTR:16698.06.NPRC 1.2.400

平台资源号：NPRC 1.2.400

保藏编号：CHPC 1.3377

中文名称：维氏气单胞菌

外文名称：*Aeromonas veronii*

分类学地位：Bacteria; Proteobacteria; Gammaproteobacteria; Aeromonadales; Aeromonadaceae; *Aeromonas*

生物危害程度：第三类

分离时间：2018

分离地址：中国新疆维吾尔自治区皮山县

分离基物：腹泻患者粪便

致病名称：急性胃肠炎、败血症

致病对象：人、动物

来源历史：←中国疾病预防控制中心病原微生物菌（毒）种保藏中心传染病预防控制所分中心←安徽省马鞍山市疾病预防控制中心

用　　途：临床检验、科研

联系单位：中国疾病预防控制中心传染病预防控制所

电子邮箱：chpc@icdc.cn

51. 气单胞菌属

国家科技资源标识符：CSTR:16698.06.NPRC 1.2.401

平台资源号：NPRC 1.2.401

保藏编号：CHPC 1.3467

中文名称：维氏气单胞菌

外文名称：*Aeromonas veronii*

分类学地位：Bacteria; Proteobacteria; Gammaproteobacteria; Aeromonadales; Aeromonadaceae; *Aeromonas*

生物危害程度：第三类

细菌

分离时间：2018

分离地址：中国新疆维吾尔自治区皮山县

分离基物：腹泻患者粪便

致病名称：急性胃肠炎、败血症

致病对象：人、动物

来源历史：←中国疾病预防控制中心病原微生物菌（毒）种保藏中心传染病预防控制所分中心←安徽省马鞍山市疾病预防控制中心

用　　途：临床检验、科研

联系单位：中国疾病预防控制中心传染病预防控制所

电子邮箱：chpc@icdc.cn

52. 气单胞菌属

国家科技资源标识符：CSTR:16698.06.NPRC 1.2.402

平台资源号：NPRC 1.2.402

保藏编号：CHPC 1.3472

中文名称：维氏气单胞菌

外文名称：*Aeromonas veronii*

分类学地位：Bacteria; Proteobacteria; Gammaproteobacteria; Aeromonadales; Aeromonadaceae; *Aeromonas*

生物危害程度：第三类

分离时间：2018

分离地址：中国新疆维吾尔自治区皮山县

分离基物：腹泻患者粪便

致病名称：急性胃肠炎、败血症

致病对象：人、动物

来源历史：←中国疾病预防控制中心病原微生物菌（毒）种保藏中心传染病预防控制所分中心←安徽省马鞍山市疾病预防控制中心

用　　途：临床检验、科研

联系单位：中国疾病预防控制中心传染病预防控制所

电子邮箱：chpc@icdc.cn

53. 气单胞菌属

国家科技资源标识符：CSTR:16698.06.NPRC 1.2.403

平台资源号：NPRC 1.2.403

保藏编号：CHPC 1.3473

中文名称：维氏气单胞菌

外文名称：*Aeromonas veronii*

分类学地位：Bacteria; Proteobacteria; Gammaproteobacteria; Aeromonadales; Aeromonadaceae; *Aeromonas*

生物危害程度：第三类

分离时间：2018

分离地址：中国新疆维吾尔自治区皮山县

分离基物：腹泻患者粪便

致病名称：急性胃肠炎、败血症

致病对象：人、动物

来源历史：←中国疾病预防控制中心病原微生物菌（毒）种保藏中心传染病预防控制所分中心←安徽省马鞍山市疾病预防控制中心

用　　途：临床检验、科研

联系单位：中国疾病预防控制中心传染病预防控制所

电子邮箱：chpc@icdc.cn

54. 气单胞菌属

国家科技资源标识符：CSTR:16698.06.NPRC 1.2.404

平台资源号：NPRC 1.2.404

保藏编号：CHPC 1.3475

中文名称：维氏气单胞菌

外文名称：*Aeromonas veronii*

分类学地位：Bacteria; Proteobacteria; Gammaproteobacteria; Aeromonadales; Aeromonadaceae; *Aeromonas*

生物危害程度：第三类

分离时间：2018

分离地址：中国新疆维吾尔自治区皮山县

分离基物：腹泻患者粪便

致病名称：急性胃肠炎、败血症

致病对象：人、动物

来源历史：←中国疾病预防控制中心病原微生物
菌（毒）种保藏中心传染病预防控制
所分中心←安徽省马鞍山市疾病预防
控制中心

用　　途：临床检验、科研

联系单位：中国疾病预防控制中心传染病预防控
制所

电子邮箱：chpc@icdc.cn

55. 气单胞菌属

国家科技资源标识符：CSTR:16698.06.NPRC 1.2.405

平台资源号：NPRC 1.2.405

保藏编号：CHPC 1.1329

中文名称：维氏气单胞菌温和生变种

外文名称：*Aeromonas veronii biovar sobria*

分类学地位：Bacteria; Proteobacteria; Gammapro-
teobacteria; Aeromonadales; Aeromon-
adaceae; *Aeromonas*

生物危害程度：第三类

分离时间：2011

分离地址：中国安徽省马鞍山市

分离基物：腹泻患者粪便

致病名称：急性胃肠炎、败血症

致病对象：人、动物

来源历史：←中国疾病预防控制中心病原微生物
菌（毒）种保藏中心传染病预防控制
所分中心←安徽省马鞍山市疾病预防
控制中心

用　　途：临床检验、科研

联系单位：中国疾病预防控制中心传染病预防控
制所

电子邮箱：chpc@icdc.cn

56. 气单胞菌属

国家科技资源标识符：CSTR:16698.06.NPRC 1.2.406

平台资源号：NPRC 1.2.406

保藏编号：CHPC 1.1330

中文名称：维氏气单胞菌温和生变种

外文名称：*Aeromonas veronii biovar sobria*

分类学地位：Bacteria; Proteobacteria; Gammapro-
teobacteria; Aeromonadales; Aeromon-
adaceae; *Aeromonas*

生物危害程度：第三类

分离时间：2011

分离地址：中国安徽省马鞍山市

分离基物：腹泻患者粪便

致病名称：急性胃肠炎、败血症

致病对象：人、动物

来源历史：←中国疾病预防控制中心病原微生物
菌（毒）种保藏中心传染病预防控制
所分中心←安徽省马鞍山市疾病预防
控制中心

用　　途：临床检验、科研

联系单位：中国疾病预防控制中心传染病预防控
制所

电子邮箱：chpc@icdc.cn

57. 气单胞菌属

国家科技资源标识符：CSTR:16698.06.NPRC 1.2.407

平台资源号：NPRC 1.2.407

保藏编号：CHPC 1.1331

中文名称：维氏气单胞菌温和生变种

外文名称：*Aeromonas veronii biovar sobria*

分类学地位：Bacteria; Proteobacteria; Gammapro-
teobacteria; Aeromonadales; Aeromon-
adaceae; *Aeromonas*

生物危害程度：第三类

分离时间：2011

分离地址：中国安徽省马鞍山市

分离基物：腹泻患者粪便

致病名称：急性胃肠炎、败血症

致病对象：人、动物

来源历史：←中国疾病预防控制中心病原微生物菌（毒）种保藏中心传染病预防控制所分中心←安徽省马鞍山市疾病预防控制中心

用　　途：临床检验、科研

联系单位：中国疾病预防控制中心传染病预防控制所

电子邮箱：chpc@icdc.cn

58. 气单胞菌属

国家科技资源标识符：CSTR:16698.06.NPRC 1.2.408

平台资源号：NPRC 1.2.408

保藏编号：CHPC 1.1334

中文名称：维氏气单胞菌温和生变种

外文名称：*Aeromonas veronii biovar sobria*

分类学地位：Bacteria; Proteobacteria; Gammaproteobacteria; Aeromonadales; Aeromonadaceae; *Aeromonas*

生物危害程度：第三类

分离时间：2011

分离地址：中国安徽省马鞍山市

分离基物：腹泻患者粪便

致病名称：急性胃肠炎、败血症

致病对象：人、动物

来源历史：←中国疾病预防控制中心病原微生物菌（毒）种保藏中心传染病预防控制所分中心←安徽省马鞍山市疾病预防控制中心

用　　途：临床检验、科研

联系单位：中国疾病预防控制中心传染病预防控制所

电子邮箱：chpc@icdc.cn

59. 气单胞菌属

国家科技资源标识符：CSTR:16698.06.NPRC 1.2.409

平台资源号：NPRC 1.2.409

保藏编号：CHPC 1.1335

中文名称：维氏气单胞菌温和生变种

外文名称：*Aeromonas veronii biovar sobria*

分类学地位：Bacteria; Proteobacteria; Gammaproteobacteria; Aeromonadales; Aeromonadaceae; *Aeromonas*

生物危害程度：第三类

分离时间：2011

分离地址：中国安徽省马鞍山市

分离基物：腹泻患者粪便

致病名称：急性胃肠炎、败血症

致病对象：人、动物

来源历史：←中国疾病预防控制中心病原微生物菌（毒）种保藏中心传染病预防控制所分中心←安徽省马鞍山市疾病预防控制中心

用　　途：临床检验、科研

联系单位：中国疾病预防控制中心传染病预防控制所

电子邮箱：chpc@icdc.cn

60. 气单胞菌属

国家科技资源标识符：CSTR:16698.06.NPRC 1.2.410

平台资源号：NPRC 1.2.410

保藏编号：CHPC 1.1336

中文名称：维氏气单胞菌温和生变种

外文名称：*Aeromonas veronii biovar sobria*

分类学地位：Bacteria; Proteobacteria; Gammaproteobacteria; Aeromonadales; Aeromonadaceae; *Aeromonas*

生物危害程度：第三类

分离时间：2011

分离地址：中国安徽省马鞍山市

分离基物：腹泻患者粪便

致病名称：急性胃肠炎、败血症

致病对象：人、动物

来源历史：←中国疾病预防控制中心病原微生物菌（毒）种保藏中心传染病预防控制所分中心←安徽省马鞍山市疾病预防控制中心

用　　途：临床检验、科研

联系单位：中国疾病预防控制中心传染病预防控制所

电子邮箱：chpc@icdc.cn

61. 气单胞菌属

国家科技资源标识符：CSTR:16698.06.NPRC 1.2.411

平台资源号：NPRC 1.2.411

保藏编号：CHPC 1.1332

中文名称：维氏气单胞菌温和生变种

外文名称：*Aeromonas veronii biovar sobria*

分类学地位：Bacteria; Proteobacteria; Gammaproteobacteria; Aeromonadales; Aeromonadaceae; *Aeromonas*

生物危害程度：第三类

分离时间：2011

分离地址：中国安徽省马鞍山市

分离基物：腹泻患者粪便

致病名称：急性胃肠炎、败血症

致病对象：人、动物

来源历史：←中国疾病预防控制中心病原微生物菌（毒）种保藏中心传染病预防控制所分中心←安徽省马鞍山市疾病预防控制中心

用　　途：临床检验、科研

联系单位：中国疾病预防控制中心传染病预防控制所

电子邮箱：chpc@icdc.cn

62. 气单胞菌属

国家科技资源标识符：CSTR:16698.06.NPRC 1.2.412

平台资源号：NPRC 1.2.412

保藏编号：CHPC 1.1333

中文名称：维氏气单胞菌温和生变种

外文名称：*Aeromonas veronii biovar sobria*

分类学地位：Bacteria; Proteobacteria; Gammaproteobacteria; Aeromonadales; Aeromonadaceae; *Aeromonas*

生物危害程度：第三类

分离时间：2011

分离地址：中国安徽省马鞍山市

分离基物：腹泻患者粪便

致病名称：急性胃肠炎、败血症

致病对象：人、动物

来源历史：←中国疾病预防控制中心病原微生物菌（毒）种保藏中心传染病预防控制所分中心←安徽省马鞍山市疾病预防控制中心

用　　途：临床检验、科研

联系单位：中国疾病预防控制中心传染病预防控制所

电子邮箱：chpc@icdc.cn

三、隐秘杆菌属

63. 隐秘杆菌属

国家科技资源标识符：CSTR:16698.06.NPRC 1.7.6

平台资源号：NPRC 1.7.6

保藏编号：CCPM (A)-P-312001

中文名称：溶血隐秘杆菌

外文名称：*Arcanobacterium haemolyticum*

分类学地位：Bacteria; Actinobacteria; Actinomycetales; Actinomycetaceae; *Arcanobacterium*

生物危害程度：第三类

分离时间：2020-11-22

分离地址：中国河北省

分离基物：患者中耳炎分泌物

致病名称：咽炎、肺炎、中耳炎、脑膜炎、菌血症

致病对象：人

来源历史：← 中国医学科学院医药生物技术研究所

用　　途：科研

联系单位：中国医学科学院医药生物技术研究所

电子邮箱：xinyiyang@imb.cams.cn

四、芽孢杆菌属

64. 芽孢杆菌属

国家科技资源标识符：CSTR:16698.06.NPRC 1.9.78

平台资源号：NPRC 1.9.78

保藏编号：CMCC (B) 63611

中文名称：尼氏芽孢杆菌

外文名称：*Bacillus nealsonii*

分类学地位：Bacteria; Firmicutes; Bacilli; Caryophanales; Bacillaceae; *Bacillus*

生物危害程度：第三类

分离时间：2019-08-06

分离地址：中国

分离基物：饮料企业生产车间

致病名称：/

致病对象：人

来源历史：←中国食品药品检定研究院食品检定所

用　　途：科研

联系单位：中国食品药品检定研究院

电子邮箱：cmcc@nifdc.org.cn

65. 芽孢杆菌属

国家科技资源标识符：CSTR:16698.06.NPRC 1.2.413

平台资源号：NPRC 1.2.413

保藏编号：CHPC 1.1236

中文名称：短小芽孢杆菌

外文名称：*Bacillus pumilus*

分类学地位：Bacteria; Firmicutes; Bacilli; Caryophanales; Bacillaceae; *Bacillus*

生物危害程度：第三类

分离时间：2011-07-21

分离地址：中国辽宁省丹东市

分离基物：水体

致病名称：腹泻

致病对象：人

来源历史：←中国疾病预防控制中心病原微生物菌（毒）种保藏中心传染病预防控制所分中心←辽宁省丹东市出入境检验检疫局

用　　途：临床检验、环境监测、科研

联系单位：中国疾病预防控制中心传染病预防控制所

电子邮箱：chpc@icdc.cn

66. 芽孢杆菌属

国家科技资源标识符：CSTR:16698.06.NPRC 1.9.79

平台资源号：NPRC 1.9.79

保藏编号：CMCC (B) 63603

中文名称：贝莱斯芽孢杆菌

外文名称：*Bacillus velezensis*

分类学地位：Bacteria; Firmicutes; Bacilli; Caryophanales; Bacillaceae; *Bacillus*

生物危害程度：第三类

分离时间：2019-01-16

分离地址：中国

分离基物：化妆品

致病名称：/

致病对象：人

来源历史：←中国食品药品检定研究院食品检定所

用　　途：科研

联系单位：中国食品药品检定研究院

电子邮箱：cmcc@nifdc.org.cn

▶ 五、柠檬酸杆菌属

67. 柠檬酸杆菌属

国家科技资源标识符：CSTR:16698.06.NPRC 1.7.7

平台资源号：NPRC 1.7.7

保藏编号：CCPM (A)-P-302001

中文名称：布氏柠檬酸杆菌

外文名称：*Citrobacter braakii*

分类学地位：Bacteria; Proteobacteria; Gammaproteobacteria; Enterobacterales; Enterobacteriaceae; *Citrobacter*

生物危害程度：第三类

分离时间：2020-11-21

分离地址：中国河北省

分离基物：患者痰液

致病名称：菌血症、急性胃肠炎、新生儿脑膜炎、败血症、脑脓肿、尿路感染

致病对象：人

来源历史：← 中国医学科学院医药生物技术研究所

用　　途：科研

联系单位：中国医学科学院医药生物技术研究所

电子邮箱：xinyiyang@imb.cams.cn

68. 柠檬酸杆菌属

国家科技资源标识符：CSTR:16698.06.NPRC 1.2.414

平台资源号：NPRC 1.2.414

保藏编号：CHPC 1.1295

中文名称：弗氏柠檬酸杆菌

外文名称：*Citrobacter freundii*

分类学地位：Bacteria; Proteobacteria; Gammaproteobacteria; Enterobacterales; Enterobacteriaceae; *Citrobacter*

生物危害程度：第三类

分离时间：2007

分离地址：中国北京市

分离基物：腹泻患者粪便

致病名称：腹泻、食物中毒

致病对象：人、动物

来源历史：←中国疾病预防控制中心病原微生物菌（毒）种保藏中心传染病预防控制所分中心←北京大学人民医院

用　　途：科研

联系单位：中国疾病预防控制中心传染病预防控制所

电子邮箱：chpc@icdc.cn

69. 柠檬酸杆菌属

国家科技资源标识符：CSTR:16698.06.NPRC 1.2.415

平台资源号：NPRC 1.2.415

保藏编号：CHPC 1.1406

中文名称：弗氏柠檬酸杆菌

外文名称：*Citrobacter freundii*

分类学地位：Bacteria; Proteobacteria; Gammaproteobacteria; Enterobacterales; Enterobacteriaceae; *Citrobacter*

生物危害程度：第三类

分离时间：2012

分离地址：中国云南省玉溪市

分离基物：腹泻患者粪便

致病名称：腹泻、食物中毒

致病对象：人、动物

来源历史：←中国疾病预防控制中心病原微生物菌（毒）种保藏中心传染病预防控制所分中心←云南省玉溪市疾病预防控制中心

用　　途：临床检验、食品检验、科研

联系单位：中国疾病预防控制中心传染病预防控制所

电子邮箱：chpc@icdc.cn

70. 柠檬酸杆菌属

国家科技资源标识符：CSTR:16698.06.NPRC 1.2.416

平台资源号：NPRC 1.2.416

保藏编号：CHPC 1.1422

中文名称：弗氏柠檬酸杆菌

外文名称：*Citrobacter freundii*

分类学地位：Bacteria; Proteobacteria; Gammaproteobacteria; Enterobacterales; Enterobacteriaceae; *Citrobacter*

生物危害程度：第三类

分离时间：2012

分离地址：中国云南省玉溪市

分离基物：腹泻患者粪便

致病名称：腹泻、食物中毒

致病对象：人、动物

来源历史：←中国疾病预防控制中心病原微生物菌（毒）种保藏中心传染病预防控制所分中心←云南省玉溪市疾病预防控制中心

用　　途：临床检验、食品检验、科研

联系单位：中国疾病预防控制中心传染病预防控制所

电子邮箱：chpc@icdc.cn

71. 柠檬酸杆菌属

国家科技资源标识符：CSTR:16698.06.NPRC 1.2.417

平台资源号：NPRC 1.2.417

保藏编号：CHPC 1.1444

中文名称：弗氏柠檬酸杆菌

外文名称：*Citrobacter freundii*

分类学地位：Bacteria; Proteobacteria; Gammaproteobacteria; Enterobacterales; Enterobacteriaceae; *Citrobacter*

生物危害程度：第三类

分离时间：2012

分离地址：中国云南省玉溪市

分离基物：腹泻患者粪便

致病名称：腹泻、食物中毒

致病对象：人、动物

来源历史：←中国疾病预防控制中心病原微生物菌

（毒）种保藏中心传染病预防控制所分中心←云南省玉溪市疾病预防控制中心

用　　途：临床检验、食品检验、科研

联系单位：中国疾病预防控制中心传染病预防控制所

电子邮箱：chpc@icdc.cn

72. 柠檬酸杆菌属

国家科技资源标识符：CSTR:16698.06.NPRC 1.2.418

平台资源号：NPRC 1.2.418

保藏编号：CHPC 1.1629

中文名称：弗氏柠檬酸杆菌

外文名称：*Citrobacter freundii*

分类学地位：Bacteria; Proteobacteria; Gammaproteobacteria; Enterobacterales; Enterobacteriaceae; *Citrobacter*

生物危害程度：第三类

分离时间：2012

分离地址：中国云南省玉溪市

分离基物：腹泻患者粪便

致病名称：腹泻、食物中毒

致病对象：人、动物

来源历史：←中国疾病预防控制中心病原微生物菌（毒）种保藏中心传染病预防控制所分中心←云南省玉溪市疾病预防控制中心

用　　途：临床检验、食品检验、科研

联系单位：中国疾病预防控制中心传染病预防控制所

电子邮箱：chpc@icdc.cn

73. 柠檬酸杆菌属

国家科技资源标识符：CSTR:16698.06.NPRC 1.2.419

平台资源号：NPRC 1.2.419

保藏编号：CHPC 1.1640

中文名称：弗氏柠檬酸杆菌

外文名称：*Citrobacter freundii*

分类学地位：Bacteria; Proteobacteria; Gammapro-

teobacteria; Enterobacterales; Enterobacteriaceae; *Citrobacter*

生物危害程度：第三类

分离时间：2012

分离地址：中国云南省玉溪市

分离基物：腹泻患者粪便

致病名称：腹泻、食物中毒

致病对象：人、动物

来源历史：←中国疾病预防控制中心病原微生物菌（毒）种保藏中心传染病预防控制所分中心←云南省玉溪市疾病预防控制中心

用　　途：临床检验、食品检验、科研

联系单位：中国疾病预防控制中心传染病预防控制所

电子邮箱：chpc@icdc.cn

74. 柠檬酸杆菌属

国家科技资源标识符：CSTR:16698.06.NPRC 1.2.420

平台资源号：NPRC 1.2.420

保藏编号：CHPC 1.1645

中文名称：弗氏柠檬酸杆菌

外文名称：*Citrobacter freundii*

分类学地位：Bacteria; Proteobacteria; Gammaproteobacteria; Enterobacterales; Enterobacteriaceae; *Citrobacter*

生物危害程度：第三类

分离时间：2012

分离地址：中国云南省玉溪市

分离基物：腹泻患者粪便

致病名称：腹泻、食物中毒

致病对象：人、动物

来源历史：←中国疾病预防控制中心病原微生物菌（毒）种保藏中心传染病预防控制所分中心←云南省玉溪市疾病预防控制中心

用　　途：临床检验、食品检验、科研

联系单位：中国疾病预防控制中心传染病预防控制所

电子邮箱：chpc@icdc.cn

75. 柠檬酸杆菌属

国家科技资源标识符：CSTR:16698.06.NPRC 1.2.421

平台资源号：NPRC 1.2.421

保藏编号：CHPC 1.2343

中文名称：弗氏柠檬酸杆菌

外文名称：*Citrobacter freundii*

分类学地位：Bacteria; Proteobacteria; Gammaproteobacteria; Enterobacterales; Enterobacteriaceae; *Citrobacter*

生物危害程度：第三类

分离时间：2015

分离地址：尼泊尔加德满都

分离基物：腹泻患者粪便

致病名称：腹泻、食物中毒

致病对象：人、动物

来源历史：←中国疾病预防控制中心病原微生物菌（毒）种保藏中心传染病预防控制所分中心←尼泊尔国家公共卫生实验室

用　　途：临床检验、食品检验、科研

联系单位：中国疾病预防控制中心传染病预防控制所

电子邮箱：chpc@icdc.cn

76. 柠檬酸杆菌属

国家科技资源标识符：CSTR:16698.06.NPRC 1.2.422

平台资源号：NPRC 1.2.422

保藏编号：CHPC 1.2552

中文名称：弗氏柠檬酸杆菌

外文名称：*Citrobacter freundii*

分类学地位：Bacteria; Proteobacteria; Gammaproteobacteria; Enterobacterales; Enterobacteriaceae; *Citrobacter*

生物危害程度：第三类

分离时间：2012

分离地址：中国山东省莱州市

细菌

分离基物：腹泻患者粪便

致病名称：腹泻、食物中毒

致病对象：人、动物

来源历史：←中国疾病预防控制中心病原微生物
菌（毒）种保藏中心传染病预防控制
所分中心←安徽省马鞍山市疾病预防
控制中心

用　　途：临床检验、食品检验、科研

联系单位：中国疾病预防控制中心传染病预防控
制所

电子邮箱：chpc@icdc.cn

77. 柠檬酸杆菌属

国家科技资源标识符：CSTR:16698.06.NPRC 1.7.8

平台资源号：NPRC 1.7.8

保藏编号：CCPM (A)-P-152001

中文名称：弗氏柠檬酸杆菌

外文名称：*Citrobacter freundii*

分类学地位：Bacteria; Protcobacteria; Gammapro-
teobacteria; Enterobacterales; Entero-
bacteriaceae; *Citrobacter*

生物危害程度：第三类

分离时间：2020-11-20

分离地址：中国河北省

分离基物：患者尿液

致病名称：尿路感染、胆囊炎

致病对象：人

来源历史：←中国医学科学院医药生物技术研究所

用　　途：科研

联系单位：中国医学科学院医药生物技术研究所

电子邮箱：xinyiyang@imb.cams.cn

六、棒杆菌属

78. 棒杆菌属

国家科技资源标识符：CSTR:16698.06.NPRC 1.9.80

平台资源号：NPRC 1.9.80

保藏编号：CMCC (B) 65601

中文名称：金色黏液棒杆菌

外文名称：*Corynebacterium aurimucosum*

分类学地位：Bacteria; Terrabacteria group; Actino-
bacteria; Actinomycetia; Corynebac-
teriales; Corynebacteriaceae; *Coryne-
bacterium*

生物危害程度：第三类

分离时间：2020-05-12

分离地址：中国

分离基物：实验室空气

致病名称：/

致病对象：人

来源历史：←中国食品药品检定研究院食品检定所

用　　途：科研

联系单位：中国食品药品检定研究院

电子邮箱：cmcc@nifdc.org.cn

七、克罗诺杆菌属

79. 克罗诺杆菌属

国家科技资源标识符：CSTR:16698.06.NPRC 1.2.423

平台资源号：NPRC 1.2.423

保藏编号：CHPC 1.3374

中文名称：阪崎克罗诺杆菌

外文名称：*Cronobacter sakazakii*

分类学地位：Bacteria; Proteobacteria; Gammapro-
teobacteria; Enterobacterales; Entero-
bacteriaceae; *Cronobacter*

生物危害程度：第三类

分离时间：2018

分离地址：中国新疆维吾尔自治区皮山县

分离基物：腹泻患者粪便

致病名称：脑膜炎、坏死性小肠结肠炎、菌血症

致病对象：人

来源历史：←中国疾病预防控制中心病原微生物菌（毒）种保藏中心传染病预防控制所分中心←山东省莱州市疾病预防控制中心

用　　途：临床检验、科研

联系单位：中国疾病预防控制中心传染病预防控制所

电子邮箱：chpc@icdc.cn

80. 克罗诺杆菌属

国家科技资源标识符：CSTR:16698.06.NPRC 1.9.81

平台资源号：NPRC 1.9.81

保藏编号：CMCC (B) 45416

中文名称：阪崎克罗诺杆菌

外文名称：*Cronobacter sakazakii*

分类学地位：Bacteria; Proteobacteria; Gammaproteobacteria; Enterobacterales; Enterobacteriaceae; *Cronobacter*

生物危害程度：第三类

分离时间：2020-03-01

分离地址：中国

分离基物：食品

致病名称：脑膜炎、坏死性小肠结肠炎、菌血症

致病对象：人

来源历史：←中国食品药品检定研究院食品检定所

用　　途：科研

联系单位：中国食品药品检定研究院

电子邮箱：cmcc@nifdc.org.cn

八、肠杆菌属

81. 肠杆菌属

国家科技资源标识符：CSTR:16698.06.NPRC 1.2.424

平台资源号：NPRC 1.2.424

保藏编号：CHPC 1.2301

中文名称：阴沟肠杆菌

外文名称：*Enterobacter cloacae*

分类学地位：Bacteria; Proteobacteria; Gammaproteobacteria; Enterobacterales; Enterobacteriaceae; *Cronobacter*

生物危害程度：第三类

分离时间：2014

分离地址：中国山东省莱州市

分离基物：腹泻患者粪便

致病名称：败血症、呼吸道感染、尿路感染、心内膜炎、脑膜炎

致病对象：人

来源历史：←中国疾病预防控制中心病原微生物菌（毒）种保藏中心传染病预防控制所分中心←山东省莱州市疾病预防控制中心

用　　途：临床检验、科研

联系单位：中国疾病预防控制中心传染病预防控制所

电子邮箱：chpc@icdc.cn

82. 肠杆菌属

国家科技资源标识符：CSTR:16698.06.NPRC 1.2.425

平台资源号：NPRC 1.2.425

保藏编号：CHPC 1.3260

中文名称：阴沟肠杆菌

外文名称：*Enterobacter cloacae*

分类学地位：Bacteria; Proteobacteria; Gammaproteobacteria; Enterobacterales; Enterobacteriaceae; *Enterobacter*

生物危害程度：第三类

分离时间：2018

分离地址：中国新疆维吾尔自治区皮山县

分离基物：腹泻患者粪便

致病名称：败血症、呼吸道感染、尿路感染、心内膜炎、脑膜炎

致病对象：人

来源历史：←中国疾病预防控制中心病原微生物

菌（毒）种保藏中心传染病预防控制
所分中心←安徽省马鞍山市疾病预防
控制中心

用　　途：临床检验、科研

联系单位：中国疾病预防控制中心传染病预防控
制所

电子邮箱：chpc@icdc.cn

83. 肠杆菌属

国家科技资源标识符：CSTR:16698.06.NPRC 1.2.426

平台资源号：NPRC 1.2.426

保藏编号：CHPC 1.3282

中文名称：阴沟肠杆菌

外文名称：*Enterobacter cloacae*

分类学地位：Bacteria; Proteobacteria; Gammapro-
teobacteria; Enterobacterales; Entero-
bacteriaceae; *Enterobacter*

生物危害程度：第三类

分离时间：2018

分离地址：中国新疆维吾尔自治区皮山县

分离基物：腹泻患者粪便

致病名称：败血症、呼吸道感染、尿路感染、心
内膜炎、脑膜炎

致病对象：人

来源历史：←中国疾病预防控制中心病原微生物
菌（毒）种保藏中心传染病预防控制
所分中心←安徽省马鞍山市疾病预防
控制中心

用　　途：临床检验、科研

联系单位：中国疾病预防控制中心传染病预防控
制所

电子邮箱：chpc@icdc.cn

84. 肠杆菌属

国家科技资源标识符：CSTR:16698.06.NPRC 1.2.427

平台资源号：NPRC 1.2.427

保藏编号：CHPC 1.3286

中文名称：阴沟肠杆菌

外文名称：*Enterobacter cloacae*

分类学地位：Bacteria; Proteobacteria; Gammapro-
teobacteria; Enterobacterales; Entero-
bacteriaceae; *Enterobacter*

生物危害程度：第三类

分离时间：2018

分离地址：中国新疆维吾尔自治区皮山县

分离基物：腹泻患者粪便

致病名称：败血症、呼吸道感染、尿路感染、心
内膜炎、脑膜炎

致病对象：人

来源历史：←中国疾病预防控制中心病原微生物
菌（毒）种保藏中心传染病预防控制
所分中心←安徽省马鞍山市疾病预防
控制中心

用　　途：临床检验、科研

联系单位：中国疾病预防控制中心传染病预防控
制所

电子邮箱：chpc@icdc.cn

85. 肠杆菌属

国家科技资源标识符：CSTR:16698.06.NPRC 1.2.428

平台资源号：NPRC 1.2.428

保藏编号：CHPC 1.3326

中文名称：阴沟肠杆菌

外文名称：*Enterobacter cloacae*

分类学地位：Bacteria; Proteobacteria; Gammapro-
teobacteria; Enterobacterales; Entero-
bacteriaceae; *Enterobacter*

生物危害程度：第三类

分离时间：2018

分离地址：中国新疆维吾尔自治区皮山县

分离基物：腹泻患者粪便

致病名称：败血症、呼吸道感染、尿路感染、心
内膜炎、脑膜炎

致病对象：人

细菌

来源历史：←中国疾病预防控制中心病原微生物菌（毒）种保藏中心传染病预防控制所分中心←安徽省马鞍山市疾病预防控制中心

用　　途：临床检验、科研

联系单位：中国疾病预防控制中心传染病预防控制所

电子邮箱：chpc@icdc.cn

86. 肠杆菌属

国家科技资源标识符：CSTR:16698.06.NPRC 1.2.429

平台资源号：NPRC 1.2.429

保藏编号：CHPC 1.3368

中文名称：阴沟肠杆菌

外文名称：*Enterobacter cloacae*

分类学地位：Bacteria; Proteobacteria; Gammaproteobacteria; Enterobacterales; Enterobacteriaceae; *Enterobacter*

生物危害程度：第三类

分离时间：2018

分离地址：中国新疆维吾尔自治区皮山县

分离基物：腹泻患者粪便

致病名称：败血症、呼吸道感染、尿路感染、心内膜炎、脑膜炎

致病对象：人

来源历史：←中国疾病预防控制中心病原微生物菌（毒）种保藏中心传染病预防控制所分中心←安徽省马鞍山市疾病预防控制中心

用　　途：临床检验、科研

联系单位：中国疾病预防控制中心传染病预防控制所

电子邮箱：chpc@icdc.cn

87. 肠杆菌属

国家科技资源标识符：CSTR:16698.06.NPRC 1.2.430

平台资源号：NPRC 1.2.430

保藏编号：CHPC 1.3369

中文名称：阴沟肠杆菌

外文名称：*Enterobacter cloacae*

分类学地位：Bacteria; Proteobacteria; Gammaproteobacteria; Enterobacterales; Enterobacteriaceae; *Enterobacter*

生物危害程度：第三类

分离时间：2018

分离地址：中国新疆维吾尔自治区皮山县

分离基物：腹泻患者粪便

致病名称：败血症、呼吸道感染、尿路感染、心内膜炎、脑膜炎

致病对象：人

来源历史：←中国疾病预防控制中心病原微生物菌（毒）种保藏中心传染病预防控制所分中心←安徽省马鞍山市疾病预防控制中心

用　　途：临床检验、科研

联系单位：中国疾病预防控制中心传染病预防控制所

电子邮箱：chpc@icdc.cn

88. 肠杆菌属

国家科技资源标识符：CSTR:16698.06.NPRC 1.2.431

平台资源号：NPRC 1.2.431

保藏编号：CHPC 1.3372

中文名称：阴沟肠杆菌

外文名称：*Enterobacter cloacae*

分类学地位：Bacteria; Proteobacteria; Gammaproteobacteria; Enterobacterales; Enterobacteriaceae; *Enterobacter*

生物危害程度：第三类

分离时间：2018

分离地址：中国新疆维吾尔自治区皮山县

分离基物：腹泻患者粪便

致病名称：败血症、呼吸道感染、尿路感染、心内膜炎、脑膜炎

致病对象：人

来源历史：←中国疾病预防控制中心病原微生物菌（毒）种保藏中心传染病预防控制所分中心←安徽省马鞍山市疾病预防控制中心

用　　途：临床检验、科研

联系单位：中国疾病预防控制中心传染病预防控制所

电子邮箱：chpc@icdc.cn

89. 肠杆菌属

国家科技资源标识符：CSTR:16698.06.NPRC 1.2.432

平台资源号：NPRC 1.2.432

保藏编号：CHPC 1.3376

中文名称：阴沟肠杆菌

外文名称：*Enterobacter cloacae*

分类学地位：Bacteria; Proteobacteria; Gammaproteobacteria; Enterobacterales; Enterobacteriaceae; *Enterobacter*

生物危害程度：第三类

分离时间：2018

分离地址：中国新疆维吾尔自治区皮山县

分离基物：腹泻患者粪便

致病名称：败血症、呼吸道感染、尿路感染、心内膜炎、脑膜炎

致病对象：人

来源历史：←中国疾病预防控制中心病原微生物菌（毒）种保藏中心传染病预防控制所分中心←安徽省马鞍山市疾病预防控制中心

用　　途：临床检验、科研

联系单位：中国疾病预防控制中心传染病预防控制所

电子邮箱：chpc@icdc.cn

90. 肠杆菌属

国家科技资源标识符：CSTR:16698.06.NPRC 1.2.433

平台资源号：NPRC 1.2.433

保藏编号：CHPC 1.3382

中文名称：阴沟肠杆菌

外文名称：*Enterobacter cloacae*

分类学地位：Bacteria; Proteobacteria; Gammaproteobacteria; Enterobacterales; Enterobacteriaceae; *Enterobacter*

生物危害程度：第三类

分离时间：2018

分离地址：中国新疆维吾尔自治区皮山县

分离基物：腹泻患者粪便

致病名称：败血症、呼吸道感染、尿路感染、心内膜炎、脑膜炎

致病对象：人

来源历史：←中国疾病预防控制中心病原微生物菌（毒）种保藏中心传染病预防控制所分中心←安徽省马鞍山市疾病预防控制中心

用　　途：临床检验、科研

联系单位：中国疾病预防控制中心传染病预防控制所

电子邮箱：chpc@icdc.cn

91. 肠杆菌属

国家科技资源标识符：CSTR:16698.06.NPRC 1.2.434

平台资源号：NPRC 1.2.434

保藏编号：CHPC 1.3383

中文名称：阴沟肠杆菌

外文名称：*Enterobacter cloacae*

分类学地位：Bacteria; Proteobacteria; Gammaproteobacteria; Enterobacterales; Enterobacteriaceae; *Enterobacter*

生物危害程度：第三类

分离时间：2018

分离地址：中国新疆维吾尔自治区皮山县

分离基物：腹泻患者粪便

致病名称：败血症、呼吸道感染、尿路感染、心

内膜炎、脑膜炎

致病对象：人

来源历史：←中国疾病预防控制中心病原微生物菌（毒）种保藏中心传染病预防控制所分中心←安徽省马鞍山市疾病预防控制中心

用　　途：临床检验、科研

联系单位：中国疾病预防控制中心传染病预防控制所

电子邮箱：chpc@icdc.cn

92. 肠杆菌属

国家科技资源标识符：CSTR:16698.06.NPRC 1.2.435

平台资源号：NPRC 1.2.435

保藏编号：CHPC 1.3385

中文名称：阴沟肠杆菌

外文名称：*Enterobacter cloacae*

分类学地位：Bacteria; Proteobacteria; Gammaproteobacteria; Enterobacterales; Enterobacteriaceae; *Enterobacter*

生物危害程度：第三类

分离时间：2018

分离地址：中国新疆维吾尔自治区皮山县

分离基物：腹泻患者粪便

致病名称：败血症、呼吸道感染、尿路感染、心内膜炎、脑膜炎

致病对象：人

来源历史：←中国疾病预防控制中心病原微生物菌（毒）种保藏中心传染病预防控制所分中心←安徽省马鞍山市疾病预防控制中心

用　　途：临床检验、科研

联系单位：中国疾病预防控制中心传染病预防控制所

电子邮箱：chpc@icdc.cn

93. 肠杆菌属

国家科技资源标识符：CSTR:16698.06.NPRC 1.2.436

平台资源号：NPRC 1.2.436

保藏编号：CHPC 1.3410

中文名称：阴沟肠杆菌

外文名称：*Enterobacter cloacae*

分类学地位：Bacteria; Proteobacteria; Gammaproteobacteria; Enterobacterales; Enterobacteriaceae; *Enterobacter*

生物危害程度：第三类

分离时间：2018

分离地址：中国新疆维吾尔自治区皮山县

分离基物：腹泻患者粪便

致病名称：败血症、呼吸道感染、尿路感染、心内膜炎、脑膜炎

致病对象：人

来源历史：←中国疾病预防控制中心病原微生物菌（毒）种保藏中心传染病预防控制所分中心←安徽省马鞍山市疾病预防控制中心

用　　途：临床检验、科研

联系单位：中国疾病预防控制中心传染病预防控制所

电子邮箱：chpc@icdc.cn

94. 肠杆菌属

国家科技资源标识符：CSTR:16698.06.NPRC 1.2.437

平台资源号：NPRC 1.2.437

保藏编号：CHPC 1.3422

中文名称：阴沟肠杆菌

外文名称：*Enterobacter cloacae*

分类学地位：Bacteria; Proteobacteria; Gammaproteobacteria; Enterobacterales; Enterobacteriaceae; *Enterobacter*

生物危害程度：第三类

分离时间：2018

细菌

分离地址：中国新疆维吾尔自治区皮山县

分离基物：腹泻患者粪便

致病名称：败血症、呼吸道感染、尿路感染、心
内膜炎、脑膜炎

致病对象：人

来源历史：←中国疾病预防控制中心病原微生物
菌（毒）种保藏中心传染病预防控制
所分中心←安徽省马鞍山市疾病预防
控制中心

用　　途：临床检验、科研

联系单位：中国疾病预防控制中心传染病预防控
制所

电子邮箱：chpc@icdc.cn

95. 肠杆菌属

国家科技资源标识符：CSTR:16698.06.NPRC 1.2.438

平台资源号：NPRC 1.2.438

保藏编号：CHPC 1.3455

中文名称：阴沟肠杆菌

外文名称：*Enterobacter cloacae*

分类学地位：Bacteria; Proteobacteria; Gammapro-
teobacteria; Enterobacterales; Entero-
bacteriaceae; *Enterobacter*

生物危害程度：第三类

分离时间：2018

分离地址：中国新疆维吾尔自治区皮山县

分离基物：腹泻患者粪便

致病名称：败血症、呼吸道感染、尿路感染、心
内膜炎、脑膜炎

致病对象：人

来源历史：←中国疾病预防控制中心病原微生物
菌（毒）种保藏中心传染病预防控制
所分中心←安徽省马鞍山市疾病预防
控制中心

用　　途：临床检验、科研

联系单位：中国疾病预防控制中心传染病预防控
制所

电子邮箱：chpc@icdc.cn

96. 肠杆菌属

国家科技资源标识符：CSTR:16698.06.NPRC 1.7.9

平台资源号：NPRC 1.7.9

保藏编号：CCPM (A)-P-112001

中文名称：阴沟肠杆菌

外文名称：*Enterobacter cloacae*

分类学地位：Bacteria; Proteobacteria; Gammapro-
teobacteria; Enterobacterales; Entero-
bacteriaceae; *Enterobacter*

生物危害程度：第三类

分离时间：2020-11-13

分离地址：中国河北省

分离基物：患者痰液

致病名称：败血症、呼吸道感染、尿路感染、心
内膜炎、脑膜炎

致病对象：人

来源历史：← 中国医学科学院医药生物技术研究所

用　　途：科研

联系单位：中国医学科学院医药生物技术研究所

电子邮箱：xinyiyang@imb.cams.cn

97. 肠杆菌属

国家科技资源标识符：CSTR:16698.06.NPRC 1.7.10

平台资源号：NPRC 1.7.10

保藏编号：CCPM (A)-P-112002

中文名称：阴沟肠杆菌

外文名称：*Enterobacter cloacae*

分类学地位：Bacteria; Proteobacteria; Gammapro-
teobacteria; Enterobacterales; Entero-
bacteriaceae; *Enterobacter*

生物危害程度：第三类

分离时间：2020-11-13

分离地址：中国河北省

分离基物：患者痰液

致病名称：败血症、呼吸道感染、尿路感染、心

内膜炎、脑膜炎

致病对象：人

来源历史：← 中国医学科学院医药生物技术研究所

用　　途：科研

联系单位：中国医学科学院医药生物技术研究所

电子邮箱：xinyiyang@imb.cams.cn

98. 肠杆菌属

国家科技资源标识符：CSTR:16698.06.NPRC 1.2.439

平台资源号：NPRC 1.2.439

保藏编号：CHPC 1.3257

中文名称：霍氏肠杆菌

外文名称：*Enterobacter hormaechei*

分类学地位：Bacteria; Proteobacteria; Gammaproteobacteria; Enterobacterales; Enterobacteriaceae; *Enterobacter*

生物危害程度：第三类

分离时间：2018

分离地址：中国新疆维吾尔自治区皮山县

分离基物：腹泻患者粪便

致病名称：腹泻

致病对象：人、动物

来源历史：←中国疾病预防控制中心病原微生物菌（毒）种保藏中心传染病预防控制所分中心←安徽省马鞍山市疾病预防控制中心

用　　途：临床检验、科研

联系单位：中国疾病预防控制中心传染病预防控制所

电子邮箱：chpc@icdc.cn

99. 肠杆菌属

国家科技资源标识符：CSTR:16698.06.NPRC 1.2.440

平台资源号：NPRC 1.2.440

保藏编号：CHPC 1.3264

中文名称：霍氏肠杆菌

外文名称：*Enterobacter hormaechei*

分类学地位：Bacteria; Proteobacteria; Gammaproteobacteria; Enterobacterales; Enterobacteriaceae; *Enterobacter*

生物危害程度：第三类

分离时间：2018

分离地址：中国新疆维吾尔自治区皮山县

分离基物：腹泻患者粪便

致病名称：腹泻

致病对象：人、动物

来源历史：←中国疾病预防控制中心病原微生物菌（毒）种保藏中心传染病预防控制所分中心←安徽省马鞍山市疾病预防控制中心

用　　途：临床检验、科研

联系单位：中国疾病预防控制中心传染病预防控制所

电子邮箱：chpc@icdc.cn

100. 肠杆菌属

国家科技资源标识符：CSTR:16698.06.NPRC 1.2.441

平台资源号：NPRC 1.2.441

保藏编号：CHPC 1.3265

中文名称：霍氏肠杆菌

外文名称：*Enterobacter hormaechei*

分类学地位：Bacteria; Proteobacteria; Gammaproteobacteria; Enterobacterales; Enterobacteriaceae; *Enterobacter*

生物危害程度：第三类

分离时间：2018

分离地址：中国新疆维吾尔自治区皮山县

分离基物：腹泻患者粪便

致病名称：腹泻

致病对象：人、动物

来源历史：←中国疾病预防控制中心病原微生物菌（毒）种保藏中心传染病预防控制所分中心←安徽省马鞍山市疾病预防控制中心

细菌

用　　途：临床检验、科研

联系单位：中国疾病预防控制中心传染病预防控制所

电子邮箱：chpc@icdc.cn

101. 肠杆菌属

国家科技资源标识符：CSTR:16698.06.NPRC 1.2.442

平台资源号：NPRC 1.2.442

保藏编号：CHPC 1.3321

中文名称：霍氏肠杆菌

外文名称：*Enterobacter hormaechei*

分类学地位：Bacteria; Proteobacteria; Gammaproteobacteria; Enterobacterales; Enterobacteriaceae; *Enterobacter*

生物危害程度：第三类

分离时间：2018

分离地址：中国新疆维吾尔自治区皮山县

分离基物：腹泻患者粪便

致病名称：腹泻

致病对象：人、动物

来源历史：←中国疾病预防控制中心病原微生物菌（毒）种保藏中心传染病预防控制所分中心←安徽省马鞍山市疾病预防控制中心

用　　途：临床检验、科研

联系单位：中国疾病预防控制中心传染病预防控制所

电子邮箱：chpc@icdc.cn

102. 肠杆菌属

国家科技资源标识符：CSTR:16698.06.NPRC 1.2.443

平台资源号：NPRC 1.2.443

保藏编号：CHPC 1.3367

中文名称：霍氏肠杆菌

外文名称：*Enterobacter hormaechei*

分类学地位：Bacteria; Proteobacteria; Gammaproteobacteria; Enterobacterales; Entero-

bacteriaceae; *Enterobacter*

生物危害程度：第三类

分离时间：2018

分离地址：中国新疆维吾尔自治区皮山县

分离基物：腹泻患者粪便

致病名称：腹泻

致病对象：人、动物

来源历史：←中国疾病预防控制中心病原微生物菌（毒）种保藏中心传染病预防控制所分中心←安徽省马鞍山市疾病预防控制中心

用　　途：临床检验、科研

联系单位：中国疾病预防控制中心传染病预防控制所

电子邮箱：chpc@icdc.cn

103. 肠杆菌属

国家科技资源标识符：CSTR:16698.06.NPRC 1.2.444

平台资源号：NPRC 1.2.444

保藏编号：CHPC 1.3373

中文名称：霍氏肠杆菌

外文名称：*Enterobacter hormaechei*

分类学地位：Bacteria; Proteobacteria; Gammaproteobacteria; Enterobacterales; Enterobacteriaceae; *Enterobacter*

生物危害程度：第三类

分离时间：2018

分离地址：中国新疆维吾尔自治区皮山县

分离基物：腹泻患者粪便

致病名称：腹泻

致病对象：人、动物

来源历史：←中国疾病预防控制中心病原微生物菌（毒）种保藏中心传染病预防控制所分中心←安徽省马鞍山市疾病预防控制中心

用　　途：临床检验、科研

联系单位：中国疾病预防控制中心传染病预防控

制所

电子邮箱：chpc@icdc.cn

104. 肠杆菌属

国家科技资源标识符：CSTR:16698.06.NPRC 1.2.445

平台资源号：NPRC 1.2.445

保藏编号：CHPC 1.3390

中文名称：霍氏肠杆菌

外文名称：*Enterobacter hormaechei*

分类学地位：Bacteria; Proteobacteria; Gammaproteobacteria; Enterobacterales; Enterobacteriaceae; *Enterobacter*

生物危害程度：第三类

分离时间：2018

分离地址：中国新疆维吾尔自治区皮山县

分离基物：腹泻患者粪便

致病名称：腹泻

致病对象：人、动物

来源历史：←中国疾病预防控制中心病原微生物菌（毒）种保藏中心传染病预防控制所分中心←安徽省马鞍山市疾病预防控制中心

用　　途：临床检验、科研

联系单位：中国疾病预防控制中心传染病预防控制所

电子邮箱：chpc@icdc.cn

105. 肠杆菌属

国家科技资源标识符：CSTR:16698.06.NPRC 1.2.446

平台资源号：NPRC 1.2.446

保藏编号：CHPC 1.3406

中文名称：霍氏肠杆菌

外文名称：*Enterobacter hormaechei*

分类学地位：Bacteria; Proteobacteria; Gammaproteobacteria; Enterobacterales; Enterobacteriaceae; *Enterobacter*

生物危害程度：第三类

分离时间：2018

分离地址：中国新疆维吾尔自治区皮山县

分离基物：腹泻患者粪便

致病名称：腹泻

致病对象：人、动物

来源历史：←中国疾病预防控制中心病原微生物菌（毒）种保藏中心传染病预防控制所分中心←安徽省马鞍山市疾病预防控制中心

用　　途：临床检验、科研

联系单位：中国疾病预防控制中心传染病预防控制所

电子邮箱：chpc@icdc.cn

106. 肠杆菌属

国家科技资源标识符：CSTR:16698.06.NPRC 1.2.447

平台资源号：NPRC 1.2.447

保藏编号：CHPC 1.3409

中文名称：霍氏肠杆菌

外文名称：*Enterobacter hormaechei*

分类学地位：Bacteria; Proteobacteria; Gammaproteobacteria; Enterobacterales; Enterobacteriaceae; *Enterobacter*

生物危害程度：第三类

分离时间：2018

分离地址：中国新疆维吾尔自治区皮山县

分离基物：腹泻患者粪便

致病名称：腹泻

致病对象：人、动物

来源历史：←中国疾病预防控制中心病原微生物菌（毒）种保藏中心传染病预防控制所分中心←安徽省马鞍山市疾病预防控制中心

用　　途：临床检验、科研

联系单位：中国疾病预防控制中心传染病预防控制所

电子邮箱：chpc@icdc.cn

细菌

107. 肠杆菌属

国家科技资源标识符：CSTR:16698.06.NPRC 1.2.448

平台资源号：NPRC 1.2.448

保藏编号：CHPC 1.3461

中文名称：霍氏肠杆菌

外文名称：*Enterobacter hormaechei*

分类学地位：Bacteria; Proteobacteria; Gammaproteobacteria; Enterobacterales; Enterobacteriaceae; *Enterobacter*

生物危害程度：第三类

分离时间：2018

分离地址：中国新疆维吾尔自治区皮山县

分离基物：腹泻患者粪便

致病名称：腹泻

致病对象：人、动物

来源历史：←中国疾病预防控制中心病原微生物菌（毒）种保藏中心传染病预防控制所分中心←安徽省马鞍山市疾病预防控制中心

用　　途：临床检验、科研

联系单位：中国疾病预防控制中心传染病预防控制所

电子邮箱：chpc@icdc.cn

108. 肠杆菌属

国家科技资源标识符：CSTR:16698.06.NPRC 1.2.449

平台资源号：NPRC 1.2.449

保藏编号：CHPC 1.3463

中文名称：霍氏肠杆菌

外文名称：*Enterobacter hormaechei*

分类学地位：Bacteria; Proteobacteria; Gammaproteobacteria; Enterobacterales; Enterobacteriaceae; *Enterobacter*

生物危害程度：第三类

分离时间：2018

分离地址：中国新疆维吾尔自治区皮山县

分离基物：腹泻患者粪便

致病名称：腹泻

致病对象：人、动物

来源历史：←中国疾病预防控制中心病原微生物菌（毒）种保藏中心传染病预防控制所分中心←安徽省马鞍山市疾病预防控制中心

用　　途：临床检验、科研

联系单位：中国疾病预防控制中心传染病预防控制所

电子邮箱：chpc@icdc.cn

109. 肠杆菌属

国家科技资源标识符：CSTR:16698.06.NPRC 1.2.450

平台资源号：NPRC 1.2.450

保藏编号：CHPC 1.3288

中文名称：肠杆菌

外文名称：*Enterobacter* sp.

分类学地位：Bacteria; Proteobacteria; Gammaproteobacteria; Enterobacterales; Enterobacteriaceae; *Enterobacter*

生物危害程度：第三类

分离时间：2018

分离地址：中国新疆维吾尔自治区皮山县

分离基物：腹泻患者粪便

致病名称：腹泻、菌血症、食物中毒

致病对象：人、动物

来源历史：←中国疾病预防控制中心病原微生物菌（毒）种保藏中心传染病预防控制所分中心←安徽省马鞍山市疾病预防控制中心

用　　途：临床检验、食品检验、科研

联系单位：中国疾病预防控制中心传染病预防控制所

电子邮箱：chpc@icdc.cn

110. 肠杆菌属

国家科技资源标识符：CSTR:16698.06.NPRC 1.2.451

平台资源号：NPRC 1.2.451

保藏编号：CHPC 1.3310

中文名称：肠杆菌

外文名称：*Enterobacter* sp.

分类学地位：Bacteria; Proteobacteria; Gammaproteobacteria; Enterobacterales; Enterobacteriaceae; *Enterobacter*

生物危害程度：第三类

分离时间：2018

分离地址：中国新疆维吾尔自治区皮山县

分离基物：腹泻患者粪便

致病名称：腹泻、菌血症、食物中毒

致病对象：人、动物

来源历史：←中国疾病预防控制中心病原微生物菌（毒）种保藏中心传染病预防控制所分中心←安徽省马鞍山市疾病预防控制中心

用　　途：临床检验、食品检验、科研

联系单位：中国疾病预防控制中心传染病预防控制所

电子邮箱：chpc@icdc.cn

111. 肠杆菌属

国家科技资源标识符：CSTR:16698.06.NPRC 1.2.452

平台资源号：NPRC 1.2.452

保藏编号：CHPC 1.3316

中文名称：肠杆菌

外文名称：*Enterobacter* sp.

分类学地位：Bacteria; Proteobacteria; Gammaproteobacteria; Enterobacterales; Enterobacteriaceae; *Enterobacter*

生物危害程度：第三类

分离时间：2018

分离地址：中国新疆维吾尔自治区皮山县

分离基物：腹泻患者粪便

致病名称：腹泻、菌血症、食物中毒

致病对象：人、动物

来源历史：←中国疾病预防控制中心病原微生物菌（毒）种保藏中心传染病预防控制所分中心←安徽省马鞍山市疾病预防控制中心

用　　途：临床检验、食品检验、科研

联系单位：中国疾病预防控制中心传染病预防控制所

电子邮箱：chpc@icdc.cn

112. 肠杆菌属

国家科技资源标识符：CSTR:16698.06.NPRC 1.2.453

平台资源号：NPRC 1.2.453

保藏编号：CHPC 1.3466

中文名称：肠杆菌

外文名称：*Enterobacter* sp.

分类学地位：Bacteria; Proteobacteria; Gammaproteobacteria; Enterobacterales; Enterobacteriaceae; *Enterobacter*

生物危害程度：第三类

分离时间：2018

分离地址：中国新疆维吾尔自治区皮山县

分离基物：腹泻患者粪便

致病名称：腹泻、菌血症、食物中毒

致病对象：人、动物

来源历史：←中国疾病预防控制中心病原微生物菌（毒）种保藏中心传染病预防控制所分中心←安徽省马鞍山市疾病预防控制中心

用　　途：临床检验、食品检验、科研

联系单位：中国疾病预防控制中心传染病预防控制所

电子邮箱：chpc@icdc.cn

细菌

九、肠球菌属

113. 肠球菌属

国家科技资源标识符：CSTR:16698.06.NPRC 1.2.454

平台资源号：NPRC 1.2.454

保藏编号：CHPC 1.3297

中文名称：铅黄肠球菌

外文名称：*Enterococcus casseliflavus*

分类学地位：Bacteria; Firmicutes; Bacilli; Lactobacil-
lales; Enterococcaceae; *Enterococcus*

生物危害程度：第三类

分离时间：2018

分离地址：中国新疆维吾尔自治区皮山县

分离基物：腹泻患者粪便

致病名称：尿路感染、败血症、脑膜炎、心内膜炎、
腹腔感染

致病对象：人

来源历史：←中国疾病预防控制中心病原微生物
菌（毒）种保藏中心传染病预防控制
所分中心←安徽省马鞍山市疾病预防
控制中心

用　　途：临床检验、科研

联系单位：中国疾病预防控制中心传染病预防控
制所

电子邮箱：chpc@icdc.cn

114. 肠球菌属

国家科技资源标识符：CSTR:16698.06.NPRC 1.2.455

平台资源号：NPRC 1.2.455

保藏编号：CHPC 1.3318

中文名称：钻黄肠球菌

外文名称：*Enterococcus casseliflavus*

分类学地位：Bacteria; Firmicutes; Bacilli; Lactobacil-
lales; Enterococcaceae; *Enterococcus*

生物危害程度：第三类

分离时间：2018

分离地址：中国新疆维吾尔自治区皮山县

分离基物：腹泻患者粪便

致病名称：尿路感染、败血症、脑膜炎、心内膜炎、
腹腔感染

致病对象：人

来源历史：←中国疾病预防控制中心病原微生物
菌（毒）种保藏中心传染病预防控制
所分中心←安徽省马鞍山市疾病预防
控制中心

用　　途：临床检验、科研

联系单位：中国疾病预防控制中心传染病预防控
制所

电子邮箱：chpc@icdc.cn

115. 肠球菌属

国家科技资源标识符：CSTR:16698.06.NPRC 1.2.456

平台资源号：NPRC 1.2.456

保藏编号：CHPC 1.3334

中文名称：钻黄肠球菌

外文名称：*Enterococcus casseliflavus*

分类学地位：Bacteria; Firmicutes; Bacilli; Lactobacil-
lales; Enterococcaceae; *Enterococcus*

生物危害程度：第三类

分离时间：2018

分离地址：中国新疆维吾尔自治区皮山县

分离基物：腹泻患者粪便

致病名称：尿路感染、败血症、脑膜炎、心内膜炎、
腹腔感染

致病对象：人

来源历史：←中国疾病预防控制中心病原微生物
菌（毒）种保藏中心传染病预防控制
所分中心←安徽省马鞍山市疾病预防
控制中心

用　　途：临床检验、科研

联系单位：中国疾病预防控制中心传染病预防控
制所

电子邮箱：chpc@icdc.cn

116. 肠球菌属

国家科技资源标识符：CSTR:16698.06.NPRC 1.2.457

平台资源号：NPRC 1.2.457

保藏编号：CHPC 1.3365

中文名称：钻黄肠球菌

外文名称：*Enterococcus casseliflavus*

分类学地位：Bacteria; Firmicutes; Bacilli; Lactobacillales; Enterococcaceae; *Enterococcus*

生物危害程度：第三类

分离时间：2018

分离地址：中国新疆维吾尔自治区皮山县

分离基物：腹泻患者粪便

致病名称：尿路感染、败血症、脑膜炎、心内膜炎、腹腔感染

致病对象：人

来源历史：←中国疾病预防控制中心病原微生物菌（毒）种保藏中心传染病预防控制所分中心←安徽省马鞍山市疾病预防控制中心

用　　途：临床检验、科研

联系单位：中国疾病预防控制中心传染病预防控制所

电子邮箱：chpc@icdc.cn

117. 肠球菌属

国家科技资源标识符：CSTR:16698.06.NPRC 1.2.458

平台资源号：NPRC 1.2.458

保藏编号：CHPC 1.3437

中文名称：钻黄肠球菌

外文名称：*Enterococcus casseliflavus*

分类学地位：Bacteria; Firmicutes; Bacilli; Lactobacillales; Enterococcaceae; *Enterococcus*

生物危害程度：第三类

分离时间：2018

分离地址：中国新疆维吾尔自治区皮山县

分离基物：腹泻患者粪便

致病名称：尿路感染、败血症、脑膜炎、心内膜炎、腹腔感染

致病对象：人

来源历史：←中国疾病预防控制中心病原微生物菌（毒）种保藏中心传染病预防控制所分中心←安徽省马鞍山市疾病预防控制中心

用　　途：临床检验、科研

联系单位：中国疾病预防控制中心传染病预防控制所

电子邮箱：chpc@icdc.cn

118. 肠球菌属

国家科技资源标识符：CSTR:16698.06.NPRC 1.2.459

平台资源号：NPRC 1.2.459

保藏编号：CHPC 1.3284

中文名称：耐久肠球菌

外文名称：*Enterococcus durans*

分类学地位：Bacteria; Firmicutes; Bacilli; Lactobacillales; Enterococcaceae; *Enterococcus*

生物危害程度：第三类

分离时间：2018

分离地址：中国新疆维吾尔自治区皮山县

分离基物：腹泻患者粪便

致病名称：心内膜炎

致病对象：人

来源历史：←中国疾病预防控制中心病原微生物菌（毒）种保藏中心传染病预防控制所分中心←安徽省马鞍山市疾病预防控制中心

用　　途：临床检验、科研

联系单位：中国疾病预防控制中心传染病预防控制所

电子邮箱：chpc@icdc.cn

119. 肠球菌属

国家科技资源标识符：CSTR:16698.06.NPRC 1.2.460

细菌

平台资源号：NPRC 1.2.460

保藏编号：CHPC 1.1367

中文名称：粪肠球菌

外文名称：*Enterococcus faecalis*

分类学地位：Bacteria; Firmicutes; Bacilli; Lactobacil-lales; Enterococcaceae; *Enterococcus*

生物危害程度：第三类

分离时间：2012

分离地址：中国云南省玉溪市

分离基物：患者 ①

致病名称：尿路感染

致病对象：人

来源历史：←中国疾病预防控制中心病原微生物菌（毒）种保藏中心传染病预防控制所分中心←云南省玉溪市疾病预防控制中心

用　　途：临床检验、科研

联系单位：中国疾病预防控制中心传染病预防控制所

电子邮箱：chpc@icdc.cn

120. 肠球菌属

国家科技资源标识符：CSTR:16698.06.NPRC 1.2.461

平台资源号：NPRC 1.2.461

保藏编号：CHPC 1.1371

中文名称：粪肠球菌

外文名称：*Enterococcus faecalis*

分类学地位：Bacteria; Firmicutes; Bacilli; Lactobacil-lales; Enterococcaceae; *Enterococcus*

生物危害程度：第三类

分离时间：2012

分离地址：中国云南省玉溪市

分离基物：患者 ②

致病名称：尿路感染

致病对象：人

来源历史：←中国疾病预防控制中心病原微生物菌（毒）种保藏中心传染病预防控制所分中心←云南省玉溪市疾病预防控制中心

用　　途：临床检验、科研

联系单位：中国疾病预防控制中心传染病预防控制所

电子邮箱：chpc@icdc.cn

121. 肠球菌属

国家科技资源标识符：CSTR:16698.06.NPRC 1.2.462

平台资源号：NPRC 1.2.462

保藏编号：CHPC 1.1372

中文名称：粪肠球菌

外文名称：*Enterococcus faecalis*

分类学地位：Bacteria; Firmicutes; Bacilli; Lactobacil-lales; Enterococcaceae; *Enterococcus*

生物危害程度：第三类

分离时间：2012

分离地址：中国云南省玉溪市

分离基物：患者 ③

致病名称：尿路感染

致病对象：人

来源历史：←中国疾病预防控制中心病原微生物菌（毒）种保藏中心传染病预防控制所分中心←云南省玉溪市疾病预防控制中心

用　　途：临床检验、科研

联系单位：中国疾病预防控制中心传染病预防控制所

电子邮箱：chpc@icdc.cn

122. 肠球菌属

国家科技资源标识符：CSTR:16698.06.NPRC 1.2.463

平台资源号：NPRC 1.2.463

保藏编号：CHPC 1.2690

中文名称：粪肠球菌

---

① 表示菌（毒）种只明确来自患者，具体基物不详。
② 表示菌（毒）种只明确来自患者，具体基物不详。

③ 表示菌（毒）种只明确来自患者，具体基物不详。

外文名称：*Enterococcus faecalis*

分类学地位：Bacteria; Firmicutes; Bacilli; Lactobacil-
　　　　　　lales; Enterococcaceae; *Enterococcus*

生物危害程度：第三类

分离时间：2016

分离地址：中国广东省东莞市

分离基物：腹泻患者粪便

致病名称：尿路感染

致病对象：人

来源历史：←中国疾病预防控制中心病原微生物
　　　　　菌（毒）种保藏中心传染病预防控制
　　　　　所分中心←广东省疾病预防控制中心

用　　途：临床检验、科研

联系单位：中国疾病预防控制中心传染病预防控
　　　　　制所

电子邮箱：chpc@icdc.cn

123. 肠球菌属

国家科技资源标识符：CSTR:16698.06.NPRC 1.2.464

平台资源号：NPRC 1.2.464

保藏编号：CHPC 1.2693

中文名称：粪肠球菌

外文名称：*Enterococcus faecalis*

分类学地位：Bacteria; Firmicutes; Bacilli; Lactobacil-
　　　　　　lales; Enterococcaceae; *Enterococcus*

生物危害程度：第三类

分离时间：2016

分离地址：中国广东省东莞市

分离基物：腹泻患者粪便

致病名称：尿路感染

致病对象：人

来源历史：←中国疾病预防控制中心病原微生物
　　　　　菌（毒）种保藏中心传染病预防控制
　　　　　所分中心←广东省疾病预防控制中心

用　　途：临床检验、科研

联系单位：中国疾病预防控制中心传染病预防控
　　　　　制所

电子邮箱：chpc@icdc.cn

124. 肠球菌属

国家科技资源标识符：CSTR:16698.06.NPRC 1.2.465

平台资源号：NPRC 1.2.465

保藏编号：CHPC 1.2697

中文名称：粪肠球菌

外文名称：*Enterococcus faecalis*

分类学地位：Bacteria; Firmicutes; Bacilli; Lactobacil-
　　　　　　lales; Enterococcaceae; *Enterococcus*

生物危害程度：第三类

分离时间：2016

分离地址：中国广东省东莞市

分离基物：腹泻患者粪便

致病名称：尿路感染

致病对象：人

来源历史：←中国疾病预防控制中心病原微生物
　　　　　菌（毒）种保藏中心传染病预防控制
　　　　　所分中心←广东省疾病预防控制中心

用　　途：临床检验、科研

联系单位：中国疾病预防控制中心传染病预防控
　　　　　制所

电子邮箱：chpc@icdc.cn

125. 肠球菌属

国家科技资源标识符：CSTR:16698.06.NPRC 1.2.466

平台资源号：NPRC 1.2.466

保藏编号：CHPC 1.2698

中文名称：粪肠球菌

外文名称：*Enterococcus faecalis*

分类学地位：Bacteria; Firmicutes; Bacilli; Lactobacil-
　　　　　　lales; Enterococcaceae; *Enterococcus*

生物危害程度：第三类

分离时间：2016

分离地址：中国广东省东莞市

分离基物：腹泻患者粪便

致病名称：尿路感染

致病对象：人

来源历史：←中国疾病预防控制中心病原微生物菌（毒）种保藏中心传染病预防控制所分中心←广东省疾病预防控制中心

用　　途：临床检验、科研

联系单位：中国疾病预防控制中心传染病预防控制所

电子邮箱：chpc@icdc.cn

126. 肠球菌属

国家科技资源标识符：CSTR:16698.06.NPRC 1.2.467

平台资源号：NPRC 1.2.467

保藏编号：CHPC 1.3273

中文名称：粪肠球菌

外文名称：*Enterococcus faecalis*

分类学地位：Bacteria; Firmicutes; Bacilli; Lactobacillales; Enterococcaceae; *Enterococcus*

生物危害程度：第三类

分离时间：2018

分离地址：中国新疆维吾尔自治区皮山县

分离基物：腹泻患者粪便

致病名称：尿路感染

致病对象：人

来源历史：←中国疾病预防控制中心病原微生物菌（毒）种保藏中心传染病预防控制所分中心←安徽省马鞍山市疾病预防控制中心

用　　途：临床检验、科研

联系单位：中国疾病预防控制中心传染病预防控制所

电子邮箱：chpc@icdc.cn

127. 肠球菌属

国家科技资源标识符：CSTR:16698.06.NPRC 1.2.468

平台资源号：NPRC 1.2.468

保藏编号：CHPC 1.3280

中文名称：粪肠球菌

外文名称：*Enterococcus faecalis*

分类学地位：Bacteria; Firmicutes; Bacilli; Lactobacillales; Enterococcaceae; *Enterococcus*

生物危害程度：第三类

分离时间：2018

分离地址：中国新疆维吾尔自治区皮山县

分离基物：腹泻患者粪便

致病名称：尿路感染

致病对象：人

来源历史：←中国疾病预防控制中心病原微生物菌（毒）种保藏中心传染病预防控制所分中心←安徽省马鞍山市疾病预防控制中心

用　　途：临床检验、科研

联系单位：中国疾病预防控制中心传染病预防控制所

电子邮箱：chpc@icdc.cn

128. 肠球菌属

国家科技资源标识符：CSTR:16698.06.NPRC 1.2.469

平台资源号：NPRC 1.2.469

保藏编号：CHPC 1.3291

中文名称：粪肠球菌

外文名称：*Enterococcus faecalis*

分类学地位：Bacteria; Firmicutes; Bacilli; Lactobacillales; Enterococcaceae; *Enterococcus*

生物危害程度：第三类

分离时间：2018

分离地址：中国新疆维吾尔自治区皮山县

分离基物：腹泻患者粪便

致病名称：尿路感染

致病对象：人

来源历史：←中国疾病预防控制中心病原微生物菌（毒）种保藏中心传染病预防控制所分中心←安徽省马鞍山市疾病预防控制中心

用　　途：临床检验、科研

联系单位：中国疾病预防控制中心传染病预防控
制所

电子邮箱：chpc@icdc.cn

129. 肠球菌属

国家科技资源标识符：CSTR:16698.06.NPRC 1.2.470

平台资源号：NPRC 1.2.470

保藏编号：CHPC 1.3294

中文名称：粪肠球菌

外文名称：*Enterococcus faecalis*

分类学地位：Bacteria; Firmicutes; Bacilli; Lactobacillales; Enterococcaceae; *Enterococcus*

生物危害程度：第三类

分离时间：2018

分离地址：中国新疆维吾尔自治区皮山县

分离基物：腹泻患者粪便

致病名称：尿路感染

致病对象：人

来源历史：←中国疾病预防控制中心病原微生物菌（毒）种保藏中心传染病预防控制所分中心←安徽省马鞍山市疾病预防控制中心

用　　途：临床检验、科研

联系单位：中国疾病预防控制中心传染病预防控制所

电子邮箱：chpc@icdc.cn

130. 肠球菌属

国家科技资源标识符：CSTR:16698.06.NPRC 1.2.471

平台资源号：NPRC 1.2.471

保藏编号：CHPC 1.3313

中文名称：粪肠球菌

外文名称：*Enterococcus faecalis*

分类学地位：Bacteria; Firmicutes; Bacilli; Lactobacillales; Enterococcaceae; *Enterococcus*

生物危害程度：第三类

分离时间：2018

分离地址：中国新疆维吾尔自治区皮山县

分离基物：腹泻患者粪便

致病名称：尿路感染

致病对象：人

来源历史：←中国疾病预防控制中心病原微生物菌（毒）种保藏中心传染病预防控制所分中心←安徽省马鞍山市疾病预防控制中心

用　　途：临床检验、科研

联系单位：中国疾病预防控制中心传染病预防控制所

电子邮箱：chpc@icdc.cn

131. 肠球菌属

国家科技资源标识符：CSTR:16698.06.NPRC 1.2.472

平台资源号：NPRC 1.2.472

保藏编号：CHPC 1.3314

中文名称：粪肠球菌

外文名称：*Enterococcus faecalis*

分类学地位：Bacteria; Firmicutes; Bacilli; Lactobacillales; Enterococcaceae; *Enterococcus*

生物危害程度：第三类

分离时间：2018

分离地址：中国新疆维吾尔自治区皮山县

分离基物：腹泻患者粪便

致病名称：尿路感染

致病对象：人

来源历史：←中国疾病预防控制中心病原微生物菌（毒）种保藏中心传染病预防控制所分中心←安徽省马鞍山市疾病预防控制中心

用　　途：临床检验、科研

联系单位：中国疾病预防控制中心传染病预防控制所

电子邮箱：chpc@icdc.cn

132. 肠球菌属

国家科技资源标识符：CSTR:16698.06.NPRC 1.2.473

平台资源号：NPRC 1.2.473

保藏编号：CHPC 1.3328

中文名称：粪肠球菌

外文名称：*Enterococcus faecalis*

分类学地位：Bacteria; Firmicutes; Bacilli; Lactobacillales; Enterococcaceae; *Enterococcus*

生物危害程度：第三类

分离时间：2018

分离地址：中国新疆维吾尔自治区皮山县

分离基物：腹泻患者粪便

致病名称：尿路感染

致病对象：人

来源历史：←中国疾病预防控制中心病原微生物菌（毒）种保藏中心传染病预防控制所分中心←安徽省马鞍山市疾病预防控制中心

用　　途：临床检验、科研

联系单位：中国疾病预防控制中心传染病预防控制所

电子邮箱：chpc@icdc.cn

133. 肠球菌属

国家科技资源标识符：CSTR:16698.06.NPRC 1.2.474

平台资源号：NPRC 1.2.474

保藏编号：CHPC 1.3335

中文名称：粪肠球菌

外文名称：*Enterococcus faecalis*

分类学地位：Bacteria; Firmicutes; Bacilli; Lactobacillales; Enterococcaceae; *Enterococcus*

生物危害程度：第三类

分离时间：2018

分离地址：中国新疆维吾尔自治区皮山县

分离基物：腹泻患者粪便

致病名称：尿路感染

致病对象：人

来源历史：←中国疾病预防控制中心病原微生物菌（毒）种保藏中心传染病预防控制所分中心←安徽省马鞍山市疾病预防控制中心

用　　途：临床检验、科研

联系单位：中国疾病预防控制中心传染病预防控制所

电子邮箱：chpc@icdc.cn

134. 肠球菌属

国家科技资源标识符：CSTR:16698.06.NPRC 1.2.475

平台资源号：NPRC 1.2.475

保藏编号：CHPC 1.3341

中文名称：粪肠球菌

外文名称：*Enterococcus faecalis*

分类学地位：Bacteria; Firmicutes; Bacilli; Lactobacillales; Enterococcaceae; *Enterococcus*

生物危害程度：第三类

分离时间：2018

分离地址：中国新疆维吾尔自治区皮山县

分离基物：腹泻患者粪便

致病名称：尿路感染

致病对象：人

来源历史：←中国疾病预防控制中心病原微生物菌（毒）种保藏中心传染病预防控制所分中心←安徽省马鞍山市疾病预防控制中心

用　　途：临床检验、科研

联系单位：中国疾病预防控制中心传染病预防控制所

电子邮箱：chpc@icdc.cn

135. 肠球菌属

国家科技资源标识符：CSTR:16698.06.NPRC 1.2.476

平台资源号：NPRC 1.2.476

保藏编号：CHPC 1.3347

中文名称：粪肠球菌

外文名称：*Enterococcus faecalis*

分类学地位：Bacteria; Firmicutes; Bacilli; Lactobacillales; Enterococcaceae; *Enterococcus*

生物危害程度：第三类

分离时间：2018

分离地址：中国新疆维吾尔自治区皮山县

分离基物：腹泻患者粪便

致病名称：尿路感染

致病对象：人

来源历史：←中国疾病预防控制中心病原微生物菌（毒）种保藏中心传染病预防控制所分中心←安徽省马鞍山市疾病预防控制中心

用　　途：临床检验、科研

联系单位：中国疾病预防控制中心传染病预防控制所

电子邮箱：chpc@icdc.cn

136. 肠球菌属

国家科技资源标识符：CSTR:16698.06.NPRC 1.2.477

平台资源号：NPRC 1.2.477

保藏编号：CHPC 1.3350

中文名称：粪肠球菌

外文名称：*Enterococcus faecalis*

分类学地位：Bacteria; Firmicutes; Bacilli; Lactobacillales; Enterococcaceae; *Enterococcus*

生物危害程度：第三类

分离时间：2018

分离地址：中国新疆维吾尔自治区皮山县

分离基物：腹泻患者粪便

致病名称：尿路感染

致病对象：人

来源历史：←中国疾病预防控制中心病原微生物菌（毒）种保藏中心传染病预防控制所分中心←安徽省马鞍山市疾病预防控制中心

用　　途：临床检验、科研

联系单位：中国疾病预防控制中心传染病预防控制所

电子邮箱：chpc@icdc.cn

137. 肠球菌属

国家科技资源标识符：CSTR:16698.06.NPRC 1.2.478

平台资源号：NPRC 1.2.478

保藏编号：CHPC 1.3416

中文名称：粪肠球菌

外文名称：*Enterococcus faecalis*

分类学地位：Bacteria; Firmicutes; Bacilli; Lactobacillales; Enterococcaceae; *Enterococcus*

生物危害程度：第三类

分离时间：2018

分离地址：中国新疆维吾尔自治区皮山县

分离基物：腹泻患者粪便

致病名称：尿路感染

致病对象：人

来源历史：←中国疾病预防控制中心病原微生物菌（毒）种保藏中心传染病预防控制所分中心←安徽省马鞍山市疾病预防控制中心

用　　途：临床检验、科研

联系单位：中国疾病预防控制中心传染病预防控制所

电子邮箱：chpc@icdc.cn

138. 肠球菌属

国家科技资源标识符：CSTR:16698.06.NPRC 1.2.479

平台资源号：NPRC 1.2.479

保藏编号：CHPC 1.3434

中文名称：粪肠球菌

外文名称：*Enterococcus faecalis*

分类学地位：Bacteria; Firmicutes; Bacilli; Lactobacillales; Enterococcaceae; *Enterococcus*

生物危害程度：第三类

细菌

分离时间：2018

分离地址：中国新疆维吾尔自治区皮山县

分离基物：腹泻患者粪便

致病名称：尿路感染

致病对象：人

来源历史：←中国疾病预防控制中心病原微生物
菌（毒）种保藏中心传染病预防控制
所分中心←安徽省马鞍山市疾病预防
控制中心

用　　途：临床检验、科研

联系单位：中国疾病预防控制中心传染病预防控制所

电子邮箱：chpc@icdc.cn

139. 肠球菌属

国家科技资源标识符：CSTR:16698.06.NPRC 1.2.480

平台资源号：NPRC 1.2.480

保藏编号：CHPC 1.3435

中文名称：粪肠球菌

外文名称：*Enterococcus faecalis*

分类学地位：Bacteria; Firmicutes; Bacilli; Lactobacil-lales; Enterococcaceae; *Enterococcus*

生物危害程度：第三类

分离时间：2018

分离地址：中国新疆维吾尔自治区皮山县

分离基物：腹泻患者粪便

致病名称：尿路感染

致病对象：人

来源历史：←中国疾病预防控制中心病原微生物
菌（毒）种保藏中心传染病预防控制
所分中心←安徽省马鞍山市疾病预防
控制中心

用　　途：临床检验、科研

联系单位：中国疾病预防控制中心传染病预防控制所

电子邮箱：chpc@icdc.cn

140. 肠球菌属

国家科技资源标识符：CSTR:16698.06.NPRC 1.2.481

平台资源号：NPRC 1.2.481

保藏编号：CHPC 1.3443

中文名称：粪肠球菌

外文名称：*Enterococcus faecalis*

分类学地位：Bacteria; Firmicutes; Bacilli; Lactobacil-lales; Enterococcaceae; *Enterococcus*

生物危害程度：第三类

分离时间：2018

分离地址：中国新疆维吾尔自治区皮山县

分离基物：腹泻患者粪便

致病名称：尿路感染

致病对象：人

来源历史：←中国疾病预防控制中心病原微生物
菌（毒）种保藏中心传染病预防控制
所分中心←安徽省马鞍山市疾病预防
控制中心

用　　途：临床检验、科研

联系单位：中国疾病预防控制中心传染病预防控制所

电子邮箱：chpc@icdc.cn

141. 肠球菌属

国家科技资源标识符：CSTR:16698.06.NPRC 1.2.482

平台资源号：NPRC 1.2.482

保藏编号：CHPC 1.3448

中文名称：粪肠球菌

外文名称：*Enterococcus faecalis*

分类学地位：Bacteria; Firmicutes; Bacilli; Lactobacil-lales; Enterococcaceae; *Enterococcus*

生物危害程度：第三类

分离时间：2018

分离地址：中国新疆维吾尔自治区皮山县

分离基物：腹泻患者粪便

致病名称：尿路感染

致病对象：人

来源历史：←中国疾病预防控制中心病原微生物
菌（毒）种保藏中心传染病预防控制
所分中心←安徽省马鞍山市疾病预防
控制中心

用　　途：临床检验、科研

联系单位：中国疾病预防控制中心传染病预防控
制所

电子邮箱：chpc@icdc.cn

142. 肠球菌属

国家科技资源标识符：CSTR:16698.06.NPRC 1.2.483

平台资源号：NPRC 1.2.483

保藏编号：CHPC 1.3458

中文名称：粪肠球菌

外文名称：*Enterococcus faecalis*

分类学地位：Bacteria; Firmicutes; Bacilli; Lactobacil-
lales; Enterococcaceae; *Enterococcus*

生物危害程度：第三类

分离时间：2018

分离地址：中国新疆维吾尔自治区皮山县

分离基物：腹泻患者粪便

致病名称：尿路感染

致病对象：人

来源历史：←中国疾病预防控制中心病原微生物
菌（毒）种保藏中心传染病预防控制
所分中心←安徽省马鞍山市疾病预防
控制中心

用　　途：临床检验、科研

联系单位：中国疾病预防控制中心传染病预防控
制所

电子邮箱：chpc@icdc.cn

143. 肠球菌属

国家科技资源标识符：CSTR:16698.06.NPRC 1.7.11

平台资源号：NPRC 1.7.11

保藏编号：CCPM (A)-P-052002

中文名称：粪肠球菌

外文名称：*Enterococcus faecalis*

分类学地位：Bacteria; Firmicutes; Bacilli; Lactobacil-
lales; Enterococcaceae; *Enterococcus*

生物危害程度：第三类

分离时间：2020-11-17

分离地址：中国河北省

分离基物：患者全血

致病名称：尿路感染

致病对象：人

来源历史：← 中国医学科学院医药生物技术研究所

用　　途：科研

联系单位：中国医学科学院医药生物技术研究所

电子邮箱：xinyiyang@imb.cams.cn

144. 肠球菌属

国家科技资源标识符：CSTR:16698.06.NPRC 1.2.484

平台资源号：NPRC 1.2.484

保藏编号：CHPC 1.3256

中文名称：屎肠球菌

外文名称：*Enterococcus faecium*

分类学地位：Bacteria; Firmicutes; Bacilli; Lactobacil-
lales; Enterococcaceae; *Enterococcus*

生物危害程度：第三类

分离时间：2018

分离地址：中国新疆维吾尔自治区皮山县

分离基物：腹泻患者粪便

致病名称：尿路感染

致病对象：人

来源历史：←中国疾病预防控制中心病原微生
菌（毒）种保藏中心传染病预防控制
所分中心←安徽省马鞍山市疾病预防
控制中心

用　　途：临床检验、科研

联系单位：中国疾病预防控制中心传染病预防控
制所

电子邮箱：chpc@icdc.cn

细菌

145. 肠球菌属

国家科技资源标识符：CSTR:16698.06.NPRC 1.2.485

平台资源号：NPRC 1.2.485

保藏编号：CHPC 1.3261

中文名称：屎肠球菌

外文名称：*Enterococcus faecium*

分类学地位：Bacteria; Firmicutes; Bacilli; Lactobacil-lales; Enterococcaceae; *Enterococcus*

生物危害程度：第三类

分离时间：2018

分离地址：中国新疆维吾尔自治区皮山县

分离基物：腹泻患者粪便

致病名称：尿路感染

致病对象：人

来源历史：←中国疾病预防控制中心病原微生物菌（毒）种保藏中心传染病预防控制所分中心←安徽省马鞍山市疾病预防控制中心

用　　途：临床检验、科研

联系单位：中国疾病预防控制中心传染病预防控制所

电子邮箱：chpc@icdc.cn

146. 肠球菌属

国家科技资源标识符：CSTR:16698.06.NPRC 1.2.486

平台资源号：NPRC 1.2.486

保藏编号：CHPC 1.3281

中文名称：屎肠球菌

外文名称：*Enterococcus faecium*

分类学地位：Bacteria; Firmicutes; Bacilli; Lactobacil-lales; Enterococcaceae; *Enterococcus*

生物危害程度：第三类

分离时间：2018

分离地址：中国新疆维吾尔自治区皮山县

分离基物：腹泻患者粪便

致病名称：尿路感染

致病对象：人

来源历史：←中国疾病预防控制中心病原微生物菌（毒）种保藏中心传染病预防控制所分中心←安徽省马鞍山市疾病预防控制中心

用　　途：临床检验、科研

联系单位：中国疾病预防控制中心传染病预防控制所

电子邮箱：chpc@icdc.cn

147. 肠球菌属

国家科技资源标识符：CSTR:16698.06.NPRC 1.2.487

平台资源号：NPRC 1.2.487

保藏编号：CHPC 1.3285

中文名称：屎肠球菌

外文名称：*Enterococcus faecium*

分类学地位：Bacteria; Firmicutes; Bacilli; Lactobacil-lales; Enterococcaceae; *Enterococcus*

生物危害程度：第三类

分离时间：2018

分离地址：中国新疆维吾尔自治区皮山县

分离基物：腹泻患者粪便

致病名称：尿路感染

致病对象：人

来源历史：←中国疾病预防控制中心病原微生物菌（毒）种保藏中心传染病预防控制所分中心←安徽省马鞍山市疾病预防控制中心

用　　途：临床检验、科研

联系单位：中国疾病预防控制中心传染病预防控制所

电子邮箱：chpc@icdc.cn

148. 肠球菌属

国家科技资源标识符：CSTR:16698.06.NPRC 1.2.488

平台资源号：NPRC 1.2.488

保藏编号：CHPC 1.3295

中文名称：屎肠球菌

外文名称：*Enterococcus faecium*

分类学地位：Bacteria; Firmicutes; Bacilli; Lactobacil-lales; Enterococcaceae; *Enterococcus*

生物危害程度：第三类

分离时间：2018

分离地址：中国新疆维吾尔自治区皮山县

分离基物：腹泻患者粪便

致病名称：尿路感染

致病对象：人

来源历史：←中国疾病预防控制中心病原微生物菌（毒）种保藏中心传染病预防控制所分中心←安徽省马鞍山市疾病预防控制中心

用　　途：临床检验、科研

联系单位：中国疾病预防控制中心传染病预防控制所

电子邮箱：chpc@icdc.cn

149.肠球菌属

国家科技资源标识符：CSTR:16698.06.NPRC 1.2.489

平台资源号：NPRC 1.2.489

保藏编号：CHPC 1.3303

中文名称：屎肠球菌

外文名称：*Enterococcus faecium*

分类学地位：Bacteria; Firmicutes; Bacilli; Lactobacil-lales; Enterococcaceae; *Enterococcus*

生物危害程度：第三类

分离时间：2018

分离地址：中国新疆维吾尔自治区皮山县

分离基物：腹泻患者粪便

致病名称：尿路感染

致病对象：人

来源历史：←中国疾病预防控制中心病原微生物菌（毒）种保藏中心传染病预防控制所分中心←安徽省马鞍山市疾病预防控制中心

用　　途：临床检验、科研

联系单位：中国疾病预防控制中心传染病预防控制所

电子邮箱：chpc@icdc.cn

150.肠球菌属

国家科技资源标识符：CSTR:16698.06.NPRC 1.2.490

平台资源号：NPRC 1.2.490

保藏编号：CHPC 1.3364

中文名称：屎肠球菌

外文名称：*Enterococcus faecium*

分类学地位：Bacteria; Firmicutes; Bacilli; Lactobacil-lales; Enterococcaceae; *Enterococcus*

生物危害程度：第三类

分离时间：2018

分离地址：中国新疆维吾尔自治区皮山县

分离基物：腹泻患者粪便

致病名称：尿路感染

致病对象：人

来源历史：←中国疾病预防控制中心病原微生物菌（毒）种保藏中心传染病预防控制所分中心←安徽省马鞍山市疾病预防控制中心

用　　途：临床检验、科研

联系单位：中国疾病预防控制中心传染病预防控制所

电子邮箱：chpc@icdc.cn

151.肠球菌属

国家科技资源标识符：CSTR:16698.06.NPRC 1.2.491

平台资源号：NPRC 1.2.491

保藏编号：CHPC 1.3387

中文名称：屎肠球菌

外文名称：*Enterococcus faecium*

分类学地位：Bacteria; Firmicutes; Bacilli; Lactobacil-lales; Enterococcaceae; *Enterococcus*

生物危害程度：第三类

细菌

分离时间：2018

分离地址：中国新疆维吾尔自治区皮山县

分离基物：腹泻患者粪便

致病名称：尿路感染

致病对象：人

来源历史：←中国疾病预防控制中心病原微生物菌（毒）种保藏中心传染病预防控制所分中心←安徽省马鞍山市疾病预防控制中心

用　　途：临床检验、科研

联系单位：中国疾病预防控制中心传染病预防控制所

电子邮箱：chpc@icdc.cn

152. 肠球菌属

国家科技资源标识符：CSTR:16698.06.NPRC 1.2.492

平台资源号：NPRC 1.2.492

保藏编号：CHPC 1.3391

中文名称：屎肠球菌

外文名称：*Enterococcus faecium*

分类学地位：Bacteria; Firmicutes; Bacilli; Lactobacillales; Enterococcaceae; *Enterococcus*

生物危害程度：第三类

分离时间：2018

分离地址：中国新疆维吾尔自治区皮山县

分离基物：腹泻患者粪便

致病名称：尿路感染

致病对象：人

来源历史：←中国疾病预防控制中心病原微生物菌（毒）种保藏中心传染病预防控制所分中心←安徽省马鞍山市疾病预防控制中心

用　　途：临床检验、科研

联系单位：中国疾病预防控制中心传染病预防控制所

电子邮箱：chpc@icdc.cn

153. 肠球菌属

国家科技资源标识符：CSTR:16698.06.NPRC 1.2.493

平台资源号：NPRC 1.2.493

保藏编号：CHPC 1.3393

中文名称：屎肠球菌

外文名称：*Enterococcus faecium*

分类学地位：Bacteria; Firmicutes; Bacilli; Lactobacillales; Enterococcaceae; *Enterococcus*

生物危害程度：第三类

分离时间：2018

分离地址：中国新疆维吾尔自治区皮山县

分离基物：腹泻患者粪便

致病名称：尿路感染

致病对象：人

来源历史：←中国疾病预防控制中心病原微生物菌（毒）种保藏中心传染病预防控制所分中心←安徽省马鞍山市疾病预防控制中心

用　　途：临床检验、科研

联系单位：中国疾病预防控制中心传染病预防控制所

电子邮箱：chpc@icdc.cn

154. 肠球菌属

国家科技资源标识符：CSTR:16698.06.NPRC 1.2.494

平台资源号：NPRC 1.2.494

保藏编号：CHPC 1.3396

中文名称：屎肠球菌

外文名称：*Enterococcus faecium*

分类学地位：Bacteria; Firmicutes; Bacilli; Lactobacillales; Enterococcaceae; *Enterococcus*

生物危害程度：第三类

分离时间：2018

分离地址：中国新疆维吾尔自治区皮山县

分离基物：腹泻患者粪便

致病名称：尿路感染

致病对象：人

来源历史：←中国疾病预防控制中心病原微生物
　　　　　菌（毒）种保藏中心传染病预防控制
　　　　　所分中心←安徽省马鞍山市疾病预防
　　　　　控制中心

用　　途：临床检验、科研

联系单位：中国疾病预防控制中心传染病预防控
　　　　　制所

电子邮箱：chpc@icdc.cn

155. 肠球菌属

国家科技资源标识符：CSTR:16698.06.NPRC 1.2.495

平台资源号：NPRC 1.2.495

保藏编号：CHPC 1.3405

中文名称：屎肠球菌

外文名称：*Enterococcus faecium*

分类学地位：Bacteria; Firmicutes; Bacilli; Lactobacil-
　　　　　lales; Enterococcaceae; *Enterococcus*

生物危害程度：第三类

分离时间：2018

分离地址：中国新疆维吾尔自治区皮山县

分离基物：腹泻患者粪便

致病名称：尿路感染

致病对象：人

来源历史：←中国疾病预防控制中心病原微生物
　　　　　菌（毒）种保藏中心传染病预防控制
　　　　　所分中心←安徽省马鞍山市疾病预防
　　　　　控制中心

用　　途：临床检验、科研

联系单位：中国疾病预防控制中心传染病预防控
　　　　　制所

电子邮箱：chpc@icdc.cn

156. 肠球菌属

国家科技资源标识符：CSTR:16698.06.NPRC 1.2.496

平台资源号：NPRC 1.2.496

保藏编号：CHPC 1.3412

中文名称：屎肠球菌

外文名称：*Enterococcus faecium*

分类学地位：Bacteria; Firmicutes; Bacilli; Lactobacil-
　　　　　lales; Enterococcaceae; *Enterococcus*

生物危害程度：第三类

分离时间：2018

分离地址：中国新疆维吾尔自治区皮山县

分离基物：腹泻患者粪便

致病名称：尿路感染

致病对象：人

来源历史：←中国疾病预防控制中心病原微生物
　　　　　菌（毒）种保藏中心传染病预防控制
　　　　　所分中心←安徽省马鞍山市疾病预防
　　　　　控制中心

用　　途：临床检验、科研

联系单位：中国疾病预防控制中心传染病预防控
　　　　　制所

电子邮箱：chpc@icdc.cn

157. 肠球菌属

国家科技资源标识符：CSTR:16698.06.NPRC 1.2.497

平台资源号：NPRC 1.2.497

保藏编号：CHPC 1.3414

中文名称：屎肠球菌

外文名称：*Enterococcus faecium*

分类学地位：Bacteria; Firmicutes; Bacilli; Lactobacil-
　　　　　lales; Enterococcaceae; *Enterococcus*

生物危害程度：第三类

分离时间：2018

分离地址：中国新疆维吾尔自治区皮山县

分离基物：腹泻患者粪便

致病名称：尿路感染

致病对象：人

来源历史：←中国疾病预防控制中心病原微生物
　　　　　菌（毒）种保藏中心传染病预防控制
　　　　　所分中心←安徽省马鞍山市疾病预防
　　　　　控制中心

细菌

用　　途：临床检验、科研

联系单位：中国疾病预防控制中心传染病预防控制所

电子邮箱：chpc@icdc.cn

158. 肠球菌属

国家科技资源标识符：CSTR:16698.06.NPRC 1.2.498

平台资源号：NPRC 1.2.498

保藏编号：CHPC 1.3419

中文名称：屎肠球菌

外义名称：*Enterococcus faecium*

分类学地位：Bacteria; Firmicutes; Bacilli; Lactobacillales; Enterococcaceae; *Enterococcus*

生物危害程度：第三类

分离时间：2018

分离地址：中国新疆维吾尔自治区皮山县

分离基物：腹泻患者粪便

致病名称：尿路感染

致病对象：人

来源历史：←中国疾病预防控制中心病原微生物菌（毒）种保藏中心传染病预防控制所分中心←安徽省马鞍山市疾病预防控制中心

用　　途：临床检验、科研

联系单位：中国疾病预防控制中心传染病预防控制所

电子邮箱：chpc@icdc.cn

159. 肠球菌属

国家科技资源标识符：CSTR:16698.06.NPRC 1.2.499

平台资源号：NPRC 1.2.499

保藏编号：CHPC 1.3420

中文名称：屎肠球菌

外文名称：*Enterococcus faecium*

分类学地位：Bacteria; Firmicutes; Bacilli; Lactobacillales; Enterococcaceae; *Enterococcus*

生物危害程度：第三类

分离时间：2018

分离地址：中国新疆维吾尔自治区皮山县

分离基物：腹泻患者粪便

致病名称：尿路感染

致病对象：人

来源历史：←中国疾病预防控制中心病原微生物菌（毒）种保藏中心传染病预防控制所分中心←安徽省马鞍山市疾病预防控制中心

用　　途：临床检验、科研

联系单位：中国疾病预防控制中心传染病预防控制所

电子邮箱：chpc@icdc.cn

160. 肠球菌属

国家科技资源标识符：CSTR:16698.06.NPRC 1.2.500

平台资源号：NPRC 1.2.500

保藏编号：CHPC 1.3430

中文名称：屎肠球菌

外文名称：*Enterococcus faecium*

分类学地位：Bacteria; Firmicutes; Bacilli; Lactobacillales; Enterococcaceae; *Enterococcus*

生物危害程度：第三类

分离时间：2018

分离地址：中国新疆维吾尔自治区皮山县

分离基物：腹泻患者粪便

致病名称：尿路感染

致病对象：人

来源历史：←中国疾病预防控制中心病原微生物菌（毒）种保藏中心传染病预防控制所分中心←安徽省马鞍山市疾病预防控制中心

用　　途：临床检验、科研

联系单位：中国疾病预防控制中心传染病预防控制所

电子邮箱：chpc@icdc.cn

161. 肠球菌属

国家科技资源标识符：CSTR:16698.06.NPRC 1.2.501

平台资源号：NPRC 1.2.501

保藏编号：CHPC 1.3431

中文名称：屎肠球菌

外文名称：*Enterococcus faecium*

分类学地位：Bacteria; Firmicutes; Bacilli; Lactobacil-lales; Enterococcaceae; *Enterococcus*

生物危害程度：第三类

分离时间：2018

分离地址：中国新疆维吾尔自治区皮山县

分离基物：腹泻患者粪便

致病名称：尿路感染

致病对象：人

来源历史：←中国疾病预防控制中心病原微生物菌（毒）种保藏中心传染病预防控制所分中心←安徽省马鞍山市疾病预防控制中心

用　　途：临床检验、科研

联系单位：中国疾病预防控制中心传染病预防控制所

电子邮箱：chpc@icdc.cn

162. 肠球菌属

国家科技资源标识符：CSTR:16698.06.NPRC 1.2.502

平台资源号：NPRC 1.2.502

保藏编号：CHPC 1.3438

中文名称：屎肠球菌

外文名称：*Enterococcus faecium*

分类学地位：Bacteria; Firmicutes; Bacilli; Lactobacil-lales; Enterococcaceae; *Enterococcus*

生物危害程度：第三类

分离时间：2018

分离地址：中国新疆维吾尔自治区皮山县

分离基物：腹泻患者粪便

致病名称：尿路感染

致病对象：人

来源历史：←中国疾病预防控制中心病原微生物菌（毒）种保藏中心传染病预防控制所分中心←安徽省马鞍山市疾病预防控制中心

用　　途：临床检验、科研

联系单位：中国疾病预防控制中心传染病预防控制所

电子邮箱：chpc@icdc.cn

163. 肠球菌属

国家科技资源标识符：CSTR:16698.06.NPRC 1.2.503

平台资源号：NPRC 1.2.503

保藏编号：CHPC 1.3440

中文名称：屎肠球菌

外文名称：*Enterococcus faecium*

分类学地位：Bacteria; Firmicutes; Bacilli; Lactobacil-lales; Enterococcaceae; *Enterococcus*

生物危害程度：第三类

分离时间：2018

分离地址：中国新疆维吾尔自治区皮山县

分离基物：腹泻患者粪便

致病名称：尿路感染

致病对象：人

来源历史：←中国疾病预防控制中心病原微生物菌（毒）种保藏中心传染病预防控制所分中心←安徽省马鞍山市疾病预防控制中心

用　　途：临床检验、科研

联系单位：中国疾病预防控制中心传染病预防控制所

电子邮箱：chpc@icdc.cn

164. 肠球菌属

国家科技资源标识符：CSTR:16698.06.NPRC 1.2.504

平台资源号：NPRC 1.2.504

保藏编号：CHPC 1.3444

细菌

中文名称：屎肠球菌

外文名称：*Enterococcus faecium*

分类学地位：Bacteria; Firmicutes; Bacilli; Lactobacillales; Enterococcaceae; *Enterococcus*

生物危害程度：第三类

分离时间：2018

分离地址：中国新疆维吾尔自治区皮山县

分离基物：腹泻患者粪便

致病名称：尿路感染

致病对象：人

来源历史：←中国疾病预防控制中心病原微生物菌（毒）种保藏中心传染病预防控制所分中心←安徽省马鞍山市疾病预防控制中心

用　　途：临床检验、科研

联系单位：中国疾病预防控制中心传染病预防控制所

电子邮箱：chpc@icdc.cn

165. 肠球菌属

国家科技资源标识符：CSTR:16698.06.NPRC 1.2.505

平台资源号：NPRC 1.2.505

保藏编号：CHPC 1.3449

中文名称：屎肠球菌

外文名称：*Enterococcus faecium*

分类学地位：Bacteria; Firmicutes; Bacilli; Lactobacillales; Enterococcaceae; *Enterococcus*

生物危害程度：第三类

分离时间：2018

分离地址：中国新疆维吾尔自治区皮山县

分离基物：腹泻患者粪便

致病名称：尿路感染

致病对象：人

来源历史：←中国疾病预防控制中心病原微生物菌（毒）种保藏中心传染病预防控制所分中心←安徽省马鞍山市疾病预防控制中心

用　　途：临床检验、科研

联系单位：中国疾病预防控制中心传染病预防控制所

电子邮箱：chpc@icdc.cn

166. 肠球菌属

国家科技资源标识符：CSTR:16698.06.NPRC 1.2.506

平台资源号：NPRC 1.2.506

保藏编号：CHPC 1.3452

中文名称：屎肠球菌

外文名称：*Enterococcus faecium*

分类学地位：Bacteria; Firmicutes; Bacilli; Lactobacillales; Enterococcaceae; *Enterococcus*

生物危害程度：第三类

分离时间：2018

分离地址：中国新疆维吾尔自治区皮山县

分离基物：腹泻患者粪便

致病名称：尿路感染

致病对象：人

来源历史：←中国疾病预防控制中心病原微生物菌（毒）种保藏中心传染病预防控制所分中心←安徽省马鞍山市疾病预防控制中心

用　　途：临床检验、科研

联系单位：中国疾病预防控制中心传染病预防控制所

电子邮箱：chpc@icdc.cn

167. 肠球菌属

国家科技资源标识符：CSTR:16698.06.NPRC 1.2.507

平台资源号：NPRC 1.2.507

保藏编号：CHPC 1.3454

中文名称：屎肠球菌

外文名称：*Enterococcus faecium*

分类学地位：Bacteria; Firmicutes; Bacilli; Lactobacillales; Enterococcaceae; *Enterococcus*

生物危害程度：第三类

分离时间：2018

分离地址：中国新疆维吾尔自治区皮山县

分离基物：腹泻患者粪便

致病名称：尿路感染

致病对象：人

来源历史：←中国疾病预防控制中心病原微生物
　　　　　菌（毒）种保藏中心传染病预防控制
　　　　　所分中心←安徽省马鞍山市疾病预防
　　　　　控制中心

用　　途：临床检验、科研

联系单位：中国疾病预防控制中心传染病预防控
　　　　　制所

电子邮箱：chpc@icdc.cn

168. 肠球菌属

国家科技资源标识符：CSTR:16698.06.NPRC 1.2.508

平台资源号：NPRC 1.2.508

保藏编号：CHPC 1.3459

中文名称：屎肠球菌

外文名称：*Enterococcus faecium*

分类学地位：Bacteria; Firmicutes; Bacilli; Lactobacil-
　　　　　　lales; Enterococcaceae; *Enterococcus*

生物危害程度：第三类

分离时间：2018

分离地址：中国新疆维吾尔自治区皮山县

分离基物：腹泻患者粪便

致病名称：尿路感染

致病对象：人

来源历史：←中国疾病预防控制中心病原微生物
　　　　　菌（毒）种保藏中心传染病预防控制
　　　　　所分中心←安徽省马鞍山市疾病预防
　　　　　控制中心

用　　途：临床检验、科研

联系单位：中国疾病预防控制中心传染病预防控
　　　　　制所

电子邮箱：chpc@icdc.cn

169. 肠球菌属

国家科技资源标识符：CSTR:16698.06.NPRC 1.7.12

平台资源号：NPRC 1.7.12

保藏编号：CCPM (A)-P-062001

中文名称：屎肠球菌

外文名称：*Enterococcus faecium*

分类学地位：Bacteria; Firmicutes; Bacilli; Lactobacil-
　　　　　　lales; Enterococcaceae; *Enterococcus*

生物危害程度：第三类

分离时间：2020-11-12

分离地址：中国河北省

分离基物：患者尿液

致病名称：尿路感染

致病对象：人

来源历史：←中国医学科学院医药生物技术研究所

用　　途：科研

联系单位：中国医学科学院医药生物技术研究所

电子邮箱：xinyiyang@imb.cams.cn

170. 肠球菌属

国家科技资源标识符：CSTR:16698.06.NPRC 1.7.13

平台资源号：NPRC 1.7.13

保藏编号：CCPM (A)-P-062002

中文名称：屎肠球菌

外文名称：*Enterococcus faecium*

分类学地位：Bacteria; Firmicutes; Bacilli; Lactobacil-
　　　　　　lales; Enterococcaceae; *Enterococcus*

生物危害程度：第三类

分离时间：2020-11-15

分离地址：中国河北省

分离基物：患者尿液

致病名称：尿路感染

致病对象：人

来源历史：←中国医学科学院医药生物技术研究所

用　　途：科研

联系单位：中国医学科学院医药生物技术研究所

细菌

电子邮箱：xinyiyang@imb.cams.cn

171. 肠球菌属

国家科技资源标识符：CSTR:16698.06.NPRC 1.9.82

平台资源号：NPRC 1.9.82

保藏编号：CMCC (B) 32501

中义名称：蒙氏肠球菌

外文名称：*Enterococcus mundtii*

分类学地位：Bacteria; Firmicutes; Bacilli; Lactobacillales; Enterococcaceae; *Enterococcus*

生物危害程度：第三类

分离时间：2019-08-06

分离地址：中国

分离基物：饮料企业生产车间环境

致病名称：/

致病对象：人

来源历史：←中国食品药品检定研究院食品检定所

用　　途：科研

联系单位：中国食品药品检定研究院

电子邮箱：cmcc@nifdc.org.cn

172. 肠球菌属

国家科技资源标识符：CSTR:16698.06.NPRC 1.2.509

平台资源号：NPRC 1.2.509

保藏编号：CHPC 1.2695

中文名称：肠球菌

外文名称：*Enterococcus* sp.

分类学地位：Bacteria; Firmicutes; Bacilli; Lactobacillales; Enterococcaceae; *Enterococcus*

生物危害程度：第三类

分离时间：2016

分离地址：中国广东省东莞市

分离基物：腹泻患者粪便

致病名称：尿路感染、败血症、脑膜炎、腹腔感染

致病对象：人、动物

来源历史：←中国疾病预防控制中心病原微生物菌（毒）种保藏中心传染病预防控制

所分中心←广东省疾病预防控制中心

用　　途：临床检验、科研

联系单位：中国疾病预防控制中心传染病预防控制所

电子邮箱：chpc@icdc.cn

173. 肠球菌属

国家科技资源标识符：CSTR:16698.06.NPRC 1.2.510

平台资源号：NPRC 1.2.510

保藏编号：CHPC 1.3292

中文名称：肠球菌

外文名称：*Enterococcus* sp.

分类学地位：Bacteria; Firmicutes; Bacilli; Lactobacillales; Enterococcaceae; *Enterococcus*

生物危害程度：第三类

分离时间：2018

分离地址：中国新疆维吾尔自治区皮山县

分离基物：腹泻患者粪便

致病名称：尿路感染、败血症、脑膜炎、腹腔感染

致病对象：人、动物

来源历史：←中国疾病预防控制中心病原微生物菌（毒）种保藏中心传染病预防控制所分中心←安徽省马鞍山市疾病预防控制中心

用　　途：临床检验、科研

联系单位：中国疾病预防控制中心传染病预防控制所

电子邮箱：chpc@icdc.cn

174. 肠球菌属

国家科技资源标识符：CSTR:16698.06.NPRC 1.2.511

平台资源号：NPRC 1.2.511

保藏编号：CHPC 1.3332

中文名称：肠球菌

外文名称：*Enterococcus* sp.

分类学地位：Bacteria; Firmicutes; Bacilli; Lactobacillales; Enterococcaceae; *Enterococcus*

生物危害程度：第三类

分离时间：2018

分离地址：中国新疆维吾尔自治区皮山县

分离基物：腹泻患者粪便

致病名称：尿路感染、败血症、脑膜炎、腹腔感染

致病对象：人、动物

来源历史：←中国疾病预防控制中心病原微生物菌（毒）种保藏中心传染病预防控制所分中心←安徽省马鞍山市疾病预防控制中心

用　　途：临床检验、科研

联系单位：中国疾病预防控制中心传染病预防控制所

电子邮箱：chpc@icdc.cn

十、埃希菌属

175. 埃希菌属

国家科技资源标识符：CSTR:16698.06.NPRC 1.2.512

平台资源号：NPRC 1.2.512

保藏编号：CHPC 1.1368

中文名称：大肠埃希菌

外文名称：*Escherichia coli*

分类学地位：Bacteria; Proteobacteria; Gammaproteobacteria; Enterobacterales; Enterobacteriaceae; *Escherichia*

生物危害程度：第三类

分离时间：2012

分离地址：中国云南省玉溪市

分离基物：腹泻患者粪便

致病名称：急性胃肠炎、腹泻、尿路感染、急性前列腺炎

致病对象：人

来源历史：←中国疾病预防控制中心病原微生物菌（毒）种保藏中心传染病预防控制所分中心←云南省玉溪市疾病预防控制中心

用　　途：临床检验、科研

联系单位：中国疾病预防控制中心传染病预防控制所

电子邮箱：chpc@icdc.cn

176. 埃希菌属

国家科技资源标识符：CSTR:16698.06.NPRC 1.2.513

平台资源号：NPRC 1.2.513

保藏编号：CHPC 1.1373

中文名称：大肠埃希菌

外文名称：*Escherichia coli*

分类学地位：Bacteria; Proteobacteria; Gammaproteobacteria; Enterobacterales; Enterobacteriaceae; *Escherichia*

生物危害程度：第三类

分离时间：2012

分离地址：中国云南省玉溪市

分离基物：腹泻患者粪便

致病名称：急性胃肠炎、腹泻、尿路感染、急性前列腺炎

致病对象：人

来源历史：←中国疾病预防控制中心病原微生物菌（毒）种保藏中心传染病预防控制所分中心←云南省玉溪市疾病预防控制中心

用　　途：临床检验、科研

联系单位：中国疾病预防控制中心传染病预防控制所

电子邮箱：chpc@icdc.cn

177. 埃希菌属

国家科技资源标识符：CSTR:16698.06.NPRC 1.2.514

平台资源号：NPRC 1.2.514

保藏编号：CHPC 1.1627

中文名称：大肠埃希菌

外文名称：*Escherichia coli*

分类学地位：Bacteria; Proteobacteria; Gammaproteobacteria; Enterobacterales; Entero-

bacteriaceae; *Escherichia*

生物危害程度：第三类

分离时间：2013

分离地址：中国云南省玉溪市

分离基物：腹泻患者粪便

致病名称：急性胃肠炎、腹泻、尿路感染、急性
前列腺炎

致病对象：人

来源历史：←中国疾病预防控制中心病原微生物菌
（毒）种保藏中心传染病预防控制所分
中心←云南省玉溪市疾病预防控制中心

用　　途：临床检验、科研

联系单位：中国疾病预防控制中心传染病预防控
制所

电子邮箱：chpc@icdc.cn

178. 埃希菌属

国家科技资源标识符：CSTR:16698.06.NPRC 1.2.515

平台资源号：NPRC 1.2.515

保藏编号：CHPC 1.1636

中文名称：大肠埃希菌

外文名称：*Escherichia coli*

分类学地位：Bacteria; Proteobacteria; Gammapro-
teobacteria; Enterobacterales; Entero-
bacteriaceae; *Escherichia*

生物危害程度：第三类

分离时间：2013

分离地址：中国云南省玉溪市

分离基物：腹泻患者粪便

致病名称：急性胃肠炎、腹泻、尿路感染、急性
前列腺炎

致病对象：人

来源历史：←中国疾病预防控制中心病原微生物菌
（毒）种保藏中心传染病预防控制所分
中心←云南省玉溪市疾病预防控制中心

用　　途：临床检验、科研

联系单位：中国疾病预防控制中心传染病预防控

制所

电子邮箱：chpc@icdc.cn

179. 埃希菌属

国家科技资源标识符：CSTR:16698.06.NPRC 1.2.516

平台资源号：NPRC 1.2.516

保藏编号：CHPC 1.1641

中文名称：大肠埃希菌

外文名称：*Escherichia coli*

分类学地位：Bacteria; Proteobacteria; Gammapro-
teobacteria; Enterobacterales; Entero-
bacteriaceae; *Escherichia*

生物危害程度：第三类

分离时间：2013

分离地址：中国云南省玉溪市

分离基物：腹泻患者粪便

致病名称：急性胃肠炎、腹泻、尿路感染、急性
前列腺炎

致病对象：人

来源历史：←中国疾病预防控制中心病原微生物菌
（毒）种保藏中心传染病预防控制所分
中心←云南省玉溪市疾病预防控制中心

用　　途：临床检验、科研

联系单位：中国疾病预防控制中心传染病预防控
制所

电子邮箱：chpc@icdc.cn

180. 埃希菌属

国家科技资源标识符：CSTR:16698.06.NPRC 1.2.517

平台资源号：NPRC 1.2.517

保藏编号：CHPC 1.1656

中文名称：大肠埃希菌

外文名称：*Escherichia coli*

分类学地位：Bacteria; Proteobacteria; Gammapro-
teobacteria; Enterobacterales; Entero-
bacteriaceae; *Escherichia*

生物危害程度：第三类

分离时间：2013

分离地址：中国云南省玉溪市

分离基物：腹泻患者粪便

致病名称：急性胃肠炎、腹泻、尿路感染、急性前列腺炎

致病对象：人

来源历史：←中国疾病预防控制中心病原微生物菌（毒）种保藏中心传染病预防控制所分中心←云南省玉溪市疾病预防控制中心

用　　途：临床检验、科研

联系单位：中国疾病预防控制中心传染病预防控制所

电子邮箱：chpc@icdc.cn

181. 埃希菌属

国家科技资源标识符：CSTR:16698.06.NPRC 1.2.518

平台资源号：NPRC 1.2.518

保藏编号：CHPC 1.1800

中文名称：大肠埃希菌

外文名称：*Escherichia coli*

分类学地位：Bacteria; Proteobacteria; Gammaproteobacteria; Enterobacterales; Enterobacteriaceae; *Escherichia*

生物危害程度：第三类

分离时间：2014

分离地址：中国北京市

分离基物：腹泻患者粪便

致病名称：急性胃肠炎、腹泻、尿路感染、急性前列腺炎

致病对象：人

来源历史：←中国疾病预防控制中心病原微生物菌（毒）种保藏中心传染病预防控制所分中心←北京大学人民医院

用　　途：临床检验、科研

联系单位：中国疾病预防控制中心传染病预防控制所

电子邮箱：chpc@icdc.cn

182. 埃希菌属

国家科技资源标识符：CSTR:16698.06.NPRC 1.2.519

平台资源号：NPRC 1.2.519

保藏编号：CHPC 1.1801

中文名称：大肠埃希菌

外文名称：*Escherichia coli*

分类学地位：Bacteria; Proteobacteria; Gammaproteobacteria; Enterobacterales; Enterobacteriaceae; *Escherichia*

生物危害程度：第三类

分离时间：2014

分离地址：中国北京市

分离基物：腹泻患者粪便

致病名称：急性胃肠炎、腹泻、尿路感染、急性前列腺炎

致病对象：人

来源历史：←中国疾病预防控制中心病原微生物菌（毒）种保藏中心传染病预防控制所分中心←北京大学人民医院

用　　途：临床检验、科研

联系单位：中国疾病预防控制中心传染病预防控制所

电子邮箱：chpc@icdc.cn

183. 埃希菌属

国家科技资源标识符：CSTR:16698.06.NPRC 1.2.520

平台资源号：NPRC 1.2.520

保藏编号：CHPC 1.1802

中文名称：大肠埃希菌

外文名称：*Escherichia coli*

分类学地位：Bacteria; Proteobacteria; Gammaproteobacteria; Enterobacterales; Enterobacteriaceae; *Escherichia*

生物危害程度：第三类

分离时间：2014

分离地址：中国北京市

分离基物：腹泻患者粪便

致病名称：急性胃肠炎、腹泻、尿路感染、急性
　　　　　前列腺炎

致病对象：人

来源历史：←中国疾病预防控制中心病原微生物
　　　　　菌（毒）种保藏中心传染病预防控制
　　　　　所分中心←北京大学人民医院

用　　途：临床检验、科研

联系单位：中国疾病预防控制中心传染病预防控
　　　　　制所

电子邮箱：chpc@icdc.cn

184. 埃希菌属

国家科技资源标识符：CSTR:16698.06.NPRC 1.2.521

平台资源号：NPRC 1.2.521

保藏编号：CHPC 1.1803

中文名称：大肠埃希菌

外文名称：*Escherichia coli*

分类学地位：Bacteria; Proteobacteria; Gammapro-
　　　　　teobacteria; Enterobacterales; Entero-
　　　　　bacteriaceae; *Escherichia*

生物危害程度：第三类

分离时间：2014

分离地址：中国北京市

分离基物：腹泻患者粪便

致病名称：急性胃肠炎、腹泻、尿路感染、急性
　　　　　前列腺炎

致病对象：人

来源历史：←中国疾病预防控制中心病原微生物
　　　　　菌（毒）种保藏中心传染病预防控制
　　　　　所分中心←北京大学人民医院

用　　途：临床检验、科研

联系单位：中国疾病预防控制中心传染病预防控
　　　　　制所

电子邮箱：chpc@icdc.cn

185. 埃希菌属

国家科技资源标识符：CSTR:16698.06.NPRC 1.2.522

平台资源号：NPRC 1.2.522

保藏编号：CHPC 1.2342

中文名称：大肠埃希菌

外文名称：*Escherichia coli*

分类学地位：Bacteria; Proteobacteria; Gammapro-
　　　　　teobacteria; Enterobacterales; Entero-
　　　　　bacteriaceae; *Escherichia*

生物危害程度：第三类

分离时间：2015

分离地址：尼泊尔加德满都

分离基物：腹泻患者粪便

致病名称：急性胃肠炎、腹泻、尿路感染、急性
　　　　　前列腺炎

致病对象：人

来源历史：←中国疾病预防控制中心病原微生物
　　　　　菌（毒）种保藏中心传染病预防控制
　　　　　所分中心←尼泊尔国家公共卫生实
　　　　　验室

用　　途：临床检验、科研

联系单位：中国疾病预防控制中心传染病预防控
　　　　　制所

电子邮箱：chpc@icdc.cn

186. 埃希菌属

国家科技资源标识符：CSTR:16698.06.NPRC 1.2.523

平台资源号：NPRC 1.2.523

保藏编号：CHPC 1.3013

中文名称：大肠埃希菌

外文名称：*Escherichia coli*

分类学地位：Bacteria; Proteobacteria; Gammapro-
　　　　　teobacteria; Enterobacterales; Entero-
　　　　　bacteriaceae; *Escherichia*

生物危害程度：第三类

分离时间：2016

分离地址：中国北京市

分离基物：腹泻患者粪便

致病名称：急性胃肠炎、腹泻、尿路感染、急性
前列腺炎

致病对象：人

来源历史：←中国疾病预防控制中心病原微生物
菌（毒）种保藏中心传染病预防控制
所分中心

用　　途：临床检验、科研

联系单位：中国疾病预防控制中心传染病预防控
制所

电子邮箱：chpc@icdc.cn

187. 埃希菌属

国家科技资源标识符：CSTR:16698.06.NPRC 1.2.524

平台资源号：NPRC 1.2.524

保藏编号：CHPC 1.3053

中文名称：大肠埃希菌

外文名称：*Escherichia coli*

分类学地位：Bacteria; Proteobacteria; Gammapro-
teobacteria; Enterobacterales; Entero-
bacteriaceae; *Escherichia*

生物危害程度：第三类

分离时间：2016

分离地址：中国山东省聊城市

分离基物：患者肺灌洗液

致病名称：急性胃肠炎、腹泻、尿路感染、急性
前列腺炎

致病对象：人

来源历史：←中国疾病预防控制中心病原微生物
菌（毒）种保藏中心传染病预防控制
所分中心

用　　途：临床检验、科研

联系单位：中国疾病预防控制中心传染病预防控
制所

电子邮箱：chpc@icdc.cn

188. 埃希菌属

国家科技资源标识符：CSTR:16698.06.NPRC 1.2.525

平台资源号：NPRC 1.2.525

保藏编号：CHPC 1.3290

中文名称：大肠埃希菌

外文名称：*Escherichia coli*

分类学地位：Bacteria; Proteobacteria; Gammapro-
teobacteria; Enterobacterales; Entero-
bacteriaceae; *Escherichia*

生物危害程度：第三类

分离时间：2018

分离地址：中国新疆维吾尔自治区皮山县

分离基物：腹泻患者粪便

致病名称：急性胃肠炎、腹泻、尿路感染、急性
前列腺炎

致病对象：人

来源历史：←中国疾病预防控制中心病原微生物
菌（毒）种保藏中心传染病预防控制
所分中心←安徽省马鞍山市疾病预防
控制中心

用　　途：临床检验、科研

联系单位：中国疾病预防控制中心传染病预防控
制所

电子邮箱：chpc@icdc.cn

189. 埃希菌属

国家科技资源标识符：CSTR:16698.06.NPRC 1.2.526

平台资源号：NPRC 1.2.526

保藏编号：CHPC 1.3299

中文名称：大肠埃希菌

外文名称：*Escherichia coli*

分类学地位：Bacteria; Proteobacteria; Gammapro-
teobacteria; Enterobacterales; Entero-
bacteriaceae; *Escherichia*

生物危害程度：第三类

分离时间：2018

细
菌

分离地址：中国新疆维吾尔自治区皮山县

分离基物：腹泻患者粪便

致病名称：急性胃肠炎、腹泻、尿路感染、急性
　　　　　前列腺炎

致病对象：人

来源历史：←中国疾病预防控制中心病原微生物
　　　　　菌（毒）种保藏中心传染病预防控制
　　　　　所分中心←安徽省马鞍山市疾病预防
　　　　　控制中心

用　　途：临床检验、科研

联系单位：中国疾病预防控制中心传染病预防控
　　　　　制所

电子邮箱：chpc@icdc.cn

190. 埃希菌属

国家科技资源标识符：CSTR:16698.06.NPRC 1.2.527

平台资源号：NPRC 1.2.527

保藏编号：CHPC 1.3312

中文名称：大肠埃希菌

外文名称：*Escherichia coli*

分类学地位：Bacteria; Proteobacteria; Gammapro-
　　　　　teobacteria; Enterobacterales; Entero-
　　　　　bacteriaceae; *Escherichia*

生物危害程度：第三类

分离时间：2018

分离地址：中国新疆维吾尔自治区皮山县

分离基物：腹泻患者粪便

致病名称：急性胃肠炎、腹泻、尿路感染、急性
　　　　　前列腺炎

致病对象：人

来源历史：←中国疾病预防控制中心病原微生物
　　　　　菌（毒）种保藏中心传染病预防控制
　　　　　所分中心←安徽省马鞍山市疾病预防
　　　　　控制中心

用　　途：临床检验、科研

联系单位：中国疾病预防控制中心传染病预防控
　　　　　制所

电子邮箱：chpc@icdc.cn

191. 埃希菌属

国家科技资源标识符：CSTR:16698.06.NPRC 1.2.528

平台资源号：NPRC 1.2.528

保藏编号：CHPC 1.3375

中文名称：大肠埃希菌

外文名称：*Escherichia coli*

分类学地位：Bacteria; Proteobacteria; Gammapro-
　　　　　teobacteria; Enterobacterales; Entero-
　　　　　bacteriaceae; *Escherichia*

生物危害程度：第三类

分离时间：2018

分离地址：中国新疆维吾尔自治区皮山县

分离基物：腹泻患者粪便

致病名称：急性胃肠炎、腹泻、尿路感染、急性
　　　　　前列腺炎

致病对象：人

来源历史：←中国疾病预防控制中心病原微生物
　　　　　菌（毒）种保藏中心传染病预防控制
　　　　　所分中心←安徽省马鞍山市疾病预防
　　　　　控制中心

用　　途：临床检验、科研

联系单位：中国疾病预防控制中心传染病预防控
　　　　　制所

电子邮箱：chpc@icdc.cn

192. 埃希菌属

国家科技资源标识符：CSTR:16698.06.NPRC 1.2.529

平台资源号：NPRC 1.2.529

保藏编号：CHPC 1.3470

中文名称：大肠埃希菌

外文名称：*Escherichia coli*

分类学地位：Bacteria; Proteobacteria; Gammapro-
　　　　　teobacteria; Enterobacterales; Entero-
　　　　　bacteriaceae; *Escherichia*

生物危害程度：第三类

分离时间：2018

分离地址：中国新疆维吾尔自治区皮山县

分离基物：腹泻患者粪便

致病名称：急性胃肠炎、腹泻、尿路感染、急性前列腺炎

致病对象：人

来源历史：←中国疾病预防控制中心病原微生物菌（毒）种保藏中心传染病预防控制所分中心←安徽省马鞍山市疾病预防控制中心

用　　途：临床检验、科研

联系单位：中国疾病预防控制中心传染病预防控制所

电子邮箱：chpc@icdc.cn

193. 埃希菌属

国家科技资源标识符：CSTR:16698.06.NPRC 1.2.530

平台资源号：NPRC 1.2.530

保藏编号：CHPC 1.3477

中文名称：大肠埃希菌

外文名称：*Escherichia coli*

分类学地位：Bacteria; Proteobacteria; Gammaproteobacteria; Enterobacterales; Enterobacteriaceae; *Escherichia*

生物危害程度：第三类

分离时间：2018

分离地址：中国新疆维吾尔自治区皮山县

分离基物：腹泻患者粪便

致病名称：急性胃肠炎、腹泻、尿路感染、急性前列腺炎

致病对象：人

来源历史：←中国疾病预防控制中心病原微生物菌（毒）种保藏中心传染病预防控制所分中心←安徽省马鞍山市疾病预防控制中心

用　　途：临床检验、科研

联系单位：中国疾病预防控制中心传染病预防控

制所

电子邮箱：chpc@icdc.cn

194. 埃希菌属

国家科技资源标识符：CSTR:16698.06.NPRC 1.2.531

平台资源号：NPRC 1.2.531

保藏编号：CHPC 1.3478

中文名称：大肠埃希菌

外文名称：*Escherichia coli*

分类学地位：Bacteria; Proteobacteria; Gammaproteobacteria; Enterobacterales; Enterobacteriaceae; *Escherichia*

生物危害程度：第三类

分离时间：2018

分离地址：中国新疆维吾尔自治区皮山县

分离基物：腹泻患者粪便

致病名称：急性胃肠炎、腹泻、尿路感染、急性前列腺炎

致病对象：人

来源历史：←中国疾病预防控制中心病原微生物菌（毒）种保藏中心传染病预防控制所分中心←安徽省马鞍山市疾病预防控制中心

用　　途：临床检验、科研

联系单位：中国疾病预防控制中心传染病预防控制所

电子邮箱：chpc@icdc.cn

195. 埃希菌属

国家科技资源标识符：CSTR:16698.06.NPRC 1.2.532

平台资源号：NPRC 1.2.532

保藏编号：CHPC 1.3487

中文名称：大肠埃希菌

外文名称：*Escherichia coli*

分类学地位：Bacteria; Proteobacteria; Gammaproteobacteria; Enterobacterales; Enterobacteriaceae; *Escherichia*

生物危害程度：第三类

分离时间：2018

分离地址：中国新疆维吾尔自治区皮山县

分离基物：腹泻患者粪便

致病名称：急性胃肠炎、腹泻、尿路感染、急性前列腺炎

致病对象：人

来源历史：←中国疾病预防控制中心病原微生物菌（毒）种保藏中心传染病预防控制所分中心←安徽省马鞍山市疾病预防控制中心

用　　途：临床检验、科研

联系单位：中国疾病预防控制中心传染病预防控制所

电子邮箱：chpc@icdc.cn

196. 埃希菌属

国家科技资源标识符：CSTR:16698.06.NPRC 1.2.533

平台资源号：NPRC 1.2.533

保藏编号：CHPC 1.3489

中文名称：大肠埃希菌

外文名称：*Escherichia coli*

分类学地位：Bacteria; Proteobacteria; Gammaproteobacteria; Enterobacterales; Enterobacteriaceae; *Escherichia*

生物危害程度：第三类

分离时间：2018

分离地址：中国新疆维吾尔自治区皮山县

分离基物：腹泻患者粪便

致病名称：急性胃肠炎、腹泻、尿路感染、急性前列腺炎

致病对象：人

来源历史：←中国疾病预防控制中心病原微生物菌（毒）种保藏中心传染病预防控制所分中心←安徽省马鞍山市疾病预防控制中心

用　　途：临床检验、科研

联系单位：中国疾病预防控制中心传染病预防控制所

电子邮箱：chpc@icdc.cn

197. 埃希菌属

国家科技资源标识符：CSTR:16698.06.NPRC 1.2.534

平台资源号：NPRC 1.2.534

保藏编号：CHPC 1.3494

中文名称：大肠埃希菌

外文名称：*Escherichia coli*

分类学地位：Bacteria; Proteobacteria; Gammaproteobacteria; Enterobacterales; Enterobacteriaceae; *Escherichia*

生物危害程度：第三类

分离时间：2018

分离地址：中国新疆维吾尔自治区皮山县

分离基物：腹泻患者粪便

致病名称：急性胃肠炎、腹泻、尿路感染、急性前列腺炎

致病对象：人

来源历史：←中国疾病预防控制中心病原微生物菌（毒）种保藏中心传染病预防控制所分中心←安徽省马鞍山市疾病预防控制中心

用　　途：临床检验、科研

联系单位：中国疾病预防控制中心传染病预防控制所

电子邮箱：chpc@icdc.cn

198. 埃希菌属

国家科技资源标识符：CSTR:16698.06.NPRC 1.7.14

平台资源号：NPRC 1.7.14

保藏编号：CCPM (A)-P-072001

中文名称：大肠埃希菌

外文名称：*Escherichia coli*

分类学地位：Bacteria; Proteobacteria; Gammaproteobacteria; Enterobacterales; Entero-

bacteriaceae; *Escherichia*

生物危害程度：第三类

分离时间：2020-11-11

分离地址：中国河北省

分离基物：患者手术深部切口

致病名称：尿路感染、菌血症

致病对象：人

来源历史：← 中国医学科学院医药生物技术研究所

用　　途：科研

联系单位：中国医学科学院医药生物技术研究所

电子邮箱：xinyiyang@imb.cams.cn

199. 埃希菌属

国家科技资源标识符：CSTR:16698.06.NPRC 1.7.15

平台资源号：NPRC 1.7.15

保藏编号：CCPM (A)-P-072003

中文名称：大肠埃希菌

外文名称：*Escherichia coli*

分类学地位：Bacteria; Proteobacteria; Gammapro-
teobacteria; Enterobacterales; Entero-
bacteriaceae; *Escherichia*

生物危害程度：第三类

分离时间：2020-11-11

分离地址：中国河北省

分离基物：患者尿液

致病名称：尿路感染、菌血症

致病对象：人

来源历史：← 中国医学科学院医药生物技术研究所

用　　途：科研

联系单位：中国医学科学院医药生物技术研究所

电子邮箱：xinyiyang@imb.cams.cn

200. 埃希菌属

国家科技资源标识符：CSTR:16698.06.NPRC 1.14.1

平台资源号：NPRC 1.14.1

保藏编号：SZCDC-WXSEC20200020

中文名称：大肠埃希菌

外文名称：*Escherichia coli*

分类学地位：Bacteria; Proteobacteria; Gammapro-
teobacteria; Enterobacterales; Entero-
bacteriaceae; *Escherichia*

生物危害程度：第三类

分离时间：2020-06-17

分离地址：中国广东省深圳市

分离基物：腹泻患者粪便

致病名称：食物中毒、腹泻

致病对象：人

来源历史：←广东省深圳市疾病预防控制中心卫
生微生物研究所←广东省深圳市大鹏
新区公共卫生管理服务中心

用　　途：传染病病原监测和溯源

联系单位：广东省深圳市疾病预防控制中心

电子邮箱：jkzxwjwswjcs@wjw.sz.gov.cn

201. 埃希菌属

国家科技资源标识符：CSTR:16698.06.NPRC 1.12.10

平台资源号：NPRC 1.12.10

保藏编号：HB0400001

中文名称：大肠埃希菌

外文名称：*Escherichia coli*

分类学地位：Bacteria; Proteobacteria; Gammapro-
teobacteria; Enterobacterales; Entero-
bacteriaceae; *Escherichia*

生物危害程度：第三类

分离时间：2019-01-28

分离地址：中国湖北省宜昌市

分离基物：腹泻患者粪便

致病名称：食物中毒、腹泻

致病对象：人

来源历史：←湖北省疾病预防控制中心

用　　途：传染病病原监测和溯源

联系单位：湖北省疾病预防控制中心

电子邮箱：JDZBCZX@163.com

细
菌

202. 埃希菌属

国家科技资源标识符：CSTR:16698.06.NPRC 1.12.11

平台资源号：NPRC 1.12.11

保藏编号：HB0400002

中文名称：大肠埃希菌

外文名称：*Escherichia coli*

分类学地位：Bacteria; Proteobacteria; Gammaproteobacteria; Enterobacterales; Enterobacteriaceae; *Escherichia*

生物危害程度：第三类

分离时间：2019-01-18

分离地址：中国湖北省武汉市

分离基物：腹泻患者粪便

致病名称：食物中毒、腹泻

致病对象：人

来源历史：←湖北省疾病预防控制中心

用　　途：传染病病原监测和溯源

联系单位：湖北省疾病预防控制中心

电子邮箱：JDZBCZX@163.com

203. 埃希菌属

国家科技资源标识符：CSTR:16698.06.NPRC 1.12.12

平台资源号：NPRC 1.12.12

保藏编号：HB0400003

中文名称：大肠埃希菌

外文名称：*Escherichia coli*

分类学地位：Bacteria; Proteobacteria; Gammaproteobacteria; Enterobacterales; Enterobacteriaceae; *Escherichia*

生物危害程度：第三类

分离时间：2019-04-08

分离地址：中国湖北省武汉市

分离基物：腹泻患者粪便

致病名称：食物中毒、腹泻

致病对象：人

来源历史：←湖北省疾病预防控制中心

用　　途：传染病病原监测和溯源

联系单位：湖北省疾病预防控制中心

电子邮箱：JDZBCZX@163.com

204. 埃希菌属

国家科技资源标识符：CSTR:16698.06.NPRC 1.12.13

平台资源号：NPRC 1.12.13

保藏编号：HB0400004

中文名称：大肠埃希菌

外文名称：*Escherichia coli*

分类学地位：Bacteria; Proteobacteria; Gammaproteobacteria; Enterobacterales; Enterobacteriaceae; *Escherichia*

生物危害程度：第三类

分离时间：2019-05-20

分离地址：中国湖北省武汉市

分离基物：腹泻患者粪便

致病名称：食物中毒、腹泻

致病对象：人

来源历史：←湖北省疾病预防控制中心

用　　途：传染病病原监测和溯源

联系单位：湖北省疾病预防控制中心

电子邮箱：JDZBCZX@163.com

205. 埃希菌属

国家科技资源标识符：CSTR:16698.06.NPRC 1.12.14

平台资源号：NPRC 1.12.14

保藏编号：HB0400005

中文名称：大肠埃希菌

外文名称：*Escherichia coli*

分类学地位：Bacteria; Proteobacteria; Gammaproteobacteria; Enterobacterales; Enterobacteriaceae; *Escherichia*

生物危害程度：第三类

分离时间：2019-05-20

分离地址：中国湖北省武汉市

分离基物：腹泻患者粪便

致病名称：食物中毒、腹泻

致病对象：人

来源历史：←湖北省疾病预防控制中心

用　　途：传染病病原监测和溯源

联系单位：湖北省疾病预防控制中心

电子邮箱：JDZBCZX@163.com

206. 埃希菌属

国家科技资源标识符：CSTR:16698.06.NPRC 1.12.15

平台资源号：NPRC 1.12.15

保藏编号：HB0400006

中文名称：大肠埃希菌

外文名称：*Escherichia coli*

分类学地位：Bacteria; Proteobacteria; Gammapro-
teobacteria; Enterobacterales; Entero-
bacteriaceae; *Escherichia*

生物危害程度：第三类

分离时间：2019-05-20

分离地址：中国湖北省武汉市

分离基物：腹泻患者粪便

致病名称：食物中毒、腹泻

致病对象：人

来源历史：←湖北省疾病预防控制中心

用　　途：传染病病原监测和溯源

联系单位：湖北省疾病预防控制中心

电子邮箱：JDZBCZX@163.com

207. 埃希菌属

国家科技资源标识符：CSTR:16698.06.NPRC 1.12.16

平台资源号：NPRC 1.12.16

保藏编号：HB0400007

中文名称：大肠埃希菌

外文名称：*Escherichia coli*

分类学地位：Bacteria; Proteobacteria; Gammapro-
teobacteria; Enterobacterales; Entero-
bacteriaceae; *Escherichia*

生物危害程度：第三类

分离时间：2019-05-20

分离地址：中国湖北省武汉市

分离基物：腹泻患者粪便

致病名称：食物中毒、腹泻

致病对象：人

来源历史：←湖北省疾病预防控制中心

用　　途：传染病病原监测和溯源

联系单位：湖北省疾病预防控制中心

电子邮箱：JDZBCZX@163.com

208. 埃希菌属

国家科技资源标识符：CSTR:16698.06.NPRC 1.12.17

平台资源号：NPRC 1.12.17

保藏编号：HB0400008

中文名称：大肠埃希菌

外文名称：*Escherichia coli*

分类学地位：Bacteria; Proteobacteria; Gammapro-
teobacteria; Enterobacterales; Entero-
bacteriaceae; *Escherichia*

生物危害程度：第三类

分离时间：2019-05-20

分离地址：中国湖北省武汉市

分离基物：腹泻患者粪便

致病名称：食物中毒、腹泻

致病对象：人

来源历史：←湖北省疾病预防控制中心

用　　途：传染病病原监测和溯源

联系单位：湖北省疾病预防控制中心

电子邮箱：JDZBCZX@163.com

209. 埃希菌属

国家科技资源标识符：CSTR:16698.06.NPRC 1.12.18

平台资源号：NPRC 1.12.18

保藏编号：HB0400009

中文名称：大肠埃希菌

外文名称：*Escherichia coli*

分类学地位：Bacteria; Proteobacteria; Gammapro-

细
菌

teobacteria; Enterobacterales; Entero-
bacteriaceae; *Escherichia*

生物危害程度：第三类

分离时间：2019-06-24

分离地址：中国湖北省武汉市

分离基物：腹泻患者粪便

致病名称：食物中毒、腹泻

致病对象：人

来源历史：←湖北省疾病预防控制中心

用　　途：传染病病原监测和溯源

联系单位：湖北省疾病预防控制中心

电子邮箱：JDZBCZX@163.com

210. 埃希菌属

国家科技资源标识符：CSTR:16698.06.NPRC 1.12.19

平台资源号：NPRC 1.12.19

保藏编号：HB0400010

中文名称：大肠埃希菌

外文名称：*Escherichia coli*

分类学地位：Bacteria; Proteobacteria; Gammapro-
teobacteria; Enterobacterales; Entero-
bacteriaceae; *Escherichia*

生物危害程度：第三类

分离时间：2019-06-24

分离地址：中国湖北省武汉市

分离基物：腹泻患者粪便

致病名称：食物中毒、腹泻

致病对象：人

来源历史：←湖北省疾病预防控制中心

用　　途：传染病病原监测和溯源

联系单位：湖北省疾病预防控制中心

电子邮箱：JDZBCZX@163.com

211. 埃希菌属

国家科技资源标识符：CSTR:16698.06.NPRC 1.12.20

平台资源号：NPRC 1.12.20

保藏编号：HB0400011

中文名称：大肠埃希菌

外文名称：*Escherichia coli*

分类学地位：Bacteria; Proteobacteria; Gammapro-
teobacteria; Enterobacterales; Entero-
bacteriaceae; *Escherichia*

生物危害程度：第三类

分离时间：2019-06-24

分离地址：中国湖北省武汉市

分离基物：腹泻患者粪便

致病名称：食物中毒、腹泻

致病对象：人

来源历史：←湖北省疾病预防控制中心

用　　途：传染病病原监测和溯源

联系单位：湖北省疾病预防控制中心

电子邮箱：JDZBCZX@163.com

212. 埃希菌属

国家科技资源标识符：CSTR:16698.06.NPRC 1.12.21

平台资源号：NPRC 1.12.21

保藏编号：HB0400012

中文名称：大肠埃希菌

外文名称：*Escherichia coli*

分类学地位：Bacteria; Proteobacteria; Gammapro-
teobacteria; Enterobacterales; Entero-
bacteriaceae; *Escherichia*

生物危害程度：第三类

分离时间：2019-06-24

分离地址：中国湖北省武汉市

分离基物：腹泻患者粪便

致病名称：食物中毒、腹泻

致病对象：人

来源历史：←湖北省疾病预防控制中心

用　　途：传染病病原监测和溯源

联系单位：湖北省疾病预防控制中心

电子邮箱：JDZBCZX@163.com

213. 埃希菌属

国家科技资源标识符：CSTR:16698.06.NPRC 1.12.22

平台资源号：NPRC 1.12.22

保藏编号：HB0400013

中文名称：大肠埃希菌

外文名称：*Escherichia coli*

分类学地位：Bacteria; Proteobacteria; Gammaproteobacteria; Enterobacterales; Enterobacteriaceae; *Escherichia*

生物危害程度：第三类

分离时间：2019-07-19

分离地址：中国湖北省武汉市

分离基物：腹泻患者粪便

致病名称：食物中毒、腹泻

致病对象：人

来源历史：←湖北省疾病预防控制中心

用　　途：传染病病原监测和溯源

联系单位：湖北省疾病预防控制中心

电子邮箱：JDZBCZX@163.com

214. 埃希菌属

国家科技资源标识符：CSTR:16698.06.NPRC 1.12.23

平台资源号：NPRC 1.12.23

保藏编号：HB0400014

中文名称：大肠埃希菌

外文名称：*Escherichia coli*

分类学地位：Bacteria; Proteobacteria; Gammaproteobacteria; Enterobacterales; Enterobacteriaceae; *Escherichia*

生物危害程度：第三类

分离时间：2019-07-19

分离地址：中国湖北省武汉市

分离基物：腹泻患者粪便

致病名称：食物中毒、腹泻

致病对象：人

来源历史：←湖北省疾病预防控制中心

用　　途：传染病病原监测和溯源

联系单位：湖北省疾病预防控制中心

电子邮箱：JDZBCZX@163.com

215. 埃希菌属

国家科技资源标识符：CSTR:16698.06.NPRC 1.12.24

平台资源号：NPRC 1.12.24

保藏编号：HB0400015

中文名称：大肠埃希菌

外文名称：*Escherichia coli*

分类学地位：Bacteria; Proteobacteria; Gammaproteobacteria; Enterobacterales; Enterobacteriaceae; *Escherichia*

生物危害程度：第三类

分离时间：2019-07-19

分离地址：中国湖北省武汉市

分离基物：腹泻患者粪便

致病名称：食物中毒、腹泻

致病对象：人

来源历史：←湖北省疾病预防控制中心

用　　途：传染病病原监测和溯源

联系单位：湖北省疾病预防控制中心

电子邮箱：JDZBCZX@163.com

216. 埃希菌属

国家科技资源标识符：CSTR:16698.06.NPRC 1.12.25

平台资源号：NPRC 1.12.25

保藏编号：HB0400016

中文名称：大肠埃希菌

外文名称：*Escherichia coli*

分类学地位：Bacteria; Proteobacteria; Gammaproteobacteria; Enterobacterales; Enterobacteriaceae; *Escherichia*

生物危害程度：第三类

分离时间：2019-07-19

分离地址：中国湖北省武汉市

分离基物：腹泻患者粪便

致病名称：食物中毒、腹泻

致病对象：人

来源历史：←湖北省疾病预防控制中心

用　　途：传染病病原监测和溯源

联系单位：湖北省疾病预防控制中心

电子邮箱：JDZBCZX@163.com

217. 埃希菌属

国家科技资源标识符：CSTR:16698.06.NPRC 1.12.26

平台资源号：NPRC 1.12.26

保藏编号：HB0400017

中文名称：大肠埃希菌

外文名称：*Escherichia coli*

分类学地位：Bacteria; Proteobacteria; Gammapro-
　　　　　　teobacteria; Enterobacterales; Entero-
　　　　　　bacteriaceae; *Escherichia*

生物危害程度：第三类

分离时间：2019-07-19

分离地址：中国湖北省武汉市

分离基物：腹泻患者粪便

致病名称：食物中毒、腹泻

致病对象：人

来源历史：←湖北省疾病预防控制中心

用　　途：传染病病原监测和溯源

联系单位：湖北省疾病预防控制中心

电子邮箱：JDZBCZX@163.com

218. 埃希菌属

国家科技资源标识符：CSTR:16698.06.NPRC 1.12.27

平台资源号：NPRC 1.12.27

保藏编号：HB0400018

中文名称：大肠埃希菌

外文名称：*Escherichia coli*

分类学地位：Bacteria; Proteobacteria; Gammapro-
　　　　　　teobacteria; Enterobacterales; Entero-
　　　　　　bacteriaceae; *Escherichia*

生物危害程度：第二类

分离时间：2019-07-19

分离地址：中国湖北省武汉市

分离基物：腹泻患者粪便

致病名称：食物中毒、腹泻

致病对象：人

来源历史：←湖北省疾病预防控制中心

用　　途：传染病病原监测和溯源

联系单位：湖北省疾病预防控制中心

电子邮箱：JDZBCZX@163.com

219. 埃希菌属

国家科技资源标识符：CSTR:16698.06.NPRC 1.12.28

平台资源号：NPRC 1.12.28

保藏编号：HB0400019

中文名称：大肠埃希菌

外文名称：*Escherichia coli*

分类学地位：Bacteria; Proteobacteria; Gammapro-
　　　　　　teobacteria; Enterobacterales; Entero-
　　　　　　bacteriaceae; *Escherichia*

生物危害程度：第三类

分离时间：2019-07-19

分离地址：中国湖北省武汉市

分离基物：腹泻患者粪便

致病名称：食物中毒、腹泻

致病对象：人

来源历史：←湖北省疾病预防控制中心

用　　途：传染病病原监测和溯源

联系单位：湖北省疾病预防控制中心

电子邮箱：JDZBCZX@163.com

220. 埃希菌属

国家科技资源标识符：CSTR:16698.06.NPRC 1.12.29

平台资源号：NPRC 1.12.29

保藏编号：HB0400020

中文名称：大肠埃希菌

外文名称：*Escherichia coli*

分类学地位：Bactcria; Protcobacteria; Gammaproteobacteria; Enterobacterales; Enterobacteriaceae; *Escherichia*

生物危害程度：第三类

分离时间：2019-07-19

分离地址：中国湖北省武汉市

分离基物：腹泻患者粪便

致病名称：食物中毒、腹泻

致病对象：人

来源历史：←湖北省疾病预防控制中心

用　　途：传染病病原监测和溯源

联系单位：湖北省疾病预防控制中心

电子邮箱：JDZBCZX@163.com

221. 埃希菌属

国家科技资源标识符：CSTR:16698.06.NPRC 1.2.535

平台资源号：NPRC 1.2.535

保藏编号：CHPC 1.1655

中文名称：大肠埃希菌 O157:H7

外文名称：*Escherichia coli* O157:H7

分类学地位：Bacteria; Proteobacteria; Gammaproteobacteria; Enterobacterales; Enterobacteriaceae; *Escherichia*

生物危害程度：第三类

分离时间：2013

分离地址：中国云南省玉溪市

分离基物：腹泻患者粪便

致病名称：急性胃肠炎、腹泻、尿路感染、急性前列腺炎

致病对象：人

来源历史：←中国疾病预防控制中心病原微生物菌（毒）种保藏中心传染病预防控制所分中心←云南省玉溪市疾病预防控制中心

用　　途：临床检验、科研

联系单位：中国疾病预防控制中心传染病预防控制所

电子邮箱：chpc@icdc.cn

222. 埃希菌属

国家科技资源标识符：CSTR:16698.06.NPRC 1.2.536

平台资源号：NPRC 1.2.536

保藏编号：CHPC 1.1390

中文名称：大肠埃希菌 O157:H7

外文名称：*Escherichia coli* O157:H7

分类学地位：Bacteria; Proteobacteria; Gammaproteobacteria; Enterobacterales; Enterobacteriaceae; *Escherichia*

生物危害程度：第三类

分离时间：2012

分离地址：中国云南省玉溪市

分离基物：腹泻患者粪便

致病名称：急性胃肠炎、腹泻、尿路感染、急性前列腺炎

致病对象：人

来源历史：←中国疾病预防控制中心病原微生物菌（毒）种保藏中心传染病预防控制所分中心←云南省玉溪市疾病预防控制中心

用　　途：临床检验、科研

联系单位：中国疾病预防控制中心传染病预防控制所

电子邮箱：chpc@icdc.cn

223. 埃希菌属

国家科技资源标识符：CSTR:16698.06.NPRC 1.2.537

平台资源号：NPRC 1.2.537

保藏编号：CHPC 1.1392

中文名称：大肠埃希菌 O157:H7

外文名称：*Escherichia coli* O157:H7

分类学地位：Bacteria; Proteobacteria; Gammaproteobacteria; Enterobacterales; Enterobacteriaceae; *Escherichia*

生物危害程度：第三类

分离时间：2012

分离地址：中国云南省玉溪市

细菌

分离基物：腹泻患者粪便

致病名称：急性胃肠炎、腹泻、尿路感染、急性
前列腺炎

致病对象：人

来源历史：←中国疾病预防控制中心病原微生物菌
（毒）种保藏中心传染病预防控制所分
中心←云南省玉溪市疾病预防控制中心

用　　途：临床检验、科研

联系单位：中国疾病预防控制中心传染病预防控
制所

电子邮箱：chpc@icdc.cn

224. 埃希菌属

国家科技资源标识符：CSTR:16698.06.NPRC 1.2.538

平台资源号：NPRC 1.2.538

保藏编号：CHPC 1.1401

中文名称：大肠埃希菌 O157:H7

外文名称：*Escherichia coli* O157:H7

分类学地位：Bacteria; Proteobacteria; Gammapro-
teobacteria; Enterobacterales; Entero-
bacteriaceae; *Escherichia*

生物危害程度：第三类

分离时间：2012

分离地址：中国云南省玉溪市

分离基物：腹泻患者粪便

致病名称：急性胃肠炎、腹泻、尿路感染、急性
前列腺炎

致病对象：人

来源历史：←中国疾病预防控制中心病原微生物菌
（毒）种保藏中心传染病预防控制所分
中心←云南省玉溪市疾病预防控制中心

用　　途：临床检验、科研

联系单位：中国疾病预防控制中心传染病预防控
制所

电子邮箱：chpc@icdc.cn

225. 埃希菌属

国家科技资源标识符：CSTR:16698.06.NPRC 1.2.539

平台资源号：NPRC 1.2.539

保藏编号：CHPC 1.1409

中文名称：大肠埃希菌 O157:H7

外文名称：*Escherichia coli* O157:H7

分类学地位：Bacteria; Proteobacteria; Gammapro-
teobacteria; Enterobacterales; Entero-
bacteriaceae; *Escherichia*

生物危害程度：第三类

分离时间：2012

分离地址：中国云南省玉溪市

分离基物：腹泻患者粪便

致病名称：急性胃肠炎、腹泻、尿路感染、急性
前列腺炎

致病对象：人

来源历史：←中国疾病预防控制中心病原微生物菌
（毒）种保藏中心传染病预防控制所分
中心←云南省玉溪市疾病预防控制中心

用　　途：临床检验、科研

联系单位：中国疾病预防控制中心传染病预防控
制所

电子邮箱：chpc@icdc.cn

226. 埃希菌属

国家科技资源标识符：CSTR:16698.06.NPRC 1.2.540

平台资源号：NPRC 1.2.540

保藏编号：CHPC 1.1411

中文名称：大肠埃希菌 O157:H7

外文名称：*Escherichia coli* O157:H7

分类学地位：Bacteria; Proteobacteria; Gammapro-
teobacteria; Enterobacterales; Entero-
bacteriaceae; *Escherichia*

生物危害程度：第三类

分离时间：2012

分离地址：中国云南省玉溪市

分离基物：腹泻患者粪便

致病名称：急性胃肠炎、腹泻、尿路感染、急性前列腺炎

致病对象：人

来源历史：←中国疾病预防控制中心病原微生物菌（毒）种保藏中心传染病预防控制所分中心←云南省玉溪市疾病预防控制中心

用　　途：临床检验、科研

联系单位：中国疾病预防控制中心传染病预防控制所

电子邮箱：chpc@icdc.cn

227. 埃希菌属

国家科技资源标识符：CSTR:16698.06.NPRC 1.2.541

平台资源号：NPRC 1.2.541

保藏编号：CHPC 1.1412

中文名称：大肠埃希菌 O157:H7

外文名称：*Escherichia coli* O157:H7

分类学地位：Bacteria; Proteobacteria; Gammaproteobacteria; Enterobacterales; Enterobacteriaceae; *Escherichia*

生物危害程度：第三类

分离时间：2012

分离地址：中国云南省玉溪市

分离基物：腹泻患者粪便

致病名称：急性胃肠炎、腹泻、尿路感染、急性前列腺炎

致病对象：人

来源历史：←中国疾病预防控制中心病原微生物菌（毒）种保藏中心传染病预防控制所分中心←云南省玉溪市疾病预防控制中心

用　　途：临床检验、科研

联系单位：中国疾病预防控制中心传染病预防控制所

电子邮箱：chpc@icdc.cn

228. 埃希菌属

国家科技资源标识符：CSTR:16698.06.NPRC 1.2.542

平台资源号：NPRC 1.2.542

保藏编号：CHPC 1.1417

中文名称：大肠埃希菌 O157:H7

外文名称：*Escherichia coli* O157:H7

分类学地位：Bacteria; Proteobacteria; Gammaproteobacteria; Enterobacterales; Enterobacteriaceae; *Escherichia*

生物危害程度：第三类

分离时间：2012

分离地址：中国云南省玉溪市

分离基物：腹泻患者粪便

致病名称：急性胃肠炎、腹泻、尿路感染、急性前列腺炎

致病对象：人

来源历史：←中国疾病预防控制中心病原微生物菌（毒）种保藏中心传染病预防控制所分中心←云南省玉溪市疾病预防控制中心

用　　途：临床检验、科研

联系单位：中国疾病预防控制中心传染病预防控制所

电子邮箱：chpc@icdc.cn

229. 埃希菌属

国家科技资源标识符：CSTR:16698.06.NPRC 1.2.543

平台资源号：NPRC 1.2.543

保藏编号：CHPC 1.1419

中文名称：大肠埃希菌 O157:H7

外文名称：*Escherichia coli* O157:H7

分类学地位：Bacteria; Proteobacteria; Gammaproteobacteria; Enterobacterales; Enterobacteriaceae; *Escherichia*

生物危害程度：第三类

分离时间：2012

分离地址：中国云南省玉溪市

分离基物：腹泻患者粪便

致病名称：急性胃肠炎、腹泻、尿路感染、急性
前列腺炎

致病对象：人

来源历史：←中国疾病预防控制中心病原微生物菌
（毒）种保藏中心传染病预防控制所分
中心←云南省玉溪市疾病预防控制中心

用　　途：临床检验、科研

联系单位：中国疾病预防控制中心传染病预防控
制所

电子邮箱：chpc@icdc.cn

230. 埃希菌属

国家科技资源标识符：CSTR:16698.06.NPRC 1.2.544

平台资源号：NPRC 1.2.544

保藏编号：CHPC 1.1430

中文名称：大肠埃希菌 O157:H7

外文名称：*Escherichia coli* O157:H7

分类学地位：Bacteria; Proteobacteria; Gammapro-
teobacteria; Enterobacterales; Entero-
bacteriaceae; *Escherichia*

生物危害程度：第三类

分离时间：2012

分离地址：中国云南省玉溪市

分离基物：腹泻患者粪便

致病名称：急性胃肠炎、腹泻、尿路感染、急性
前列腺炎

致病对象：人

来源历史：←中国疾病预防控制中心病原微生物菌
（毒）种保藏中心传染病预防控制所分
中心←云南省玉溪市疾病预防控制中心

用　　途：临床检验、科研

联系单位：中国疾病预防控制中心传染病预防控
制所

电子邮箱：chpc@icdc.cn

231. 埃希菌属

国家科技资源标识符：CSTR:16698.06.NPRC 1.2.545

平台资源号：NPRC 1.2.545

保藏编号：CHPC 1.1432

中文名称：大肠埃希菌 O157:H7

外文名称：*Escherichia coli* O157:H7

分类学地位：Bacteria; Proteobacteria; Gammapro-
teobacteria; Enterobacterales; Entero-
bacteriaceae; *Escherichia*

生物危害程度：第三类

分离时间：2012

分离地址：中国云南省玉溪市

分离基物：腹泻患者粪便

致病名称：急性胃肠炎、腹泻、尿路感染、急性
前列腺炎

致病对象：人

来源历史：←中国疾病预防控制中心病原微生物菌
（毒）种保藏中心传染病预防控制所分
中心←云南省玉溪市疾病预防控制中心

用　　途：临床检验、科研

联系单位：中国疾病预防控制中心传染病预防控
制所

电子邮箱：chpc@icdc.cn

232. 埃希菌属

国家科技资源标识符：CSTR:16698.06.NPRC 1.2.546

平台资源号：NPRC 1.2.546

保藏编号：CHPC 1.1434

中文名称：大肠埃希菌 O157:H7

外文名称：*Escherichia coli* O157:H7

分类学地位：Bacteria; Proteobacteria; Gammapro-
teobacteria; Enterobacterales; Entero-
bacteriaceae; *Escherichia*

生物危害程度：第三类

分离时间：2012

分离地址：中国云南省玉溪市

分离基物：腹泻患者粪便

致病名称：急性胃肠炎、腹泻、尿路感染、急性
前列腺炎

致病对象：人

来源历史：←中国疾病预防控制中心病原微生物菌
（毒）种保藏中心传染病预防控制所分
中心←云南省玉溪市疾病预防控制中心

用　　途：临床检验、科研

联系单位：中国疾病预防控制中心传染病预防控
制所

电子邮箱：chpc@icdc.cn

233. 埃希菌属

国家科技资源标识符：CSTR:16698.06.NPRC 1.2.547

平台资源号：NPRC 1.2.547

保藏编号：CHPC 1.1435

中文名称：大肠埃希菌 O157:H7

外文名称：*Escherichia coli* O157:H7

分类学地位：Bacteria; Proteobacteria; Gammaproteobacteria; Enterobacterales; Enterobacteriaceae; *Escherichia*

生物危害程度：第三类

分离时间：2012

分离地址：中国云南省玉溪市

分离基物：腹泻患者粪便

致病名称：急性胃肠炎、腹泻、尿路感染、急性
前列腺炎

致病对象：人

来源历史：←中国疾病预防控制中心病原微生物菌
（毒）种保藏中心传染病预防控制所分
中心←云南省玉溪市疾病预防控制中心

用　　途：临床检验、科研

联系单位：中国疾病预防控制中心传染病预防控
制所

电子邮箱：chpc@icdc.cn

234. 埃希菌属

国家科技资源标识符：CSTR:16698.06.NPRC 1.2.548

平台资源号：NPRC 1.2.548

保藏编号：CHPC 1.1437

中文名称：大肠埃希菌 O157:H7

外文名称：*Escherichia coli* O157:H7

分类学地位：Bacteria; Proteobacteria; Gammaproteobacteria; Enterobacterales; Enterobacteriaceae; *Escherichia*

生物危害程度：第三类

分离时间：2012

分离地址：中国云南省玉溪市

分离基物：腹泻患者粪便

致病名称：急性胃肠炎、腹泻、尿路感染、急性
前列腺炎

致病对象：人

来源历史：←中国疾病预防控制中心病原微生物菌
（毒）种保藏中心传染病预防控制所分
中心←云南省玉溪市疾病预防控制中心

用　　途：临床检验、科研

联系单位：中国疾病预防控制中心传染病预防控
制所

电子邮箱：chpc@icdc.cn

235. 埃希菌属

国家科技资源标识符：CSTR:16698.06.NPRC 1.2.549

平台资源号：NPRC 1.2.549

保藏编号：CHPC 1.1438

中文名称：大肠埃希菌 O157:H7

外文名称：*Escherichia coli* O157:H7

分类学地位：Bacteria; Proteobacteria; Gammaproteobacteria; Enterobacterales; Enterobacteriaceae; *Escherichia*

生物危害程度：第三类

分离时间：2012

分离地址：中国云南省玉溪市

分离基物：腹泻患者粪便

致病名称：急性胃肠炎、腹泻、尿路感染、急性
前列腺炎

致病对象：人

来源历史：←中国疾病预防控制中心病原微生物菌
（毒）种保藏中心传染病预防控制所分
中心←云南省玉溪市疾病预防控制中心

用　　途：临床检验、科研

联系单位：中国疾病预防控制中心传染病预防控
制所

电子邮箱：chpc@icdc.cn

236. 埃希菌属

国家科技资源标识符：CSTR:16698.06.NPRC 1.2.550

平台资源号：NPRC 1.2.550

保藏编号：CHPC 1.1439

中文名称：大肠埃希菌 O157:H7

外文名称：*Escherichia coli* O157:H7

分类学地位：Bacteria; Proteobacteria; Gammapro-
teobacteria; Enterobacterales; Entero-
bacteriaceae; *Escherichia*

生物危害程度：第三类

分离时间：2012

分离地址：中国云南省玉溪市

分离基物：腹泻患者粪便

致病名称：急性胃肠炎、腹泻、尿路感染、急性
前列腺炎

致病对象：人

来源历史：←中国疾病预防控制中心病原微生物菌
（毒）种保藏中心传染病预防控制所分
中心←云南省玉溪市疾病预防控制中心

用　　途：临床检验、科研

联系单位：中国疾病预防控制中心传染病预防控
制所

电子邮箱：chpc@icdc.cn

237. 埃希菌属

国家科技资源标识符：CSTR:16698.06.NPRC 1.2.551

平台资源号：NPRC 1.2.551

保藏编号：CHPC 1.1440

中文名称：大肠埃希菌 O157:H7

外文名称：*Escherichia coli* O157:H7

分类学地位：Bacteria; Proteobacteria; Gammapro-
teobacteria; Enterobacterales; Entero-
bacteriaceae; *Escherichia*

生物危害程度：第三类

分离时间：2012

分离地址：中国云南省玉溪市

分离基物：腹泻患者粪便

致病名称：急性胃肠炎、腹泻、尿路感染、急性
前列腺炎

致病对象：人

来源历史：←中国疾病预防控制中心病原微生物菌
（毒）种保藏中心传染病预防控制所分
中心←云南省玉溪市疾病预防控制中心

用　　途：临床检验、科研

联系单位：中国疾病预防控制中心传染病预防控
制所

电子邮箱：chpc@icdc.cn

238. 埃希菌属

国家科技资源标识符：CSTR:16698.06.NPRC 1.2.552

平台资源号：NPRC 1.2.552

保藏编号：CHPC 1.1441

中文名称：大肠埃希菌 O157:H7

外文名称：*Escherichia coli* O157:H7

分类学地位：Bacteria; Proteobacteria; Gammapro-
teobacteria; Enterobacterales; Entero-
bacteriaceae; *Escherichia*

生物危害程度：第三类

分离时间：2012

分离地址：中国云南省玉溪市

分离基物：腹泻患者粪便

致病名称：急性胃肠炎、腹泻、尿路感染、急性
前列腺炎

致病对象：人

来源历史：←中国疾病预防控制中心病原微生物菌
（毒）种保藏中心传染病预防控制所分
中心←云南省玉溪市疾病预防控制中心

用　　途：临床检验、科研

联系单位：中国疾病预防控制中心传染病预防控
制所

电子邮箱：chpc@icdc.cn

239. 埃希菌属

国家科技资源标识符：CSTR:16698.06.NPRC 1.2.553

平台资源号：NPRC 1.2.553

保藏编号：CHPC 1.1446

中文名称：大肠埃希菌 O157:H7

外文名称：*Escherichia coli* O157:H7

分类学地位：Bacteria; Proteobacteria; Gammapro-
teobacteria; Enterobacterales; Entero-
bacteriaceae; *Escherichia*

生物危害程度：第三类

分离时间：2012

分离地址：中国云南省玉溪市

分离基物：腹泻患者粪便

致病名称：急性胃肠炎、腹泻、尿路感染、急性
前列腺炎

致病对象：人

来源历史：←中国疾病预防控制中心病原微生物菌
（毒）种保藏中心传染病预防控制所分
中心←云南省玉溪市疾病预防控制中心

用　　途：临床检验、科研

联系单位：中国疾病预防控制中心传染病预防控
制所

电子邮箱：chpc@icdc.cn

240. 埃希菌属

国家科技资源标识符：CSTR:16698.06.NPRC 1.2.554

平台资源号：NPRC 1.2.554

保藏编号：CHPC 1.1447

中文名称：大肠埃希菌 O157:H7

外文名称：*Escherichia coli* O157:H7

分类学地位：Bacteria; Proteobacteria; Gammapro-
teobacteria; Enterobacterales; Entero-
bacteriaceae; *Escherichia*

生物危害程度：第三类

分离时间：2012

分离地址：中国云南省玉溪市

分离基物：腹泻患者粪便

致病名称：急性胃肠炎、腹泻、尿路感染、急性
前列腺炎

致病对象：人

来源历史：←中国疾病预防控制中心病原微生物菌
（毒）种保藏中心传染病预防控制所分
中心←云南省玉溪市疾病预防控制中心

用　　途：临床检验、科研

联系单位：中国疾病预防控制中心传染病预防控
制所

电子邮箱：chpc@icdc.cn

241. 埃希菌属

国家科技资源标识符：CSTR:16698.06.NPRC 1.2.555

平台资源号：NPRC 1.2.555

保藏编号：CHPC 1.1450

中文名称：大肠埃希菌 O157:H7

外文名称：*Escherichia coli* O157:H7

分类学地位：Bacteria; Proteobacteria; Gammapro-
teobacteria; Enterobacterales; Entero-
bacteriaceae; *Escherichia*

生物危害程度：第三类

分离时间：2012

分离地址：中国云南省玉溪市

细菌

分离基物：腹泻患者粪便

致病名称：急性胃肠炎、腹泻、尿路感染、急性
　　　　　前列腺炎

致病对象：人

来源历史：←中国疾病预防控制中心病原微生物菌
　　　　　（毒）种保藏中心传染病预防控制所分
　　　　　中心←云南省玉溪市疾病预防控制中心

用　　途：临床检验、科研

联系单位：中国疾病预防控制中心传染病预防控
　　　　　制所

电子邮箱：chpc@icdc.cn

242. 埃希菌属

国家科技资源标识符：CSTR:16698.06.NPRC 1.2.556

平台资源号：NPRC 1.2.556

保藏编号：CHPC 1.1452

中文名称：大肠埃希菌 O157:H7

外文名称：*Escherichia coli* O157:H7

分类学地位：Bacteria; Proteobacteria; Gammapro-
　　　　　teobacteria; Enterobacterales; Entero-
　　　　　bacteriaceae; *Escherichia*

生物危害程度：第三类

分离时间：2012

分离地址：中国云南省玉溪市

分离基物：腹泻患者粪便

致病名称：急性胃肠炎、腹泻、尿路感染、急性
　　　　　前列腺炎

致病对象：人

来源历史：←中国疾病预防控制中心病原微生物菌
　　　　　（毒）种保藏中心传染病预防控制所分
　　　　　中心←云南省玉溪市疾病预防控制中心

用　　途：临床检验、科研

联系单位：中国疾病预防控制中心传染病预防控
　　　　　制所

电子邮箱：chpc@icdc.cn

243. 埃希菌属

国家科技资源标识符：CSTR:16698.06.NPRC 1.2.557

平台资源号：NPRC 1.2.557

保藏编号：CHPC 1.1454

中文名称：大肠埃希菌 O157:H7

外文名称：*Escherichia coli* O157:H7

分类学地位：Bacteria; Proteobacteria; Gammapro-
　　　　　teobacteria; Enterobacterales; Entero-
　　　　　bacteriaceae; *Escherichia*

生物危害程度：第三类

分离时间：2012

分离地址：中国云南省玉溪市

分离基物：腹泻患者粪便

致病名称：急性胃肠炎、腹泻、尿路感染、急性
　　　　　前列腺炎

致病对象：人

来源历史：←中国疾病预防控制中心病原微生物菌
　　　　　（毒）种保藏中心传染病预防控制所分
　　　　　中心←云南省玉溪市疾病预防控制中心

用　　途：临床检验、科研

联系单位：中国疾病预防控制中心传染病预防控
　　　　　制所

电子邮箱：chpc@icdc.cn

244. 埃希菌属

国家科技资源标识符：CSTR:16698.06.NPRC 1.2.558

平台资源号：NPRC 1.2.558

保藏编号：CHPC 1.1459

中文名称：大肠埃希菌 O157:H7

外文名称：*Escherichia coli* O157:H7

分类学地位：Bacteria; Proteobacteria; Gammapro-
　　　　　teobacteria; Enterobacterales; Entero-
　　　　　bacteriaceae; *Escherichia*

生物危害程度：第三类

分离时间：2012

分离地址：中国云南省玉溪市

分离基物：腹泻患者粪便

致病名称：急性胃肠炎、腹泻、尿路感染、急性
　　　　　前列腺炎

致病对象：人

来源历史：←中国疾病预防控制中心病原微生物菌
　　　　　（毒）种保藏中心传染病预防控制所分
　　　　　中心←云南省玉溪市疾病预防控制中心

用　　途：临床检验、科研

联系单位：中国疾病预防控制中心传染病预防控
　　　　　制所

电子邮箱：chpc@icdc.cn

245. 埃希菌属

国家科技资源标识符：CSTR:16698.06.NPRC 1.2.559

平台资源号：NPRC 1.2.559

保藏编号：CHPC 1.1460

中文名称：大肠埃希菌 O157:H7

外文名称：*Escherichia coli* O157:H7

分类学地位：Bacteria; Proteobacteria; Gammapro-
　　　　　teobacteria; Enterobacterales; Entero-
　　　　　bacteriaceae; *Escherichia*

生物危害程度：第三类

分离时间：2012

分离地址：中国云南省玉溪市

分离基物：腹泻患者粪便

致病名称：急性胃肠炎、腹泻、尿路感染、急性
　　　　　前列腺炎

致病对象：人

来源历史：←中国疾病预防控制中心病原微生物菌
　　　　　（毒）种保藏中心传染病预防控制所分
　　　　　中心←云南省玉溪市疾病预防控制中心

用　　途：临床检验、科研

联系单位：中国疾病预防控制中心传染病预防控
　　　　　制所

电子邮箱：chpc@icdc.cn

246. 埃希菌属

国家科技资源标识符：CSTR:16698.06.NPRC 1.2.560

平台资源号：NPRC 1.2.560

保藏编号：CHPC 1.2974

中文名称：赫氏埃希菌

外文名称：*Escherichia hermannii*

分类学地位：Bacteria; Proteobacteria; Gammapro-
　　　　　teobacteria; Enterobacterales; Entero-
　　　　　bacteriaceae; *Escherichia*

生物危害程度：第三类

分离时间：2016

分离地址：中国北京市

分离基物：腹泻患者粪便

致病名称：腹泻、化脓性关节炎、头颅血肿、伤
　　　　　口感染、骨髓炎

致病对象：人

来源历史：←中国疾病预防控制中心病原微生物
　　　　　菌（毒）种保藏中心传染病预防控制
　　　　　所分中心

用　　途：临床检验、科研

联系单位：中国疾病预防控制中心传染病预防控
　　　　　制所

电子邮箱：chpc@icdc.cn

十一、克雷伯菌属

247. 克雷伯菌属

国家科技资源标识符：CSTR:16698.06.NPRC 1.2.561

平台资源号：NPRC 1.2.561

保藏编号：CHPC 1.2288

中文名称：产酸克雷伯菌

外文名称：*Klebsiella oxytoca*

分类学地位：Bacteria; Proteobacteria; Gammapro-
　　　　　teobacteria; Enterobacterales; Entero-

细
菌

bacteriaceae; *Klebsiella*

生物危害程度：第三类

分离时间：2014

分离地址：中国山东省莱州市

分离基物：腹泻患者粪便

致病名称：出血性坏死性肠炎

致病对象：人

来源历史：←中国疾病预防控制中心病原微生
　　　　　菌（毒）种保藏中心传染病预防控制
　　　　　所分中心←山东省莱州市疾病预防控
　　　　　制中心

用　　途：临床检验、科研

联系单位：中国疾病预防控制中心传染病预防控
　　　　　制所

电子邮箱：chpc@icdc.cn

248. 克雷伯菌属

国家科技资源标识符：CSTR:16698.06.NPRC 1.2.562

平台资源号：NPRC 1.2.562

保藏编号：CHPC 1.2322

中文名称：产酸克雷伯菌

外文名称：*Klebsiella oxytoca*

分类学地位：Bacteria; Proteobacteria; Gammapro-
　　　　　teobacteria; Enterobacterales; Entero-
　　　　　bacteriaceae; *Klebsiella*

生物危害程度：第三类

分离时间：2014

分离地址：中国山东省莱州市

分离基物：腹泻患者粪便

致病名称：出血性坏死性肠炎

致病对象：人

来源历史：←中国疾病预防控制中心病原微生
　　　　　菌（毒）种保藏中心传染病预防控制
　　　　　所分中心←山东省莱州市疾病预防控
　　　　　制中心

用　　途：临床检验、科研

联系单位：中国疾病预防控制中心传染病预防控

制所

电子邮箱：chpc@icdc.cn

249. 克雷伯菌属

国家科技资源标识符：CSTR:16698.06.NPRC 1.2.563

平台资源号：NPRC 1.2.563

保藏编号：CHPC 1.3469

中文名称：产酸克雷伯菌

外文名称：*Klebsiella oxytoca*

分类学地位：Bacteria; Proteobacteria; Gammapro-
　　　　　teobacteria; Enterobacterales; Entero-
　　　　　bacteriaceae; *Klebsiella*

生物危害程度：第三类

分离时间：2018

分离地址：中国新疆维吾尔自治区皮山县

分离基物：腹泻患者粪便

致病名称：出血性坏死性肠炎

致病对象：人

来源历史：←中国疾病预防控制中心病原微生
　　　　　菌（毒）种保藏中心传染病预防控制
　　　　　所分中心←安徽省马鞍山市疾病预防
　　　　　控制中心

用　　途：临床检验、科研

联系单位：中国疾病预防控制中心传染病预防控
　　　　　制所

电子邮箱：chpc@icdc.cn

250. 克雷伯菌属

国家科技资源标识符：CSTR:16698.06.NPRC 1.7.16

平台资源号：NPRC 1.7.16

保藏编号：CCPM (A)-P-252001

中文名称：产酸克雷伯菌

外文名称：*Klebsiella oxytoca*

分类学地位：Bacteria; Proteobacteria; Gammapro-
　　　　　teobacteria; Enterobacterales; Entero-
　　　　　bacteriaceae; *Klebsiella*

生物危害程度：第三类

分离时间：2020-11-17

分离地址：中国河北省

分离基物：患者痰液

致病名称：出血性坏死性肠炎

致病对象：人

来源历史：← 中国医学科学院医药生物技术研究所

用　　途：科研

联系单位：中国医学科学院医药生物技术研究所

电子邮箱：xinyiyang@imb.cams.cn

251. 克雷伯菌属

国家科技资源标识符：CSTR:16698.06.NPRC 1.7.17

平台资源号：NPRC 1.7.17

保藏编号：CCPM (A)-P-252002

中文名称：产酸克雷伯菌

外文名称：*Klebsiella oxytoca*

分类学地位：Bacteria; Proteobacteria; Gammaproteobacteria; Enterobacterales; Enterobacteriaceae; *Klebsiella*

生物危害程度：第三类

分离时间：2020-11-18

分离地址：中国河北省

分离基物：患者痰液

致病名称：出血性坏死性肠炎

致病对象：人

来源历史：← 中国医学科学院医药生物技术研究所

用　　途：科研

联系单位：中国医学科学院医药生物技术研究所

电子邮箱：xinyiyang@imb.cams.cn

252. 克雷伯菌属

国家科技资源标识符：CSTR:16698.06.NPRC 1.2.564

平台资源号：NPRC 1.2.564

保藏编号：CHPC 1.1413

中文名称：肺炎克雷伯菌

外文名称：*Klebsiella pneumoniae*

分类学地位：Bacteria; Proteobacteria; Gammapro-

teobacteria; Enterobacterales; Enterobacteriaceae; *Klebsiella*

生物危害程度：第三类

分离时间：2012

分离地址：中国云南省玉溪市

分离基物：腹泻患者粪便

致病名称：腹泻、菌血症、食物中毒

致病对象：人

来源历史：←中国疾病预防控制中心病原微生物菌（毒）种保藏中心传染病预防控制所分中心←云南省玉溪市疾病预防控制中心

用　　途：临床检验、食品检验、科研

联系单位：中国疾病预防控制中心传染病预防控制所

电子邮箱：chpc@icdc.cn

253. 克雷伯菌属

国家科技资源标识符：CSTR:16698.06.NPRC 1.2.565

平台资源号：NPRC 1.2.565

保藏编号：CHPC 1.1415

中文名称：肺炎克雷伯菌

外文名称：*Klebsiella pneumoniae*

分类学地位：Bacteria; Proteobacteria; Gammaproteobacteria; Enterobacterales; Enterobacteriaceae; *Klebsiella*

生物危害程度：第三类

分离时间：2012

分离地址：中国云南省玉溪市

分离基物：腹泻患者粪便

致病名称：腹泻、菌血症、食物中毒

致病对象：人

来源历史：←中国疾病预防控制中心病原微生物菌（毒）种保藏中心传染病预防控制所分中心←云南省玉溪市疾病预防控制中心

用　　途：临床检验、食品检验、科研

联系单位：中国疾病预防控制中心传染病预防控制所

电子邮箱：chpc@icdc.cn

254. 克雷伯菌属

国家科技资源标识符：CSTR:16698.06.NPRC 1.2.566

平台资源号：NPRC 1.2.566

保藏编号：CHPC 1.1474

中文名称：肺炎克雷伯菌

外文名称：*Klebsiella pneumoniae*

分类学地位：Bacteria; Proteobacteria; Gammapro-
teobacteria; Enterobacterales; Entero-
bacteriaceae; *Klebsiella*

生物危害程度：第三类

分离时间：2012

分离地址：中国云南省玉溪市

分离基物：腹泻患者粪便

致病名称：腹泻、菌血症、食物中毒

致病对象：人

来源历史：←中国疾病预防控制中心病原微生物菌
（毒）种保藏中心传染病预防控制所分
中心←云南省玉溪市疾病预防控制中心

用　　途：临床检验、食品检验、科研

联系单位：中国疾病预防控制中心传染病预防控
制所

电子邮箱：chpc@icdc.cn

255. 克雷伯菌属

国家科技资源标识符：CSTR:16698.06.NPRC 1.2.567

平台资源号：NPRC 1.2.567

保藏编号：CHPC 1.1797

中文名称：肺炎克雷伯菌

外文名称：*Klebsiella pneumoniae*

分类学地位：Bacteria; Proteobacteria; Gammapro-
teobacteria; Enterobacterales; Entero-
bacteriaceae; *Klebsiella*

生物危害程度：第三类

分离时间：2014

分离地址：中国北京市

分离基物：腹泻患者粪便

致病名称：腹泻、菌血症、食物中毒

致病对象：人

来源历史：←中国疾病预防控制中心病原微生物
菌（毒）种保藏中心传染病预防控制
所分中心←北京大学人民医院

用　　途：临床检验、食品检验、科研

联系单位：中国疾病预防控制中心传染病预防控
制所

电子邮箱：chpc@icdc.cn

256. 克雷伯菌属

国家科技资源标识符：CSTR:16698.06.NPRC 1.2.568

平台资源号：NPRC 1.2.568

保藏编号：CHPC 1.1798

中文名称：肺炎克雷伯菌

外文名称：*Klebsiella pneumoniae*

分类学地位：Bacteria; Proteobacteria; Gammapro-
teobacteria; Enterobacterales; Entero-
bacteriaceae; *Klebsiella*

生物危害程度：第三类

分离时间：2014

分离地址：中国北京市

分离基物：腹泻患者粪便

致病名称：腹泻、菌血症、食物中毒

致病对象：人

来源历史：←中国疾病预防控制中心病原微生物
菌（毒）种保藏中心传染病预防控制
所分中心←北京大学人民医院

用　　途：临床检验、食品检验、科研

联系单位：中国疾病预防控制中心传染病预防控
制所

电子邮箱：chpc@icdc.cn

257. 克雷伯菌属

国家科技资源标识符：CSTR:16698.06.NPRC 1.2.569

平台资源号：NPRC 1.2.569

保藏编号：CHPC 1.1799

中文名称：肺炎克雷伯菌

外文名称：*Klebsiella pneumoniae*

分类学地位：Bacteria; Proteobacteria; Gammaproteobacteria; Enterobacterales; Enterobacteriaceae; *Klebsiella*

生物危害程度：第三类

分离时间：2014

分离地址：中国北京市

分离基物：腹泻患者粪便

致病名称：腹泻、菌血症、食物中毒

致病对象：人

来源历史：←中国疾病预防控制中心病原微生物菌（毒）种保藏中心传染病预防控制所分中心←北京大学人民医院

用　　途：临床检验、食品检验、科研

联系单位：中国疾病预防控制中心传染病预防控制所

电子邮箱：chpc@icdc.cn

258. 克雷伯菌属

国家科技资源标识符：CSTR:16698.06.NPRC 1.2.570

平台资源号：NPRC 1.2.570

保藏编号：CHPC 1.2982

中文名称：肺炎克雷伯菌

外文名称：*Klebsiella pneumoniae*

分类学地位：Bacteria; Proteobacteria; Gammaproteobacteria; Enterobacterales; Enterobacteriaceae; *Klebsiella*

生物危害程度：第三类

分离时间：2016

分离地址：中国北京市

分离基物：腹泻患者粪便

致病名称：腹泻、菌血症、食物中毒

致病对象：人

来源历史：←中国疾病预防控制中心病原微生物菌（毒）种保藏中心传染病预防控制

所分中心

用　　途：临床检验、食品检验、科研

联系单位：中国疾病预防控制中心传染病预防控制所

电子邮箱：chpc@icdc.cn

259. 克雷伯菌属

国家科技资源标识符：CSTR:16698.06.NPRC 1.2.571

平台资源号：NPRC 1.2.571

保藏编号：CHPC 1.2988

中文名称：肺炎克雷伯菌

外文名称：*Klebsiella pneumoniae*

分类学地位：Bacteria; Proteobacteria; Gammaproteobacteria; Enterobacterales; Enterobacteriaceae; *Klebsiella*

生物危害程度：第三类

分离时间：2016

分离地址：中国北京市

分离基物：腹泻患者粪便

致病名称：腹泻、菌血症、食物中毒

致病对象：人

来源历史：←中国疾病预防控制中心病原微生物菌（毒）种保藏中心传染病预防控制所分中心

用　　途：临床检验、食品检验、科研

联系单位：中国疾病预防控制中心传染病预防控制所

电子邮箱：chpc@icdc.cn

260. 克雷伯菌属

国家科技资源标识符：CSTR:16698.06.NPRC 1.2.572

平台资源号：NPRC 1.2.572

保藏编号：CHPC 1.3052

中文名称：肺炎克雷伯菌

外文名称：*Klebsiella pneumoniae*

分类学地位：Bacteria; Proteobacteria; Gammaproteobacteria; Enterobacterales; Entero-

细菌

bacteriaceae; *Klebsiella*

生物危害程度：第三类

分离时间：2016

分离地址：中国山东省聊城市

分离基物：患者肺灌洗液

致病名称：腹泻、菌血症、食物中毒

致病对象：人

来源历史：←中国疾病预防控制中心病原微生物
菌（毒）种保藏中心传染病预防控制
所分中心

用　　途：临床检验、科研

联系单位：中国疾病预防控制中心传染病预防控
制所

电子邮箱：chpc@icdc.cn

261. 克雷伯菌属

国家科技资源标识符：CSTR:16698.06.NPRC 1.2.573

平台资源号：NPRC 1.2.573

保藏编号：CHPC 1.3239

中文名称：肺炎克雷伯菌

外文名称：*Klebsiella pneumoniae*

分类学地位：Bacteria; Proteobacteria; Gammapro-
teobacteria; Enterobacterales; Entero-
bacteriaceae; *Klebsiella*

生物危害程度：第三类

分离时间：2018

分离地址：中国新疆维吾尔自治区皮山县

分离基物：腹泻患者粪便

致病名称：腹泻、菌血症、食物中毒

致病对象：人

来源历史：←中国疾病预防控制中心病原微生物
菌（毒）种保藏中心传染病预防控制
所分中心←安徽省马鞍山市疾病预防
控制中心

用　　途：临床检验、食品检验、科研

联系单位：中国疾病预防控制中心传染病预防控
制所

电子邮箱：chpc@icdc.cn

262. 克雷伯菌属

国家科技资源标识符：CSTR:16698.06.NPRC 1.2.574

平台资源号：NPRC 1.2.574

保藏编号：CHPC 1.3262

中文名称：肺炎克雷伯菌

外文名称：*Klebsiella pneumoniae*

分类学地位：Bacteria; Proteobacteria; Gammapro-
teobacteria; Enterobacterales; Entero-
bacteriaceae; *Klebsiella*

生物危害程度：第三类

分离时间：2018

分离地址：中国新疆维吾尔自治区皮山县

分离基物：腹泻患者粪便

致病名称：腹泻、菌血症、食物中毒

致病对象：人

来源历史：←中国疾病预防控制中心病原微生物
菌（毒）种保藏中心传染病预防控制
所分中心←安徽省马鞍山市疾病预防
控制中心

用　　途：临床检验、食品检验、科研

联系单位：中国疾病预防控制中心传染病预防控
制所

电子邮箱：chpc@icdc.cn

263. 克雷伯菌属

国家科技资源标识符：CSTR:16698.06.NPRC 1.2.575

平台资源号：NPRC 1.2.575

保藏编号：CHPC 1.3370

中文名称：肺炎克雷伯菌

外文名称：*Klebsiella pneumoniae*

分类学地位：Bacteria; Proteobacteria; Gammapro-
teobacteria; Enterobacterales; Entero-
bacteriaceae; *Klebsiella*

生物危害程度：第三类

分离时间：2018

分离地址：中国新疆维吾尔自治区皮山县

分离基物：腹泻患者粪便

致病名称：腹泻、菌血症、食物中毒

致病对象：人

来源历史：←中国疾病预防控制中心病原微生物
菌（毒）种保藏中心传染病预防控制
所分中心←安徽省马鞍山市疾病预防
控制中心

用　　途：临床检验、食品检验、科研

联系单位：中国疾病预防控制中心传染病预防控
制所

电子邮箱：chpc@icdc.cn

264. 克雷伯菌属

国家科技资源标识符：CSTR:16698.06.NPRC 1.2.576

平台资源号：NPRC 1.2.576

保藏编号：CHPC 1.3378

中文名称：肺炎克雷伯菌

外文名称：*Klebsiella pneumoniae*

分类学地位：Bacteria; Proteobacteria; Gammapro-
teobacteria; Enterobacterales; Entero-
bacteriaceae; *Klebsiella*

生物危害程度：第三类

分离时间：2018

分离地址：中国新疆维吾尔自治区皮山县

分离基物：腹泻患者粪便

致病名称：腹泻、菌血症、食物中毒

致病对象：人

来源历史：←中国疾病预防控制中心病原微生物
菌（毒）种保藏中心传染病预防控制
所分中心←安徽省马鞍山市疾病预防
控制中心

用　　途：临床检验、食品检验、科研

联系单位：中国疾病预防控制中心传染病预防控
制所

电子邮箱：chpc@icdc.cn

265. 克雷伯菌属

国家科技资源标识符：CSTR:16698.06.NPRC 1.2.577

平台资源号：NPRC 1.2.577

保藏编号：CHPC 1.3486

中文名称：肺炎克雷伯菌

外文名称：*Klebsiella pneumoniae*

分类学地位：Bacteria; Proteobacteria; Gammapro-
teobacteria; Enterobacterales; Entero-
bacteriaceae; *Klebsiella*

生物危害程度：第三类

分离时间：2018

分离地址：中国新疆维吾尔自治区皮山县

分离基物：腹泻患者粪便

致病名称：腹泻、菌血症、食物中毒

致病对象：人

来源历史：←中国疾病预防控制中心病原微生物
菌（毒）种保藏中心传染病预防控制
所分中心←安徽省马鞍山市疾病预防
控制中心

用　　途：临床检验、食品检验、科研

联系单位：中国疾病预防控制中心传染病预防控
制所

电子邮箱：chpc@icdc.cn

266. 克雷伯菌属

国家科技资源标识符：CSTR:16698.06.NPRC 1.2.578

平台资源号：NPRC 1.2.578

保藏编号：CHPC 1.3496

中文名称：肺炎克雷伯菌

外文名称：*Klebsiella pneumoniae*

分类学地位：Bacteria; Proteobacteria; Gammapro-
teobacteria; Enterobacterales; Entero-
bacteriaceae; *Klebsiella*

生物危害程度：第三类

分离时间：2018

分离地址：中国新疆维吾尔自治区皮山县

细菌

分离基物：腹泻患者粪便

致病名称：腹泻、菌血症、食物中毒

致病对象：人

来源历史：←中国疾病预防控制中心病原微生物菌（毒）种保藏中心传染病预防控制所分中心←安徽省马鞍山市疾病预防控制中心

用　　途：临床检验、食品检验、科研

联系单位：中国疾病预防控制中心传染病预防控制所

电子邮箱：chpc@icdc.cn

267. 克雷伯菌属

国家科技资源标识符：CSTR:16698.06.NPRC 1.7.18

平台资源号：NPRC 1.7.18

保藏编号：CCPM (A)-P-082001

中文名称：肺炎克雷伯菌

外文名称：*Klebsiella pneumoniae*

分类学地位：Bacteria; Proteobacteria; Gammaproteobacteria; Enterobacterales; Enterobacteriaceae; *Klebsiella*

生物危害程度：第三类

分离时间：2020-11-11

分离地址：中国河北省

分离基物：患者全血

致病名称：腹泻、菌血症、食物中毒

致病对象：人

来源历史：← 中国医学科学院医药生物技术研究所

用　　途：科研

联系单位：中国医学科学院医药生物技术研究所

电子邮箱：xinyiyang@imb.cams.cn

268. 克雷伯菌属

国家科技资源标识符：CSTR:16698.06.NPRC 1.2.579

平台资源号：NPRC 1.2.579

保藏编号：CHPC 1.2280

中文名称：肺炎克雷伯菌肺炎亚种

外文名称：*Klebsiella pneumoniae* subsp. *pneumoniae*

分类学地位：Bacteria; Proteobacteria; Gammaproteobacteria; Enterobacterales; Enterobacteriaceae; *Klebsiella*

生物危害程度：第三类

分离时间：2014

分离地址：中国山东省莱州市

分离基物：腹泻患者粪便

致病名称：原发性肺炎、败血症、呼吸道感染

致病对象：人、动物

来源历史：←中国疾病预防控制中心病原微生物菌（毒）种保藏中心传染病预防控制所分中心←山东省莱州市疾病预防控制中心

用　　途：临床检验、食品检验、科研

联系单位：中国疾病预防控制中心传染病预防控制所

电子邮箱：chpc@icdc.cn

269. 克雷伯菌属

国家科技资源标识符：CSTR:16698.06.NPRC 1.2.580

平台资源号：NPRC 1.2.580

保藏编号：CHPC 1.2281

中文名称：肺炎克雷伯菌肺炎亚种

外文名称：*Klebsiella pneumoniae* subsp. *pneumoniae*

分类学地位：Bacteria; Proteobacteria; Gammaproteobacteria; Enterobacterales; Enterobacteriaceae; *Klebsiella*

生物危害程度：第三类

分离时间：2014

分离地址：中国山东省莱州市

分离基物：腹泻患者粪便

致病名称：原发性肺炎、败血症、呼吸道感染

致病对象：人、动物

来源历史：←中国疾病预防控制中心病原微生物菌（毒）种保藏中心传染病预防控制所分中心←山东省莱州市疾病预防控

制中心

用　　途：临床检验、食品检验、科研

联系单位：中国疾病预防控制中心传染病预防控制所

电子邮箱：chpc@icdc.cn

270. 克雷伯菌属

国家科技资源标识符：CSTR:16698.06.NPRC 1.2.581

平台资源号：NPRC 1.2.581

保藏编号：CHPC 1.2282

中文名称：肺炎克雷伯菌肺炎亚种

外文名称：*Klebsiella pneumoniae* subsp. *pneumoniae*

分类学地位：Bacteria; Proteobacteria; Gammaproteobacteria; Enterobacterales; Enterobacteriaceae; *Klebsiella*

生物危害程度：第三类

分离时间：2014

分离地址：中国山东省莱州市

分离基物：腹泻患者粪便

致病名称：原发性肺炎、败血症、呼吸道感染

致病对象：人、动物

来源历史：←中国疾病预防控制中心病原微生物菌（毒）种保藏中心传染病预防控制所分中心←山东省莱州市疾病预防控制中心

用　　途：临床检验、食品检验、科研

联系单位：中国疾病预防控制中心传染病预防控制所

电子邮箱：chpc@icdc.cn

271. 克雷伯菌属

国家科技资源标识符：CSTR:16698.06.NPRC 1.2.582

平台资源号：NPRC 1.2.582

保藏编号：CHPC 1.2283

中文名称：肺炎克雷伯菌肺炎亚种

外文名称：*Klebsiella pneumoniae* subsp. *pneumoniae*

分类学地位：Bacteria; Proteobacteria; Gammapro-

teobacteria; Enterobacterales; Enterobacteriaceae; *Klebsiella*

生物危害程度：第三类

分离时间：2014

分离地址：中国山东省莱州市

分离基物：腹泻患者粪便

致病名称：原发性肺炎、败血症、呼吸道感染

致病对象：人、动物

来源历史：←中国疾病预防控制中心病原微生物菌（毒）种保藏中心传染病预防控制所分中心←山东省莱州市疾病预防控制中心

用　　途：临床检验、食品检验、科研

联系单位：中国疾病预防控制中心传染病预防控制所

电子邮箱：chpc@icdc.cn

272. 克雷伯菌属

国家科技资源标识符：CSTR:16698.06.NPRC 1.2.583

平台资源号：NPRC 1.2.583

保藏编号：CHPC 1.2291

中文名称：肺炎克雷伯菌肺炎亚种

外文名称：*Klebsiella pneumoniae* subsp. *pneumoniae*

分类学地位：Bacteria; Proteobacteria; Gammaproteobacteria; Enterobacterales; Enterobacteriaceae; *Klebsiella*

生物危害程度：第三类

分离时间：2014

分离地址：中国山东省莱州市

分离基物：腹泻患者粪便

致病名称：原发性肺炎、败血症、呼吸道感染

致病对象：人、动物

来源历史：←中国疾病预防控制中心病原微生物菌（毒）种保藏中心传染病预防控制所分中心←山东省莱州市疾病预防控制中心

用　　途：临床检验、食品检验、科研

细菌

联系单位：中国疾病预防控制中心传染病预防控
　　　　　制所

电子邮箱：chpc@icdc.cn

273. 克雷伯菌属

国家科技资源标识符：CSTR:16698.06.NPRC 1.2.584

平台资源号：NPRC 1.2.584

保藏编号：CHPC 1.2296

中文名称：肺炎克雷伯菌肺炎亚种

外文名称：*Klebsiella pneumoniae* subsp. *pneumoniae*

分类学地位：Bacteria; Proteobacteria; Gammapro-
　　　　　teobacteria; Enterobacterales; Entero-
　　　　　bacteriaceae; *Klebsiella*

生物危害程度：第三类

分离时间：2014

分离地址：中国山东省莱州市

分离基物：腹泻患者粪便

致病名称：原发性肺炎、败血症、呼吸道感染

致病对象：人、动物

来源历史：←中国疾病预防控制中心病原微生物
　　　　　菌（毒）种保藏中心传染病预防控制
　　　　　所分中心←山东省莱州市疾病预防控
　　　　　制中心

用　　途：临床检验、食品检验、科研

联系单位：中国疾病预防控制中心传染病预防控
　　　　　制所

电子邮箱：chpc@icdc.cn

274. 克雷伯菌属

国家科技资源标识符：CSTR:16698.06.NPRC 1.2.585

平台资源号：NPRC 1.2.585

保藏编号：CHPC 1.2300

中文名称：肺炎克雷伯菌肺炎亚种

外文名称：*Klebsiella pneumoniae* subsp. *pneumoniae*

分类学地位：Bacteria; Proteobacteria; Gammapro-
　　　　　teobacteria; Enterobacterales; Entero-
　　　　　bacteriaceae; *Klebsiella*

生物危害程度：第三类

分离时间：2014

分离地址：中国山东省莱州市

分离基物：腹泻患者粪便

致病名称：原发性肺炎、败血症、呼吸道感染

致病对象：人、动物

来源历史：←中国疾病预防控制中心病原微生物
　　　　　菌（毒）种保藏中心传染病预防控制
　　　　　所分中心←山东省莱州市疾病预防控
　　　　　制中心

用　　途：临床检验、食品检验、科研

联系单位：中国疾病预防控制中心传染病预防控
　　　　　制所

电子邮箱：chpc@icdc.cn

275. 克雷伯菌属

国家科技资源标识符：CSTR:16698.06.NPRC 1.2.586

平台资源号：NPRC 1.2.586

保藏编号：CHPC 1.2304

中文名称：肺炎克雷伯菌肺炎亚种

外文名称：*Klebsiella pneumoniae* subsp. *pneumoniae*

分类学地位：Bacteria; Proteobacteria; Gammapro-
　　　　　teobacteria; Enterobacterales; Entero-
　　　　　bacteriaceae; *Klebsiella*

生物危害程度：第三类

分离时间：2014

分离地址：中国山东省莱州市

分离基物：腹泻患者粪便

致病名称：原发性肺炎、败血症、呼吸道感染

致病对象：人、动物

来源历史：←中国疾病预防控制中心病原微生物
　　　　　菌（毒）种保藏中心传染病预防控制
　　　　　所分中心←山东省莱州市疾病预防控
　　　　　制中心

用　　途：临床检验、食品检验、科研

联系单位：中国疾病预防控制中心传染病预防控
　　　　　制所

电子邮箱：chpc@icdc.cn

276. 克雷伯菌属

国家科技资源标识符：CSTR:16698.06.NPRC 1.2.587

平台资源号：NPRC 1.2.587

保藏编号：CHPC 1.2313

中文名称：肺炎克雷伯菌肺炎亚种

外文名称：*Klebsiella pneumoniae* subsp. *pneumoniae*

分类学地位：Bacteria; Proteobacteria; Gammaproteobacteria; Enterobacterales; Enterobacteriaceae; *Klebsiella*

生物危害程度：第三类

分离时间：2014

分离地址：中国山东省莱州市

分离基物：腹泻患者粪便

致病名称：原发性肺炎、败血症、呼吸道感染

致病对象：人、动物

来源历史：←中国疾病预防控制中心病原微生物菌（毒）种保藏中心传染病预防控制所分中心←山东省莱州市疾病预防控制中心

用　　途：临床检验、食品检验、科研

联系单位：中国疾病预防控制中心传染病预防控制所

电子邮箱：chpc@icdc.cn

277. 克雷伯菌属

国家科技资源标识符：CSTR:16698.06.NPRC 1.2.588

平台资源号：NPRC 1.2.588

保藏编号：CHPC 1.2316

中文名称：肺炎克雷伯菌肺炎亚种

外文名称：*Klebsiella pneumoniae* subsp. *pneumoniae*

分类学地位：Bacteria; Proteobacteria; Gammaproteobacteria; Enterobacterales; Enterobacteriaceae; *Klebsiella*

生物危害程度：第三类

分离时间：2014

分离地址：中国山东省莱州市

分离基物：腹泻患者粪便

致病名称：原发性肺炎、败血症、呼吸道感染

致病对象：人、动物

来源历史：←中国疾病预防控制中心病原微生物菌（毒）种保藏中心传染病预防控制所分中心←山东省莱州市疾病预防控制中心

用　　途：临床检验、食品检验、科研

联系单位：中国疾病预防控制中心传染病预防控制所

电子邮箱：chpc@icdc.cn

278. 克雷伯菌属

国家科技资源标识符：CSTR:16698.06.NPRC 1.2.589

平台资源号：NPRC 1.2.589

保藏编号：CHPC 1.2324

中文名称：肺炎克雷伯菌肺炎亚种

外文名称：*Klebsiella pneumoniae* subsp. *pneumoniae*

分类学地位：Bacteria; Proteobacteria; Gammaproteobacteria; Enterobacterales; Enterobacteriaceae; *Klebsiella*

生物危害程度：第三类

分离时间：2014

分离地址：中国山东省莱州市

分离基物：腹泻患者粪便

致病名称：原发性肺炎、败血症、呼吸道感染

致病对象：人、动物

来源历史：←中国疾病预防控制中心病原微生物菌（毒）种保藏中心传染病预防控制所分中心←山东省莱州市疾病预防控制中心

用　　途：临床检验、食品检验、科研

联系单位：中国疾病预防控制中心传染病预防控制所

电子邮箱：chpc@icdc.cn

细菌

279. 克雷伯菌属

国家科技资源标识符：CSTR:16698.06.NPRC 1.2.590

平台资源号：NPRC 1.2.590

保藏编号：CHPC 1.2330

中文名称：肺炎克雷伯菌肺炎亚种

外文名称：*Klebsiella pneumoniae* subsp. *pneumoniae*

分类学地位：Bacteria; Proteobacteria; Gammaproteobacteria; Enterobacterales; Enterobacteriaceae; *Klebsiella*

生物危害程度：第三类

分离时间：2014

分离地址：中国山东省莱州市

分离基物：腹泻患者粪便

致病名称：原发性肺炎、败血症、呼吸道感染

致病对象：人、动物

来源历史：←中国疾病预防控制中心病原微生物菌（毒）种保藏中心传染病预防控制所分中心←山东省莱州市疾病预防控制中心

用　　途：临床检验、食品检验、科研

联系单位：中国疾病预防控制中心传染病预防控制所

电子邮箱：chpc@icdc.cn

280. 克雷伯菌属

国家科技资源标识符：CSTR:16698.06.NPRC 1.2.591

平台资源号：NPRC 1.2.591

保藏编号：CHPC 1.2334

中文名称：肺炎克雷伯菌肺炎亚种

外文名称：*Klebsiella pneumoniae* subsp. *pneumoniae*

分类学地位：Bacteria; Proteobacteria; Gammaproteobacteria; Enterobacterales; Enterobacteriaceae; *Klebsiella*

生物危害程度：第三类

分离时间：2014

分离地址：中国山东省莱州市

分离基物：腹泻患者粪便

致病名称：原发性肺炎、败血症、呼吸道感染

致病对象：人、动物

来源历史：←中国疾病预防控制中心病原微生物菌（毒）种保藏中心传染病预防控制所分中心←山东省莱州市疾病预防控制中心

用　　途：临床检验、食品检验、科研

联系单位：中国疾病预防控制中心传染病预防控制所

电子邮箱：chpc@icdc.cn

281. 克雷伯菌属

国家科技资源标识符：CSTR:16698.06.NPRC 1.2.592

平台资源号：NPRC 1.2.592

保藏编号：CHPC 1.3362

中文名称：类肺炎克雷伯菌

外文名称：*Klebsiella quasipneumoniae*

分类学地位：Bacteria; Proteobacteria; Gammaproteobacteria; Enterobacterales; Enterobacteriaceae; *Klebsiella*

生物危害程度：第三类

分离时间：2018

分离地址：中国新疆维吾尔自治区皮山县

分离基物：腹泻患者粪便

致病名称：肺炎

致病对象：人、动物

来源历史：←中国疾病预防控制中心病原微生物菌（毒）种保藏中心传染病预防控制所分中心←安徽省马鞍山市疾病预防控制中心

用　　途：临床检验、科研

联系单位：中国疾病预防控制中心传染病预防控制所

电子邮箱：chpc@icdc.cn

282. 克雷伯菌属

国家科技资源标识符：CSTR:16698.06.NPRC 1.2.593

平台资源号：NPRC 1.2.593

保藏编号：CHPC 1.3465

中文名称：克雷伯菌

外文名称：*Klebsiella* sp.

分类学地位：Bacteria; Proteobacteria; Gammaproteobacteria; Enterobacterales; Enterobacteriaceae; *Klebsiella*

生物危害程度：第三类

分离时间：2018

分离地址：中国新疆维吾尔自治区皮山县

分离基物：腹泻患者粪便

致病名称：肺炎

致病对象：人、动物

来源历史：←中国疾病预防控制中心病原微生物菌（毒）种保藏中心传染病预防控制所分中心←安徽省马鞍山市疾病预防控制中心

用　　途：临床检验、科研

联系单位：中国疾病预防控制中心传染病预防控制所

电子邮箱：chpc@icdc.cn

十二、克吕沃菌属

283. 克吕沃菌属

国家科技资源标识符：CSTR:16698.06.NPRC 1.2.594

平台资源号：NPRC 1.2.594

保藏编号：CHPC 1.2972

中文名称：克吕沃菌

外文名称：*Kluyvera* sp.

分类学地位：Bacteria; Proteobacteria; Gammaproteobacteria; Enterobacterales; Enterobacteriaceae; *Kluyvera*

生物危害程度：第三类

分离时间：2016

分离地址：中国北京市

分离基物：不详

致病名称：腹泻

致病对象：人

来源历史：←中国疾病预防控制中心病原微生物菌（毒）种保藏中心传染病预防控制所分中心

用　　途：临床检验、科研

联系单位：中国疾病预防控制中心传染病预防控制所

电子邮箱：chpc@icdc.cn

十三、考克菌属

284. 考克菌属

国家科技资源标识符：CSTR:16698.06.NPRC 1.2.595

平台资源号：NPRC 1.2.595

保藏编号：CHPC 1.3423

中文名称：玫瑰色考克菌

外文名称：*Kocuria rosea*

分类学地位：Bacteria; Actinobacteria; Actinobacteria; Micrococcales; Micrococcaceae; *Kocuria*

生物危害程度：第三类

分离时间：2018

分离地址：中国新疆维吾尔自治区皮山县

分离基物：腹泻患者粪便

致病名称：心内膜炎

致病对象：人

来源历史：←中国疾病预防控制中心病原微生物菌（毒）种保藏中心传染病预防控制所分中心←安徽省马鞍山市疾病预防控制中心

用　　途：临床检验、科研

细菌

联系单位：中国疾病预防控制中心传染病预防控制所

电子邮箱：chpc@icdc.cn

十四、库特菌属

285. 库特菌属

国家科技资源标识符：CSTR:16698.06.NPRC 1.9.83

平台资源号：NPRC 1.9.83

保藏编号：CMCC (B) 35001

中文名称：库特菌

外文名称：*Kurthia* sp.

分类学地位：Bacteria; Firmicutes; Bacilli; Caryophanales; Caryophanaceae; *Kurthia*

生物危害程度：第三类

分离时间：2019-08-06

分离地址：中国

分离基物：饮料企业生产车间

致病名称：/

致病对象：人

来源历史：← 中国食品药品检定研究院食品检定所

用　　途：科研

联系单位：中国食品药品检定研究院

电子邮箱：cmcc@nifdc.org.cn

十五、乳球菌属

286. 乳球菌属

国家科技资源标识符：CSTR:16698.06.NPRC 1.9.84

平台资源号：NPRC 1.9.84

保藏编号：CMCC (B) 34112

中文名称：格氏乳球菌

外文名称：*Lactococcus garvieae*

分类学地位：Bacteria; Firmicutes; Bacilli; Lactobacillales; Streptococcaceae; *Lactococcus*

生物危害程度：第三类

分离时间：2019-08-10

分离地址：中国

分离基物：食品

致病名称：/

致病对象：/

来源历史：← 中国食品药品检定研究院食品检定所

用　　途：科研

联系单位：中国食品药品检定研究院

电子邮箱：cmcc@nifdc.org.cn

十六、李斯特菌属

287. 李斯特菌属

国家科技资源标识符：CSTR:16698.06.NPRC 1.13.1

平台资源号：NPRC 1.13.1

保藏编号：GDPCC L-LM001

中文名称：单核细胞增生李斯特菌

外文名称：*Listeria monocytogenes*

分类学地位：Bacteria; Firmicutes; Bacilli; Caryophanales; Listeriaceae; *Listeria*

生物危害程度：第三类

分离时间：2005

分离地址：中国广东省广州市

分离基物：水产品

致病名称：败血症、脑膜炎、传染性单核细胞增多症

致病对象：人

来源历史：←广东省人间传染的病原微生物菌（毒）种保藏中心←广东省疾病预防控制中心

用　　途：食品检验

联系单位：广东省疾病预防控制中心

电子邮箱：sjkzx_wjs@gd.gov.cn

288. 李斯特菌属

国家科技资源标识符：CSTR:16698.06.NPRC 1.13.2

平台资源号：NPRC 1.13.2

保藏编号：GDPCC L-LM002

中文名称：单核细胞增生李斯特菌

外文名称：*Listeria monocytogenes*

分类学地位：Bacteria; Firmicutes; Bacilli; Caryophanales; Listeriaceae; *Listeria*

生物危害程度：第三类

分离时间：2005

分离地址：中国广东省广州市

分离基物：食品

致病名称：败血症、脑膜炎、传染性单核细胞增多症

致病对象：人

来源历史：←广东省人间传染的病原微生物菌（毒）种保藏中心←广东省疾病预防控制中心

用　　途：食品检验

联系单位：广东省疾病预防控制中心

电子邮箱：sjkzx_wjs@gd.gov.cn

289. 李斯特菌属

国家科技资源标识符：CSTR:16698.06.NPRC 1.13.3

平台资源号：NPRC 1.13.3

保藏编号：GDPCC L-LM003

中文名称：单核细胞增生李斯特菌

外文名称：*Listeria monocytogenes*

分类学地位：Bacteria; Firmicutes; Bacilli; Caryophanales; Listeriaceae; *Listeria*

生物危害程度：第三类

分离时间：2005

分离地址：中国广东省广州市

分离基物：食品

致病名称：败血症、脑膜炎、传染性单核细胞增多症

致病对象：人

来源历史：←广东省人间传染的病原微生物菌（毒）种保藏中心←广东省疾病预防控制中心

用　　途：食品检验

联系单位：广东省疾病预防控制中心

电子邮箱：sjkzx_wjs@gd.gov.cn

290. 李斯特菌属

国家科技资源标识符：CSTR:16698.06.NPRC 1.13.4

平台资源号：NPRC 1.13.4

保藏编号：GDPCC L-LM004

中文名称：单核细胞增生李斯特菌

外文名称：*Listeria monocytogenes*

分类学地位：Bacteria; Firmicutes; Bacilli; Caryophanales; Listeriaceae; *Listeria*

生物危害程度：第三类

分离时间：2005

分离地址：中国广东省广州市

分离基物：食品

致病名称：败血症、脑膜炎、传染性单核细胞增多症

致病对象：人

来源历史：←广东省人间传染的病原微生物菌（毒）种保藏中心←广东省疾病预防控制中心

用　　途：食品检验

联系单位：广东省疾病预防控制中心

电子邮箱：sjkzx_wjs@gd.gov.cn

291. 李斯特菌属

国家科技资源标识符：CSTR:16698.06.NPRC 1.13.5

平台资源号：NPRC 1.13.5

保藏编号：GDPCC L-LM005

中文名称：单核细胞增生李斯特菌

外文名称：*Listeria monocytogenes*

分类学地位：Bacteria; Firmicutes; Bacilli; Caryophanales; Listeriaceae; *Listeria*

生物危害程度：第三类

分离时间：2005

分离地址：中国广东省广州市

分离基物：食品

致病名称：败血症、脑膜炎、传染性单核细胞增多症

细菌

致病对象：人

来源历史：←广东省人间传染的病原微生物菌
（毒）种保藏中心←广东省疾病预防控
制中心

用　　途：食品检验

联系单位：广东省疾病预防控制中心

电子邮箱：sjkzx_wjs@gd.gov.cn

292. 李斯特菌属

国家科技资源标识符：CSTR:16698.06.NPRC 1.13.6

平台资源号：NPRC 1.13.6

保藏编号：GDPCC L-LM006

中文名称：单核细胞增生李斯特菌

外文名称：*Listeria monocytogenes*

分类学地位：Bacteria; Firmicutes; Bacilli; Caryo-phanales; Listeriaceae; *Listeria*

生物危害程度：第三类

分离时间：2005

分离地址：中国广东省广州市

分离基物：食品

致病名称：败血症、脑膜炎、传染性单核细胞增多症

致病对象：人

来源历史：←广东省人间传染的病原微生物菌
（毒）种保藏中心←广东省疾病预防控
制中心

用　　途：食品检验

联系单位：广东省疾病预防控制中心

电子邮箱：sjkzx_wjs@gd.gov.cn

293. 李斯特菌属

国家科技资源标识符：CSTR:16698.06.NPRC 1.13.7

平台资源号：NPRC 1.13.7

保藏编号：GDPCC L-LM007

中文名称：单核细胞增生李斯特菌

外文名称：*Listeria monocytogenes*

分类学地位：Bacteria; Firmicutes; Bacilli; Caryo-phanales; Listeriaceae; *Listeria*

生物危害程度：第三类

分离时间：2005

分离地址：中国广东省广州市

分离基物：食品

致病名称：败血症、脑膜炎、传染性单核细胞增多症

致病对象：人

来源历史：←广东省人间传染的病原微生物菌
（毒）种保藏中心←广东省疾病预防控
制中心

用　　途：食品检验

联系单位：广东省疾病预防控制中心

电子邮箱：sjkzx_wjs@gd.gov.cn

294. 李斯特菌属

国家科技资源标识符：CSTR:16698.06.NPRC 1.13.8

平台资源号：NPRC 1.13.8

保藏编号：GDPCC L-LM008

中文名称：单核细胞增生李斯特菌

外文名称：*Listeria monocytogenes*

分类学地位：Bacteria; Firmicutes; Bacilli; Caryo-phanales; Listeriaceae; *Listeria*

生物危害程度：第三类

分离时间：2005

分离地址：中国广东省广州市

分离基物：水产品

致病名称：败血症、脑膜炎、传染性单核细胞增多症

致病对象：人

来源历史：←广东省人间传染的病原微生物菌
（毒）种保藏中心←广东省疾病预防控
制中心

用　　途：食品检验

联系单位：广东省疾病预防控制中心

电子邮箱：sjkzx_wjs@gd.gov.cn

295. 李斯特菌属

国家科技资源标识符：CSTR:16698.06.NPRC 1.13.9

平台资源号：NPRC 1.13.9

保藏编号：GDPCC L-LM009

中文名称：单核细胞增生李斯特菌

外文名称：*Listeria monocytogenes*

分类学地位：Bacteria; Firmicutes; Bacilli; Caryophanales; Listeriaceae; *Listeria*

生物危害程度：第三类

分离时间：2005

分离地址：中国广东省广州市

分离基物：水产品

致病名称：败血症、脑膜炎、传染性单核细胞增多症

致病对象：人

来源历史：←广东省人间传染的病原微生物菌（毒）种保藏中心←广东省疾病预防控制中心

用　　途：食品检验

联系单位：广东省疾病预防控制中心

电子邮箱：sjkzx_wjs@gd.gov.cn

296. 李斯特菌属

国家科技资源标识符：CSTR:16698.06.NPRC 1.13.10

平台资源号：NPRC 1.13.10

保藏编号：GDPCC L-LM010

中文名称：单核细胞增生李斯特菌

外文名称：*Listeria monocytogenes*

分类学地位：Bacteria; Firmicutes; Bacilli; Caryophanales; Listeriaceae; *Listeria*

生物危害程度：第三类

分离时间：2005

分离地址：中国广东省广州市

分离基物：水产品

致病名称：败血症、脑膜炎、传染性单核细胞增多症

致病对象：人

来源历史：←广东省人间传染的病原微生物菌（毒）种保藏中心←广东省疾病预防控制中心

用　　途：食品检验

联系单位：广东省疾病预防控制中心

电子邮箱：sjkzx_wjs@gd.gov.cn

297. 李斯特菌属

国家科技资源标识符：CSTR:16698.06.NPRC 1.13.11

平台资源号：NPRC 1.13.11

保藏编号：GDPCC L-LM011

中文名称：单核细胞增生李斯特菌

外文名称：*Listeria monocytogenes*

分类学地位：Bacteria; Firmicutes; Bacilli; Caryophanales; Listeriaceae; *Listeria*

生物危害程度：第三类

分离时间：2005

分离地址：中国广东省广州市

分离基物：水产品

致病名称：败血症、脑膜炎、传染性单核细胞增多症

致病对象：人

来源历史：←广东省人间传染的病原微生物菌（毒）种保藏中心←广东省疾病预防控制中心

用　　途：食品检验

联系单位：广东省疾病预防控制中心

电子邮箱：sjkzx_wjs@gd.gov.cn

298. 李斯特菌属

国家科技资源标识符：CSTR:16698.06.NPRC 1.13.12

平台资源号：NPRC 1.13.12

保藏编号：GDPCC L-LM012

中文名称：单核细胞增生李斯特菌

外文名称：*Listeria monocytogenes*

分类学地位：Bacteria; Firmicutes; Bacilli; Caryophanales; Listeriaceae; *Listeria*

生物危害程度：第三类

分离时间：2005

分离地址：中国广东省广州市

分离基物：水产品

致病名称：败血症、脑膜炎、传染性单核细胞增多症

致病对象：人

细菌

来源历史：←广东省人间传染的病原微生物菌
　　　　　（毒）种保藏中心←广东省疾病预防控
　　　　　制中心

用　　途：食品检验

联系单位：广东省疾病预防控制中心

电子邮箱：sjkzx_wjs@gd.gov.cn

299. 李斯特菌属

国家科技资源标识符：CSTR:16698.06.NPRC 1.13.13

平台资源号：NPRC 1.13.13

保藏编号：GDPCC L-LM013

中文名称：单核细胞增生李斯特菌

外文名称：*Listeria monocytogenes*

分类学地位：Bacteria; Firmicutes; Bacilli; Caryo-
　　　　　phanales; Listeriaceae; *Listeria*

生物危害程度：第三类

分离时间：2005

分离地址：中国广东省广州市

分离基物：水产品

致病名称：败血症、脑膜炎、传染性单核细胞增多症

致病对象：人

来源历史：←广东省人间传染的病原微生物菌
　　　　　（毒）种保藏中心←广东省疾病预防控
　　　　　制中心

用　　途：食品检验

联系单位：广东省疾病预防控制中心

电子邮箱：sjkzx_wjs@gd.gov.cn

300. 李斯特菌属

国家科技资源标识符：CSTR:16698.06.NPRC 1.13.14

平台资源号：NPRC 1.13.14

保藏编号：GDPCC L-LM014

中文名称：单核细胞增生李斯特菌

外文名称：*Listeria monocytogenes*

分类学地位：Bacteria; Firmicutes; Bacilli; Caryo-
　　　　　phanales; Listeriaceae; *Listeria*

生物危害程度：第三类

分离时间：2005

分离地址：中国广东省广州市

分离基物：水产品

致病名称：败血症、脑膜炎、传染性单核细胞增多症

致病对象：人

来源历史：←广东省人间传染的病原微生物菌
　　　　　（毒）种保藏中心←广东省疾病预防控
　　　　　制中心

用　　途：食品检验

联系单位：广东省疾病预防控制中心

电子邮箱：sjkzx_wjs@gd.gov.cn

301. 李斯特菌属

国家科技资源标识符：CSTR:16698.06.NPRC 1.13.15

平台资源号：NPRC 1.13.15

保藏编号：GDPCC L-LM015

中文名称：单核细胞增生李斯特菌

外文名称：*Listeria monocytogenes*

分类学地位：Bacteria; Firmicutes; Bacilli; Caryo-
　　　　　phanales; Listeriaceae; *Listeria*

生物危害程度：第三类

分离时间：2005

分离地址：中国广东省广州市

分离基物：食品

致病名称：败血症、脑膜炎、传染性单核细胞增多症

致病对象：人

来源历史：←广东省人间传染的病原微生物菌
　　　　　（毒）种保藏中心←广东省疾病预防控
　　　　　制中心

用　　途：食品检验

联系单位：广东省疾病预防控制中心

电子邮箱：sjkzx_wjs@gd.gov.cn

302. 李斯特菌属

国家科技资源标识符：CSTR:16698.06.NPRC 1.13.16

平台资源号：NPRC 1.13.16

保藏编号：GDPCC L-LM016

中文名称：单核细胞增生李斯特菌

外文名称：*Listeria monocytogenes*

分类学地位：Bacteria; Firmicutes; Bacilli; Caryophanales; Listeriaceae; *Listeria*

生物危害程度：第三类

分离时间：2005

分离地址：中国广东省广州市

分离基物：食品

致病名称：败血症、脑膜炎、传染性单核细胞增多症

致病对象：人

来源历史：←广东省人间传染的病原微生物菌（毒）种保藏中心←广东省疾病预防控制中心

用　　途：食品检验

联系单位：广东省疾病预防控制中心

电子邮箱：sjkzx_wjs@gd.gov.cn

303. 李斯特菌属

国家科技资源标识符：CSTR:16698.06.NPRC 1.13.17

平台资源号：NPRC 1.13.17

保藏编号：GDPCC L-LM017

中文名称：单核细胞增生李斯特菌

外文名称：*Listeria monocytogenes*

分类学地位：Bacteria; Firmicutes; Bacilli; Caryophanales; Listeriaceae; *Listeria*

生物危害程度：第三类

分离时间：2005

分离地址：中国广东省广州市

分离基物：食品

致病名称：败血症、脑膜炎、传染性单核细胞增多症

致病对象：人

来源历史：←广东省人间传染的病原微生物菌（毒）种保藏中心←广东省疾病预防控制中心

用　　途：食品检验

联系单位：广东省疾病预防控制中心

电子邮箱：sjkzx_wjs@gd.gov.cn

304. 李斯特菌属

国家科技资源标识符：CSTR:16698.06.NPRC 1.13.18

平台资源号：NPRC 1.13.18

保藏编号：GDPCC L-LM018

中文名称：单核细胞增生李斯特菌

外文名称：*Listeria monocytogenes*

分类学地位：Bacteria; Firmicutes; Bacilli; Caryophanales; Listeriaceae; *Listeria*

生物危害程度：第三类

分离时间：2005

分离地址：中国广东省中山市

分离基物：食品

致病名称：败血症、脑膜炎、传染性单核细胞增多症

致病对象：人

来源历史：←广东省人间传染的病原微生物菌（毒）种保藏中心←广东省疾病预防控制中心←广东省中山市疾病预防控制中心

用　　途：食品检验

联系单位：广东省疾病预防控制中心

电子邮箱：sjkzx_wjs@gd.gov.cn

305. 李斯特菌属

国家科技资源标识符：CSTR:16698.06.NPRC 1.13.19

平台资源号：NPRC 1.13.19

保藏编号：GDPCC L-LM019

中文名称：单核细胞增生李斯特菌

外文名称：*Listeria monocytogenes*

分类学地位：Bacteria; Firmicutes; Bacilli; Caryophanales; Listeriaceae; *Listeria*

生物危害程度：第三类

分离时间：2005

分离地址：中国广东省中山市

分离基物：食品

致病名称：败血症、脑膜炎、传染性单核细胞增多症

致病对象：人

细菌

来源历史：←广东省人间传染的病原微生物菌
　　　　　（毒）种保藏中心←广东省疾病预防控
　　　　　制中心←广东省中山市疾病预防控制
　　　　　中心

用　　途：食品检验

联系单位：广东省疾病预防控制中心

电子邮箱：sjkzx_wjs@gd.gov.cn

306. 李斯特菌属

国家科技资源标识符：CSTR:16698.06.NPRC 1.13.20

平台资源号：NPRC 1.13.20

保藏编号：GDPCC L-LM020

中文名称：单核细胞增生李斯特菌

外文名称：*Listeria monocytogenes*

分类学地位：Bacteria; Firmicutes; Bacilli; Caryo-
　　　　　　phanales; Listeriaceae; *Listeria*

生物危害程度：第三类

分离时间：2005

分离地址：中国广东省中山市

分离基物：食品

致病名称：败血症、脑膜炎、传染性单核细胞增多症

致病对象：人

来源历史：←广东省人间传染的病原微生物菌（毒）
　　　　　种保藏中心←广东省疾病预防控制中
　　　　　心←广东省中山市疾病预防控制中心

用　　途：食品检验

联系单位：广东省疾病预防控制中心

电子邮箱：sjkzx_wjs@gd.gov.cn

307. 李斯特菌属

国家科技资源标识符：CSTR:16698.06.NPRC 1.13.21

平台资源号：NPRC 1.13.21

保藏编号：GDPCC L-LM021

中文名称：单核细胞增生李斯特菌

外文名称：*Listeria monocytogenes*

分类学地位：Bacteria; Firmicutes; Bacilli; Caryo-
　　　　　　phanales; Listeriaceae; *Listeria*

生物危害程度：第三类

分离时间：2005

分离地址：中国广东省中山市

分离基物：食品

致病名称：败血症、脑膜炎、传染性单核细胞增多症

致病对象：人

来源历史：←广东省人间传染的病原微生物菌
　　　　　（毒）种保藏中心←广东省疾病预防控
　　　　　制中心←广东省中山市疾病预防控制
　　　　　中心

用　　途：食品检验

联系单位：广东省疾病预防控制中心

电子邮箱：sjkzx_wjs@gd.gov.cn

308. 李斯特菌属

国家科技资源标识符：CSTR:16698.06.NPRC 1.13.22

平台资源号：NPRC 1.13.22

保藏编号：GDPCC L-LM022

中文名称：单核细胞增生李斯特菌

外文名称：*Listeria monocytogenes*

分类学地位：Bacteria; Firmicutes; Bacilli; Caryo-
　　　　　　phanales; Listeriaceae; *Listeria*

生物危害程度：第三类

分离时间：2005

分离地址：中国广东省汕头市

分离基物：食品

致病名称：败血症、脑膜炎、传染性单核细胞增多症

致病对象：人

来源历史：←广东省人间传染的病原微生物菌
　　　　　（毒）种保藏中心←广东省疾病预防控
　　　　　制中心←广东省汕头市疾病预防控制
　　　　　中心

用　　途：食品检验

联系单位：广东省疾病预防控制中心

电子邮箱：sjkzx_wjs@gd.gov.cn

309. 李斯特菌属

国家科技资源标识符：CSTR:16698.06.NPRC 1.13.23

平台资源号：NPRC 1.13.23

保藏编号：GDPCC L-LM023

中文名称：单核细胞增生李斯特菌

外文名称：*Listeria monocytogenes*

分类学地位：Bacteria; Firmicutes; Bacilli; Caryophanales; Listeriaceae; *Listeria*

生物危害程度：第三类

分离时间：2005

分离地址：中国广东省汕头市

分离基物：食品

致病名称：败血症、脑膜炎、传染性单核细胞增多症

致病对象：人

来源历史：←广东省人间传染的病原微生物菌（毒）种保藏中心←广东省疾病预防控制中心←广东省汕头市疾病预防控制中心

用　　途：食品检验

联系单位：广东省疾病预防控制中心

电子邮箱：sjkzx_wjs@gd.gov.cn

310. 李斯特菌属

国家科技资源标识符：CSTR:16698.06.NPRC 1.13.24

平台资源号：NPRC 1.13.24

保藏编号：GDPCC L-LM024

中文名称：单核细胞增生李斯特菌

外文名称：*Listeria monocytogenes*

分类学地位：Bacteria; Firmicutes; Bacilli; Caryophanales; Listeriaceae; *Listeria*

生物危害程度：第三类

分离时间：2005

分离地址：中国广东省汕头市

分离基物：食品

致病名称：败血症、脑膜炎、传染性单核细胞增多症

致病对象：人

来源历史：←广东省人间传染的病原微生物菌（毒）种保藏中心←广东省疾病预防控制中心←广东省汕头市疾病预防控制中心

用　　途：食品检验

联系单位：广东省疾病预防控制中心

电子邮箱：sjkzx_wjs@gd.gov.cn

311. 李斯特菌属

国家科技资源标识符：CSTR:16698.06.NPRC 1.13.25

平台资源号：NPRC 1.13.25

保藏编号：GDPCC L-LM025

中文名称：单核细胞增生李斯特菌

外文名称：*Listeria monocytogenes*

分类学地位：Bacteria; Firmicutes; Bacilli; Caryophanales; Listeriaceae; *Listeria*

生物危害程度：第三类

分离时间：2005

分离地址：中国广东省汕头市

分离基物：食品

致病名称：败血症、脑膜炎、传染性单核细胞增多症

致病对象：人

来源历史：←广东省人间传染的病原微生物菌（毒）种保藏中心←广东省疾病预防控制中心←广东省汕头市疾病预防控制中心

用　　途：食品检验

联系单位：广东省疾病预防控制中心

电子邮箱：sjkzx_wjs@gd.gov.cn

312. 李斯特菌属

国家科技资源标识符：CSTR:16698.06.NPRC 1.13.26

平台资源号：NPRC 1.13.26

保藏编号：GDPCC L-LM026

中文名称：单核细胞增生李斯特菌

外文名称：*Listeria monocytogenes*

分类学地位：Bacteria; Firmicutes; Bacilli; Caryo-

细菌

phanales; Listeriaceae; *Listeria*

生物危害程度：第三类

分离时间：2005

分离地址：中国广东省汕头市

分离基物：食品

致病名称：败血症、脑膜炎、传染性单核细胞增多症

致病对象：人

来源历史：←广东省人间传染的病原微生物菌
（毒）种保藏中心←广东省疾病预防控
制中心←广东省汕头市疾病预防控制
中心

用　　途：食品检验

联系单位：广东省疾病预防控制中心

电子邮箱：sjkzx_wjs@gd.gov.cn

313. 李斯特菌属

国家科技资源标识符：CSTR:16698.06.NPRC 1.13.27

平台资源号：NPRC 1.13.27

保藏编号：GDPCC L-LM027

中文名称：单核细胞增生李斯特菌

外文名称：*Listeria monocytogenes*

分类学地位：Bacteria; Firmicutes; Bacilli; Caryo-
phanales; Listeriaceae; *Listeria*

生物危害程度：第三类

分离时间：2005

分离地址：中国广东省汕头市

分离基物：食品

致病名称：败血症、脑膜炎、传染性单核细胞增多症

致病对象：人

来源历史：←广东省人间传染的病原微生物菌
（毒）种保藏中心←广东省疾病预防控
制中心←广东省汕头市疾病预防控制
中心

用　　途：食品检验

联系单位：广东省疾病预防控制中心

电子邮箱：sjkzx_wjs@gd.gov.cn

314. 李斯特菌属

国家科技资源标识符：CSTR:16698.06.NPRC 1.13.28

平台资源号：NPRC 1.13.28

保藏编号：GDPCC L-LM028

中文名称：单核细胞增生李斯特菌

外文名称：*Listeria monocytogenes*

分类学地位：Bacteria; Firmicutes; Bacilli; Caryo-
phanales; Listeriaceae; *Listeria*

生物危害程度：第三类

分离时间：2005

分离地址：中国广东省汕头市

分离基物：食品

致病名称：败血症、脑膜炎、传染性单核细胞增多症

致病对象：人

来源历史：←广东省人间传染的病原微生物菌
（毒）种保藏中心←广东省疾病预防控
制中心←广东省汕头市疾病预防控制
中心

用　　途：食品检验

联系单位：广东省疾病预防控制中心

电子邮箱：sjkzx_wjs@gd.gov.cn

315. 李斯特菌属

国家科技资源标识符：CSTR:16698.06.NPRC 1.13.29

平台资源号：NPRC 1.13.29

保藏编号：GDPCC L-LM029

中文名称：单核细胞增生李斯特菌

外文名称：*Listeria monocytogenes*

分类学地位：Bacteria; Firmicutes; Bacilli; Caryo-
phanales; Listeriaceae; *Listeria*

生物危害程度：第三类

分离时间：2005

分离地址：中国广东省广州市

分离基物：食品

致病名称：败血症、脑膜炎、传染性单核细胞增多症

致病对象：人

来源历史：←广东省人间传染的病原微生物菌
　　　　　（毒）种保藏中心←广东省疾病预防控
　　　　　制中心
用　　途：食品检验
联系单位：广东省疾病预防控制中心
电子邮箱：sjkzx_wjs@gd.gov.cn

316. 李斯特菌属

国家科技资源标识符：CSTR:16698.06.NPRC 1.13.30
平台资源号：NPRC 1.13.30
保藏编号：GDPCC L-LM030
中文名称：单核细胞增生李斯特菌
外文名称：*Listeria monocytogenes*
分类学地位：Bacteria; Firmicutes; Bacilli; Caryo-
　　　　　phanales; Listeriaceae; *Listeria*
生物危害程度：第三类
分离时间：2005
分离地址：中国广东省广州市
分离基物：食品
致病名称：败血症、脑膜炎、传染性单核细胞增多症
致病对象：人
来源历史：←广东省人间传染的病原微生物菌
　　　　　（毒）种保藏中心←广东省疾病预防控
　　　　　制中心
用　　途：食品检验
联系单位：广东省疾病预防控制中心
电子邮箱：sjkzx_wjs@gd.gov.cn

317. 李斯特菌属

国家科技资源标识符：CSTR:16698.06.NPRC 1.13.31
平台资源号：NPRC 1.13.31
保藏编号：GDPCC L-LM031
中文名称：单核细胞增生李斯特菌
外文名称：*Listeria monocytogenes*
分类学地位：Bacteria; Firmicutes; Bacilli; Caryo-
　　　　　phanales; Listeriaceae; *Listeria*
生物危害程度：第三类

分离时间：2005
分离地址：中国广东省广州市
分离基物：食品
致病名称：败血症、脑膜炎、传染性单核细胞增多症
致病对象：人
来源历史：←广东省人间传染的病原微生物菌
　　　　　（毒）种保藏中心←广东省疾病预防控
　　　　　制中心
用　　途：食品检验
联系单位：广东省疾病预防控制中心
电子邮箱：sjkzx_wjs@gd.gov.cn

318. 李斯特菌属

国家科技资源标识符：CSTR:16698.06.NPRC 1.12.30
平台资源号：NPRC 1.12.30
保藏编号：HB0602001
中文名称：单核细胞增生李斯特菌
外文名称：*Listeria monocytogenes*
分类学地位：Bacteria; Firmicutes; Bacilli; Caryo-
　　　　　phanales; Listeriaceae; *Listeria*
生物危害程度：第三类
分离时间：2019-02-25
分离地址：中国湖北省孝感市
分离基物：食品
致病名称：败血症、脑膜炎、传染性单核细胞增多症
致病对象：人
来源历史：←湖北省疾病预防控制中心
用　　途：传染病病原监测和溯源
联系单位：湖北省疾病预防控制中心
电子邮箱：JDZBCZX@163.com

319. 李斯特菌属

国家科技资源标识符：CSTR:16698.06.NPRC 1.12.31
平台资源号：NPRC 1.12.31
保藏编号：HB0602002
中文名称：单核细胞增生李斯特菌
外文名称：*Listeria monocytogenes*

分类学地位：Bacteria; Firmicutes; Bacilli; Caryo-
　　　　　　phanales; Listeriaceae; *Listeria*

生物危害程度：第三类

分离时间：2019-02-25

分离地址：中国湖北省孝感市

分离基物：食品

致病名称：败血症、脑膜炎、传染性单核细胞增多症

致病对象：人

来源历史：←湖北省疾病预防控制中心

用　　途：传染病病原监测和溯源

联系单位：湖北省疾病预防控制中心

电子邮箱：JDZBCZX@163.com

320. 李斯特菌属

国家科技资源标识符：CSTR:16698.06.NPRC 1.12.32

平台资源号：NPRC 1.12.32

保藏编号：HB0602003

中文名称：单核细胞增生李斯特菌

外文名称：*Listeria monocytogenes*

分类学地位：Bacteria; Firmicutes; Bacilli; Caryo-
　　　　　　phanales; Listeriaceae; *Listeria*

生物危害程度：第三类

分离时间：2019-03-20

分离地址：中国湖北省十堰市

分离基物：食品

致病名称：败血症、脑膜炎、传染性单核细胞增多症

致病对象：人

来源历史：←湖北省疾病预防控制中心

用　　途：传染病病原监测和溯源

联系单位：湖北省疾病预防控制中心

电子邮箱：JDZBCZX@163.com

321. 李斯特菌属

国家科技资源标识符：CSTR:16698.06.NPRC 1.12.33

平台资源号：NPRC 1.12.33

保藏编号：HB0602004

中文名称：单核细胞增生李斯特菌

外文名称：*Listeria monocytogenes*

分类学地位：Bacteria; Firmicutes; Bacilli; Caryo-
　　　　　　phanales; Listeriaceae; *Listeria*

生物危害程度：第三类

分离时间：2019-03-05

分离地址：中国湖北省宜昌市

分离基物：食品

致病名称：败血症、脑膜炎、传染性单核细胞增多症

致病对象：人

来源历史：←湖北省疾病预防控制中心

用　　途：传染病病原监测和溯源

联系单位：湖北省疾病预防控制中心

电子邮箱：JDZBCZX@163.com

322. 李斯特菌属

国家科技资源标识符：CSTR:16698.06.NPRC 1.12.34

平台资源号：NPRC 1.12.34

保藏编号：HB0602005

中文名称：单核细胞增生李斯特菌

外文名称：*Listeria monocytogenes*

分类学地位：Bacteria; Firmicutes; Bacilli; Caryo-
　　　　　　phanales; Listeriaceae; *Listeria*

生物危害程度：第三类

分离时间：2019-03-05

分离地址：中国湖北省宜昌市

分离基物：食品

致病名称：败血症、脑膜炎、传染性单核细胞增多症

致病对象：人

来源历史：←湖北省疾病预防控制中心

用　　途：传染病病原监测和溯源

联系单位：湖北省疾病预防控制中心

电子邮箱：JDZBCZX@163.com

323. 李斯特菌属

国家科技资源标识符：CSTR:16698.06.NPRC 1.12.35

平台资源号：NPRC 1.12.35

保藏编号：HB0602006

中文名称：单核细胞增生李斯特菌

外文名称：*Listeria monocytogenes*

分类学地位：Bacteria; Firmicutes; Bacilli; Caryophanales; Listeriaceae; *Listeria*

生物危害程度：第三类

分离时间：2019-03-05

分离地址：中国湖北省宜昌市

分离基物：食品

致病名称：败血症、脑膜炎、传染性单核细胞增多症

致病对象：人

来源历史：←湖北省疾病预防控制中心

用　　途：传染病病原监测和溯源

联系单位：湖北省疾病预防控制中心

电子邮箱：JDZBCZX@163.com

324. 李斯特菌属

国家科技资源标识符：CSTR:16698.06.NPRC 1.12.36

平台资源号：NPRC 1.12.36

保藏编号：HB0602007

中文名称：单核细胞增生李斯特菌

外文名称：*Listeria monocytogenes*

分类学地位：Bacteria; Firmicutes; Bacilli; Caryophanales; Listeriaceae; *Listeria*

生物危害程度：第三类

分离时间：2019-03-05

分离地址：中国湖北省宜昌市

分离基物：食品

致病名称：败血症、脑膜炎、传染性单核细胞增多症

致病对象：人

来源历史：←湖北省疾病预防控制中心

用　　途：传染病病原监测和溯源

联系单位：湖北省疾病预防控制中心

电子邮箱：JDZBCZX@163.com

325. 李斯特菌属

国家科技资源标识符：CSTR:16698.06.NPRC 1.12.37

平台资源号：NPRC 1.12.37

保藏编号：HB0602008

中文名称：单核细胞增生李斯特菌

外文名称：*Listeria monocytogenes*

分类学地位：Bacteria; Firmicutes; Bacilli; Caryophanales; Listeriaceae; *Listeria*

生物危害程度：第三类

分离时间：2019-03-05

分离地址：中国湖北省宜昌市

分离基物：食品

致病名称：败血症、脑膜炎、传染性单核细胞增多症

致病对象：人

来源历史：←湖北省疾病预防控制中心

用　　途：传染病病原监测和溯源

联系单位：湖北省疾病预防控制中心

电子邮箱：JDZBCZX@163.com

326. 李斯特菌属

国家科技资源标识符：CSTR:16698.06.NPRC 1.12.38

平台资源号：NPRC 1.12.38

保藏编号：HB0602009

中文名称：单核细胞增生李斯特菌

外文名称：*Listeria monocytogenes*

分类学地位：Bacteria; Firmicutes; Bacilli; Caryophanales; Listeriaceae; *Listeria*

生物危害程度：第三类

分离时间：2019-03-05

分离地址：中国湖北省宜昌市

分离基物：食品

致病名称：败血症、脑膜炎、传染性单核细胞增多症

致病对象：人

来源历史：←湖北省疾病预防控制中心

用　　途：传染病病原监测和溯源

联系单位：湖北省疾病预防控制中心

电子邮箱：JDZBCZX@163.com

327. 李斯特菌属

国家科技资源标识符：CSTR:16698.06.NPRC 1.12.39

平台资源号：NPRC 1.12.39

保藏编号：HB0602010

中文名称：单核细胞增生李斯特菌

外文名称：*Listeria monocytogenes*

分类学地位：Bacteria; Firmicutes; Bacilli; Caryophanales; Listeriaceae; *Listeria*

生物危害程度：第三类

分离时间：2019-03-05

分离地址：中国湖北省襄阳市

分离基物：食品

致病名称：败血症、脑膜炎、传染性单核细胞增多症

致病对象：人

来源历史：←湖北省疾病预防控制中心

用　　途：传染病病原监测和溯源

联系单位：湖北省疾病预防控制中心

电子邮箱：JDZBCZX@163.com

十七、赖氨酸芽孢杆菌属

328. 赖氨酸芽孢杆菌属

国家科技资源标识符：CSTR:16698.06.NPRC 1.9.85

平台资源号：NPRC 1.9.85

保藏编号：CMCC (B) 63604

中文名称：球形赖氨酸芽孢杆菌

外文名称：*Lysinibacillus sphaericus*

分类学地位：Bacteria; Firmicutes; Bacilli; Caryophanales; Caryophanaceae; *Lysinibacillus*

生物危害程度：第三类

分离时间：2019-01-16

分离地址：中国

分离基物：化妆品

致病名称：/

致病对象：人

来源历史：←中国食品药品检定研究院食品检定所

用　　途：科研

联系单位：中国食品药品检定研究院

电子邮箱：cmcc@nifdc.org.cn

十八、马赛菌属

329. 马赛菌属

国家科技资源标识符：CSTR:16698.06.NPRC 1.9.86

平台资源号：NPRC 1.9.86

保藏编号：CMCC (B) 66010

中文名称：眼马赛菌

外文名称：*Massilia oculi*

分类学地位：Bacteria; Proteobacteria; Betaproteobacteria; Burkholderiales; Oxalobacteraceae; *Massilia*

生物危害程度：第三类

分离时间：2020-05-12

分离地址：中国

分离基物：实验室环境

致病名称：/

致病对象：人

来源历史：←中国食品药品检定研究院食品检定所

用　　途：科研

联系单位：中国食品药品检定研究院

电子邮箱：cmcc@nifdc.org.cn

十九、摩根菌属

330. 摩根菌属

国家科技资源标识符：CSTR:16698.06.NPRC 1.2.596

平台资源号：NPRC 1.2.596

保藏编号：CHPC 1.1365

中文名称：摩氏摩根菌

外文名称：*Morganella mollissima*

分类学地位：Bacteria; Proteobacteria; Gammaproteobacteria; Enterobacterales; Morgan-

ellaceae; *Morganella*

生物危害程度：第三类

分离时间：2012

分离地址：中国云南省玉溪市

分离基物：腹泻患者粪便

致病名称：尿路感染

致病对象：人

来源历史：←中国疾病预防控制中心病原微生物菌
（毒）种保藏中心传染病预防控制所分
中心←云南省玉溪市疾病预防控制中心

用　　途：临床检验、科研

联系单位：中国疾病预防控制中心传染病预防控
制所

电子邮箱：chpc@icdc.cn

331. 摩根菌属

国家科技资源标识符：CSTR:16698.06.NPRC 1.2.597

平台资源号：NPRC 1.2.597

保藏编号：CHPC 1.1384

中文名称：摩氏摩根菌

外文名称：*Morganella mollissima*

分类学地位：Bacteria; Proteobacteria; Gammapro-
teobacteria; Enterobacterales; Morgan-
ellaceae; *Morganella*

生物危害程度：第三类

分离时间：2012

分离地址：中国云南省玉溪市

分离基物：腹泻患者粪便

致病名称：尿路感染

致病对象：人

来源历史：←中国疾病预防控制中心病原微生物菌
（毒）种保藏中心传染病预防控制所分
中心←云南省玉溪市疾病预防控制中心

用　　途：临床检验、科研

联系单位：中国疾病预防控制中心传染病预防控
制所

电子邮箱：chpc@icdc.cn

二十、分枝杆菌属

332. 分枝杆菌属

国家科技资源标识符：CSTR:16698.06.NPRC 1.5.1

平台资源号：NPRC 1.5.1

保藏编号：CAMS-CCPM-CⅢ-15-2

中文名称：鸟分枝杆菌

外文名称：*Mycobacterium avium*

分类学地位：Bacteria; Actinobacteria; Actinobac-
teria; Mycobacteriales; Mycobacteria-
ceae; *Mycobacterium*

生物危害程度：第三类

分离时间：不详

分离地址：不详

分离基物：患者痰液

致病名称：脊髓炎

致病对象：人

来源历史：←中国医学科学院医学病原微生物分
中心←中国科学院微生物学研究所

用　　途：科研

联系单位：中国医学科学院医学病原微生物分中心

电子邮箱：sunyc@ipbcams.ac.cn

333. 分枝杆菌属

国家科技资源标识符：CSTR:16698.06.NPRC 1.5.2

平台资源号：NPRC 1.5.2

保藏编号：CAMS-CCPM-Ⅲ-15-1

中文名称：海分枝杆菌

外文名称：*Mycobacterium marinum*

分类学地位：Bacteria; Actinobacteria; Actinobac-
teria; Mycobacteriales; Mycobacteria-
ceae; *Mycobacterium*

生物危害程度：第三类

分离时间：不详

分离地址：不详

分离基物：患者皮肤组织

致病名称：皮肤感染

致病对象：人、动物

来源历史：←中国医学科学院医学病原微生物分中心←中国科学院微生物学研究所

用　　途：科研

联系单位：中国医学科学院医学病原微生物分中心

电子邮箱：sunyc@ipbcams.ac.cn

二十一、支原体

334. 支原体

国家科技资源标识符：CSTR:16698.06.NPRC 1.2.598

平台资源号：NPRC 1.2.598

保藏编号：CHPC 1.3682

中文名称：肺炎支原体

外文名称：*Mycoplasma pneumoniae*

分类学地位：Bacteria; Tenericutes; Mollicutes; Mycoplasmatales; Mycoplasmataceae; *Mycoplasma*

生物危害程度：第三类

分离时间：不详

分离地址：不详

分离基物：肺炎患者痰液

致病名称：肺炎、支气管炎、咽炎

致病对象：人、动物

来源历史：←中国疾病预防控制中心病原微生物菌（毒）种保藏中心传染病预防控制所分中心

用　　途：临床检验、科研

联系单位：中国疾病预防控制中心传染病预防控制所

电子邮箱：chpc@icdc.cn

335. 支原体

国家科技资源标识符：CSTR:16698.06.NPRC 1.2.599

平台资源号：NPRC 1.2.599

保藏编号：CHPC 1.3683

中文名称：肺炎支原体

外文名称：*Mycoplasma pneumoniae*

分类学地位：Bacteria; Tenericutes; Mollicutes; Mycoplasmatales; Mycoplasmataceae; *Mycoplasma*

生物危害程度：第三类

分离时间：不详

分离地址：不详

分离基物：肺炎患者痰液

致病名称：肺炎、支气管炎、咽炎

致病对象：人、动物

来源历史：←中国疾病预防控制中心病原微生物菌（毒）种保藏中心传染病预防控制所分中心

用　　途：临床检验、科研

联系单位：中国疾病预防控制中心传染病预防控制所

电子邮箱：chpc@icdc.cn

二十二、奈瑟菌属

336. 奈瑟菌属

国家科技资源标识符：CSTR:16698.06.NPRC 1.13.32

平台资源号：NPRC 1.13.32

保藏编号：GDPCC L-MG976

中文名称：脑膜炎奈瑟菌

外文名称：*Neisseria meningitidis*

分类学地位：Bacteria; Proteobacteria; Betaproteobacteria; Neisseriales; Neisseriaceae; *Neisseria*

生物危害程度：第三类

分离时间：2013-01-05

分离地址：中国广东省东莞市

分离基物：患者咽拭子

致病名称：流行性脑脊髓膜炎

致病对象：人

来源历史：←广东省人间传染的病原微生物菌
（毒）种保藏中心←广东省疾病预防控
制中心←广东省东莞市疾病预防控制
中心

用　　途：传染病病原监测和溯源

联系单位：广东省疾病预防控制中心

电子邮箱：sjkzx_wjs@gd.gov.cn

337. 奈瑟菌属

国家科技资源标识符：CSTR:16698.06.NPRC 1.13.33

平台资源号：NPRC 1.13.33

保藏编号：GDPCC L-MG977

中文名称：脑膜炎奈瑟菌

外文名称：*Neisseria meningitidis*

分类学地位：Bacteria; Proteobacteria; Betaproteo-
bacteria; Neisseriales; Neisseriaceae;
Neisseria

生物危害程度：第三类

分离时间：2013-01-05

分离地址：中国广东省东莞市

分离基物：患者咽拭子

致病名称：流行性脑脊髓膜炎

致病对象：人

来源历史：←广东省人间传染的病原微生物菌
（毒）种保藏中心←广东省疾病预防控
制中心←广东省东莞市疾病预防控制
中心

用　　途：传染病病原监测和溯源

联系单位：广东省疾病预防控制中心

电子邮箱：sjkzx_wjs@gd.gov.cn

338. 奈瑟菌属

国家科技资源标识符：CSTR:16698.06.NPRC 1.13.34

平台资源号：NPRC 1.13.34

保藏编号：GDPCC L-MG978

中文名称：脑膜炎奈瑟菌

外文名称：*Neisseria meningitidis*

分类学地位：Bacteria; Proteobacteria; Betaproteo-
bacteria; Neisseriales; Neisseriaceae;
Neisseria

生物危害程度：第三类

分离时间：2013-05-14

分离地址：中国广东省广州市

分离基物：患者脑脊液

致病名称：流行性脑脊髓膜炎

致病对象：人

来源历史：←广东省人间传染的病原微生物菌
（毒）种保藏中心←广东省疾病预防控
制中心←广东省广州市疾病预防控制
中心

用　　途：传染病病原监测和溯源

联系单位：广东省疾病预防控制中心

电子邮箱：sjkzx_wjs@gd.gov.cn

339. 奈瑟菌属

国家科技资源标识符：CSTR:16698.06.NPRC 1.13.35

平台资源号：NPRC 1.13.35

保藏编号：GDPCC L-MG979

中文名称：脑膜炎奈瑟菌

外文名称：*Neisseria meningitidis*

分类学地位：Bacteria; Proteobacteria; Betaproteo-
bacteria; Neisseriales; Neisseriaceae;
Neisseria

生物危害程度：第三类

分离时间：2013-05-14

分离地址：中国广东省广州市

分离基物：患者咽拭子

致病名称：流行性脑脊髓膜炎

致病对象：人

来源历史：←广东省人间传染的病原微生物菌
（毒）种保藏中心←广东省疾病预防控
制中心←广东省广州市疾病预防控制
中心

用　　途：传染病病原监测和溯源

联系单位：广东省疾病预防控制中心

电子邮箱：sjkzx_wjs@gd.gov.cn

340. 奈瑟菌属

国家科技资源标识符：CSTR:16698.06.NPRC 1.13.36

平台资源号：NPRC 1.13.36

保藏编号：GDPCC L-MG980

中文名称：脑膜炎奈瑟菌

外文名称：*Neisseria meningitidis*

分类学地位：Bacteria; Proteobacteria; Betaproteo-bacteria; Neisseriales; Neisseriaceae; *Neisseria*

生物危害程度：第三类

分离时间：2013-07-23

分离地址：中国广东省深圳市

分离基物：患者咽拭子

致病名称：流行性脑脊髓膜炎

致病对象：人

来源历史：←广东省人间传染的病原微生物菌（毒）种保藏中心←广东省疾病预防控制中心←广东省深圳市疾病预防控制中心

用　　途：传染病病原监测和溯源

联系单位：广东省疾病预防控制中心

电子邮箱：sjkzx_wjs@gd.gov.cn

341. 奈瑟菌属

国家科技资源标识符：CSTR:16698.06.NPRC 1.13.37

平台资源号：NPRC 1.13.37

保藏编号：GDPCC L-MG981

中文名称：脑膜炎奈瑟菌

外文名称：*Neisseria meningitidis*

分类学地位：Bacteria; Proteobacteria; Betaproteo-bacteria; Neisseriales; Neisseriaceae; *Neisseria*

生物危害程度：第三类

分离时间：2013-07-23

分离地址：中国广东省深圳市

分离基物：患者脑脊液

致病名称：流行性脑脊髓膜炎

致病对象：人

来源历史：←广东省人间传染的病原微生物菌（毒）种保藏中心←广东省疾病预防控制中心←广东省深圳市疾病预防控制中心

用　　途：传染病病原监测和溯源

联系单位：广东省疾病预防控制中心

电子邮箱：sjkzx_wjs@gd.gov.cn

342. 奈瑟菌属

国家科技资源标识符：CSTR:16698.06.NPRC 1.13.38

平台资源号：NPRC 1.13.38

保藏编号：GDPCC L-MG982

中文名称：脑膜炎奈瑟菌

外文名称：*Neisseria meningitidis*

分类学地位：Bacteria; Proteobacteria; Betaproteo-bacteria; Neisseriales; Neisseriaceae; *Neisseria*

生物危害程度：第三类

分离时间：2013-10-15

分离地址：中国广东省广州市

分离基物：患者血液

致病名称：流行性脑脊髓膜炎

致病对象：人

来源历史：←广东省人间传染的病原微生物菌（毒）种保藏中心←广东省疾病预防控制中心←广东省广州市疾病预防控制中心

用　　途：传染病病原监测和溯源

联系单位：广东省疾病预防控制中心

电子邮箱：sjkzx_wjs@gd.gov.cn

细菌

343. 奈瑟菌属

国家科技资源标识符：CSTR:16698.06.NPRC 1.13.39

平台资源号：NPRC 1.13.39

保藏编号：GDPCC L-MG983

中文名称：脑膜炎奈瑟菌

外文名称：*Neisseria meningitidis*

分类学地位：Bacteria; Proteobacteria; Betaproteo-
bacteria; Neisseriales; Neisseriaceae;
Neisseria

生物危害程度：第三类

分离时间：2013-10-15

分离地址：中国广东省广州市

分离基物：患者咽拭子

致病名称：流行性脑脊髓膜炎

致病对象：人

来源历史：←广东省人间传染的病原微生物菌
（毒）种保藏中心←广东省疾病预防控
制中心←广东省广州市疾病预防控制
中心

用　　途：传染病病原监测和溯源

联系单位：广东省疾病预防控制中心

电子邮箱：sjkzx_wjs@gd.gov.cn

344. 奈瑟菌属

国家科技资源标识符：CSTR:16698.06.NPRC 1.13.40

平台资源号：NPRC 1.13.40

保藏编号：GDPCC L-MG984

中文名称：脑膜炎奈瑟菌

外文名称：*Neisseria meningitidis*

分类学地位：Bacteria; Proteobacteria; Betaproteo-
bacteria; Neisseriales; Neisseriaceae;
Neisseria

生物危害程度：第三类

分离时间：2014-01-21

分离地址：中国广东省深圳市

分离基物：患者脑脊液

致病名称：流行性脑脊髓膜炎

致病对象：人

来源历史：←广东省人间传染的病原微生物菌
（毒）种保藏中心←广东省疾病预防控
制中心←广东省深圳市疾病预防控制
中心

用　　途：传染病病原监测和溯源

联系单位：广东省疾病预防控制中心

电子邮箱：sjkzx_wjs@gd.gov.cn

345. 奈瑟菌属

国家科技资源标识符：CSTR:16698.06.NPRC 1.13.41

平台资源号：NPRC 1.13.41

保藏编号：GDPCC L-MG985

中文名称：脑膜炎奈瑟菌

外文名称：*Neisseria meningitidis*

分类学地位：Bacteria; Proteobacteria; Betaproteo-
bacteria; Neisseriales; Neisseriaceae;
Neisseria

生物危害程度：第三类

分离时间：2014-01-28

分离地址：中国广东省广州市

分离基物：患者咽拭子

致病名称：流行性脑脊髓膜炎

致病对象：人

来源历史：←广东省人间传染的病原微生物菌
（毒）种保藏中心←广东省疾病预防控
制中心←广东省广州市疾病预防控制
中心

用　　途：传染病病原监测和溯源

联系单位：广东省疾病预防控制中心

电子邮箱：sjkzx_wjs@gd.gov.cn

346. 奈瑟菌属

国家科技资源标识符：CSTR:16698.06.NPRC 1.13.42

平台资源号：NPRC 1.13.42

保藏编号：GDPCC L-MG986

中文名称：脑膜炎奈瑟菌

外文名称：*Neisseria meningitidis*

分类学地位：Bacteria; Proteobacteria; Betaproteo-
bacteria; Neisseriales; Neisseriaceae;
Neisseria

生物危害程度：第三类

分离时间：2014-01-28

分离地址：中国广东省广州市

分离基物：患者咽拭子

致病名称：流行性脑脊髓膜炎

致病对象：人

来源历史：←广东省人间传染的病原微生物菌
（毒）种保藏中心←广东省疾病预防控
制中心←广东省广州市疾病预防控制
中心

用　　途：传染病病原监测和溯源

联系单位：广东省疾病预防控制中心

电子邮箱：sjkzx_wjs@gd.gov.cn

347. 奈瑟菌属

国家科技资源标识符：CSTR:16698.06.NPRC 1.13.43

平台资源号：NPRC 1.13.43

保藏编号：GDPCC L-MG987

中文名称：脑膜炎奈瑟菌

外文名称：*Neisseria meningitidis*

分类学地位：Bacteria; Proteobacteria; Betaproteo-
bacteria; Neisseriales; Neisseriaceae;
Neisseria

生物危害程度：第三类

分离时间：2014-01-28

分离地址：中国广东省广州市

分离基物：患者脑脊液

致病名称：流行性脑脊髓膜炎

致病对象：人

来源历史：←广东省人间传染的病原微生物菌
（毒）种保藏中心←广东省疾病预防
制中心←广东省广州市疾病预防控制

中心

用　　途：传染病病原监测和溯源

联系单位：广东省疾病预防控制中心

电子邮箱：sjkzx_wjs@gd.gov.cn

348. 奈瑟菌属

国家科技资源标识符：CSTR:16698.06.NPRC 1.13.44

平台资源号：NPRC 1.13.44

保藏编号：GDPCC L-MG988

中文名称：脑膜炎奈瑟菌

外文名称：*Neisseria meningitidis*

分类学地位：Bacteria; Proteobacteria; Betaproteo-
bacteria; Neisseriales; Neisseriaceae;
Neisseria

生物危害程度：第三类

分离时间：2014-02-08

分离地址：中国广东省中山市

分离基物：患者全血

致病名称：流行性脑脊髓膜炎

致病对象：人

来源历史：←广东省人间传染的病原微生物菌
（毒）种保藏中心←广东省疾病预防控
制中心←广东省中山市疾病预防控制
中心

用　　途：传染病病原监测和溯源

联系单位：广东省疾病预防控制中心

电子邮箱：sjkzx_wjs@gd.gov.cn

349. 奈瑟菌属

国家科技资源标识符：CSTR:16698.06.NPRC 1.13.45

平台资源号：NPRC 1.13.45

保藏编号：GDPCC L-MG989

中文名称：脑膜炎奈瑟菌

外文名称：*Neisseria meningitidis*

分类学地位：Bacteria; Proteobacteria; Betaproteo-
bacteria; Neisseriales; Neisseriaceae;
Neisseria

生物危害程度：第三类

分离时间：2014-02-12

分离地址：中国广东省中山市

分离基物：患者咽拭子

致病名称：流行性脑脊髓膜炎

致病对象：人

来源历史：←广东省人间传染的病原微生物菌
（毒）种保藏中心←广东省疾病预防控
制中心←广东省中山市疾病预防控制
中心

用　　途：传染病病原监测和溯源

联系单位：广东省疾病预防控制中心

电子邮箱：sjkzx_wjs@gd.gov.cn

350. 奈瑟菌属

国家科技资源标识符：CSTR:16698.06.NPRC 1.13.46

平台资源号：NPRC 1.13.46

保藏编号：GDPCC L-MG990

中文名称：脑膜炎奈瑟菌

外文名称：*Neisseria meningitidis*

分类学地位：Bacteria; Proteobacteria; Betaproteo-
bacteria; Neisseriales; Neisseriaceae;
Neisseria

生物危害程度：第三类

分离时间：2014-02-12

分离地址：中国广东省中山市

分离基物：患者脑脊液

致病名称：流行性脑脊髓膜炎

致病对象：人

来源历史：←广东省人间传染的病原微生物菌
（毒）种保藏中心←广东省疾病预防控
制中心←广东省中山市疾病预防控制
中心

用　　途：传染病病原监测和溯源

联系单位：广东省疾病预防控制中心

电子邮箱：sjkzx_wjs@gd.gov.cn

351. 奈瑟菌属

国家科技资源标识符：CSTR:16698.06.NPRC 1.13.47

平台资源号：NPRC 1.13.47

保藏编号：GDPCC L-MG991

中文名称：脑膜炎奈瑟菌

外文名称：*Neisseria meningitidis*

分类学地位：Bacteria; Proteobacteria; Betaproteo-
bacteria; Neisseriales; Neisseriaceae;
Neisseria

生物危害程度：第三类

分离时间：2014-08-04

分离地址：中国广东省深圳市

分离基物：患者全血

致病名称：流行性脑脊髓膜炎

致病对象：人

来源历史：←广东省人间传染的病原微生物菌
（毒）种保藏中心←广东省疾病预防控
制中心←广东省深圳市疾病预防控制
中心

用　　途：传染病病原监测和溯源

联系单位：广东省疾病预防控制中心

电子邮箱：sjkzx_wjs@gd.gov.cn

352. 奈瑟菌属

国家科技资源标识符：CSTR:16698.06.NPRC 1.13.48

平台资源号：NPRC 1.13.48

保藏编号：GDPCC L-MG992

中文名称：脑膜炎奈瑟菌

外文名称：*Neisseria meningitidis*

分类学地位：Bacteria; Proteobacteria; Betaproteo-
bacteria; Neisseriales; Neisseriaceae;
Neisseria

生物危害程度：第三类

分离时间：2014-11-26

分离地址：中国广东省江门市

分离基物：患者全血

致病名称：流行性脑脊髓膜炎

致病对象：人

来源历史：←广东省人间传染的病原微生物菌（毒）种保藏中心←广东省疾病预防控制中心←广东省江门市疾病预防控制中心

用　　途：传染病病原监测和溯源

联系单位：广东省疾病预防控制中心

电子邮箱：sjkzx_wjs@gd.gov.cn

353. 奈瑟菌属

国家科技资源标识符：CSTR:16698.06.NPRC 1.13.49

平台资源号：NPRC 1.13.49

保藏编号：GDPCC L-MG993

中文名称：脑膜炎奈瑟菌

外文名称：*Neisseria meningitidis*

分类学地位：Bacteria; Proteobacteria; Betaproteobacteria; Neisseriales; Neisseriaceae; *Neisseria*

生物危害程度：第三类

分离时间：2015-05-11

分离地址：中国广东省东莞市

分离基物：患者咽拭子

致病名称：流行性脑脊髓膜炎

致病对象：人

来源历史：←广东省人间传染的病原微生物菌（毒）种保藏中心←广东省疾病预防控制中心←广东省东莞市疾病预防控制中心

用　　途：传染病病原监测和溯源

联系单位：广东省疾病预防控制中心

电子邮箱：sjkzx_wjs@gd.gov.cn

354. 奈瑟菌属

国家科技资源标识符：CSTR:16698.06.NPRC 1.13.50

平台资源号：NPRC 1.13.50

保藏编号：GDPCC L-MG994

中文名称：脑膜炎奈瑟菌

外文名称：*Neisseria meningitidis*

分类学地位：Bacteria; Proteobacteria; Betaproteobacteria; Neisseriales; Neisseriaceae; *Neisseria*

生物危害程度：第三类

分离时间：2015-05-11

分离地址：中国广东省东莞市

分离基物：患者咽拭子

致病名称：流行性脑脊髓膜炎

致病对象：人

来源历史：←广东省人间传染的病原微生物菌（毒）种保藏中心←广东省疾病预防控制中心←广东省东莞市疾病预防控制中心

用　　途：传染病病原监测和溯源

联系单位：广东省疾病预防控制中心

电子邮箱：sjkzx_wjs@gd.gov.cn

355. 奈瑟菌属

国家科技资源标识符：CSTR:16698.06.NPRC 1.13.51

平台资源号：NPRC 1.13.51

保藏编号：GDPCC L-MG995

中文名称：脑膜炎奈瑟菌

外文名称：*Neisseria meningitidis*

分类学地位：Bacteria; Proteobacteria; Gammaproteobacteria; Vibrionales; Vibrionaceae; *Vibrio*

生物危害程度：第三类

分离时间：2015-05-11

分离地址：中国广东省东莞市

分离基物：患者咽拭子

致病名称：流行性脑脊髓膜炎

致病对象：人

来源历史：←广东省人间传染的病原微生物菌（毒）种保藏中心←广东省疾病预防控制中心

用　　途：传染病病原监测和溯源

联系单位：广东省疾病预防控制中心

电子邮箱：sjkzx_wjs@gd.gov.cn

356. 奈瑟菌属

国家科技资源标识符：CSTR:16698.06.NPRC 1.14.2

平台资源号：NPRC 1.14.2

保藏编号：SZCDC-WXSNM20200004

中文名称：脑膜炎奈瑟菌

外文名称：*Neisseria meningitidis*

分类学地位：Bacteria; Proteobacteria; Betaproteo-
　　　　　bacteria; Neisseriales; Neisseriaceae;
　　　　　Neisseria

生物危害程度：第三类

分离时间：2020-08-15

分离地址：中国广东省深圳市

分离基物：不详

致病名称：流行性脑脊髓膜炎

致病对象：人

来源历史：←广东省深圳市疾病预防控制中心卫生
　　　　　微生物研究所←广东省深圳市宝安区松
　　　　　岗人民医院

用　　途：传染病病原监测和溯源

联系单位：深圳市疾病预防控制中心

电子邮箱：jkzxwjwswjcs@wjw.sz.gov.cn

二十三、诺卡菌属

357. 诺卡菌属

国家科技资源标识符：CSTR:16698.06.NPRC 1.9.87

平台资源号：NPRC 1.9.87

保藏编号：CMCC (B) 98702

中文名称：皮疽诺卡菌

外文名称：*Nocardia farcinica*

分类学地位：Bacteria; Actinobacteria; Mycobacteri-
　　　　　ales; Corynebacteriales; Nocardiaceae;

Nocardia

生物危害程度：第三类

分离时间：2020-04-14

分离地址：中国

分离基物：实验室环境

致病名称：/

致病对象：人

来源历史：←中国食品药品检定研究院食品检定所

用　　途：科研

联系单位：中国食品药品检定研究院

电子邮箱：cmcc@nifdc.org.cn

二十四、大洋芽孢杆菌属

358. 大洋芽孢杆菌属

国家科技资源标识符：CSTR:16698.06.NPRC 1.9.88

平台资源号：NPRC 1.9.88

保藏编号：CMCC (B) 63602

中文名称：伊平屋桥大洋芽孢杆菌

外文名称：*Oceanobacillus iheyensis*

分类学地位：Bacteria; Firmicutes; Bacilli; Bacilla-
　　　　　les; Bacillaceae; *Oceanobacillus*

生物危害程度：第三类

分离时间：2019-01-16

分离地址：中国

分离基物：化妆品

致病名称：/

致病对象：人

来源历史：←中国食品药品检定研究院食品检定所

用　　途：科研

联系单位：中国食品药品检定研究院

电子邮箱：cmcc@nifdc.org.cn

细
菌

二十五、泛菌属

359. 泛菌属

国家科技资源标识符：CSTR:16698.06.NPRC 1.2.600

平台资源号：NPRC 1.2.600

保藏编号：CIIPC 1.2337

中文名称：泛菌

外文名称：*Pantoea* sp.

分类学地位：Bacteria; Proteobacteria; Gammaproteobactcria; Enterobacterales; Erwiniaceae; *Pantoea*

生物危害程度：第三类

分离时间：2014

分离地址：中国山东省莱州市

分离基物：不详

致病名称：尿路感染、关节炎、骨髓炎、败血症

致病对象：人

来源历史：←中国疾病预防控制中心病原微生物菌（毒）种保藏中心传染病预防控制所分中心←山东省莱州市疾病预防控制中心

用　　途：临床检验、科研

联系单位：中国疾病预防控制中心传染病预防控制所

电子邮箱：chpc@icdc.cn

360. 泛菌属

国家科技资源标识符：CSTR:16698.06.NPRC 1.2.601

平台资源号：NPRC 1.2.601

保藏编号：CHPC 1.2999

中文名称：泛菌

外文名称：*Pantoea* sp.

分类学地位：Bacteria; Proteobacteria; Gammaproteobacteria; Enterobacterales; Erwiniaceae; *Pantoea*

生物危害程度：第三类

分离时间：2016

分离地址：中国北京市

分离基物：不详

致病名称：尿路感染、关节炎、骨髓炎、败血症

致病对象：人

来源历史：←中国疾病预防控制中心病原微生物菌（毒）种保藏中心传染病预防控制所分中心

用　　途：临床检验、科研

联系单位：中国疾病预防控制中心传染病预防控制所

电子邮箱：chpc@icdc.cn

361. 泛菌属

国家科技资源标识符：CSTR:16698.06.NPRC 1.2.602

平台资源号：NPRC 1.2.602

保藏编号：CHPC 1.3015

中文名称：泛菌

外文名称：*Pantoea* sp.

分类学地位：Bacteria; Proteobacteria; Gammaproteobacteria; Enterobacterales; Erwiniaceae; *Pantoea*

生物危害程度：第三类

分离时间：2016

分离地址：中国北京市

分离基物：不详

致病名称：尿路感染、关节炎、骨髓炎、败血症

致病对象：人

来源历史：←中国疾病预防控制中心病原微生物菌（毒）种保藏中心传染病预防控制所分中心

用　　途：临床检验、科研

联系单位：中国疾病预防控制中心传染病预防控制所

电子邮箱：chpc@icdc.cn

二十六、邻单胞菌属

362. 邻单胞菌属

国家科技资源标识符：CSTR:16698.06.NPRC 1.2.603

平台资源号：NPRC 1.2.603

保藏编号：CHPC 1.1310

中文名称：类志贺邻单胞菌

外文名称：*Plesiomonas shigelloides*

分类学地位：Bacteria; Proteobacteria; Gammaproteobacteria; Enterobacterales; *Plesiomonas*

生物危害程度：第三类

分离时间：2009

分离地址：中国安徽省马鞍山市

分离基物：媒介昆虫

致病名称：食物中毒、腹泻

致病对象：人

来源历史：←中国疾病预防控制中心病原微生物菌（毒）种保藏中心传染病预防控制所分中心←安徽省马鞍山市疾病预防控制中心

用　　途：环境监测、科研

联系单位：中国疾病预防控制中心传染病预防控制所

电子邮箱：chpc@icdc.cn

363. 邻单胞菌属

国家科技资源标识符：CSTR:16698.06.NPRC 1.2.604

平台资源号：NPRC 1.2.604

保藏编号：CHPC 1.1311

中文名称：类志贺邻单胞菌

外文名称：*Plesiomonas shigelloides*

分类学地位：Bacteria; Proteobacteria; Gammaproteobacteria; Enterobacterales; *Plesiomonas*

生物危害程度：第三类

分离时间：2009

分离地址：中国安徽省马鞍山市

分离基物：媒介昆虫

致病名称：食物中毒、腹泻

致病对象：人

来源历史：←中国疾病预防控制中心病原微生物菌（毒）种保藏中心传染病预防控制所分中心←安徽省马鞍山市疾病预防控制中心

用　　途：环境监测、科研

联系单位：中国疾病预防控制中心传染病预防控制所

电子邮箱：chpc@icdc.cn

364. 邻单胞菌属

国家科技资源标识符：CSTR:16698.06.NPRC 1.2.605

平台资源号：NPRC 1.2.605

保藏编号：CHPC 1.1312

中文名称：类志贺邻单胞菌

外文名称：*Plesiomonas shigelloides*

分类学地位：Bacteria; Proteobacteria; Gammaproteobacteria; Enterobacterales; *Plesiomonas*

生物危害程度：第三类

分离时间：2009

分离地址：中国安徽省马鞍山市

分离基物：媒介昆虫

致病名称：食物中毒、腹泻

致病对象：人

来源历史：←中国疾病预防控制中心病原微生物菌（毒）种保藏中心传染病预防控制所分中心←安徽省马鞍山市疾病预防控制中心

用　　途：环境监测、科研

联系单位：中国疾病预防控制中心传染病预防控制所

电子邮箱：chpc@icdc.cn

365. 邻单胞菌属

国家科技资源标识符：CSTR:16698.06.NPRC 1.2.606

平台资源号：NPRC 1.2.606

保藏编号：CHPC 1.1313

中文名称：类志贺邻单胞菌

外文名称：*Plesiomonas shigelloides*

分类学地位：Bacteria; Proteobacteria; Gammaproteobacteria; Enterobacterales; *Plesiomonas*

生物危害程度：第三类

分离时间：2009

分离地址：中国安徽省马鞍山市

分离基物：媒介昆虫

致病名称：食物中毒、腹泻

致病对象：人

来源历史：←中国疾病预防控制中心病原微生物菌（毒）种保藏中心传染病预防控制所分中心←安徽省马鞍山市疾病预防控制中心

用　　途：环境监测、科研

联系单位：中国疾病预防控制中心传染病预防控制所

电子邮箱：chpc@icdc.cn

366. 邻单胞菌属

国家科技资源标识符：CSTR:16698.06.NPRC 1.2.607

平台资源号：NPRC 1.2.607

保藏编号：CHPC 1.1314

中文名称：类志贺邻单胞菌

外文名称：*Plesiomonas shigelloides*

分类学地位：Bacteria; Proteobacteria; Gammaproteobacteria; Enterobacterales; *Plesiomonas*

生物危害程度：第三类

分离时间：2009-06-09

分离地址：中国安徽省马鞍山市

分离基物：腹泻患者粪便

致病名称：食物中毒、腹泻

致病对象：人

来源历史：←中国疾病预防控制中心病原微生物菌（毒）种保藏中心传染病预防控制所分中心←安徽省马鞍山市疾病预防控制中心

用　　途：临床检验、食品检验、科研

联系单位：中国疾病预防控制中心传染病预防控制所

电子邮箱：chpc@icdc.cn

367. 邻单胞菌属

国家科技资源标识符：CSTR:16698.06.NPRC 1.2.608

平台资源号：NPRC 1.2.608

保藏编号：CHPC 1.1315

中文名称：类志贺邻单胞菌

外文名称：*Plesiomonas shigelloides*

分类学地位：Bacteria; Proteobacteria; Gammaproteobacteria; Enterobacterales; *Plesiomonas*

生物危害程度：第三类

分离时间：2009-08-25

分离地址：中国安徽省马鞍山市

分离基物：腹泻患者粪便

致病名称：食物中毒、腹泻

致病对象：人

来源历史：←中国疾病预防控制中心病原微生物菌（毒）种保藏中心传染病预防控制所分中心←安徽省马鞍山市疾病预防控制中心

用　　途：临床检验、食品检验、科研

联系单位：中国疾病预防控制中心传染病预防控制所

电子邮箱：chpc@icdc.cn

368. 邻单胞菌属

国家科技资源标识符：CSTR:16698.06.NPRC 1.2.609

平台资源号：NPRC 1.2.609

保藏编号：CHPC 1.1316

中文名称：类志贺邻单胞菌

外文名称：*Plesiomonas shigelloides*

分类学地位：Bacteria; Proteobacteria; Gammaproteobacteria; Enterobacterales; *Plesiomonas*

生物危害程度：第三类

分离时间：2011-05-09

分离地址：中国安徽省马鞍山市

分离基物：腹泻患者粪便

致病名称：食物中毒、腹泻

致病对象：人

来源历史：←中国疾病预防控制中心病原微生物菌（毒）种保藏中心传染病预防控制所分中心←安徽省马鞍山市疾病预防控制中心

用　　途：临床检验、食品检验、科研

联系单位：中国疾病预防控制中心传染病预防控制所

电子邮箱：chpc@icdc.cn

369. 邻单胞菌属

国家科技资源标识符：CSTR:16698.06.NPRC 1.2.610

平台资源号：NPRC 1.2.610

保藏编号：CHPC 1.1317

中文名称：类志贺邻单胞菌

外文名称：*Plesiomonas shigelloides*

分类学地位：Bacteria; Proteobacteria; Gammaproteobacteria; Enterobacterales; *Plesiomonas*

生物危害程度：第三类

分离时间：2011-05-09

分离地址：中国安徽省马鞍山市

分离基物：腹泻患者粪便

致病名称：食物中毒、腹泻

致病对象：人

来源历史：←中国疾病预防控制中心病原微生物菌（毒）种保藏中心传染病预防控制所分中心←安徽省马鞍山市疾病预防控制中心

用　　途：临床检验、食品检验、科研

联系单位：中国疾病预防控制中心传染病预防控制所

电子邮箱：chpc@icdc.cn

370. 邻单胞菌属

国家科技资源标识符：CSTR:16698.06.NPRC 1.2.611

平台资源号：NPRC 1.2.611

保藏编号：CHPC 1.1318

中文名称：类志贺邻单胞菌

外文名称：*Plesiomonas shigelloides*

分类学地位：Bacteria; Proteobacteria; Gammaproteobacteria; Enterobacterales; *Plesiomonas*

生物危害程度：第三类

分离时间：2011-09-14

分离地址：中国安徽省马鞍山市

分离基物：腹泻患者粪便

致病名称：食物中毒、腹泻

致病对象：人

来源历史：←中国疾病预防控制中心病原微生物菌（毒）种保藏中心传染病预防控制所分中心←安徽省马鞍山市疾病预防控制中心

用　　途：临床检验、食品检验、科研

联系单位：中国疾病预防控制中心传染病预防控制所

电子邮箱：chpc@icdc.cn

细菌

371. 邻单胞菌属

国家科技资源标识符：CSTR:16698.06.NPRC 1.2.612

平台资源号：NPRC 1.2.612

保藏编号：CHPC 1.1613

中文名称：类志贺邻单胞菌

外文名称：*Plesiomonas shigelloides*

分类学地位：Bacteria; Proteobacteria; Gammaproteobacteria; Enterobacterales; *Plesiomonas*

生物危害程度：第三类

分离时间：2012

分离地址：中国辽宁省本溪市

分离基物：腹泻患者粪便

致病名称：食物中毒、腹泻

致病对象：人

来源历史：←中国疾病预防控制中心病原微生物菌（毒）种保藏中心传染病预防控制所分中心←辽宁省疾病预防控制中心

用　　途：临床检验、食品检验、科研

联系单位：中国疾病预防控制中心传染病预防控制所

电子邮箱：chpc@icdc.cn

372. 邻单胞菌属

国家科技资源标识符：CSTR:16698.06.NPRC 1.2.613

平台资源号：NPRC 1.2.613

保藏编号：CHPC 1.1614

中文名称：类志贺邻单胞菌

外文名称：*Plesiomonas shigelloides*

分类学地位：Bacteria; Proteobacteria; Gammaproteobacteria; Enterobacterales; *Plesiomonas*

生物危害程度：第三类

分离时间：2012

分离地址：中国辽宁省本溪市

分离基物：腹泻患者粪便

致病名称：食物中毒、腹泻

致病对象：人

来源历史：←中国疾病预防控制中心病原微生物菌（毒）种保藏中心传染病预防控制所分中心←辽宁省疾病预防控制中心

用　　途：临床检验、食品检验、科研

联系单位：中国疾病预防控制中心传染病预防控制所

电子邮箱：chpc@icdc.cn

373. 邻单胞菌属

国家科技资源标识符：CSTR:16698.06.NPRC 1.2.614

平台资源号：NPRC 1.2.614

保藏编号：CHPC 1.1615

中文名称：类志贺邻单胞菌

外文名称：*Plesiomonas shigelloides*

分类学地位：Bacteria; Proteobacteria; Gammaproteobacteria; Enterobacterales; *Plesiomonas*

生物危害程度：第三类

分离时间：2012

分离地址：中国辽宁省丹东市

分离基物：腹泻患者粪便

致病名称：食物中毒、腹泻

致病对象：人

来源历史：←中国疾病预防控制中心病原微生物菌（毒）种保藏中心传染病预防控制所分中心←辽宁省疾病预防控制中心

用　　途：临床检验、食品检验、科研

联系单位：中国疾病预防控制中心传染病预防控制所

电子邮箱：chpc@icdc.cn

374. 邻单胞菌属

国家科技资源标识符：CSTR:16698.06.NPRC 1.2.615

平台资源号：NPRC 1.2.615

保藏编号：CHPC 1.1616

中文名称：类志贺邻单胞菌

外文名称：*Plesiomonas shigelloides*

分类学地位：Bacteria; Proteobacteria; Gammaproteobacteria; Enterobacterales; *Plesiomonas*

生物危害程度：第三类

分离时间：2012

分离地址：中国辽宁省丹东市

分离基物：腹泻患者粪便

致病名称：食物中毒、腹泻

致病对象：人

来源历史：←中国疾病预防控制中心病原微生物菌（毒）种保藏中心传染病预防控制所分中心←辽宁省疾病预防控制中心

用　　途：临床检验、食品检验、科研

联系单位：中国疾病预防控制中心传染病预防控制所

电子邮箱：chpc@icdc.cn

二十七、变形杆菌属

375. 变形杆菌属

国家科技资源标识符：CSTR:16698.06.NPRC 1.2.616

平台资源号：NPRC 1.2.616

保藏编号：CHPC 1.1153

中文名称：粪变形杆菌

外文名称：*Proteus faecis*

分类学地位：Bacteria; Proteobacteria; Gammaproteobacteria; Enterobacterales; Morganellaceae; *Proteus*

生物危害程度：第三类

分离时间：2008

分离地址：中国安徽省马鞍山市

分离基物：食品

致病名称：食物中毒、尿路感染、医源性感染

致病对象：人

来源历史：←中国疾病预防控制中心病原微生物菌（毒）种保藏中心传染病预防控制所分中心←安徽省马鞍山市疾病预防控制中心

用　　途：食品检验、科研

联系单位：中国疾病预防控制中心传染病预防控制所

电子邮箱：chpc@icdc.cn

376. 变形杆菌属

国家科技资源标识符：CSTR:16698.06.NPRC 1.2.617

平台资源号：NPRC 1.2.617

保藏编号：CHPC 1.1673

中文名称：奇异变形杆菌

外文名称：*Proteus mirabilis*

分类学地位：Bacteria; Proteobacteria; Gammaproteobacteria; Enterobacterales; Morganellaceae; *Proteus*

生物危害程度：第三类

分离时间：2008

分离地址：中国安徽省马鞍山市

分离基物：水产品

致病名称：食物中毒、尿路感染、医源性感染

致病对象：人

来源历史：←中国疾病预防控制中心病原微生物菌（毒）种保藏中心传染病预防控制所分中心←安徽省马鞍山市疾病预防控制中心

用　　途：涉水产品检验、科研

联系单位：中国疾病预防控制中心传染病预防控制所

电子邮箱：chpc@icdc.cn

377. 变形杆菌属

国家科技资源标识符：CSTR:16698.06.NPRC 1.2.618

平台资源号：NPRC 1.2.618

保藏编号：CHPC 1.1674

中文名称：奇异变形杆菌

外文名称：*Proteus mirabilis*

分类学地位：Bacteria; Proteobacteria; Gammaproteobacteria; Enterobacterales; Morganellaceae; *Proteus*

生物危害程度：第三类

分离时间：2008

分离地址：中国安徽省马鞍山市

分离基物：动物

致病名称：食物中毒、尿路感染、医源性感染

致病对象：人

来源历史：←中国疾病预防控制中心病原微生物菌（毒）种保藏中心传染病预防控制所分中心←安徽省马鞍山市疾病预防控制中心

用　　途：食品检验、科研

联系单位：中国疾病预防控制中心传染病预防控制所

电子邮箱：chpc@icdc.cn

378. 变形杆菌属

国家科技资源标识符：CSTR:16698.06.NPRC 1.2.619

平台资源号：NPRC 1.2.619

保藏编号：CHPC 1.1675

中文名称：奇异变形杆菌

外文名称：*Proteus mirabilis*

分类学地位：Bacteria; Proteobacteria; Gammaproteobacteria; Enterobacterales; Morganellaceae; *Proteus*

生物危害程度：第三类

分离时间：2008

分离地址：中国安徽省马鞍山市

分离基物：食品

致病名称：食物中毒、尿路感染、医源性感染

致病对象：人

来源历史：←中国疾病预防控制中心病原微生物菌（毒）种保藏中心传染病预防控制

所分中心←安徽省马鞍山市疾病预防控制中心

用　　途：食品检验、科研

联系单位：中国疾病预防控制中心传染病预防控制所

电子邮箱：chpc@icdc.cn

379. 变形杆菌属

国家科技资源标识符：CSTR:16698.06.NPRC 1.2.620

平台资源号：NPRC 1.2.620

保藏编号：CHPC 1.1676

中文名称：奇异变形杆菌

外文名称：*Proteus mirabilis*

分类学地位：Bacteria; Proteobacteria; Gammaproteobacteria; Enterobacterales; Morganellaceae; *Proteus*

生物危害程度：第三类

分离时间：2008

分离地址：中国安徽省马鞍山市

分离基物：水产品

致病名称：食物中毒、尿路感染、医源性感染

致病对象：人

来源历史：←中国疾病预防控制中心病原微生物菌（毒）种保藏中心传染病预防控制所分中心←安徽省马鞍山市疾病预防控制中心

用　　途：涉水产品检验、科研

联系单位：中国疾病预防控制中心传染病预防控制所

电子邮箱：chpc@icdc.cn

380. 变形杆菌属

国家科技资源标识符：CSTR:16698.06.NPRC 1.2.621

平台资源号：NPRC 1.2.621

保藏编号：CHPC 1.1677

中文名称：奇异变形杆菌

外文名称：*Proteus mirabilis*

分类学地位：Bacteria; Proteobacteria; Gammaproteobacteria; Enterobacterales; Morganellaceae; *Proteus*

生物危害程度：第三类

分离时间：2008

分离地址：中国安徽省马鞍山市

分离基物：水产品

致病名称：食物中毒、尿路感染、医源性感染

致病对象：人

来源历史：←中国疾病预防控制中心病原微生物菌（毒）种保藏中心传染病预防控制所分中心←安徽省马鞍山市疾病预防控制中心

用　途：涉水产品检验、科研

联系单位：中国疾病预防控制中心传染病预防控制所

电子邮箱：chpc@icdc.cn

381. 变形杆菌属

国家科技资源标识符：CSTR:16698.06.NPRC 1.2.622

平台资源号：NPRC 1.2.622

保藏编号：CHPC 1.1678

中文名称：奇异变形杆菌

外文名称：*Proteus mirabilis*

分类学地位：Bacteria; Proteobacteria; Gammaproteobacteria; Enterobacterales; Morganellaceae; *Proteus*

生物危害程度：第三类

分离时间：2008

分离地址：中国安徽省马鞍山市

分离基物：食品

致病名称：食物中毒、尿路感染、医源性感染

致病对象：人

来源历史：←中国疾病预防控制中心病原微生物菌（毒）种保藏中心传染病预防控制所分中心←安徽省马鞍山市疾病预防控制中心

用　途：食品检验、科研

联系单位：中国疾病预防控制中心传染病预防控制所

电子邮箱：chpc@icdc.cn

382. 变形杆菌属

国家科技资源标识符：CSTR:16698.06.NPRC 1.2.623

平台资源号：NPRC 1.2.623

保藏编号：CHPC 1.1679

中文名称：奇异变形杆菌

外文名称：*Proteus mirabilis*

分类学地位：Bacteria; Proteobacteria; Gammaproteobacteria; Enterobacterales; Morganellaceae; *Proteus*

生物危害程度：第三类

分离时间：2008

分离地址：中国安徽省马鞍山市

分离基物：食品

致病名称：食物中毒、尿路感染、医源性感染

致病对象：人

来源历史：←中国疾病预防控制中心病原微生物菌（毒）种保藏中心传染病预防控制所分中心←安徽省马鞍山市疾病预防控制中心

用　途：食品检验、科研

联系单位：中国疾病预防控制中心传染病预防控制所

电子邮箱：chpc@icdc.cn

383. 变形杆菌属

国家科技资源标识符：CSTR:16698.06.NPRC 1.2.624

平台资源号：NPRC 1.2.624

保藏编号：CHPC 1.1680

中文名称：奇异变形杆菌

外文名称：*Proteus mirabilis*

分类学地位：Bacteria; Proteobacteria; Gammaproteobacteria; Enterobacterales; Morgan-

ellaceae; *Proteus*

生物危害程度：第三类

分离时间：2008

分离地址：中国安徽省马鞍山市

分离基物：食品

致病名称：食物中毒、尿路感染、医源性感染

致病对象：人

来源历史：←中国疾病预防控制中心病原微生物菌（毒）种保藏中心传染病预防控制所分中心←安徽省马鞍山市疾病预防控制中心

用　　途：食品检验、科研

联系单位：中国疾病预防控制中心传染病预防控制所

电子邮箱：chpc@icdc.cn

384. 变形杆菌属

国家科技资源标识符：CSTR:16698.06.NPRC 1.2.625

平台资源号：NPRC 1.2.625

保藏编号：CHPC 1.1681

中文名称：奇异变形杆菌

外文名称：*Proteus mirabilis*

分类学地位：Bacteria; Proteobacteria; Gammaproteobacteria; Enterobacterales; Morganellaceae; *Proteus*

生物危害程度：第三类

分离时间：2008

分离地址：中国安徽省马鞍山市

分离基物：食品

致病名称：食物中毒、尿路感染、医源性感染

致病对象：人

来源历史：←中国疾病预防控制中心病原微生物菌（毒）种保藏中心传染病预防控制所分中心←安徽省马鞍山市疾病预防控制中心

用　　途：食品检验、科研

联系单位：中国疾病预防控制中心传染病预防控

制所

电子邮箱：chpc@icdc.cn

385. 变形杆菌属

国家科技资源标识符：CSTR:16698.06.NPRC 1.2.626

平台资源号：NPRC 1.2.626

保藏编号：CHPC 1.1682

中文名称：奇异变形杆菌

外文名称：*Proteus mirabilis*

分类学地位：Bacteria; Proteobacteria; Gammaproteobacteria; Enterobacterales; Morganellaceae; *Proteus*

生物危害程度：第三类

分离时间：2008

分离地址：中国安徽省马鞍山市

分离基物：食品

致病名称：食物中毒、尿路感染、医源性感染

致病对象：人

来源历史：←中国疾病预防控制中心病原微生物菌（毒）种保藏中心传染病预防控制所分中心←安徽省马鞍山市疾病预防控制中心

用　　途：食品检验、科研

联系单位：中国疾病预防控制中心传染病预防控制所

电子邮箱：chpc@icdc.cn

386. 变形杆菌属

国家科技资源标识符：CSTR:16698.06.NPRC 1.2.627

平台资源号：NPRC 1.2.627

保藏编号：CHPC 1.1683

中文名称：奇异变形杆菌

外文名称：*Proteus mirabilis*

分类学地位：Bacteria; Proteobacteria; Gammaproteobacteria; Enterobacterales; Morganellaceae; *Proteus*

生物危害程度：第三类

分离时间：2008

分离地址：中国安徽省马鞍山市

分离基物：食品

致病名称：食物中毒、尿路感染、医源性感染

致病对象：人

来源历史：←中国疾病预防控制中心病原微生物
　　　　　菌（毒）种保藏中心传染病预防控制
　　　　　所分中心←安徽省马鞍山市疾病预防
　　　　　控制中心

用　　途：食品检验、科研

联系单位：中国疾病预防控制中心传染病预防控
　　　　　制所

电子邮箱：chpc@icdc.cn

387. 变形杆菌属

国家科技资源标识符：CSTR:16698.06.NPRC 1.2.628

平台资源号：NPRC 1.2.628

保藏编号：CHPC 1.1684

中文名称：奇异变形杆菌

外文名称：*Proteus mirabilis*

分类学地位：Bacteria; Proteobacteria; Gammapro-
　　　　　teobacteria; Enterobacterales; Morgan-
　　　　　ellaceae; *Proteus*

生物危害程度：第三类

分离时间：2008

分离地址：中国安徽省马鞍山市

分离基物：水产品

致病名称：食物中毒、尿路感染、医源性感染

致病对象：人

来源历史：←中国疾病预防控制中心病原微生物
　　　　　菌（毒）种保藏中心传染病预防控制
　　　　　所分中心←安徽省马鞍山市疾病预防
　　　　　控制中心

用　　途：涉水产品检验、科研

联系单位：中国疾病预防控制中心传染病预防控
　　　　　制所

电子邮箱：chpc@icdc.cn

388. 变形杆菌属

国家科技资源标识符：CSTR:16698.06.NPRC 1.2.629

平台资源号：NPRC 1.2.629

保藏编号：CHPC 1.1685

中文名称：奇异变形杆菌

外文名称：*Proteus mirabilis*

分类学地位：Bacteria; Proteobacteria; Gammapro-
　　　　　teobacteria; Enterobacterales; Morgan-
　　　　　ellaceae; *Proteus*

生物危害程度：第三类

分离时间：2008

分离地址：中国安徽省马鞍山市

分离基物：食品

致病名称：食物中毒、尿路感染、医源性感染

致病对象：人

来源历史：←中国疾病预防控制中心病原微生物
　　　　　菌（毒）种保藏中心传染病预防控制
　　　　　所分中心←安徽省马鞍山市疾病预防
　　　　　控制中心

用　　途：食品检验、科研

联系单位：中国疾病预防控制中心传染病预防控
　　　　　制所

电子邮箱：chpc@icdc.cn

389. 变形杆菌属

国家科技资源标识符：CSTR:16698.06.NPRC 1.2.630

平台资源号：NPRC 1.2.630

保藏编号：CHPC 1.2518

中文名称：奇异变形杆菌

外文名称：*Proteus mirabilis*

分类学地位：Bacteria; Proteobacteria; Gammapro-
　　　　　teobacteria; Enterobacterales; Morgan-
　　　　　ellaceae; *Proteus*

生物危害程度：第三类

分离时间：2001

分离地址：中国福建省

分离基物：体检人员粪便样品

致病名称：食物中毒、尿路感染、医源性感染

致病对象：人

来源历史：←中国疾病预防控制中心病原微生物菌（毒）种保藏中心传染病预防控制所分中心←福建省疾病预防控制中心

用　　途：临床检验、科研

联系单位：中国疾病预防控制中心传染病预防控制所

电子邮箱：chpc@icdc.cn

390. 变形杆菌属

国家科技资源标识符：CSTR:16698.06.NPRC 1.2.631

平台资源号：NPRC 1.2.631

保藏编号：CHPC 1.2521

中文名称：奇异变形杆菌

外文名称：*Proteus mirabilis*

分类学地位：Bacteria; Proteobacteria; Gammaproteobacteria; Enterobacterales; Morganellaceae; *Proteus*

生物危害程度：第三类

分离时间：2001

分离地址：中国福建省

分离基物：体检人员粪便样品

致病名称：食物中毒、尿路感染、医源性感染

致病对象：人

来源历史：←中国疾病预防控制中心病原微生物菌（毒）种保藏中心传染病预防控制所分中心←福建省疾病预防控制中心

用　　途：临床检验、科研

联系单位：中国疾病预防控制中心传染病预防控制所

电子邮箱：chpc@icdc.cn

391. 变形杆菌属

国家科技资源标识符：CSTR:16698.06.NPRC 1.2.632

平台资源号：NPRC 1.2.632

保藏编号：CHPC 1.2524

中文名称：奇异变形杆菌

外文名称：*Proteus mirabilis*

分类学地位：Bacteria; Proteobacteria; Gammaproteobacteria; Enterobacterales; Morganellaceae; *Proteus*

生物危害程度：第三类

分离时间：2005

分离地址：中国福建省

分离基物：水产品

致病名称：食物中毒、尿路感染、医源性感染

致病对象：人

来源历史：←中国疾病预防控制中心病原微生物菌（毒）种保藏中心传染病预防控制所分中心←福建省疾病预防控制中心

用　　途：涉水产品检验、科研

联系单位：中国疾病预防控制中心传染病预防控制所

电子邮箱：chpc@icdc.cn

392. 变形杆菌属

国家科技资源标识符：CSTR:16698.06.NPRC 1.2.633

平台资源号：NPRC 1.2.633

保藏编号：CHPC 1.3359

中文名称：奇异变形杆菌

外文名称：*Proteus mirabilis*

分类学地位：Bacteria; Proteobacteria; Gammaproteobacteria; Enterobacterales; Morganellaceae; *Proteus*

生物危害程度：第三类

分离时间：2018

分离地址：中国新疆维吾尔自治区皮山县

分离基物：腹泻患者粪便

致病名称：食物中毒、尿路感染、医源性感染

致病对象：人

来源历史：←中国疾病预防控制中心病原微生物菌（毒）种保藏中心传染病预防控制

所分中心←安徽省马鞍山市疾病预防
控制中心

用　　途：临床检验、食品检验、科研

联系单位：中国疾病预防控制中心传染病预防控
制所

电子邮箱：chpc@icdc.cn

393. 变形杆菌属

国家科技资源标识符：CSTR:16698.06.NPRC 1.2.634

平台资源号：NPRC 1.2.634

保藏编号：CHPC 1.3498

中文名称：奇异变形杆菌

外文名称：*Proteus mirabilis*

分类学地位：Bacteria; Proteobacteria; Gammapro-
teobacteria; Enterobacterales; Morgan-
ellaceae; *Proteus*

生物危害程度：第三类

分离时间：2018

分离地址：中国新疆维吾尔自治区皮山县

分离基物：腹泻患者粪便

致病名称：食物中毒、尿路感染、医源性感染

致病对象：人

来源历史：←中国疾病预防控制中心病原微生物
菌（毒）种保藏中心传染病预防控制
所分中心←安徽省马鞍山市疾病预防
控制中心

用　　途：临床检验、食品检验、科研

联系单位：中国疾病预防控制中心传染病预防控
制所

电子邮箱：chpc@icdc.cn

394. 变形杆菌属

国家科技资源标识符：CSTR:16698.06.NPRC 1.2.635

平台资源号：NPRC 1.2.635

保藏编号：CHPC 1.3499

中文名称：奇异变形杆菌

外文名称：*Proteus mirabilis*

分类学地位：Bacteria; Proteobacteria; Gammapro-
teobacteria; Enterobacterales; Morgan-
ellaceae; *Proteus*

生物危害程度：第三类

分离时间：2018

分离地址：中国新疆维吾尔自治区皮山县

分离基物：腹泻患者粪便

致病名称：食物中毒、尿路感染、医源性感染

致病对象：人

来源历史：←中国疾病预防控制中心病原微生物
菌（毒）种保藏中心传染病预防控制
所分中心←安徽省马鞍山市疾病预防
控制中心

用　　途：临床检验、食品检验、科研

联系单位：中国疾病预防控制中心传染病预防控
制所

电子邮箱：chpc@icdc.cn

395. 变形杆菌属

国家科技资源标识符：CSTR:16698.06.NPRC 1.2.636

平台资源号：NPRC 1.2.636

保藏编号：CHPC 1.3500

中文名称：奇异变形杆菌

外文名称：*Proteus mirabilis*

分类学地位：Bacteria; Proteobacteria; Gammapro-
teobacteria; Enterobacterales; Morgan-
ellaceae; *Proteus*

生物危害程度：第三类

分离时间：2018

分离地址：中国新疆维吾尔自治区皮山县

分离基物：腹泻患者粪便

致病名称：食物中毒、尿路感染、医源性感染

致病对象：人

来源历史：←中国疾病预防控制中心病原微生物
菌（毒）种保藏中心传染病预防控制
所分中心←安徽省马鞍山市疾病预防
控制中心

细菌

用　　途：临床检验、食品检验、科研

联系单位：中国疾病预防控制中心传染病预防控制所

电子邮箱：chpc@icdc.cn

396. 变形杆菌属

国家科技资源标识符：CSTR:16698.06.NPRC 1.2.637

平台资源号：NPRC 1.2.637

保藏编号：CHPC 1.3501

中文名称：奇异变形杆菌

外文名称：*Proteus mirabilis*

分类学地位：Bacteria; Proteobacteria; Gammaproteobacteria; Enterobacterales; Morganellaceae; *Proteus*

生物危害程度：第三类

分离时间：2018

分离地址：中国新疆维吾尔自治区皮山县

分离基物：腹泻患者粪便

致病名称：食物中毒、尿路感染、医源性感染

致病对象：人

来源历史：←中国疾病预防控制中心病原微生物菌（毒）种保藏中心传染病预防控制所分中心←安徽省马鞍山市疾病预防控制中心

用　　途：临床检验、食品检验、科研

联系单位：中国疾病预防控制中心传染病预防控制所

电子邮箱：chpc@icdc.cn

397. 变形杆菌属

国家科技资源标识符：CSTR:16698.06.NPRC 1.2.638

平台资源号：NPRC 1.2.638

保藏编号：CHPC 1.3502

中文名称：奇异变形杆菌

外文名称：*Proteus mirabilis*

分类学地位：Bacteria; Proteobacteria; Gammaproteobacteria; Enterobacterales; Morgan-

ellaceae; *Proteus*

生物危害程度：第三类

分离时间：2018

分离地址：中国新疆维吾尔自治区皮山县

分离基物：腹泻患者粪便

致病名称：食物中毒、尿路感染、医源性感染

致病对象：人

来源历史：←中国疾病预防控制中心病原微生物菌（毒）种保藏中心传染病预防控制所分中心←安徽省马鞍山市疾病预防控制中心

用　　途：临床检验、食品检验、科研

联系单位：中国疾病预防控制中心传染病预防控制所

电子邮箱：chpc@icdc.cn

398. 变形杆菌属

国家科技资源标识符：CSTR:16698.06.NPRC 1.7.19

平台资源号：NPRC 1.7.19

保藏编号：CCPM (A)-P-132001

中文名称：奇异变形杆菌

外文名称：*Proteus mirabilis*

分类学地位：Bacteria; Proteobacteria; Gammaproteobacteria; Enterobacterales; Morganellaceae; *Proteus*

生物危害程度：第三类

分离时间：2020-11-11

分离地址：中国河北省

分离基物：患者痰液

致病名称：食物中毒、尿路感染、医源性感染

致病对象：人

来源历史：← 中国医学科学院医药生物技术研究所

用　　途：科研

联系单位：中国医学科学院医药生物技术研究所

电子邮箱：xinyiyang@imb.cams.cn

399. 变形杆菌属

国家科技资源标识符：CSTR:16698.06.NPRC 1.2.639

平台资源号：NPRC 1.2.639

保藏编号：CHPC 1.2519

中文名称：潘氏变形杆菌

外文名称：*Proteus penneri*

分类学地位：Bacteria; Proteobacteria; Gammaproteobacteria; Enterobacterales; Morganellaceae; *Proteus*

生物危害程度：第三类

分离时间：2001

分离地址：中国福建省

分离基物：腹泻患者粪便

致病名称：食物中毒、尿路感染、医源性感染

致病对象：人

来源历史：←中国疾病预防控制中心病原微生物菌（毒）种保藏中心传染病预防控制所分中心←福建省疾病预防控制中心

用　　途：临床检验、食品检验、科研

联系单位：中国疾病预防控制中心传染病预防控制所

电子邮箱：chpc@icdc.cn

400. 变形杆菌属

国家科技资源标识符：CSTR:16698.06.NPRC 1.2.640

平台资源号：NPRC 1.2.640

保藏编号：CHPC 1.2520

中文名称：潘氏变形杆菌

外文名称：*Proteus penneri*

分类学地位：Bacteria; Proteobacteria; Gammaproteobacteria; Enterobacterales; Morganellaceae; *Proteus*

生物危害程度：第三类

分离时间：2001

分离地址：中国福建省

分离基物：食品

致病名称：食物中毒、尿路感染、医源性感染

致病对象：人

来源历史：←中国疾病预防控制中心病原微生物菌（毒）种保藏中心传染病预防控制所分中心←福建省疾病预防控制中心

用　　途：临床检验、食品检验、科研

联系单位：中国疾病预防控制中心传染病预防控制所

电子邮箱：chpc@icdc.cn

401. 变形杆菌属

国家科技资源标识符：CSTR:16698.06.NPRC 1.2.641

平台资源号：NPRC 1.2.641

保藏编号：CHPC 1.2522

中文名称：潘氏变形杆菌

外文名称：*Proteus penneri*

分类学地位：Bacteria; Proteobacteria; Gammaproteobacteria; Enterobacterales; Morganellaceae; *Proteus*

生物危害程度：第三类

分离时间：2002

分离地址：中国福建省

分离基物：腹泻患者粪便

致病名称：食物中毒、尿路感染、医源性感染

致病对象：人

来源历史：←中国疾病预防控制中心病原微生物菌（毒）种保藏中心传染病预防控制所分中心←福建省疾病预防控制中心

用　　途：临床检验、食品检验、科研

联系单位：中国疾病预防控制中心传染病预防控制所

电子邮箱：chpc@icdc.cn

402. 变形杆菌属

国家科技资源标识符：CSTR:16698.06.NPRC 1.2.642

平台资源号：NPRC 1.2.642

保藏编号：CHPC 1.2523

中文名称：潘氏变形杆菌

外文名称：*Proteus penneri*

分类学地位：Bacteria; Proteobacteria; Gammaproteobacteria; Enterobacterales; Morganellaceae; *Proteus*

生物危害程度：第三类

分离时间：2003

分离地址：中国福建省

分离基物：腹泻患者粪便

致病名称：食物中毒、尿路感染、医源性感染

致病对象：人

来源历史：←中国疾病预防控制中心病原微生物菌（毒）种保藏中心传染病预防控制所分中心←福建省疾病预防控制中心

用　　途：临床检验、食品检验、科研

联系单位：中国疾病预防控制中心传染病预防控制所

电子邮箱：chpc@icdc.cn

403. 变形杆菌属

国家科技资源标识符：CSTR:16698.06.NPRC 1.2.643

平台资源号：NPRC 1.2.643

保藏编号：CHPC 1.2527

中文名称：潘氏变形杆菌

外文名称：*Proteus penneri*

分类学地位：Bacteria; Proteobacteria; Gammaproteobacteria; Enterobacterales; Morganellaceae; *Proteus*

生物危害程度：第三类

分离时间：2005

分离地址：中国福建省

分离基物：水产品

致病名称：食物中毒、尿路感染、医源性感染

致病对象：人

来源历史：←中国疾病预防控制中心病原微生物菌（毒）种保藏中心传染病预防控制所分中心←福建省疾病预防控制中心

用　　途：涉水产品检验、科研

联系单位：中国疾病预防控制中心传染病预防控制所

电子邮箱：chpc@icdc.cn

404. 变形杆菌属

国家科技资源标识符：CSTR:16698.06.NPRC 1.2.644

平台资源号：NPRC 1.2.644

保藏编号：CHPC 1.3479

中文名称：彭氏变形杆菌

外文名称：*Proteus penneri*

分类学地位：Bacteria; Proteobacteria; Gammaproteobacteria; Enterobacterales; Morganellaceae; *Proteus*

生物危害程度：第三类

分离时间：2018

分离地址：中国新疆维吾尔自治区皮山县

分离基物：腹泻患者粪便

致病名称：食物中毒、尿路感染、医源性感染

致病对象：人

来源历史：←中国疾病预防控制中心病原微生物菌（毒）种保藏中心传染病预防控制所分中心←安徽省马鞍山市疾病预防控制中心

用　　途：临床检验、食品检验、科研

联系单位：中国疾病预防控制中心传染病预防控制所

电子邮箱：chpc@icdc.cn

405. 变形杆菌属

国家科技资源标识符：CSTR:16698.06.NPRC 1.2.645

平台资源号：NPRC 1.2.645

保藏编号：CHPC 1.3490

中文名称：彭氏变形杆菌

外文名称：*Proteus penneri*

分类学地位：Bacteria; Proteobacteria; Gammaproteobacteria; Enterobacterales; Morgan-

ellaceae; *Proteus*

生物危害程度：第三类

分离时间：2018

分离地址：中国新疆维吾尔自治区皮山县

分离基物：腹泻患者粪便

致病名称：食物中毒、尿路感染、医源性感染

致病对象：人

来源历史：←中国疾病预防控制中心病原微生物
菌（毒）种保藏中心传染病预防控制
所分中心←安徽省马鞍山市疾病预防
控制中心

用　　途：临床检验、食品检验、科研

联系单位：中国疾病预防控制中心传染病预防控
制所

电子邮箱：chpc@icdc.cn

406. 变形杆菌属

国家科技资源标识符：CSTR:16698.06.NPRC 1.2.646

平台资源号：NPRC 1.2.646

保藏编号：CHPC 1.1861

中文名称：变形杆菌

外文名称：*Proteus* sp.

分类学地位：Bacteria; Proteobacteria; Gammapro-
teobacteria; Enterobacterales; Morgan-
ellaceae; *Proteus*

生物危害程度：第三类

分离时间：2013

分离地址：中国天津市

分离基物：腹泻患者粪便

致病名称：食物中毒、尿路感染、医源性感染

致病对象：人、动物

来源历史：←中国疾病预防控制中心病原微生物
菌（毒）种保藏中心传染病预防控制所
分中心←天津医科大学第二附属医院

用　　途：临床检验、食品检验、科研

联系单位：中国疾病预防控制中心传染病预防控
制所

电子邮箱：chpc@icdc.cn

407. 变形杆菌属

国家科技资源标识符：CSTR:16698.06.NPRC 1.2.647

平台资源号：NPRC 1.2.647

保藏编号：CHPC 1.1862

中文名称：变形杆菌

外文名称：*Proteus* sp.

分类学地位：Bacteria; Proteobacteria; Gammapro-
teobacteria; Enterobacterales; Morgan-
ellaceae; *Proteus*

生物危害程度：第三类

分离时间：2013

分离地址：中国天津市

分离基物：腹泻患者粪便

致病名称：食物中毒、尿路感染、医源性感染

致病对象：人、动物

来源历史：←中国疾病预防控制中心病原微生物
菌（毒）种保藏中心传染病预防控制所
分中心←天津医科大学第二附属医院

用　　途：临床检验、食品检验、科研

联系单位：中国疾病预防控制中心传染病预防控
制所

电子邮箱：chpc@icdc.cn

408. 变形杆菌属

国家科技资源标识符：CSTR:16698.06.NPRC 1.2.648

平台资源号：NPRC 1.2.648

保藏编号：CHPC 1.1863

中文名称：变形杆菌

外文名称：*Proteus* sp.

分类学地位：Bacteria; Proteobacteria; Gammapro-
teobacteria; Enterobacterales; Morgan-
ellaceae; *Proteus*

生物危害程度：第三类

分离时间：2013

分离地址：中国天津市

分离基物：腹泻患者粪便

致病名称：食物中毒、尿路感染、医源性感染

致病对象：人、动物

来源历史：←中国疾病预防控制中心病原微生物菌（毒）种保藏中心传染病预防控制所分中心←天津医科大学第二附属医院

用　　途：临床检验、食品检验、科研

联系单位：中国疾病预防控制中心传染病预防控制所

电子邮箱：chpc@icdc.cn

409. 变形杆菌属

国家科技资源标识符：CSTR:16698.06.NPRC 1.2.649

平台资源号：NPRC 1.2.649

保藏编号：CHPC 1.1864

中文名称：变形杆菌

外文名称：*Proteus* sp.

分类学地位：Bacteria; Proteobacteria; Gammaproteobacteria; Enterobacterales; Morganellaceae; *Proteus*

生物危害程度：第三类

分离时间：2013

分离地址：中国天津市

分离基物：腹泻患者粪便

致病名称：食物中毒、尿路感染、医源性感染

致病对象：人、动物

来源历史：←中国疾病预防控制中心病原微生物菌（毒）种保藏中心传染病预防控制所分中心←天津医科大学第二附属医院

用　　途：临床检验、食品检验、科研

联系单位：中国疾病预防控制中心传染病预防控制所

电子邮箱：chpc@icdc.cn

410. 变形杆菌属

国家科技资源标识符：CSTR:16698.06.NPRC 1.2.650

平台资源号：NPRC 1.2.650

保藏编号：CHPC 1.1865

中文名称：变形杆菌

外文名称：*Proteus* sp.

分类学地位：Bacteria; Proteobacteria; Gammaproteobacteria; Enterobacterales; Morganellaceae; *Proteus*

生物危害程度：第三类

分离时间：2013

分离地址：中国天津市

分离基物：腹泻患者粪便

致病名称：食物中毒、尿路感染、医源性感染

致病对象：人、动物

来源历史：←中国疾病预防控制中心病原微生物菌（毒）种保藏中心传染病预防控制所分中心←天津医科大学第二附属医院

用　　途：临床检验、食品检验、科研

联系单位：中国疾病预防控制中心传染病预防控制所

电子邮箱：chpc@icdc.cn

411. 变形杆菌属

国家科技资源标识符：CSTR:16698.06.NPRC 1.2.651

平台资源号：NPRC 1.2.651

保藏编号：CHPC 1.1866

中文名称：变形杆菌

外文名称：*Proteus* sp.

分类学地位：Bacteria; Proteobacteria; Gammaproteobacteria; Enterobacterales; Morganellaceae; *Proteus*

生物危害程度：第三类

分离时间：2013

分离地址：中国天津市

分离基物：腹泻患者粪便

致病名称：食物中毒、尿路感染、医源性感染

致病对象：人、动物

来源历史：←中国疾病预防控制中心病原微生物菌（毒）种保藏中心传染病预防控制所

分中心←天津医科大学第二附属医院

用　　途：临床检验、食品检验、科研

联系单位：中国疾病预防控制中心传染病预防控制所

电子邮箱：chpc@icdc.cn

412. 变形杆菌属

国家科技资源标识符：CSTR:16698.06.NPRC 1.2.652

平台资源号：NPRC 1.2.652

保藏编号：CHPC 1.1867

中文名称：变形杆菌

外文名称：*Proteus* sp.

分类学地位：Bacteria; Proteobacteria; Gammaproteobacteria; Enterobacterales; Morganellaceae; *Proteus*

生物危害程度：第三类

分离时间：2013

分离地址：中国天津市

分离基物：腹泻患者粪便

致病名称：食物中毒、尿路感染、医源性感染

致病对象：人、动物

来源历史：←中国疾病预防控制中心病原微生物菌（毒）种保藏中心传染病预防控制所分中心←天津医科大学第二附属医院

用　　途：临床检验、食品检验、科研

联系单位：中国疾病预防控制中心传染病预防控制所

电子邮箱：chpc@icdc.cn

413. 变形杆菌属

国家科技资源标识符：CSTR:16698.06.NPRC 1.2.653

平台资源号：NPRC 1.2.653

保藏编号：CHPC 1.1929

中文名称：变形杆菌

外文名称：*Proteus* sp.

分类学地位：Bacteria; Proteobacteria; Gammaproteobacteria; Enterobacterales; Morgan-

ellaceae; *Proteus*

生物危害程度：第三类

分离时间：2011

分离地址：中国江苏省

分离基物：体检人员粪便

致病名称：食物中毒、尿路感染、医源性感染

致病对象：人、动物

来源历史：←中国疾病预防控制中心病原微生物菌（毒）种保藏中心传染病预防控制所分中心←江苏省疾病预防控制中心

用　　途：临床检验、食品检验、科研

联系单位：中国疾病预防控制中心传染病预防控制所

电子邮箱：chpc@icdc.cn

414. 变形杆菌属

国家科技资源标识符：CSTR:16698.06.NPRC 1.2.654

平台资源号：NPRC 1.2.654

保藏编号：CHPC 1.1930

中文名称：变形杆菌

外文名称：*Proteus* sp.

分类学地位：Bacteria; Proteobacteria; Gammaproteobacteria; Enterobacterales; Morganellaceae; *Proteus*

生物危害程度：第三类

分离时间：2011

分离地址：中国江苏省

分离基物：体检人员粪便

致病名称：食物中毒、尿路感染、医源性感染

致病对象：人、动物

来源历史：←中国疾病预防控制中心病原微生物菌（毒）种保藏中心传染病预防控制所分中心←江苏省疾病预防控制中心

用　　途：临床检验、食品检验、科研

联系单位：中国疾病预防控制中心传染病预防控制所

电子邮箱：chpc@icdc.cn

415. 变形杆菌属

国家科技资源标识符：CSTR:16698.06.NPRC 1.2.655

平台资源号：NPRC 1.2.655

保藏编号：CHPC 1.1931

中文名称：变形杆菌

外文名称：*Proteus* sp.

分类学地位：Bacteria; Proteobacteria; Gammaproteobacteria; Enterobacterales; Morganellaceae; *Proteus*

生物危害程度：第三类

分离时间：2011

分离地址：中国江苏省

分离基物：体检人员粪便

致病名称：食物中毒、尿路感染、医源性感染

致病对象：人、动物

来源历史：←中国疾病预防控制中心病原微生物菌（毒）种保藏中心传染病预防控制所分中心←江苏省疾病预防控制中心

用　　途：临床检验、食品检验、科研

联系单位：中国疾病预防控制中心传染病预防控制所

电子邮箱：chpc@icdc.cn

416. 变形杆菌属

国家科技资源标识符：CSTR:16698.06.NPRC 1.2.656

平台资源号：NPRC 1.2.656

保藏编号：CHPC 1.1932

中文名称：变形杆菌

外文名称：*Proteus* sp.

分类学地位：Bacteria; Proteobacteria; Gammaproteobacteria; Enterobacterales; Morganellaceae; *Proteus*

生物危害程度：第三类

分离时间：2011

分离地址：中国江苏省

分离基物：体检人员粪便

致病名称：食物中毒、尿路感染、医源性感染

致病对象：人、动物

来源历史：←中国疾病预防控制中心病原微生物菌（毒）种保藏中心传染病预防控制所分中心←江苏省疾病预防控制中心

用　　途：临床检验、食品检验、科研

联系单位：中国疾病预防控制中心传染病预防控制所

电子邮箱：chpc@icdc.cn

417. 变形杆菌属

国家科技资源标识符：CSTR:16698.06.NPRC 1.2.657

平台资源号：NPRC 1.2.657

保藏编号：CHPC 1.1933

中文名称：变形杆菌

外文名称：*Proteus* sp.

分类学地位：Bacteria; Proteobacteria; Gammaproteobacteria; Enterobacterales; Morganellaceae; *Proteus*

生物危害程度：第三类

分离时间：2011

分离地址：中国江苏省

分离基物：体检人员粪便

致病名称：食物中毒、尿路感染、医源性感染

致病对象：人、动物

来源历史：←中国疾病预防控制中心病原微生物菌（毒）种保藏中心传染病预防控制所分中心←江苏省疾病预防控制中心

用　　途：临床检验、食品检验、科研

联系单位：中国疾病预防控制中心传染病预防控制所

电子邮箱：chpc@icdc.cn

418. 变形杆菌属

国家科技资源标识符：CSTR:16698.06.NPRC 1.2.658

平台资源号：NPRC 1.2.658

保藏编号：CHPC 1.1934

中文名称：变形杆菌

外文名称：*Proteus* sp.

分类学地位：Bacteria; Proteobacteria; Gammapro-
teobacteria; Enterobacterales; Morgan-
ellaceae; *Proteus*

生物危害程度：第三类

分离时间：2011

分离地址：中国江苏省

分离基物：体检人员粪便

致病名称：食物中毒、尿路感染、医源性感染

致病对象：人、动物

来源历史：←中国疾病预防控制中心病原微生物
菌（毒）种保藏中心传染病预防控制
所分中心←江苏省疾病预防控制中心

用　　途：临床检验、食品检验、科研

联系单位：中国疾病预防控制中心传染病预防控
制所

电子邮箱：chpc@icdc.cn

419. 变形杆菌属

国家科技资源标识符：CSTR:16698.06.NPRC 1.2.659

平台资源号：NPRC 1.2.659

保藏编号：CHPC 1.1935

中文名称：变形杆菌

外文名称：*Proteus* sp.

分类学地位：Bacteria; Proteobacteria; Gammapro-
teobacteria; Enterobacterales; Morgan-
ellaceae; *Proteus*

生物危害程度：第三类

分离时间：2011

分离地址：中国江苏省

分离基物：食品

致病名称：食物中毒、尿路感染、医源性感染

致病对象：人、动物

来源历史：←中国疾病预防控制中心病原微生物
菌（毒）种保藏中心传染病预防控制
所分中心←江苏省疾病预防控制中心

用　　途：食品检验、科研

联系单位：中国疾病预防控制中心传染病预防控
制所

电子邮箱：chpc@icdc.cn

420. 变形杆菌属

国家科技资源标识符：CSTR:16698.06.NPRC 1.2.660

平台资源号：NPRC 1.2.660

保藏编号：CHPC 1.2353

中文名称：变形杆菌

外文名称：*Proteus* sp.

分类学地位：Bacteria; Proteobacteria; Gammapro-
teobacteria; Enterobacterales; Morgan-
ellaceae; *Proteus*

生物危害程度：第三类

分离时间：2015

分离地址：中国北京市

分离基物：腹泻患者粪便

致病名称：食物中毒、尿路感染、医源性感染

致病对象：人、动物

来源历史：←中国疾病预防控制中心病原微生物
菌（毒）种保藏中心传染病预防控制
所分中心←北京民航总医院

用　　途：临床检验、食品检验、科研

联系单位：中国疾病预防控制中心传染病预防控
制所

电子邮箱：chpc@icdc.cn

421. 变形杆菌属

国家科技资源标识符：CSTR:16698.06.NPRC 1.2.661

平台资源号：NPRC 1.2.661

保藏编号：CHPC 1.2354

中文名称：变形杆菌

外文名称：*Proteus* sp.

分类学地位：Bacteria; Proteobacteria; Gammapro-
teobacteria; Enterobacterales; Morgan-
ellaceae; *Proteus*

生物危害程度：第三类

分离时间：2015

分离地址：中国北京市

分离基物：腹泻患者粪便

致病名称：食物中毒、尿路感染、医源性感染

致病对象：人、动物

来源历史：←中国疾病预防控制中心病原微生物菌（毒）种保藏中心传染病预防控制所分中心←北京民航总医院

用　　途：临床检验、食品检验、科研

联系单位：中国疾病预防控制中心传染病预防控制所

电子邮箱：chpc@icdc.cn

422. 变形杆菌属

国家科技资源标识符：CSTR:16698.06.NPRC 1.2.662

平台资源号：NPRC 1.2.662

保藏编号：CHPC 1.2355

中文名称：变形杆菌

外文名称：*Proteus* sp.

分类学地位：Bacteria; Proteobacteria; Gammaproteobacteria; Enterobacterales; Morganellaceae; *Proteus*

生物危害程度：第三类

分离时间：2015

分离地址：中国北京市

分离基物：腹泻患者粪便

致病名称：食物中毒、尿路感染、医源性感染

致病对象：人、动物

来源历史：←中国疾病预防控制中心病原微生物菌（毒）种保藏中心传染病预防控制所分中心←北京民航总医院

用　　途：临床检验、食品检验、科研

联系单位：中国疾病预防控制中心传染病预防控制所

电子邮箱：chpc@icdc.cn

423. 变形杆菌属

国家科技资源标识符：CSTR:16698.06.NPRC 1.2.663

平台资源号：NPRC 1.2.663

保藏编号：CHPC 1.2356

中文名称：变形杆菌

外文名称：*Proteus* sp.

分类学地位：Bacteria; Proteobacteria; Gammaproteobacteria; Enterobacterales; Morganellaceae; *Proteus*

生物危害程度：第三类

分离时间：2015

分离地址：中国北京市

分离基物：腹泻患者粪便

致病名称：食物中毒、尿路感染、医源性感染

致病对象：人、动物

来源历史：←中国疾病预防控制中心病原微生物菌（毒）种保藏中心传染病预防控制所分中心←北京民航总医院

用　　途：临床检验、食品检验、科研

联系单位：中国疾病预防控制中心传染病预防控制所

电子邮箱：chpc@icdc.cn

424. 变形杆菌属

国家科技资源标识符：CSTR:16698.06.NPRC 1.2.664

平台资源号：NPRC 1.2.664

保藏编号：CHPC 1.2357

中文名称：变形杆菌

外文名称：*Proteus* sp.

分类学地位：Bacteria; Proteobacteria; Gammaproteobacteria; Enterobacterales; Morganellaceae; *Proteus*

生物危害程度：第三类

分离时间：2015

分离地址：中国北京市

分离基物：腹泻患者粪便

致病名称：食物中毒、尿路感染、医源性感染

致病对象：人、动物

来源历史：←中国疾病预防控制中心病原微生物菌（毒）种保藏中心传染病预防控制所分中心←北京民航总医院

用　　途：临床检验、食品检验、科研

联系单位：中国疾病预防控制中心传染病预防控制所

电子邮箱：chpc@icdc.cn

425. 变形杆菌属

国家科技资源标识符：CSTR:16698.06.NPRC 1.2.665

平台资源号：NPRC 1.2.665

保藏编号：CHPC 1.3354

中文名称：土壤变形杆菌

外文名称：*Proteus terrae*

分类学地位：Bacteria; Proteobacteria; Gammaproteobacteria; Enterobacterales; Morganellaceae; *Proteus*

生物危害程度：第三类

分离时间：2018

分离地址：中国新疆维吾尔自治区皮山县

分离基物：腹泻患者粪便

致病名称：食物中毒、尿路感染、医源性感染

致病对象：人

来源历史：←中国疾病预防控制中心病原微生物菌（毒）种保藏中心传染病预防控制所分中心←安徽省马鞍山市疾病预防控制中心

用　　途：临床检验、食品检验、科研

联系单位：中国疾病预防控制中心传染病预防控制所

电子邮箱：chpc@icdc.cn

426. 变形杆菌属

国家科技资源标识符：CSTR:16698.06.NPRC 1.2.666

平台资源号：NPRC 1.2.666

保藏编号：CHPC 1.3491

中文名称：土壤变形杆菌

外文名称：*Proteus terrae*

分类学地位：Bacteria; Proteobacteria; Gammaproteobacteria; Enterobacterales; Morganellaceae; *Proteus*

生物危害程度：第三类

分离时间：2018

分离地址：中国新疆维吾尔自治区皮山县

分离基物：腹泻患者粪便

致病名称：食物中毒、尿路感染、医源性感染

致病对象：人

来源历史：←中国疾病预防控制中心病原微生物菌（毒）种保藏中心传染病预防控制所分中心←安徽省马鞍山市疾病预防控制中心

用　　途：临床检验、食品检验、科研

联系单位：中国疾病预防控制中心传染病预防控制所

电子邮箱：chpc@icdc.cn

427. 变形杆菌属

国家科技资源标识符：CSTR:16698.06.NPRC 1.2.667

平台资源号：NPRC 1.2.667

保藏编号：CHPC 1.1101

中文名称：普通变形杆菌

外文名称：*Proteus vulgaris*

分类学地位：Bacteria; Proteobacteria; Gammaproteobacteria; Enterobacterales; Morganellaceae; *Proteus*

生物危害程度：第三类

分离时间：2008

分离地址：中国安徽省马鞍山市

分离基物：食品

致病名称：食物中毒、尿路感染、医源性感染

致病对象：人

来源历史：←中国疾病预防控制中心病原微生物

菌（毒）种保藏中心传染病预防控制所分中心←安徽省马鞍山市疾病预防控制中心

用　　途：食品检验、科研

联系单位：中国疾病预防控制中心传染病预防控制所

电子邮箱：chpc@icdc.cn

428. 变形杆菌属

国家科技资源标识符：CSTR:16698.06.NPRC 1.2.668

平台资源号：NPRC 1.2.668

保藏编号：CHPC 1.1102

中文名称：普通变形杆菌

外文名称：*Proteus vulgaris*

分类学地位：Bacteria; Proteobacteria; Gammaproteobacteria; Enterobacterales; Morganellaceae; *Proteus*

生物危害程度：第三类

分离时间：2008

分离地址：中国安徽省马鞍山市

分离基物：食品

致病名称：食物中毒、尿路感染、医源性感染

致病对象：人

来源历史：←中国疾病预防控制中心病原微生物菌（毒）种保藏中心传染病预防控制所分中心←安徽省马鞍山市疾病预防控制中心

用　　途：食品检验、科研

联系单位：中国疾病预防控制中心传染病预防控制所

电子邮箱：chpc@icdc.cn

429. 变形杆菌属

国家科技资源标识符：CSTR:16698.06.NPRC 1.2.669

平台资源号：NPRC 1.2.669

保藏编号：CHPC 1.1152

中文名称：普通变形杆菌

外文名称：*Proteus vulgaris*

分类学地位：Bacteria; Proteobacteria; Gammaproteobacteria; Enterobacterales; Morganellaceae; *Proteus*

生物危害程度：第三类

分离时间：2008

分离地址：中国安徽省马鞍山市

分离基物：水产品

致病名称：食物中毒、尿路感染、医源性感染

致病对象：人

来源历史：←中国疾病预防控制中心病原微生物菌（毒）种保藏中心传染病预防控制所分中心←安徽省马鞍山市疾病预防控制中心

用　　途：涉水产品检验、科研

联系单位：中国疾病预防控制中心传染病预防控制所

电子邮箱：chpc@icdc.cn

430. 变形杆菌属

国家科技资源标识符：CSTR:16698.06.NPRC 1.2.670

平台资源号：NPRC 1.2.670

保藏编号：CHPC 1.1154

中文名称：普通变形杆菌

外文名称：*Proteus vulgaris*

分类学地位：Bacteria; Proteobacteria; Gammaproteobacteria; Enterobacterales; Morganellaceae; *Proteus*

生物危害程度：第三类

分离时间：2008

分离地址：中国安徽省马鞍山市

分离基物：食品

致病名称：食物中毒、尿路感染、医源性感染

致病对象：人

来源历史：←中国疾病预防控制中心病原微生物菌（毒）种保藏中心传染病预防控制所分中心←安徽省马鞍山市疾病预防

控制中心

用　　途：食品检验、科研

联系单位：中国疾病预防控制中心传染病预防控制所

电子邮箱：chpc@icdc.cn

431. 变形杆菌属

国家科技资源标识符：CSTR:16698.06.NPRC 1.2.671

平台资源号：NPRC 1.2.671

保藏编号：CHPC 1.1155

中文名称：普通变形杆菌

外文名称：*Proteus vulgaris*

分类学地位：Bacteria; Proteobacteria; Gammaproteobacteria; Enterobacterales; Morganellaceae; *Proteus*

生物危害程度：第三类

分离时间：2008

分离地址：中国安徽省马鞍山市

分离基物：食品

致病名称：食物中毒、尿路感染、医源性感染

致病对象：人

来源历史：←中国疾病预防控制中心病原微生物菌（毒）种保藏中心传染病预防控制所分中心←安徽省马鞍山市疾病预防控制中心

用　　途：食品检验、科研

联系单位：中国疾病预防控制中心传染病预防控制所

电子邮箱：chpc@icdc.cn

432. 变形杆菌属

国家科技资源标识符：CSTR:16698.06.NPRC 1.2.672

平台资源号：NPRC 1.2.672

保藏编号：CHPC 1.1156

中文名称：普通变形杆菌

外文名称：*Proteus vulgaris*

分类学地位：Bacteria; Proteobacteria; Gammapro-

teobacteria; Enterobacterales; Morganellaceae; *Proteus*

生物危害程度：第三类

分离时间：2008

分离地址：中国安徽省马鞍山市

分离基物：水产品

致病名称：食物中毒、尿路感染、医源性感染

致病对象：人

来源历史：←中国疾病预防控制中心病原微生物菌（毒）种保藏中心传染病预防控制所分中心←安徽省马鞍山市疾病预防控制中心

用　　途：涉水产品检验、科研

联系单位：中国疾病预防控制中心传染病预防控制所

电子邮箱：chpc@icdc.cn

433. 变形杆菌属

国家科技资源标识符：CSTR:16698.06.NPRC 1.2.673

平台资源号：NPRC 1.2.673

保藏编号：CHPC 1.1157

中文名称：普通变形杆菌

外文名称：*Proteus vulgaris*

分类学地位：Bacteria; Proteobacteria; Gammaproteobacteria; Enterobacterales; Morganellaceae; *Proteus*

生物危害程度：第三类

分离时间：2008

分离地址：中国安徽省马鞍山市

分离基物：水产品

致病名称：食物中毒、尿路感染、医源性感染

致病对象：人

来源历史：←中国疾病预防控制中心病原微生物菌（毒）种保藏中心传染病预防控制所分中心←安徽省马鞍山市疾病预防控制中心

用　　途：涉水产品检验、科研

联系单位：中国疾病预防控制中心传染病预防控制所

电子邮箱：chpc@icdc.cn

434. 变形杆菌属

国家科技资源标识符：CSTR:16698.06.NPRC 1.2.674

平台资源号：NPRC 1.2.674

保藏编号：CHPC 1.2525

中文名称：普通变形杆菌

外文名称：*Proteus vulgaris*

分类学地位：Bacteria; Protcobacteria; Gammaproteobacteria; Enterobacterales; Morganellaceae; *Proteus*

生物危害程度：第三类

分离时间：2005

分离地址：中国福建省

分离基物：水产品

致病名称：食物中毒、尿路感染、医源性感染

致病对象：人

来源历史：←中国疾病预防控制中心病原微生物菌（毒）种保藏中心传染病预防控制所分中心←福建省疾病预防控制中心

用　　途：涉水产品检验、科研

联系单位：中国疾病预防控制中心传染病预防控制所

电子邮箱：chpc@icdc.cn

435. 变形杆菌属

国家科技资源标识符：CSTR:16698.06.NPRC 1.2.675

平台资源号：NPRC 1.2.675

保藏编号：CHPC 1.2526

中文名称：普通变形杆菌

外文名称：*Proteus vulgaris*

分类学地位：Bacteria; Proteobacteria; Gammaproteobacteria; Enterobacterales; Morganellaceae; *Proteus*

生物危害程度：第三类

分离时间：2005

分离地址：中国福建省

分离基物：水产品

致病名称：食物中毒、尿路感染、医源性感染

致病对象：人

来源历史：←中国疾病预防控制中心病原微生物菌（毒）种保藏中心传染病预防控制所分中心←福建省疾病预防控制中心

用　　途：涉水产品检验、科研

联系单位：中国疾病预防控制中心传染病预防控制所

电子邮箱：chpc@icdc.cn

436. 变形杆菌属

国家科技资源标识符：CSTR:16698.06.NPRC 1.2.676

平台资源号：NPRC 1.2.676

保藏编号：CHPC 1.3457

中文名称：普通变形杆菌

外文名称：*Proteus vulgaris*

分类学地位：Bacteria; Proteobacteria; Gammaproteobacteria; Enterobacterales; Morganellaceae; *Proteus*

生物危害程度：第三类

分离时间：2018

分离地址：中国新疆维吾尔自治区皮山县

分离基物：腹泻患者粪便

致病名称：食物中毒、尿路感染、医源性感染

致病对象：人

来源历史：←中国疾病预防控制中心病原微生物菌（毒）种保藏中心传染病预防控制所分中心←安徽省马鞍山市疾病预防控制中心

用　　途：临床检验、食品检验、科研

联系单位：中国疾病预防控制中心传染病预防控制所

电子邮箱：chpc@icdc.cn

二十八、普罗威登斯菌属

437. 普罗威登斯菌属

国家科技资源标识符：CSTR:16698.06.NPRC 1.2.677

平台资源号：NPRC 1.2.677

保藏编号：CHPC 1.1296

中文名称：普罗威登斯菌

外文名称：*Providencia* sp.

分类学地位：Bacteria; Proteobacteria; Gammaproteobacteria; Enterobacterales; Morganellaceae; *Providencia*

生物危害程度：第三类

分离时间：2007

分离地址：中国北京市

分离基物：华大基因测序菌株

致病名称：尿路感染

致病对象：人

来源历史：←中国疾病预防控制中心病原微生物菌（毒）种保藏中心传染病预防控制所分中心←北京大学人民医院

用　途：科研

联系单位：中国疾病预防控制中心传染病预防控制所

电子邮箱：chpc@icdc.cn

438. 普罗威登斯菌属

国家科技资源标识符：CSTR:16698.06.NPRC 1.2.678

平台资源号：NPRC 1.2.678

保藏编号：CHPC 1.1442

中文名称：普罗威登斯菌

外文名称：*Providencia* sp.

分类学地位：Bacteria; Proteobacteria; Gammaproteobacteria; Enterobacterales; Morganellaceae; *Providencia*

生物危害程度：第三类

分离时间：2012

分离地址：中国云南省玉溪市

分离基物：腹泻患者粪便

致病名称：尿路感染

致病对象：人

来源历史：←中国疾病预防控制中心病原微生物菌（毒）种保藏中心传染病预防控制所分中心←云南省玉溪市疾病预防控制中心

用　途：临床检验、科研

联系单位：中国疾病预防控制中心传染病预防控制所

电子邮箱：chpc@icdc.cn

439. 普罗威登斯菌属

国家科技资源标识符：CSTR:16698.06.NPRC 1.2.679

平台资源号：NPRC 1.2.679

保藏编号：CHPC 1.3492

中文名称：普罗威登斯菌

外文名称：*Providencia* sp.

分类学地位：Bacteria; Proteobacteria; Gammaproteobacteria; Enterobacterales; Morganellaceae; *Providencia*

生物危害程度：第三类

分离时间：2018

分离地址：中国新疆维吾尔自治区皮山县

分离基物：腹泻患者粪便

致病名称：尿路感染

致病对象：人

来源历史：←中国疾病预防控制中心病原微生物菌（毒）种保藏中心传染病预防控制所分中心←安徽省马鞍山市疾病预防控制中心

用　途：临床检验、科研

联系单位：中国疾病预防控制中心传染病预防控制所

电子邮箱：chpc@icdc.cn

二十九、假单胞菌属

440. 假单胞菌属

国家科技资源标识符：CSTR:16698.06.NPRC 1.2.680

平台资源号：NPRC 1.2.680

保藏编号：CHPC 1.2345

中文名称：门多萨假单胞菌

外文名称：*Pseudomanas Mendoza*

分类学地位：Bacteria; Proteobacteria; Gammaproteobacteria; Pseudomonadales; Pseudomonadaceae; *Pseudomonas*

生物危害程度：第三类

分离时间：2015

分离地址：尼泊尔加德满都

分离基物：腹泻患者粪便

致病名称：尿路感染

致病对象：人

来源历史：←中国疾病预防控制中心病原微生物菌（毒）种保藏中心传染病预防控制所分中心←尼泊尔国家公共卫生实验室

用　　途：临床检验、科研

联系单位：中国疾病预防控制中心传染病预防控制所

电子邮箱：chpc@icdc.cn

441. 假单胞菌属

国家科技资源标识符：CSTR:16698.06.NPRC 1.2.681

平台资源号：NPRC 1.2.681

保藏编号：CHPC 1.1383

中文名称：铜绿假单胞菌

外文名称：*Pseudomonas aeruginosa*

分类学地位：Bacteria; Proteobacteria; Gammaproteobacteria; Pseudomonadales; Pseudomonadaceae; *Pseudomonas*

生物危害程度：第三类

分离时间：2012

分离地址：中国云南省玉溪市

分离基物：腹泻患者粪便

致病名称：中耳炎、脑膜炎、呼吸道感染、尿路感染、败血症

致病对象：人、动物

来源历史：←中国疾病预防控制中心病原微生物菌（毒）种保藏中心传染病预防控制所分中心←云南省玉溪市疾病预防控制中心

用　　途：临床检验、科研

联系单位：中国疾病预防控制中心传染病预防控制所

电子邮箱：chpc@icdc.cn

442. 假单胞菌属

国家科技资源标识符：CSTR:16698.06.NPRC 1.2.682

平台资源号：NPRC 1.2.682

保藏编号：CHPC 1.1389

中文名称：铜绿假单胞菌

外文名称：*Pseudomonas aeruginosa*

分类学地位：Bacteria; Proteobacteria; Gammaproteobacteria; Pseudomonadales; Pseudomonadaceae; *Pseudomonas*

生物危害程度：第三类

分离时间：2012

分离地址：中国云南省玉溪市

分离基物：腹泻患者粪便

致病名称：中耳炎、脑膜炎、呼吸道感染、尿路感染、败血症

致病对象：人、动物

来源历史：←中国疾病预防控制中心病原微生物菌（毒）种保藏中心传染病预防控制所分中心←云南省玉溪市疾病预防控制中心

用　　途：临床检验、科研

联系单位：中国疾病预防控制中心传染病预防控制所

电子邮箱：chpc@icdc.cn

细
菌

443. 假单胞菌属

国家科技资源标识符：CSTR:16698.06.NPRC 1.2.683

平台资源号：NPRC 1.2.683

保藏编号：CHPC 1.1427

中文名称：铜绿假单胞菌

外文名称：*Pseudomonas aeruginosa*

分类学地位：Bacteria; Proteobacteria; Gammaproteobacteria; Pseudomonadales; Pseudomonadaceae; *Pseudomonas*

生物危害程度：第三类

分离时间：2012

分离地址：中国云南省玉溪市

分离基物：腹泻患者粪便

致病名称：中耳炎、脑膜炎、呼吸道感染、尿路感染、败血症

致病对象：人、动物

来源历史：←中国疾病预防控制中心病原微生物菌（毒）种保藏中心传染病预防控制所分中心←云南省玉溪市疾病预防控制中心

用　　途：临床检验、科研

联系单位：中国疾病预防控制中心传染病预防控制所

电子邮箱：chpc@icdc.cn

444. 假单胞菌属

国家科技资源标识符：CSTR:16698.06.NPRC 1.2.684

平台资源号：NPRC 1.2.684

保藏编号：CHPC 1.1431

中文名称：铜绿假单胞菌

外文名称：*Pseudomonas aeruginosa*

分类学地位：Bacteria; Proteobacteria; Gammaproteobacteria; Pseudomonadales; Pseudomonadaceae; *Pseudomonas*

生物危害程度：第三类

分离时间：2012

分离地址：中国云南省玉溪市

分离基物：腹泻患者粪便

致病名称：中耳炎、脑膜炎、呼吸道感染、尿路感染、败血症

致病对象：人、动物

来源历史：←中国疾病预防控制中心病原微生物菌（毒）种保藏中心传染病预防控制所分中心←云南省玉溪市疾病预防控制中心

用　　途：临床检验、科研

联系单位：中国疾病预防控制中心传染病预防控制所

电子邮箱：chpc@icdc.cn

445. 假单胞菌属

国家科技资源标识符：CSTR:16698.06.NPRC 1.2.685

平台资源号：NPRC 1.2.685

保藏编号：CHPC 1.1484

中文名称：铜绿假单胞菌

外文名称：*Pseudomonas aeruginosa*

分类学地位：Bacteria; Proteobacteria; Gammaproteobacteria; Pseudomonadales; Pseudomonadaceae; *Pseudomonas*

生物危害程度：第三类

分离时间：2012

分离地址：中国云南省玉溪市

分离基物：腹泻患者粪便

致病名称：中耳炎、脑膜炎、呼吸道感染、尿路感染、败血症

致病对象：人、动物

来源历史：←中国疾病预防控制中心病原微生物菌（毒）种保藏中心传染病预防控制所分中心←云南省玉溪市疾病预防控制中心

用　　途：临床检验、科研

联系单位：中国疾病预防控制中心传染病预防控制所

电子邮箱：chpc@icdc.cn

446. 假单胞菌属

国家科技资源标识符：CSTR:16698.06.NPRC 1.2.686

平台资源号：NPRC 1.2.686

保藏编号：CHPC 1.1749

中文名称：铜绿假单胞菌

外文名称：*Pseudomonas aeruginosa*

分类学地位：Bacteria; Proteobacteria; Gammaproteobacteria; Pseudomonadales; Pseudomonadaceae; *Pseudomonas*

生物危害程度：第三类

分离时间：2008

分离地址：中国安徽省马鞍山市

分离基物：腹泻患者粪便

致病名称：中耳炎、脑膜炎、呼吸道感染、尿路感染、败血症

致病对象：人、动物

来源历史：←中国疾病预防控制中心病原微生物菌（毒）种保藏中心传染病预防控制所分中心←安徽省马鞍山市疾病预防控制中心

用　　途：临床检验、科研

联系单位：中国疾病预防控制中心传染病预防控制所

电子邮箱：chpc@icdc.cn

447. 假单胞菌属

国家科技资源标识符：CSTR:16698.06.NPRC 1.2.687

平台资源号：NPRC 1.2.687

保藏编号：CHPC 1.1752

中文名称：铜绿假单胞菌

外文名称：*Pseudomonas aeruginosa*

分类学地位：Bacteria; Proteobacteria; Gammaproteobacteria; Pseudomonadales; Pseudomonadaceae; *Pseudomonas*

生物危害程度：第三类

分离时间：2008

分离地址：中国安徽省马鞍山市

分离基物：腹泻患者粪便

致病名称：中耳炎、脑膜炎、呼吸道感染、尿路感染、败血症

致病对象：人、动物

来源历史：←中国疾病预防控制中心病原微生物菌（毒）种保藏中心传染病预防控制所分中心←安徽省马鞍山市疾病预防控制中心

用　　途：临床检验、科研

联系单位：中国疾病预防控制中心传染病预防控制所

电子邮箱：chpc@icdc.cn

448. 假单胞菌属

国家科技资源标识符：CSTR:16698.06.NPRC 1.2.688

平台资源号：NPRC 1.2.688

保藏编号：CHPC 1.1757

中文名称：铜绿假单胞菌

外文名称：*Pseudomonas aeruginosa*

分类学地位：Bacteria; Proteobacteria; Gammaproteobacteria; Pseudomonadales; Pseudomonadaceae; *Pseudomonas*

生物危害程度：第三类

分离时间：2008

分离地址：中国安徽省马鞍山市

分离基物：腹泻患者粪便

致病名称：中耳炎、脑膜炎、呼吸道感染、尿路感染、败血症

致病对象：人、动物

来源历史：←中国疾病预防控制中心病原微生物菌（毒）种保藏中心传染病预防控制所分中心←安徽省马鞍山市疾病预防控制中心

用　　途：临床检验、科研

联系单位：中国疾病预防控制中心传染病预防控制所

电子邮箱：chpc@icdc.cn

449. 假单胞菌属

国家科技资源标识符：CSTR:16698.06.NPRC 1.2.689

平台资源号：NPRC 1.2.689

保藏编号：CHPC 1.1758

中文名称：铜绿假单胞菌

外文名称：*Pseudomonas aeruginosa*

分类学地位：Bacteria; Proteobacteria; Gammaproteobacteria; Pseudomonadales; Pseudomonadaceae; *Pseudomonas*

生物危害程度：第三类

分离时间：2008

分离地址：中国安徽省马鞍山市

分离基物：腹泻患者粪便

致病名称：中耳炎、脑膜炎、呼吸道感染、尿路感染、败血症

致病对象：人、动物

来源历史：←中国疾病预防控制中心病原微生物菌（毒）种保藏中心传染病预防控制所分中心←安徽省马鞍山市疾病预防控制中心

用　　途：临床检验、科研

联系单位：中国疾病预防控制中心传染病预防控制所

电子邮箱：chpc@icdc.cn

450. 假单胞菌属

国家科技资源标识符：CSTR:16698.06.NPRC 1.2.690

平台资源号：NPRC 1.2.690

保藏编号：CHPC 1.1762

中文名称：铜绿假单胞菌

外文名称：*Pseudomonas aeruginosa*

分类学地位：Bacteria; Proteobacteria; Gammaproteobacteria; Pseudomonadales; Pseudomonadaceae; *Pseudomonas*

生物危害程度：第三类

分离时间：2008

分离地址：中国安徽省马鞍山市

分离基物：腹泻患者粪便

致病名称：中耳炎、脑膜炎、呼吸道感染、尿路感染、败血症

致病对象：人、动物

来源历史：←中国疾病预防控制中心病原微生物菌（毒）种保藏中心传染病预防控制所分中心←安徽省马鞍山市疾病预防控制中心

用　　途：临床检验、科研

联系单位：中国疾病预防控制中心传染病预防控制所

电子邮箱：chpc@icdc.cn

451. 假单胞菌属

国家科技资源标识符：CSTR:16698.06.NPRC 1.2.691

平台资源号：NPRC 1.2.691

保藏编号：CHPC 1.1767

中文名称：铜绿假单胞菌

外文名称：*Pseudomonas aeruginosa*

分类学地位：Bacteria; Proteobacteria; Gammaproteobacteria; Pseudomonadales; Pseudomonadaceae; *Pseudomonas*

生物危害程度：第三类

分离时间：2008

分离地址：中国安徽省马鞍山市

分离基物：腹泻患者粪便

致病名称：中耳炎、脑膜炎、呼吸道感染、尿路感染、败血症

致病对象：人、动物

来源历史：←中国疾病预防控制中心病原微生物菌（毒）种保藏中心传染病预防控制所分中心←安徽省马鞍山市疾病预防控制中心

用　　途：临床检验、科研

联系单位：中国疾病预防控制中心传染病预防控

细菌

制所

电子邮箱：chpc@icdc.cn

452. 假单胞菌属

国家科技资源标识符：CSTR:16698.06.NPRC 1.2.692

平台资源号：NPRC 1.2.692

保藏编号：CHPC 1.1768

中文名称：铜绿假单胞菌

外文名称：*Pseudomonas aeruginosa*

分类学地位：Bacteria; Proteobacteria; Gammaproteobacteria; Pseudomonadales; Pseudomonadaceae; *Pseudomonas*

生物危害程度：第三类

分离时间：2008

分离地址：中国安徽省马鞍山市

分离基物：腹泻患者粪便

致病名称：中耳炎、脑膜炎、呼吸道感染、尿路感染、败血症

致病对象：人、动物

来源历史：←中国疾病预防控制中心病原微生物菌（毒）种保藏中心传染病预防控制所分中心←安徽省马鞍山市疾病预防控制中心

用　　途：临床检验、科研

联系单位：中国疾病预防控制中心传染病预防控制所

电子邮箱：chpc@icdc.cn

453. 假单胞菌属

国家科技资源标识符：CSTR:16698.06.NPRC 1.2.693

平台资源号：NPRC 1.2.693

保藏编号：CHPC 1.1769

中文名称：铜绿假单胞菌

外文名称：*Pseudomonas aeruginosa*

分类学地位：Bacteria; Proteobacteria; Gammaproteobacteria; Pseudomonadales; Pseudomonadaceae; *Pseudomonas*

生物危害程度：第三类

分离时间：2008

分离地址：中国安徽省马鞍山市

分离基物：水产品

致病名称：中耳炎、脑膜炎、呼吸道感染、尿路感染、败血症

致病对象：人、动物

来源历史：←中国疾病预防控制中心病原微生物菌（毒）种保藏中心传染病预防控制所分中心←安徽省马鞍山市疾病预防控制中心

用　　途：涉水产品检验、科研

联系单位：中国疾病预防控制中心传染病预防控制所

电子邮箱：chpc@icdc.cn

454. 假单胞菌属

国家科技资源标识符：CSTR:16698.06.NPRC 1.2.694

平台资源号：NPRC 1.2.694

保藏编号：CHPC 1.1770

中文名称：铜绿假单胞菌

外文名称：*Pseudomonas aeruginosa*

分类学地位：Bacteria; Proteobacteria; Gammaproteobacteria; Pseudomonadales; Pseudomonadaceae; *Pseudomonas*

生物危害程度：第三类

分离时间：2008

分离地址：中国安徽省马鞍山市

分离基物：食品

致病名称：中耳炎、脑膜炎、呼吸道感染、尿路感染、败血症

致病对象：人、动物

来源历史：←中国疾病预防控制中心病原微生物菌（毒）种保藏中心传染病预防控制所分中心←安徽省马鞍山市疾病预防控制中心

用　　途：食品检验、科研

联系单位：中国疾病预防控制中心传染病预防控制所

电子邮箱：chpc@icdc.cn

455. 假单胞菌属

国家科技资源标识符：CSTR:16698.06.NPRC 1.2.695

平台资源号：NPRC 1.2.695

保藏编号：CHPC 1.1771

中文名称：铜绿假单胞菌

外文名称：*Pseudomonas aeruginosa*

分类学地位：Bacteria; Proteobacteria; Gammaproteobacteria; Pseudomonadales; Pseudomonadaceae; *Pseudomonas*

生物危害程度：第三类

分离时间：2008

分离地址：中国安徽省马鞍山市

分离基物：食品

致病名称：中耳炎、脑膜炎、呼吸道感染、尿路感染、败血症

致病对象：人、动物

来源历史：←中国疾病预防控制中心病原微生物菌（毒）种保藏中心传染病预防控制所分中心←安徽省马鞍山市疾病预防控制中心

用　　途：食品检验、科研

联系单位：中国疾病预防控制中心传染病预防控制所

电子邮箱：chpc@icdc.cn

456. 假单胞菌属

国家科技资源标识符：CSTR:16698.06.NPRC 1.2.696

平台资源号：NPRC 1.2.696

保藏编号：CHPC 1.1772

中文名称：铜绿假单胞菌

外文名称：*Pseudomonas aeruginosa*

分类学地位：Bacteria; Proteobacteria; Gammaproteobacteria; Pseudomonadales; Pseudomonadaceae; *Pseudomonas*

生物危害程度：第三类

分离时间：2008

分离地址：中国安徽省马鞍山市

分离基物：食品

致病名称：中耳炎、脑膜炎、呼吸道感染、尿路感染、败血症

致病对象：人、动物

来源历史：←中国疾病预防控制中心病原微生物菌（毒）种保藏中心传染病预防控制所分中心←安徽省马鞍山市疾病预防控制中心

用　　途：食品检验、科研

联系单位：中国疾病预防控制中心传染病预防控制所

电子邮箱：chpc@icdc.cn

457. 假单胞菌属

国家科技资源标识符：CSTR:16698.06.NPRC 1.2.697

平台资源号：NPRC 1.2.697

保藏编号：CHPC 1.1773

中文名称：铜绿假单胞菌

外文名称：*Pseudomonas aeruginosa*

分类学地位：Bacteria; Proteobacteria; Gammaproteobacteria; Pseudomonadales; Pseudomonadaceae; *Pseudomonas*

生物危害程度：第三类

分离时间：2008

分离地址：中国安徽省马鞍山市

分离基物：食品

致病名称：中耳炎、脑膜炎、呼吸道感染、尿路感染、败血症

致病对象：人、动物

来源历史：←中国疾病预防控制中心病原微生物菌（毒）种保藏中心传染病预防控制所分中心←安徽省马鞍山市疾病预防控制中心

细菌

用　　途：食品检验、科研

联系单位：中国疾病预防控制中心传染病预防控
制所

电子邮箱：chpc@icdc.cn

458. 假单胞菌属

国家科技资源标识符：CSTR:16698.06.NPRC 1.2.698

平台资源号：NPRC 1.2.698

保藏编号：CHPC 1.1774

中文名称：铜绿假单胞菌

外文名称：*Pseudomonas aeruginosa*

分类学地位：Bacteria; Proteobacteria; Gammaproteobacteria; Pseudomonadales; Pseudomonadaceae; *Pseudomonas*

生物危害程度：第三类

分离时间：2008

分离地址：中国安徽省马鞍山市

分离基物：食品

致病名称：中耳炎、脑膜炎、呼吸道感染、尿路感染、败血症

致病对象：人、动物

来源历史：←中国疾病预防控制中心病原微生物菌（毒）种保藏中心传染病预防控制所分中心←安徽省马鞍山市疾病预防控制中心

用　　途：涉水产品检验、科研

联系单位：中国疾病预防控制中心传染病预防控制所

电子邮箱：chpc@icdc.cn

459. 假单胞菌属

国家科技资源标识符：CSTR:16698.06.NPRC 1.2.699

平台资源号：NPRC 1.2.699

保藏编号：CHPC 1.1775

中文名称：铜绿假单胞菌

外文名称：*Pseudomonas aeruginosa*

分类学地位：Bacteria; Proteobacteria; Gammapro-

teobacteria; Pseudomonadales; Pseudomonadaceae; *Pseudomonas*

生物危害程度：第三类

分离时间：2008

分离地址：中国安徽省马鞍山市

分离基物：食品

致病名称：中耳炎、脑膜炎、呼吸道感染、尿路感染、败血症

致病对象：人、动物

来源历史：←中国疾病预防控制中心病原微生物菌（毒）种保藏中心传染病预防控制所分中心←安徽省马鞍山市疾病预防控制中心

用　　途：涉水产品检验、科研

联系单位：中国疾病预防控制中心传染病预防控制所

电子邮箱：chpc@icdc.cn

460. 假单胞菌属

国家科技资源标识符：CSTR:16698.06.NPRC 1.2.700

平台资源号：NPRC 1.2.700

保藏编号：CHPC 1.1776

中文名称：铜绿假单胞菌

外文名称：*Pseudomonas aeruginosa*

分类学地位：Bacteria; Proteobacteria; Gammaproteobacteria; Pseudomonadales; Pseudomonadaceae; *Pseudomonas*

生物危害程度：第三类

分离时间：2008

分离地址：中国安徽省马鞍山市

分离基物：患者痰液

致病名称：中耳炎、脑膜炎、呼吸道感染、尿路感染、败血症

致病对象：人、动物

来源历史：←中国疾病预防控制中心病原微生物菌（毒）种保藏中心传染病预防控制所分中心←安徽省马鞍山市疾病预防

控制中心

用　　途：临床检验、科研

联系单位：中国疾病预防控制中心传染病预防控制所

电子邮箱：chpc@icdc.cn

461. 假单胞菌属

国家科技资源标识符：CSTR:16698.06.NPRC 1.2.701

平台资源号：NPRC 1.2.701

保藏编号：CHPC 1.1777

中文名称：铜绿假单胞菌

外文名称：*Pseudomonas aeruginosa*

分类学地位：Bacteria; Proteobacteria; Gammaproteobacteria; Pseudomonadales; Pseudomonadaceae; *Pseudomonas*

生物危害程度：第三类

分离时间：2008

分离地址：中国安徽省马鞍山市

分离基物：患者痰液

致病名称：中耳炎、脑膜炎、呼吸道感染、尿路感染、败血症

致病对象：人、动物

来源历史：←中国疾病预防控制中心病原微生物菌（毒）种保藏中心传染病预防控制所分中心←安徽省马鞍山市疾病预防控制中心

用　　途：临床检验、科研

联系单位：中国疾病预防控制中心传染病预防控制所

电子邮箱：chpc@icdc.cn

462. 假单胞菌属

国家科技资源标识符：CSTR:16698.06.NPRC 1.2.702

平台资源号：NPRC 1.2.702

保藏编号：CHPC 1.1780

中文名称：铜绿假单胞菌

外文名称：*Pseudomonas aeruginosa*

分类学地位：Bacteria; Proteobacteria; Gammaproteobacteria; Pseudomonadales; Pseudomonadaceae; *Pseudomonas*

生物危害程度：第三类

分离时间：2008

分离地址：中国安徽省马鞍山市

分离基物：患者痰液

致病名称：中耳炎、脑膜炎、呼吸道感染、尿路感染、败血症

致病对象：人、动物

来源历史：←中国疾病预防控制中心病原微生物菌（毒）种保藏中心传染病预防控制所分中心←安徽省马鞍山市疾病预防控制中心

用　　途：临床检验、科研

联系单位：中国疾病预防控制中心传染病预防控制所

电子邮箱：chpc@icdc.cn

463. 假单胞菌属

国家科技资源标识符：CSTR:16698.06.NPRC 1.2.703

平台资源号：NPRC 1.2.703

保藏编号：CHPC 1.1782

中文名称：铜绿假单胞菌

外文名称：*Pseudomonas aeruginosa*

分类学地位：Bacteria; Proteobacteria; Gammaproteobacteria; Pseudomonadales; Pseudomonadaceae; *Pseudomonas*

生物危害程度：第三类

分离时间：2008

分离地址：中国安徽省马鞍山市

分离基物：患者痰液

致病名称：中耳炎、脑膜炎、呼吸道感染、尿路感染、败血症

致病对象：人、动物

来源历史：←中国疾病预防控制中心病原微生物菌（毒）种保藏中心传染病预防控制

所分中心←安徽省马鞍山市疾病预防
控制中心

用　　途：临床检验、科研

联系单位：中国疾病预防控制中心传染病预防控
制所

电子邮箱：chpc@icdc.cn

464. 假单胞菌属

国家科技资源标识符：CSTR:16698.06.NPRC 1.2.704

平台资源号：NPRC 1.2.704

保藏编号：CHPC 1.1784

中文名称：铜绿假单胞菌

外文名称：*Pseudomonas aeruginosa*

分类学地位：Bacteria; Proteobacteria; Gammapro-
teobacteria; Pseudomonadales; Pseu-
domonadaceae; *Pseudomonas*

生物危害程度：第三类

分离时间：2008

分离地址：中国安徽省马鞍山市

分离基物：患者痰液

致病名称：中耳炎、脑膜炎、呼吸道感染、尿路
感染、败血症

致病对象：人、动物

来源历史：←中国疾病预防控制中心病原微生物
菌（毒）种保藏中心传染病预防控制
所分中心←安徽省马鞍山市疾病预防
控制中心

用　　途：临床检验、科研

联系单位：中国疾病预防控制中心传染病预防控
制所

电子邮箱：chpc@icdc.cn

465. 假单胞菌属

国家科技资源标识符：CSTR:16698.06.NPRC 1.2.705

平台资源号：NPRC 1.2.705

保藏编号：CHPC 1.1785

中文名称：铜绿假单胞菌

外文名称：*Pseudomonas aeruginosa*

分类学地位：Bacteria; Proteobacteria; Gammapro-
teobacteria; Pseudomonadales; Pseu-
domonadaceae; *Pseudomonas*

生物危害程度：第三类

分离时间：2008

分离地址：中国安徽省马鞍山市

分离基物：患者痰液

致病名称：中耳炎、脑膜炎、呼吸道感染、尿路
感染、败血症

致病对象：人、动物

来源历史：←中国疾病预防控制中心病原微生物
菌（毒）种保藏中心传染病预防控制
所分中心←安徽省马鞍山市疾病预防
控制中心

用　　途：临床检验、科研

联系单位：中国疾病预防控制中心传染病预防控
制所

电子邮箱：chpc@icdc.cn

466. 假单胞菌属

国家科技资源标识符：CSTR:16698.06.NPRC 1.7.20

平台资源号：NPRC 1.7.20

保藏编号：CCPM (A)-P-092001

中文名称：铜绿假单胞菌

外文名称：*Pseudomonas aeruginosa*

分类学地位：Bacteria; Proteobacteria; Gammapro-
teobacteria; Pseudomonadales; Pseu-
domonadaceae; *Pseudomonas*

生物危害程度：第三类

分离时间：2020-11-11

分离地址：中国河北省

分离基物：患者痰液

致病名称：中耳炎、脑膜炎、呼吸道感染、尿路
感染、败血症

致病对象：人、动物

来源历史：← 中国医学科学院医药生物技术研究所

用　　途：科研

联系单位：中国医学科学院医药生物技术研究所

电子邮箱：xinyiyang@imb.cams.cn

467. 假单胞菌属

国家科技资源标识符：CSTR:16698.06.NPRC 1.7.21

平台资源号：NPRC 1.7.21

保藏编号：CCPM (A)-P-092002

中文名称：铜绿假单胞菌

外文名称：*Pseudomonas aeruginosa*

分类学地位：Bacteria; Proteobacteria; Gammaproteobacteria; Pseudomonadales; Pseudomonadaceae; *Pseudomonas*

生物危害程度：第三类

分离时间：2020-11-11

分离地址：中国河北省

分离基物：患者痰液

致病名称：中耳炎、脑膜炎、呼吸道感染、尿路感染、败血症

致病对象：人、动物

来源历史：← 中国医学科学院医药生物技术研究所

用　　途：科研

联系单位：中国医学科学院医药生物技术研究所

电子邮箱：xinyiyang@imb.cams.cn

468. 假单胞菌属

国家科技资源标识符：CSTR:16698.06.NPRC 1.2.706

平台资源号：NPRC 1.2.706

保藏编号：CHPC 1.1456

中文名称：荧光假单胞菌

外文名称：*Pseudomonas fluorescens*

分类学地位：Bacteria; Proteobacteria; Gammaproteobacteria; Pseudomonadales; Pseudomonadaceae; *Pseudomonas*

生物危害程度：第三类

分离时间：2012

分离地址：中国云南省玉溪市

分离基物：腹泻患者粪便

致病名称：休克

致病对象：人

来源历史：←中国疾病预防控制中心病原微生物菌（毒）种保藏中心传染病预防控制所分中心←云南省玉溪市疾病预防控制中心

用　　途：临床检验、科研

联系单位：中国疾病预防控制中心传染病预防控制所

电子邮箱：chpc@icdc.cn

469. 假单胞菌属

国家科技资源标识符：CSTR:16698.06.NPRC 1.2.707

平台资源号：NPRC 1.2.707

保藏编号：CHPC 1.1287

中文名称：恶臭假单胞菌

外文名称：*Pseudomonas putida*

分类学地位：Bacteria; Proteobacteria; Gammaproteobacteria; Pseudomonadales; Pseudomonadaceae; *Pseudomonas*

生物危害程度：第三类

分离时间：2007

分离地址：中国北京市

分离基物：华大基因测序菌株

致病名称：尿路感染、骨髓炎

致病对象：人、动物

来源历史：←中国疾病预防控制中心病原微生物菌（毒）种保藏中心传染病预防控制所分中心←北京大学人民医院

用　　途：科研

联系单位：中国疾病预防控制中心传染病预防控制所

电子邮箱：chpc@icdc.cn

470. 假单胞菌属

国家科技资源标识符：CSTR:16698.06.NPRC 1.2.708

平台资源号：NPRC 1.2.708

保藏编号：CHPC 1.1638

中文名称：恶臭假单胞菌

外文名称：*Pseudomonas putida*

分类学地位：Bacteria; Proteobacteria; Gammaproteobacteria; Pseudomonadales; Pseudomonadaceae; *Pseudomonas*

生物危害程度：第三类

分离时间：2013

分离地址：中国云南省玉溪市

分离基物：腹泻患者粪便

致病名称：尿路感染、骨髓炎

致病对象：人、动物

来源历史：←中国疾病预防控制中心病原微生物菌（毒）种保藏中心传染病预防控制所分中心←云南省玉溪市疾病预防控制中心

用　　途：临床检验、科研

联系单位：中国疾病预防控制中心传染病预防控制所

电子邮箱：chpc@icdc.cn

471. 假单胞菌属

国家科技资源标识符：CSTR:16698.06.NPRC 1.9.89

平台资源号：NPRC 1.9.89

保藏编号：CMCC (B) 10510

中文名称：施氏假单胞菌

外文名称：*Pseudomonas stutzeri*

分类学地位：Bacteria; Proteobacteria; Gammaproteobacteria; Pseudomonadales; Pseudomonadaceae; *Pseudomonas*

生物危害程度：第三类

分离时间：2019-10-31

分离地址：中国

分离基物：实验室空气环境

致病名称：/

致病对象：人

来源历史：←中国食品药品检定研究院食品检定所

用　　途：科研

联系单位：中国食品药品检定研究院

电子邮箱：cmcc@nifdc.org.cn

三十、沙门菌属

472. 沙门菌属

国家科技资源标识符：CSTR:16698.06.NPRC 1.12.40

平台资源号：NPRC 1.12.40

保藏编号：HB0200021

中文名称：沙门菌

外文名称：*Salmonella* sp.

分类学地位：Bacteria; Proteobacteria; Gammaproteobacteria; Enterobacterales; Enterobacteriaceae; *Salmonella*

生物危害程度：第三类

分离时间：2019-04-08

分离地址：中国湖北省武汉市

分离基物：腹泻患者粪便

致病名称：急性胃肠炎

致病对象：人

来源历史：←湖北省疾病预防控制中心

用　　途：传染病病原监测和溯源

联系单位：湖北省疾病预防控制中心

电子邮箱：JDZBCZX@163.com

473. 沙门菌属

国家科技资源标识符：CSTR:16698.06.NPRC 1.12.41

平台资源号：NPRC 1.12.41

保藏编号：HB0200022

中文名称：沙门菌

外文名称：*Salmonella* sp.

分类学地位：Bacteria; Proteobacteria; Gammaproteobacteria; Enterobacterales; Enterobacteriaceae; *Salmonella*

生物危害程度：第三类

分离时间：2019-04-17

分离地址：中国湖北省武汉市

分离基物：腹泻患者粪便

致病名称：急性胃肠炎

致病对象：人

来源历史：←湖北省疾病预防控制中心

用 途：传染病病原监测和溯源

联系单位：湖北省疾病预防控制中心

电子邮箱：JDZBCZX@163.com

474. 沙门菌属

国家科技资源标识符：CSTR:16698.06.NPRC 1.12.42

平台资源号：NPRC 1.12.42

保藏编号：HB0200023

中文名称：沙门菌

外文名称：*Salmonella* sp.

分类学地位：Bacteria; Proteobacteria; Gammaproteobacteria; Enterobacterales; Enterobacteriaceae; *Salmonella*

生物危害程度：第三类

分离时间：2019-04-17

分离地址：中国湖北省武汉市

分离基物：腹泻患者粪便

致病名称：急性胃肠炎

致病对象：人

来源历史：←湖北省疾病预防控制中心

用 途：传染病病原监测和溯源

联系单位：湖北省疾病预防控制中心

电子邮箱：JDZBCZX@163.com

475. 沙门菌属

国家科技资源标识符：CSTR:16698.06.NPRC 1.12.43

平台资源号：NPRC 1.12.43

保藏编号：HB0200024

中文名称：沙门菌

外文名称：*Salmonella* sp.

分类学地位：Bacteria; Proteobacteria; Gammaproteobacteria; Enterobacterales; Entero-

bacteriaceae; *Salmonella*

生物危害程度：第三类

分离时间：2019-04-17

分离地址：中国湖北省武汉市

分离基物：腹泻患者粪便

致病名称：急性胃肠炎

致病对象：人

来源历史：←湖北省疾病预防控制中心

用 途：传染病病原监测和溯源

联系单位：湖北省疾病预防控制中心

电子邮箱：JDZBCZX@163.com

476. 沙门菌属

国家科技资源标识符：CSTR:16698.06.NPRC 1.12.44

平台资源号：NPRC 1.12.44

保藏编号：HB0200025

中文名称：沙门菌

外文名称：*Salmonella* sp.

分类学地位：Bacteria; Proteobacteria; Gammaproteobacteria; Enterobacterales; Enterobacteriaceae; *Salmonella*

生物危害程度：第三类

分离时间：2019-04-22

分离地址：中国湖北省武汉市

分离基物：腹泻患者粪便

致病名称：急性胃肠炎

致病对象：人

来源历史：←湖北省疾病预防控制中心

用 途：传染病病原监测和溯源

联系单位：湖北省疾病预防控制中心

电子邮箱：JDZBCZX@163.com

477. 沙门菌属

国家科技资源标识符：CSTR:16698.06.NPRC 1.12.45

平台资源号：NPRC 1.12.45

保藏编号：HB0200026

中文名称：沙门菌

外文名称：*Salmonella* sp.

分类学地位：Bacteria; Proteobacteria; Gammapro-teobacteria; Enterobacterales; Entero-bacteriaceae; *Salmonella*

生物危害程度：第三类

分离时间：2019-04-22

分离地址：中国湖北省武汉市

分离基物：腹泻患者粪便

致病名称：急性胃肠炎

致病对象：人

来源历史：←湖北省疾病预防控制中心

用　　途：传染病病原监测和溯源

联系单位：湖北省疾病预防控制中心

电子邮箱：JDZBCZX@163.com

478. 沙门菌属

国家科技资源标识符：CSTR:16698.06.NPRC 1.12.46

平台资源号：NPRC 1.12.46

保藏编号：HB0200027

中文名称：沙门菌

外文名称：*Salmonella* sp.

分类学地位：Bacteria; Proteobacteria; Gammapro-teobacteria; Enterobacterales; Entero-bacteriaceae; *Salmonella*

生物危害程度：第三类

分离时间：2019-04-26

分离地址：中国湖北省天门市

分离基物：腹泻患者粪便

致病名称：急性胃肠炎

致病对象：人

来源历史：←湖北省疾病预防控制中心

用　　途：传染病病原监测和溯源

联系单位：湖北省疾病预防控制中心

电子邮箱：JDZBCZX@163.com

479. 沙门菌属

国家科技资源标识符：CSTR:16698.06.NPRC 1.12.47

平台资源号：NPRC 1.12.47

保藏编号：HB0200028

中文名称：沙门菌

外文名称：*Salmonella* sp.

分类学地位：Bacteria; Proteobacteria; Gammapro-teobacteria; Enterobacterales; Entero-bacteriaceae; *Salmonella*

生物危害程度：第三类

分离时间：2019-04-27

分离地址：中国湖北省天门市

分离基物：腹泻患者粪便

致病名称：急性胃肠炎

致病对象：人

来源历史：←湖北省疾病预防控制中心

用　　途：传染病病原监测和溯源

联系单位：湖北省疾病预防控制中心

电子邮箱：JDZBCZX@163.com

480. 沙门菌属

国家科技资源标识符：CSTR:16698.06.NPRC 1.12.48

平台资源号：NPRC 1.12.48

保藏编号：HB0200029

中文名称：沙门菌

外文名称：*Salmonella* sp.

分类学地位：Bacteria; Proteobacteria; Gammapro-teobacteria; Enterobacterales; Entero-bacteriaceae; *Salmonella*

生物危害程度：第三类

分离时间：2019-04-14

分离地址：中国湖北省鄂州市

分离基物：腹泻患者粪便

致病名称：急性胃肠炎

致病对象：人

来源历史：←湖北省疾病预防控制中心

用　　途：传染病病原监测和溯源

联系单位：湖北省疾病预防控制中心

电子邮箱：JDZBCZX@163.com

481. 沙门菌属

国家科技资源标识符：CSTR:16698.06.NPRC 1.12.49

平台资源号：NPRC 1.12.49

保藏编号：HB0200030

中文名称：沙门菌

外文名称：*Salmonella* sp.

分类学地位：Bacteria; Proteobacteria; Gammaproteobacteria; Enterobacterales; Enterobacteriaceae; *Salmonella*

生物危害程度：第三类

分离时间：2019-04-16

分离地址：中国湖北省鄂州市

分离基物：腹泻患者粪便

致病名称：急性胃肠炎

致病对象：人

来源历史：←湖北省疾病预防控制中心

用　　途：传染病病原监测和溯源

联系单位：湖北省疾病预防控制中心

电子邮箱：JDZBCZX@163.com

482. 沙门菌属

国家科技资源标识符：CSTR:16698.06.NPRC 1.12.50

平台资源号：NPRC 1.12.50

保藏编号：HB0200031

中文名称：沙门菌

外文名称：*Salmonella* sp.

分类学地位：Bacteria; Proteobacteria; Gammaproteobacteria; Enterobacterales; Enterobacteriaceae; *Salmonella*

生物危害程度：第三类

分离时间：2019-04-29

分离地址：中国湖北省仙桃市

分离基物：腹泻患者粪便

致病名称：急性胃肠炎

致病对象：人

来源历史：←湖北省疾病预防控制中心

用　　途：传染病病原监测和溯源

联系单位：湖北省疾病预防控制中心

电子邮箱：JDZBCZX@163.com

483. 沙门菌属

国家科技资源标识符：CSTR:16698.06.NPRC 1.12.51

平台资源号：NPRC 1.12.51

保藏编号：HB0200032

中文名称：沙门菌

外文名称：*Salmonella* sp.

分类学地位：Bacteria; Proteobacteria; Gammaproteobacteria; Enterobacterales; Enterobacteriaceae; *Salmonella*

生物危害程度：第三类

分离时间：2019-04-23

分离地址：中国湖北省十堰市

分离基物：腹泻患者粪便

致病名称：急性胃肠炎

致病对象：人

来源历史：←湖北省疾病预防控制中心

用　　途：传染病病原监测和溯源

联系单位：湖北省疾病预防控制中心

电子邮箱：JDZBCZX@163.com

484. 沙门菌属

国家科技资源标识符：CSTR:16698.06.NPRC 1.12.52

平台资源号：NPRC 1.12.52

保藏编号：HB0200033

中文名称：沙门菌

外文名称：*Salmonella* sp.

分类学地位：Bacteria; Proteobacteria; Gammaproteobacteria; Enterobacterales; Enterobacteriaceae; *Salmonella*

生物危害程度：第三类

分离时间：2019-04-23

分离地址：中国湖北省十堰市

分离基物：腹泻患者粪便

致病名称：急性胃肠炎

致病对象：人

来源历史：←湖北省疾病预防控制中心

用　　途：传染病病原监测和溯源

联系单位：湖北省疾病预防控制中心

电子邮箱：JDZBCZX@163.com

485. 沙门菌属

国家科技资源标识符：CSTR:16698.06.NPRC 1.12.53

平台资源号：NPRC 1.12.53

保藏编号：IIB0200034

中文名称：沙门菌

外文名称：*Salmonella* sp.

分类学地位：Bacteria; Proteobacteria; Gammaproteobacteria; Enterobacterales; Enterobacteriaceae; *Salmonella*

生物危害程度：第三类

分离时间：2019-04-29

分离地址：中国湖北省襄阳市

分离基物：腹泻患者粪便

致病名称：急性胃肠炎

致病对象：人

来源历史：←湖北省疾病预防控制中心

用　　途：传染病病原监测和溯源

联系单位：湖北省疾病预防控制中心

电子邮箱：JDZBCZX@163.com

486. 沙门菌属

国家科技资源标识符：CSTR:16698.06.NPRC 1.12.54

平台资源号：NPRC 1.12.54

保藏编号：HB0200035

中文名称：沙门菌

外文名称：*Salmonella* sp.

分类学地位：Bacteria; Proteobacteria; Gammaproteobacteria; Enterobacterales; Enterobacteriaceae; *Salmonella*

生物危害程度：第三类

分离时间：2019-05-13

分离地址：中国湖北省潜江市

分离基物：腹泻患者粪便

致病名称：急性胃肠炎

致病对象：人

来源历史：←湖北省疾病预防控制中心

用　　途：传染病病原监测和溯源

联系单位：湖北省疾病预防控制中心

电子邮箱：JDZBCZX@163.com

487. 沙门菌属

国家科技资源标识符：CSTR:16698.06.NPRC 1.12.55

平台资源号：NPRC 1.12.55

保藏编号：HB0200036

中文名称：沙门菌

外文名称：*Salmonella* sp.

分类学地位：Bacteria; Proteobacteria; Gammaproteobacteria; Enterobacterales; Enterobacteriaceae; *Salmonella*

生物危害程度：第三类

分离时间：2019-01-17

分离地址：中国湖北省荆州市

分离基物：腹泻患者粪便

致病名称：急性胃肠炎

致病对象：人

来源历史：←湖北省疾病预防控制中心

用　　途：传染病病原监测和溯源

联系单位：湖北省疾病预防控制中心

电子邮箱：JDZBCZX@163.com

488. 沙门菌属

国家科技资源标识符：CSTR:16698.06.NPRC 1.12.56

平台资源号：NPRC 1.12.56

保藏编号：HB0200037

中文名称：沙门菌

外文名称：*Salmonella* sp.

分类学地位：Bacteria; Proteobacteria; Gammapro-

teobacteria; Enterobacterales; Enterobacteriaceae; *Salmonella*

生物危害程度：第三类

分离时间：2019-02-18

分离地址：中国湖北省荆州市

分离基物：腹泻患者粪便

致病名称：急性胃肠炎

致病对象：人

来源历史：←湖北省疾病预防控制中心

用　　途：传染病病原监测和溯源

联系单位：湖北省疾病预防控制中心

电子邮箱：JDZBCZX@163.com

489. 沙门菌属

国家科技资源标识符：CSTR:16698.06.NPRC 1.12.57

平台资源号：NPRC 1.12.57

保藏编号：HB0200038

中文名称：沙门菌

外文名称：*Salmonella* sp.

分类学地位：Bacteria; Proteobacteria; Gammaproteobacteria; Enterobacterales; Enterobacteriaceae; *Salmonella*

生物危害程度：第三类

分离时间：2019-03-30

分离地址：中国湖北省荆州市

分离基物：腹泻患者粪便

致病名称：急性胃肠炎

致病对象：人

来源历史：←湖北省疾病预防控制中心

用　　途：传染病病原监测和溯源

联系单位：湖北省疾病预防控制中心

电子邮箱：JDZBCZX@163.com

490. 沙门菌属

国家科技资源标识符：CSTR:16698.06.NPRC 1.12.58

平台资源号：NPRC 1.12.58

保藏编号：HB0200039

中文名称：沙门菌

外文名称：*Salmonella* sp.

分类学地位：Bacteria; Proteobacteria; Gammaproteobacteria; Enterobacterales; Enterobacteriaceae; *Salmonella*

生物危害程度：第三类

分离时间：2019-05-10

分离地址：中国湖北省宜昌市

分离基物：腹泻患者粪便

致病名称：急性胃肠炎

致病对象：人

来源历史：←湖北省疾病预防控制中心

用　　途：传染病病原监测和溯源

联系单位：湖北省疾病预防控制中心

电子邮箱：JDZBCZX@163.com

491. 沙门菌属

国家科技资源标识符：CSTR:16698.06.NPRC 1.12.59

平台资源号：NPRC 1.12.59

保藏编号：HB0200040

中文名称：沙门菌

外文名称：*Salmonella* sp.

分类学地位：Bacteria; Proteobacteria; Gammaproteobacteria; Enterobacterales; Enterobacteriaceae; *Salmonella*

生物危害程度：第三类

分离时间：2019-05-14

分离地址：中国湖北省宜昌市

分离基物：腹泻患者粪便

致病名称：急性胃肠炎

致病对象：人

来源历史：←湖北省疾病预防控制中心

用　　途：传染病病原监测和溯源

联系单位：湖北省疾病预防控制中心

电子邮箱：JDZBCZX@163.com

细菌

492. 沙门菌属

国家科技资源标识符：CSTR:16698.06.NPRC 1.12.60

平台资源号：NPRC 1.12.60

保藏编号：HB0200081

中文名称：沙门菌

外文名称：*Salmonella* sp.

分类学地位：Bacteria; Proteobacteria; Gammaproteobacteria; Enterobacterales; Enterobacteriaceae; *Salmonella*

生物危害程度：第三类

分离时间：2019-06-13

分离地址：中国湖北省武汉市

分离基物：腹泻患者粪便

致病名称：急性胃肠炎

致病对象：人

来源历史：←湖北省疾病预防控制中心

用　　途：传染病病原监测和溯源

联系单位：湖北省疾病预防控制中心

电子邮箱：JDZBCZX@163.com

493. 沙门菌属

国家科技资源标识符：CSTR:16698.06.NPRC 1.12.61

平台资源号：NPRC 1.12.61

保藏编号：HB0200082

中文名称：沙门菌

外文名称：*Salmonella* sp.

分类学地位：Bacteria; Proteobacteria; Gammaproteobacteria; Enterobacterales; Enterobacteriaceae; *Salmonella*

生物危害程度：第三类

分离时间：2019-06-13

分离地址：中国湖北省武汉市

分离基物：腹泻患者粪便

致病名称：急性胃肠炎

致病对象：人

来源历史：←湖北省疾病预防控制中心

用　　途：传染病病原监测和溯源

联系单位：湖北省疾病预防控制中心

电子邮箱：JDZBCZX@163.com

494. 沙门菌属

国家科技资源标识符：CSTR:16698.06.NPRC 1.12.62

平台资源号：NPRC 1.12.62

保藏编号：HB0200083

中文名称：沙门菌

外文名称：*Salmonella* sp.

分类学地位：Bacteria; Proteobacteria; Gammaproteobacteria; Enterobacterales; Enterobacteriaceae; *Salmonella*

生物危害程度：第三类

分离时间：2019-06-13

分离地址：中国湖北省武汉市

分离基物：腹泻患者粪便

致病名称：急性胃肠炎

致病对象：人

来源历史：←湖北省疾病预防控制中心

用　　途：传染病病原监测和溯源

联系单位：湖北省疾病预防控制中心

电子邮箱：JDZBCZX@163.com

495. 沙门菌属

国家科技资源标识符：CSTR:16698.06.NPRC 1.12.63

平台资源号：NPRC 1.12.63

保藏编号：HB0200084

中文名称：沙门菌

外文名称：*Salmonella* sp.

分类学地位：Bacteria; Proteobacteria; Gammaproteobacteria; Enterobacterales; Enterobacteriaceae; *Salmonella*

生物危害程度：第三类

分离时间：2019-06-13

分离地址：中国湖北省武汉市

分离基物：腹泻患者粪便

致病名称：急性胃肠炎

致病对象：人

来源历史：←湖北省疾病预防控制中心

用　　途：传染病病原监测和溯源

联系单位：湖北省疾病预防控制中心

电子邮箱：JDZBCZX@163.com

496. 沙门菌属

国家科技资源标识符：CSTR:16698.06.NPRC 1.12.64

平台资源号：NPRC 1.12.64

保藏编号：HB0200085

中文名称：沙门菌

外文名称：*Salmonella* sp.

分类学地位：Bacteria; Proteobacteria; Gammaproteobacteria; Enterobacterales; Enterobacteriaceae; *Salmonella*

生物危害程度：第三类

分离时间：2019-06-24

分离地址：中国湖北省武汉市

分离基物：腹泻患者粪便

致病名称：急性胃肠炎

致病对象：人

来源历史：←湖北省疾病预防控制中心

用　　途：传染病病原监测和溯源

联系单位：湖北省疾病预防控制中心

电子邮箱：JDZBCZX@163.com

497. 沙门菌属

国家科技资源标识符：CSTR:16698.06.NPRC 1.12.65

平台资源号：NPRC 1.12.65

保藏编号：HB0200086

中文名称：沙门菌

外文名称：*Salmonella* sp.

分类学地位：Bacteria; Proteobacteria; Gammaproteobacteria; Enterobacterales; Enterobacteriaceae; *Salmonella*

生物危害程度：第三类

分离时间：2019-06-24

分离地址：中国湖北省武汉市

分离基物：腹泻患者粪便

致病名称：急性胃肠炎

致病对象：人

来源历史：←湖北省疾病预防控制中心

用　　途：传染病病原监测和溯源

联系单位：湖北省疾病预防控制中心

电子邮箱：JDZBCZX@163.com

498. 沙门菌属

国家科技资源标识符：CSTR:16698.06.NPRC 1.12.66

平台资源号：NPRC 1.12.66

保藏编号：HB0200087

中文名称：沙门菌

外文名称：*Salmonella* sp.

分类学地位：Bacteria; Proteobacteria; Gammaproteobacteria; Enterobacterales; Enterobacteriaceae; *Salmonella*

生物危害程度：第三类

分离时间：2019-06-24

分离地址：中国湖北省武汉市

分离基物：腹泻患者粪便

致病名称：急性胃肠炎

致病对象：人

来源历史：←湖北省疾病预防控制中心

用　　途：传染病病原监测和溯源

联系单位：湖北省疾病预防控制中心

电子邮箱：JDZBCZX@163.com

499. 沙门菌属

国家科技资源标识符：CSTR:16698.06.NPRC 1.12.67

平台资源号：NPRC 1.12.67

保藏编号：HB0200088

中文名称：沙门菌

外文名称：*Salmonella* sp.

分类学地位：Bacteria; Proteobacteria; Gammapro-

细菌

teobacteria; Enterobacterales; Entero-
bacteriaceae; *Salmonella*

生物危害程度：第三类

分离时间：2019-06-24

分离地址：中国湖北省武汉市

分离基物：腹泻患者粪便

致病名称：急性胃肠炎

致病对象：人

来源历史：←湖北省疾病预防控制中心

用　　途：传染病病原监测和溯源

联系单位：湖北省疾病预防控制中心

电子邮箱：JDZBCZX@163.com

500. 沙门菌属

国家科技资源标识符：CSTR:16698.06.NPRC 1.12.68

平台资源号：NPRC 1.12.68

保藏编号：HB0200089

中文名称：沙门菌

外文名称：*Salmonella* sp.

分类学地位：Bacteria; Proteobacteria; Gammapro-
teobacteria; Enterobacterales; Entero-
bacteriaceae; *Salmonella*

生物危害程度：第三类

分离时间：2019-06-24

分离地址：中国湖北省武汉市

分离基物：腹泻患者粪便

致病名称：急性胃肠炎

致病对象：人

来源历史：←湖北省疾病预防控制中心

用　　途：传染病病原监测和溯源

联系单位：湖北省疾病预防控制中心

电子邮箱：JDZBCZX@163.com

501. 沙门菌属

国家科技资源标识符：CSTR:16698.06.NPRC 1.12.69

平台资源号：NPRC 1.12.69

保藏编号：HB0200090

中文名称：沙门菌

外文名称：*Salmonella* sp.

分类学地位：Bacteria; Proteobacteria; Gammapro-
teobacteria; Enterobacterales; Entero-
bacteriaceae; *Salmonella*

生物危害程度：第三类

分离时间：2019-06-24

分离地址：中国湖北省武汉市

分离基物：腹泻患者粪便

致病名称：急性胃肠炎

致病对象：人

来源历史：←湖北省疾病预防控制中心

用　　途：传染病病原监测和溯源

联系单位：湖北省疾病预防控制中心

电子邮箱：JDZBCZX@163.com

502. 沙门菌属

国家科技资源标识符：CSTR:16698.06.NPRC 1.12.70

平台资源号：NPRC 1.12.70

保藏编号：HB0200091

中文名称：沙门菌

外文名称：*Salmonella* sp.

分类学地位：Bacteria; Proteobacteria; Gammapro-
teobacteria; Enterobacterales; Entero-
bacteriaceae; *Salmonella*

生物危害程度：第三类

分离时间：2019-06-24

分离地址：中国湖北省武汉市

分离基物：腹泻患者粪便

致病名称：急性胃肠炎

致病对象：人

来源历史：←湖北省疾病预防控制中心

用　　途：传染病病原监测和溯源

联系单位：湖北省疾病预防控制中心

电子邮箱：JDZBCZX@163.com

503. 沙门菌属

国家科技资源标识符：CSTR:16698.06.NPRC 1.12.71

平台资源号：NPRC 1.12.71

保藏编号：HB0200092

中文名称：沙门菌

外文名称：*Salmonella* sp.

分类学地位：Bacteria; Proteobacteria; Gammaproteobacteria; Enterobacterales; Enterobacteriaceae; *Salmonella*

生物危害程度：第三类

分离时间：2019-06-24

分离地址：中国湖北省武汉市

分离基物：腹泻患者粪便

致病名称：急性胃肠炎

致病对象：人

来源历史：←湖北省疾病预防控制中心

用　　途：传染病病原监测和溯源

联系单位：湖北省疾病预防控制中心

电子邮箱：JDZBCZX@163.com

504. 沙门菌属

国家科技资源标识符：CSTR:16698.06.NPRC 1.12.72

平台资源号：NPRC 1.12.72

保藏编号：HB0200093

中文名称：沙门菌

外文名称：*Salmonella* sp.

分类学地位：Bacteria; Proteobacteria; Gammaproteobacteria; Enterobacterales; Enterobacteriaceae; *Salmonella*

生物危害程度：第三类

分离时间：2019-06-24

分离地址：中国湖北省武汉市

分离基物：腹泻患者粪便

致病名称：急性胃肠炎

致病对象：人

来源历史：←湖北省疾病预防控制中心

用　　途：传染病病原监测和溯源

联系单位：湖北省疾病预防控制中心

电子邮箱：JDZBCZX@163.com

505. 沙门菌属

国家科技资源标识符：CSTR:16698.06.NPRC 1.12.73

平台资源号：NPRC 1.12.73

保藏编号：HB0200094

中文名称：沙门菌

外文名称：*Salmonella* sp.

分类学地位：Bacteria; Proteobacteria; Gammaproteobacteria; Enterobacterales; Enterobacteriaceae; *Salmonella*

生物危害程度：第三类

分离时间：2019-06-04

分离地址：中国湖北省武汉市

分离基物：腹泻患者粪便

致病名称：急性胃肠炎

致病对象：人

来源历史：←湖北省疾病预防控制中心

用　　途：传染病病原监测和溯源

联系单位：湖北省疾病预防控制中心

电子邮箱：JDZBCZX@163.com

506. 沙门菌属

国家科技资源标识符：CSTR:16698.06.NPRC 1.12.74

平台资源号：NPRC 1.12.74

保藏编号：HB0200095

中文名称：沙门菌

外文名称：*Salmonella* sp.

分类学地位：Bacteria; Proteobacteria; Gammaproteobacteria; Enterobacterales; Enterobacteriaceae; *Salmonella*

生物危害程度：第三类

分离时间：2019-06-04

分离地址：中国湖北省武汉市

分离基物：腹泻患者粪便

细菌

致病名称：急性胃肠炎

致病对象：人

来源历史：←湖北省疾病预防控制中心

用　　途：传染病病原监测和溯源

联系单位：湖北省疾病预防控制中心

电子邮箱：JDZBCZX@163.com

507. 沙门菌属

国家科技资源标识符：CSTR:16698.06.NPRC 1.12.75

平台资源号：NPRC 1.12.75

保藏编号：HB0200096

中文名称：沙门菌

外文名称：*Salmonella* sp.

分类学地位：Bacteria; Proteobacteria; Gammaproteobacteria; Enterobacterales; Enterobacteriaceae; *Salmonella*

生物危害程度：第三类

分离时间：2019-06-04

分离地址：中国湖北省武汉市

分离基物：腹泻患者粪便

致病名称：急性胃肠炎

致病对象：人

来源历史：←湖北省疾病预防控制中心

用　　途：传染病病原监测和溯源

联系单位：湖北省疾病预防控制中心

电子邮箱：JDZBCZX@163.com

508. 沙门菌属

国家科技资源标识符：CSTR:16698.06.NPRC 1.12.76

平台资源号：NPRC 1.12.76

保藏编号：HB0200097

中文名称：沙门菌

外文名称：*Salmonella* sp.

分类学地位：Bacteria; Proteobacteria; Gammaproteobacteria; Enterobacterales; Enterobacteriaceae; *Salmonella*

生物危害程度：第三类

分离时间：2019-06-04

分离地址：中国湖北省武汉市

分离基物：腹泻患者粪便

致病名称：急性胃肠炎

致病对象：人

来源历史：←湖北省疾病预防控制中心

用　　途：传染病病原监测和溯源

联系单位：湖北省疾病预防控制中心

电子邮箱：JDZBCZX@163.com

509. 沙门菌属

国家科技资源标识符：CSTR:16698.06.NPRC 1.12.77

平台资源号：NPRC 1.12.77

保藏编号：HB0200098

中文名称：沙门菌

外文名称：*Salmonella* sp.

分类学地位：Bacteria; Proteobacteria; Gammaproteobacteria; Enterobacterales; Enterobacteriaceae; *Salmonella*

生物危害程度：第三类

分离时间：2019-06-04

分离地址：中国湖北省武汉市

分离基物：腹泻患者粪便

致病名称：急性胃肠炎

致病对象：人

来源历史：←湖北省疾病预防控制中心

用　　途：传染病病原监测和溯源

联系单位：湖北省疾病预防控制中心

电子邮箱：JDZBCZX@163.com

510. 沙门菌属

国家科技资源标识符：CSTR:16698.06.NPRC 1.12.78

平台资源号：NPRC 1.12.78

保藏编号：HB0200099

中文名称：沙门菌

外文名称：*Salmonella* sp.

分类学地位：Bacteria; Proteobacteria; Gammapro-

teobacteria; Enterobacterales; Enterobacteriaceae; *Salmonella*

生物危害程度：第三类

分离时间：2019-06-04

分离地址：中国湖北省武汉市

分离基物：腹泻患者粪便

致病名称：急性胃肠炎

致病对象：人

来源历史：←湖北省疾病预防控制中心

用　　途：传染病病原监测和溯源

联系单位：湖北省疾病预防控制中心

电子邮箱：JDZBCZX@163.com

511. 沙门菌属

国家科技资源标识符：CSTR:16698.06.NPRC 1.12.79

平台资源号：NPRC 1.12.79

保藏编号：HB0200100

中文名称：沙门菌

外文名称：*Salmonella* sp.

分类学地位：Bacteria; Proteobacteria; Gammaproteobacteria; Enterobacterales; Enterobacteriaceae; *Salmonella*

生物危害程度：第三类

分离时间：2019-06-11

分离地址：中国湖北省武汉市

分离基物：腹泻患者粪便

致病名称：急性胃肠炎

致病对象：人

来源历史：←湖北省疾病预防控制中心

用　　途：传染病病原监测和溯源

联系单位：湖北省疾病预防控制中心

电子邮箱：JDZBCZX@163.com

512. 沙门菌属

国家科技资源标识符：CSTR:16698.06.NPRC 1.12.80

平台资源号：NPRC 1.12.80

保藏编号：HB0200151

中文名称：沙门菌

外文名称：*Salmonella* sp.

分类学地位：Bacteria; Proteobacteria; Gammaproteobacteria; Enterobacterales; Enterobacteriaceae; *Salmonella*

生物危害程度：第三类

分离时间：2019-07-29

分离地址：中国湖北省潜江市

分离基物：腹泻患者粪便

致病名称：急性胃肠炎

致病对象：人

来源历史：←湖北省疾病预防控制中心

用　　途：传染病病原监测和溯源

联系单位：湖北省疾病预防控制中心

电子邮箱：JDZBCZX@163.com

513. 沙门菌属

国家科技资源标识符：CSTR:16698.06.NPRC 1.12.81

平台资源号：NPRC 1.12.81

保藏编号：HB0200152

中文名称：沙门菌

外文名称：*Salmonella* sp.

分类学地位：Bacteria; Proteobacteria; Gammaproteobacteria; Enterobacterales; Enterobacteriaceae; *Salmonella*

生物危害程度：第三类

分离时间：2019-07-29

分离地址：中国湖北省荆州市

分离基物：腹泻患者粪便

致病名称：急性胃肠炎

致病对象：人

来源历史：←湖北省疾病预防控制中心

用　　途：传染病病原监测和溯源

联系单位：湖北省疾病预防控制中心

电子邮箱：JDZBCZX@163.com

细菌

514. 沙门菌属

国家科技资源标识符：CSTR:16698.06.NPRC 1.12.82

平台资源号：NPRC 1.12.82

保藏编号：HB0200153

中文名称：沙门菌

外文名称：*Salmonella* sp.

分类学地位：Bacteria; Proteobacteria; Gammaproteobacteria; Enterobacterales; Enterobacteriaceae; *Salmonella*

生物危害程度：第三类

分离时间：2019-07-25

分离地址：中国湖北省荆州市

分离基物：腹泻患者粪便

致病名称：急性胃肠炎

致病对象：人

来源历史：←湖北省疾病预防控制中心

用　　途：传染病病原监测和溯源

联系单位：湖北省疾病预防控制中心

电子邮箱：JDZBCZX@163.com

515. 沙门菌属

国家科技资源标识符：CSTR:16698.06.NPRC 1.12.83

平台资源号：NPRC 1.12.83

保藏编号：HB0200154

中文名称：沙门菌

外文名称：*Salmonella* sp.

分类学地位：Bacteria; Proteobacteria; Gammaproteobacteria; Enterobacterales; Enterobacteriaceae; *Salmonella*

生物危害程度：第三类

分离时间：2019-07-15

分离地址：中国湖北省荆州市

分离基物：腹泻患者粪便

致病名称：急性胃肠炎

致病对象：人

来源历史：←湖北省疾病预防控制中心

用　　途：传染病病原监测和溯源

联系单位：湖北省疾病预防控制中心

电子邮箱：JDZBCZX@163.com

516. 沙门菌属

国家科技资源标识符：CSTR:16698.06.NPRC 1.12.84

平台资源号：NPRC 1.12.84

保藏编号：HB0200155

中文名称：沙门菌

外文名称：*Salmonella* sp.

分类学地位：Bacteria; Proteobacteria; Gammaproteobacteria; Enterobacterales; Enterobacteriaceae; *Salmonella*

生物危害程度：第三类

分离时间：2019-07-13

分离地址：中国湖北省荆州市

分离基物：腹泻患者粪便

致病名称：急性胃肠炎

致病对象：人

来源历史：←湖北省疾病预防控制中心

用　　途：传染病病原监测和溯源

联系单位：湖北省疾病预防控制中心

电子邮箱：JDZBCZX@163.com

517. 沙门菌属

国家科技资源标识符：CSTR:16698.06.NPRC 1.12.85

平台资源号：NPRC 1.12.85

保藏编号：HB0200156

中文名称：沙门菌

外文名称：*Salmonella* sp.

分类学地位：Bacteria; Proteobacteria; Gammaproteobacteria; Enterobacterales; Enterobacteriaceae; *Salmonella*

生物危害程度：第三类

分离时间：2019-07-16

分离地址：中国湖北省荆州市

分离基物：腹泻患者粪便

致病名称：急性胃肠炎

致病对象：人

来源历史：←湖北省疾病预防控制中心

用　　途：传染病病原监测和溯源

联系单位：湖北省疾病预防控制中心

电子邮箱：JDZBCZX@163.com

518. 沙门菌属

国家科技资源标识符：CSTR:16698.06.NPRC 1.12.86

平台资源号：NPRC 1.12.86

保藏编号：HB0200157

中文名称：沙门菌

外文名称：*Salmonella* sp.

分类学地位：Bacteria; Proteobacteria; Gammaproteobacteria; Enterobacterales; Enterobacteriaceae; *Salmonella*

生物危害程度：第三类

分离时间：2019-07-03

分离地址：中国湖北省荆州市

分离基物：腹泻患者粪便

致病名称：急性胃肠炎

致病对象：人

来源历史：←湖北省疾病预防控制中心

用　　途：传染病病原监测和溯源

联系单位：湖北省疾病预防控制中心

电子邮箱：JDZBCZX@163.com

519. 沙门菌属

国家科技资源标识符：CSTR:16698.06.NPRC 1.12.87

平台资源号：NPRC 1.12.87

保藏编号：HB0200158

中文名称：沙门菌

外文名称：*Salmonella* sp.

分类学地位：Bacteria; Proteobacteria; Gammaproteobacteria; Enterobacterales; Enterobacteriaceae; *Salmonella*

生物危害程度：第三类

分离时间：2019-07-02

分离地址：中国湖北省荆州市

分离基物：腹泻患者粪便

致病名称：急性胃肠炎

致病对象：人

来源历史：←湖北省疾病预防控制中心

用　　途：传染病病原监测和溯源

联系单位：湖北省疾病预防控制中心

电子邮箱：JDZBCZX@163.com

520. 沙门菌属

国家科技资源标识符：CSTR:16698.06.NPRC 1.12.88

平台资源号：NPRC 1.12.88

保藏编号：HB0200159

中文名称：沙门菌

外文名称：*Salmonella* sp.

分类学地位：Bacteria; Proteobacteria; Gammaproteobacteria; Enterobacterales; Enterobacteriaceae; *Salmonella*

生物危害程度：第三类

分离时间：2019-07-11

分离地址：中国湖北省荆州市

分离基物：腹泻患者粪便

致病名称：急性胃肠炎

致病对象：人

来源历史：←湖北省疾病预防控制中心

用　　途：传染病病原监测和溯源

联系单位：湖北省疾病预防控制中心

电子邮箱：JDZBCZX@163.com

521. 沙门菌属

国家科技资源标识符：CSTR:16698.06.NPRC 1.12.89

平台资源号：NPRC 1.12.89

保藏编号：HB0200160

中文名称：沙门菌

外文名称：*Salmonella* sp.

分类学地位：Bacteria; Proteobacteria; Gammapro-

teobacteria; Enterobacterales; Entero-
bacteriaceae; *Salmonella*

生物危害程度：第三类

分离时间：2019-07-11

分离地址：中国湖北省荆州市

分离基物：腹泻患者粪便

致病名称：急性胃肠炎

致病对象：人

来源历史：←湖北省疾病预防控制中心

用　　途：传染病病原监测和溯源

联系单位：湖北省疾病预防控制中心

电子邮箱：JDZBCZX@163.com

522. 沙门菌属

国家科技资源标识符：CSTR:16698.06.NPRC 1.9.90

平台资源号：NPRC 1.9.90

保藏编号：CMCC (B) 47595

中文名称：塞罗沙门菌

外文名称：*Salmonella cerro*

分类学地位：Bacteria; Proteobacteria; Gammapro-
teobacteria; Enterobacterales; Entero-
bacteriaceae; *Salmonella*

生物危害程度：第三类

分离时间：2018-08-10

分离地址：中国四川省

分离基物：食品

致病名称：食物中毒、腹泻

致病对象：人

来源历史：←中国食品药品检定研究院食品检定所

用　　途：科研

联系单位：中国食品药品检定研究院

电子邮箱：cmcc@nifdc.org.cn

523. 沙门菌属

国家科技资源标识符：CSTR:16698.06.NPRC 1.9.91

平台资源号：NPRC 1.9.91

保藏编号：CMCC (B) 47586

中文名称：阿富拉沙门菌

外文名称：*Salmonella afula*

分类学地位：Bacteria; Proteobacteria; Gammapro-
teobacteria; Enterobacterales; Entero-
bacteriaceae; *Salmonella*

生物危害程度：第三类

分离时间：2018-05-12

分离地址：中国陕西省

分离基物：食品

致病名称：食物中毒、腹泻

致病对象：人

来源历史：←中国食品药品检定研究院食品检定所

用　　途：科研

联系单位：中国食品药品检定研究院

电子邮箱：cmcc@nifdc.org.cn

524. 沙门菌属

国家科技资源标识符：CSTR:16698.06.NPRC 1.9.92

平台资源号：NPRC 1.9.92

保藏编号：CMCC (B) 47520

中文名称：阿贡纳沙门菌

外文名称：*Salmonella Agona*

分类学地位：Bacteria; Proteobacteria; Gammapro-
teobacteria; Enterobacterales; Entero-
bacteriaceae; *Salmonella*

生物危害程度：第三类

分离时间：2003

分离地址：中国

分离基物：食品

致病名称：食物中毒、腹泻

致病对象：人

来源历史：←中国食品药品检定研究院食品检定所

用　　途：科研

联系单位：中国食品药品检定研究院

电子邮箱：cmcc@nifdc.org.cn

525. 沙门菌属

国家科技资源标识符：CSTR:16698.06.NPRC 1.9.93

平台资源号：NPRC 1.9.93

保藏编号：CMCC (B) 47597

中文名称：阿拉丘沙门菌

外文名称：*Salmonella alachua*

分类学地位：Bacteria; Proteobacteria; Gammaproteobacteria; Enterobacterales; Enterobacteriaceae; *Salmonella*

生物危害程度：第三类

分离时间：2018-08-09

分离地址：中国湖北省

分离基物：食品

致病名称：食物中毒、腹泻

致病对象：人

来源历史：←中国食品药品检定研究院食品检定所

用　　途：科研

联系单位：中国食品药品检定研究院

电子邮箱：cmcc@nifdc.org.cn

526. 沙门菌属

国家科技资源标识符：CSTR:16698.06.NPRC 1.13.52

平台资源号：NPRC 1.13.52

保藏编号：GDPCC L-S2814

中文名称：阿尔巴尼沙门菌

外文名称：*Salmonella albany*

分类学地位：Bacteria; Proteobacteria; Gammaproteobacteria; Enterobacterales; Enterobacteriaceae; *Salmonella*

生物危害程度：第三类

分离时间：2014

分离地址：中国广东省东莞市

分离基物：腹泻患者粪便

致病名称：急性胃肠炎

致病对象：人

来源历史：←广东省人间传染的病原微生物菌

（毒）种保藏中心←广东省疾病预防控制中心←东莞市妇幼保健医院

用　　途：传染病病原监测和溯源

联系单位：广东省疾病预防控制中心

电子邮箱：sjkzx_wjs@gd.gov.cn

527. 沙门菌属

国家科技资源标识符：CSTR:16698.06.NPRC 1.9.94

平台资源号：NPRC 1.9.94

保藏编号：CMCC (B) 47521

中文名称：鸭沙门菌

外文名称：*Salmonella Anatum*

分类学地位：Bacteria; Proteobacteria; Gammaproteobacteria; Enterobacterales; Enterobacteriaceae; *Salmonella*

生物危害程度：第三类

分离时间：2003

分离地址：中国

分离基物：食品

致病名称：食物中毒、腹泻

致病对象：人

来源历史：←中国食品药品检定研究院食品检定所

用　　途：科研

联系单位：中国食品药品检定研究院

电子邮箱：cmcc@nifdc.org.cn

528. 沙门菌属

国家科技资源标识符：CSTR:16698.06.NPRC 1.9.95

平台资源号：NPRC 1.9.95

保藏编号：CMCC (B) 47592

中文名称：查理沙门菌

外文名称：*Salmonella chailey*

分类学地位：Bacteria; Proteobacteria; Gammaproteobacteria; Enterobacterales; Enterobacteriaceae; *Salmonella*

生物危害程度：第三类

分离时间：2018-08-10

细菌

分离地址：中国四川省

分离基物：食品

致病名称：食物中毒、腹泻

致病对象：人

来源历史：←中国食品药品检定研究院食品检定所

用　　途：科研

联系单位：中国食品药品检定研究院

电子邮箱：cmcc@nifdc.org.cn

529. 沙门菌属

国家科技资源标识符：CSTR:16698.06.NPRC 1.13.53

平台资源号：NPRC 1.13.53

保藏编号：GDPCC L-S2738

中文名称：猪霍乱沙门菌

外文名称：*Salmonella choleraesuis*

分类学地位：Bacteria; Proteobacteria; Gammaproteobacteria; Enterobacterales; Enterobacteriaceae; *Salmonella*

生物危害程度：第三类

分离时间：2014

分离地址：中国广东省广州市

分离基物：腹泻患者粪便

致病名称：急性胃肠炎

致病对象：人

来源历史：←广东省人间传染的病原微生物菌（毒）种保藏中心←广东省疾病预防控制中心←中山大学孙逸仙纪念医院（中山大学附属第二医院）

用　　途：传染病病原监测和溯源

联系单位：广东省疾病预防控制中心

电子邮箱：sjkzx_wjs@gd.gov.cn

530. 沙门菌属

国家科技资源标识符：CSTR:16698.06.NPRC 1.9.96

平台资源号：NPRC 1.9.96

保藏编号：CMCC (B) 47515

中文名称：康科德沙门菌

外文名称：*Salmonella concord*

分类学地位：Bacteria; Proteobacteria; Gammaproteobacteria; Enterobacterales; Enterobacteriaceae; *Salmonella*

生物危害程度：第三类

分离时间：2012

分离地址：中国广西壮族自治区

分离基物：食品

致病名称：食物中毒、腹泻

致病对象：人

来源历史：←中国食品药品检定研究院食品检定所

用　　途：科研

联系单位：中国食品药品检定研究院

电子邮箱：cmcc@nifdc.org.cn

531. 沙门菌属

国家科技资源标识符：CSTR:16698.06.NPRC 1.13.54

平台资源号：NPRC 1.13.54

保藏编号：GDPCC L-S2715

中文名称：德尔卑沙门菌

外文名称：*Salmonella derby*

分类学地位：Bacteria; Proteobacteria; Gammaproteobacteria; Enterobacterales; Enterobacteriaceae; *Salmonella*

生物危害程度：第三类

分离时间：2014

分离地址：中国广东省阳江市

分离基物：腹泻患者粪便

致病名称：急性胃肠炎

致病对象：人

来源历史：←广东省人间传染的病原微生物菌（毒）种保藏中心←广东省疾病预防控制中心←阳江市人民医院（广东医科大学附属阳江医院）

用　　途：传染病病原监测和溯源

联系单位：广东省疾病预防控制中心

电子邮箱：sjkzx_wjs@gd.gov.cn

532. 沙门菌属

国家科技资源标识符：CSTR:16698.06.NPRC 1.13.55

平台资源号：NPRC 1.13.55

保藏编号：GDPCC L-S2719

中文名称：德尔卑沙门菌

外文名称：*Salmonella derby*

分类学地位：Bacteria; Proteobacteria; Gammaproteobacteria; Enterobacterales; Enterobacteriaceae; *Salmonella*

生物危害程度：第三类

分离时间：2014

分离地址：中国广东省韶关市

分离基物：腹泻患者粪便

致病名称：急性胃肠炎

致病对象：人

来源历史：←广东省人间传染的病原微生物菌（毒）种保藏中心←广东省疾病预防控制中心←韶关妇幼保健院

用　　途：传染病病原监测和溯源

联系单位：广东省疾病预防控制中心

电子邮箱：sjkzx_wjs@gd.gov.cn

533. 沙门菌属

国家科技资源标识符：CSTR:16698.06.NPRC 1.13.56

平台资源号：NPRC 1.13.56

保藏编号：GDPCC L-S2723

中文名称：德尔卑沙门菌

外文名称：*Salmonella derby*

分类学地位：Bacteria; Proteobacteria; Gammaproteobacteria; Enterobacterales; Enterobacteriaceae; *Salmonella*

生物危害程度：第三类

分离时间：2014

分离地址：中国广东省中山市

分离基物：腹泻患者粪便

致病名称：急性胃肠炎

致病对象：人

来源历史：←广东省人间传染的病原微生物菌（毒）种保藏中心←广东省疾病预防控制中心←中山市人民医院

用　　途：传染病病原监测和溯源

联系单位：广东省疾病预防控制中心

电子邮箱：sjkzx_wjs@gd.gov.cn

534. 沙门菌属

国家科技资源标识符：CSTR:16698.06.NPRC 1.13.57

平台资源号：NPRC 1.13.57

保藏编号：GDPCC L-S2730

中文名称：德尔卑沙门菌

外文名称：*Salmonella derby*

分类学地位：Bacteria; Proteobacteria; Gammaproteobacteria; Enterobacterales; Enterobacteriaceae; *Salmonella*

生物危害程度：第三类

分离时间：2014

分离地址：中国广东省佛山市

分离基物：腹泻患者粪便

致病名称：急性胃肠炎

致病对象：人

来源历史：←广东省人间传染的病原微生物菌（毒）种保藏中心←广东省疾病预防控制中心←南方医科大学顺德医院（顺德第一人民医院）

用　　途：传染病病原监测和溯源

联系单位：广东省疾病预防控制中心

电子邮箱：sjkzx_wjs@gd.gov.cn

535. 沙门菌属

国家科技资源标识符：CSTR:16698.06.NPRC 1.9.97

平台资源号：NPRC 1.9.97

保藏编号：CMCC (B) 47517

中文名称：德比沙门菌

外文名称：*Salmonella derby*

分类学地位：Bacteria; Proteobacteria; Gammaproteobacteria; Enterobacterales; Enterobacteriaceae; *Salmonella*

生物危害程度：第三类

分离时间：2012

分离地址：中国广西壮族自治区

分离基物：食品

致病名称：食物中毒、腹泻

致病对象：人

来源历史：←中国食品药品检定研究院食品检定所

用　　途：科研

联系单位：中国食品药品检定研究院

电子邮箱：cmcc@nifdc.org.cn

536. 沙门菌属

国家科技资源标识符：CSTR:16698.06.NPRC 1.9.98

平台资源号：NPRC 1.9.98

保藏编号：CMCC (B) 47514

中文名称：伊斯特本沙门菌

外文名称：*Salmonella eastbourne*

分类学地位：Bacteria; Proteobacteria; Gammaproteobacteria; Enterobacterales; Enterobacteriaceae; *Salmonella*

生物危害程度：第三类

分离时间：2012

分离地址：中国广西壮族自治区

分离基物：食品

致病名称：食物中毒、腹泻

致病对象：人

来源历史：←中国食品药品检定研究院食品检定所

用　　途：科研

联系单位：中国食品药品检定研究院

电子邮箱：cmcc@nifdc.org.cn

537. 沙门菌属

国家科技资源标识符：CSTR:16698.06.NPRC 1.9.99

平台资源号：NPRC 1.9.99

保藏编号：CMCC (B) 47584

中文名称：爱丁堡沙门菌

外文名称：*Salmonella edinburg*

分类学地位：Bacteria; Proteobacteria; Gammaproteobacteria; Enterobacterales; Enterobacteriaceae; *Salmonella*

生物危害程度：第三类

分离时间：2010-04-12

分离地址：中国四川省

分离基物：食品

致病名称：食物中毒、腹泻

致病对象：人

来源历史：←中国食品药品检定研究院食品检定所

用　　途：科研

联系单位：中国食品药品检定研究院

电子邮箱：cmcc@nifdc.org.cn

538. 沙门菌属

国家科技资源标识符：CSTR:16698.06.NPRC 1.2.709

平台资源号：NPRC 1.2.709

保藏编号：CHPC 1.1410

中文名称：肠炎沙门菌

外文名称：*Salmonella enterica*

分类学地位：Bacteria; Proteobacteria; Gammaproteobacteria; Enterobacterales; Enterobacteriaceae; *Salmonella*

生物危害程度：第三类

分离时间：2012

分离地址：中国云南省玉溪市

分离基物：腹泻患者粪便

致病名称：急性胃肠炎

致病对象：人、动物

来源历史：←中国疾病预防控制中心病原微生物菌（毒）种保藏中心传染病预防控制所分中心←云南省玉溪市疾病预防控制中心

用　　途：临床检验、科研

联系单位：中国疾病预防控制中心传染病预防控

制所

电子邮箱：chpc@icdc.cn

539. 沙门菌属

国家科技资源标识符：CSTR:16698.06.NPRC 1.2.710

平台资源号：NPRC 1.2.710

保藏编号：CHPC 1.1630

中文名称：肠炎沙门菌

外文名称：*Salmonella enterica*

分类学地位：Bacteria; Proteobacteria; Gammaproteobacteria; Enterobacterales; Enterobacteriaceae; *Salmonella*

生物危害程度：第三类

分离时间：2013

分离地址：中国云南省玉溪市

分离基物：腹泻患者粪便

致病名称：急性胃肠炎

致病对象：人、动物

来源历史：←中国疾病预防控制中心病原微生物菌（毒）种保藏中心传染病预防控制所分中心←云南省玉溪市疾病预防控制中心

用　　途：临床检验、科研

联系单位：中国疾病预防控制中心传染病预防控制所

电子邮箱：chpc@icdc.cn

540. 沙门菌属

国家科技资源标识符：CSTR:16698.06.NPRC 1.2.711

平台资源号：NPRC 1.2.711

保藏编号：CHPC 1.1646

中文名称：肠炎沙门菌

外文名称：*Salmonella enterica*

分类学地位：Bacteria; Proteobacteria; Gammaproteobacteria; Enterobacterales; Enterobacteriaceae; *Salmonella*

生物危害程度：第三类

分离时间：2013

分离地址：中国云南省玉溪市

分离基物：腹泻患者粪便

致病名称：急性胃肠炎

致病对象：人、动物

来源历史：←中国疾病预防控制中心病原微生物菌（毒）种保藏中心传染病预防控制所分中心←云南省玉溪市疾病预防控制中心

用　　途：临床检验、科研

联系单位：中国疾病预防控制中心传染病预防控制所

电子邮箱：chpc@icdc.cn

541. 沙门菌属

国家科技资源标识符：CSTR:16698.06.NPRC 1.2.712

平台资源号：NPRC 1.2.712

保藏编号：CHPC 1.1647

中文名称：肠炎沙门菌

外文名称：*Salmonella enterica*

分类学地位：Bacteria; Proteobacteria; Gammaproteobacteria; Enterobacterales; Enterobacteriaceae; *Salmonella*

生物危害程度：第三类

分离时间：2013

分离地址：中国云南省玉溪市

分离基物：腹泻患者粪便

致病名称：急性胃肠炎

致病对象：人、动物

来源历史：←中国疾病预防控制中心病原微生物菌（毒）种保藏中心传染病预防控制所分中心←云南省玉溪市疾病预防控制中心

用　　途：临床检验、科研

联系单位：中国疾病预防控制中心传染病预防控制所

电子邮箱：chpc@icdc.cn

542. 沙门菌属

国家科技资源标识符：CSTR:16698.06.NPRC 1.13.58

细菌

平台资源号：NPRC 1.13.58

保藏编号：GDPCC L-S2708

中文名称：肠炎沙门菌

外文名称：*Salmonella enterica*

分类学地位：Bacteria; Proteobacteria; Gammaproteobacteria; Enterobacterales; Enterobacteriaceae; *Salmonella*

生物危害程度：第三类

分离时间：2014

分离地址：中国广东省江门市

分离基物：腹泻患者粪便

致病名称：急性胃肠炎

致病对象：人

来源历史：←广东省人间传染的病原微生物菌（毒）种保藏中心←广东省疾病预防控制中心←江门市妇幼保健院

用　　途：传染病病原监测和溯源

联系单位：广东省疾病预防控制中心

电子邮箱：sjkzx_wjs@gd.gov.cn

543. 沙门菌属

国家科技资源标识符：CSTR:16698.06.NPRC 1.13.59

平台资源号：NPRC 1.13.59

保藏编号：GDPCC L-S2729

中文名称：肠炎沙门菌

外文名称：*Salmonella enterica*

分类学地位：Bacteria; Proteobacteria; Gammaproteobacteria; Enterobacterales; Enterobacteriaceae; *Salmonella*

生物危害程度：第三类

分离时间：2014

分离地址：中国广东省佛山市

分离基物：腹泻患者粪便

致病名称：急性胃肠炎

致病对象：人

来源历史：←广东省人间传染的病原微生物菌（毒）种保藏中心←广东省疾病预防控

制中心←南方医科大学顺德医院（顺德第一人民医院）

用　　途：传染病病原监测和溯源

联系单位：广东省疾病预防控制中心

电子邮箱：sjkzx_wjs@gd.gov.cn

544. 沙门菌属

国家科技资源标识符：CSTR:16698.06.NPRC 1.13.60

平台资源号：NPRC 1.13.60

保藏编号：GDPCC L-S2731

中文名称：肠炎沙门菌

外文名称：*Salmonella enterica*

分类学地位：Bacteria; Proteobacteria; Gammaproteobacteria; Enterobacterales; Enterobacteriaceae; *Salmonella*

生物危害程度：第三类

分离时间：2014

分离地址：中国广东省佛山市

分离基物：腹泻患者粪便

致病名称：急性胃肠炎

致病对象：人

来源历史：←广东省人间传染的病原微生物菌（毒）种保藏中心←广东省疾病预防控制中心←南方医科大学顺德医院（顺德第一人民医院）

用　　途：传染病病原监测和溯源

联系单位：广东省疾病预防控制中心

电子邮箱：sjkzx_wjs@gd.gov.cn

545. 沙门菌属

国家科技资源标识符：CSTR:16698.06.NPRC 1.13.61

平台资源号：NPRC 1.13.61

保藏编号：GDPCC L-S2739

中文名称：肠炎沙门菌

外文名称：*Salmonella enterica*

分类学地位：Bacteria; Proteobacteria; Gammaproteobacteria; Enterobacterales; Entero-

bacteriaceae; *Salmonella*

生物危害程度：第三类

分离时间：2014

分离地址：中国广东省广州市

分离基物：腹泻患者粪便

致病名称：急性胃肠炎

致病对象：人

来源历史：←广东省人间传染的病原微生物菌
（毒）种保藏中心←广东省疾病预防控
制中心←中山大学孙逸仙纪念医院（中
山大学附属第二医院）

用　　途：传染病病原监测和溯源

联系单位：广东省疾病预防控制中心

电子邮箱：sjkzx_wjs@gd.gov.cn

546. 沙门菌属

国家科技资源标识符：CSTR:16698.06.NPRC 1.13.62

平台资源号：NPRC 1.13.62

保藏编号：GDPCC L-S2812

中文名称：肠炎沙门菌

外文名称：*Salmonella enterica*

分类学地位：Bacteria; Proteobacteria; Gammapro-
teobacteria; Enterobacterales; Entero-
bacteriaceae; *Salmonella*

生物危害程度：第三类

分离时间：2014

分离地址：中国广东省东莞市

分离基物：腹泻患者粪便

致病名称：急性胃肠炎

致病对象：人

来源历史：←广东省人间传染的病原微生物菌
（毒）种保藏中心←广东省疾病预防控
制中心←东莞康华医院

用　　途：传染病病原监测和溯源

联系单位：广东省疾病预防控制中心

电子邮箱：sjkzx_wjs@gd.gov.cn

547. 沙门菌属

国家科技资源标识符：CSTR:16698.06.NPRC 1.13.63

平台资源号：NPRC 1.13.63

保藏编号：GDPCC L-S2740

中文名称：印第安那沙门菌

外文名称：*Salmonella enterica serovar Indiana*

分类学地位：Bacteria; Proteobacteria; Gammapro-
teobacteria; Enterobacterales; Entero-
bacteriaceae; *Salmonella*

生物危害程度：第三类

分离时间：2014

分离地址：中国广东省广州市

分离基物：禽类盲肠

致病名称：急性胃肠炎

致病对象：人、动物

来源历史：←广东省人间传染的病原微生物菌
（毒）种保藏中心←广东省疾病预防控
制中心←华南农业大学兽医学院

用　　途：传染病病原监测和溯源

联系单位：广东省疾病预防控制中心

电子邮箱：sjkzx_wjs@gd.gov.cn

548. 沙门菌属

国家科技资源标识符：CSTR:16698.06.NPRC 1.13.64

平台资源号：NPRC 1.13.64

保藏编号：GDPCC L-S2768

中文名称：印第安那沙门菌

外文名称：*Salmonella enterica serovar Indiana*

分类学地位：Bacteria; Proteobacteria; Gammapro-
teobacteria; Enterobacterales; Entero-
bacteriaceae; *Salmonella*

生物危害程度：第三类

分离时间：2014

分离地址：中国广东省广州市

分离基物：禽类肛拭子

致病名称：急性胃肠炎

致病对象：人、动物

来源历史：←广东省人间传染的病原微生物菌（毒）种保藏中心←广东省疾病预防控制中心←华南农业大学兽医学院

用　　途：传染病病原监测和溯源

联系单位：广东省疾病预防控制中心

电子邮箱：sjkzx_wjs@gd.gov.cn

549. 沙门菌属

国家科技资源标识符：CSTR:16698.06.NPRC 1.9.100

平台资源号：NPRC 1.9.100

保藏编号：CMCC (B) 47594

中文名称：哈达尔沙门菌

外文名称：*Salmonella hadar*

分类学地位：Bacteria; Proteobacteria; Gammaproteobacteria; Enterobacterales; Enterobacteriaceae; *Salmonella*

生物危害程度：第三类

分离时间：2018-08-20

分离地址：中国四川省

分离基物：食品

致病名称：食物中毒、腹泻

致病对象：人

来源历史：←中国食品药品检定研究院食品检定所

用　　途：科研

联系单位：中国食品药品检定研究院

电子邮箱：cmcc@nifdc.org.cn

550. 沙门菌属

国家科技资源标识符：CSTR:16698.06.NPRC 1.13.65

平台资源号：NPRC 1.13.65

保藏编号：GDPCC L-S2707

中文名称：非丁伏斯沙门菌

外文名称：*Salmonella hvittingfoss*

分类学地位：Bacteria; Proteobacteria; Gammaproteobacteria; Enterobacterales; Enterobacteriaceae; *Salmonella*

生物危害程度：第三类

分离时间：2014

分离地址：中国广东省阳江市

分离基物：腹泻患者粪便

致病名称：急性胃肠炎

致病对象：人

来源历史：←广东省人间传染的病原微生物菌（毒）种保藏中心←广东省疾病预防控制中心←阳江市人民医院

用　　途：传染病病原监测和溯源

联系单位：广东省疾病预防控制中心

电子邮箱：sjkzx_wjs@gd.gov.cn

551. 沙门菌属

国家科技资源标识符：CSTR:16698.06.NPRC 1.9.101

平台资源号：NPRC 1.9.101

保藏编号：CMCC (B) 47590

中文名称：利文斯通沙门菌

外文名称：*Salmonella livingstone*

分类学地位：Bacteria; Proteobacteria; Gammaproteobacteria; Enterobacterales; Enterobacteriaceae; *Salmonella*

生物危害程度：第三类

分离时间：2018-08-10

分离地址：中国河北省

分离基物：食品

致病名称：食物中毒、腹泻

致病对象：人

来源历史：←中国食品药品检定研究院食品检定所

用　　途：科研

联系单位：中国食品药品检定研究院

电子邮箱：cmcc@nifdc.org.cn

552. 沙门菌属

国家科技资源标识符：CSTR:16698.06.NPRC 1.9.102

平台资源号：NPRC 1.9.102

保藏编号：CMCC (B) 47593

中文名称：伦敦沙门菌

外文名称：*Salmonella london*

分类学地位：Bacteria; Proteobacteria; Gammaproteobacteria; Enterobacterales; Enterobacteriaceae; *Salmonella*

生物危害程度：第三类

分离时间：2018-08-10

分离地址：中国四川省

分离基物：食品

致病名称：食物中毒、腹泻

致病对象：人

来源历史：←中国食品药品检定研究院食品检定所

用　　途：科研

联系单位：中国食品药品检定研究院

电子邮箱：cmcc@nifdc.org.cn

553. 沙门菌属

国家科技资源标识符：CSTR:16698.06.NPRC 1.9.103

平台资源号：NPRC 1.9.103

保藏编号：CMCC (B) 47599

中文名称：纽波特沙门菌

外文名称：*Salmonella newport*

分类学地位：Bacteria; Proteobacteria; Gammaproteobacteria; Enterobacterales; Enterobacteriaceae; *Salmonella*

生物危害程度：第三类

分离时间：2018-08-10

分离地址：中国湖北省

分离基物：食品

致病名称：食物中毒、腹泻

致病对象：人

来源历史：←中国食品药品检定研究院食品检定所

用　　途：科研

联系单位：中国食品药品检定研究院

电子邮箱：cmcc@nifdc.org.cn

554. 沙门菌属

国家科技资源标识符：CSTR:16698.06.NPRC 1.9.104

平台资源号：NPRC 1.9.104

保藏编号：CMCC (B) 47587

中文名称：恩吉利沙门菌

外文名称：*Salmonella ngili*

分类学地位：Bacteria; Proteobacteria; Gammaproteobacteria; Enterobacterales; Enterobacteriaceae; *Salmonella*

生物危害程度：第三类

分离时间：2011-05-12

分离地址：中国陕西省

分离基物：食品

致病名称：食物中毒、腹泻

致病对象：人

来源历史：←中国食品药品检定研究院食品检定所

用　　途：科研

联系单位：中国食品药品检定研究院

电子邮箱：cmcc@nifdc.org.cn

555. 沙门菌属

国家科技资源标识符：CSTR:16698.06.NPRC 1.9.105

平台资源号：NPRC 1.9.105

保藏编号：CMCC (B) 47598

中文名称：欧斯特布罗沙门菌

外文名称：*Salmonella oesterbro*

分类学地位：Bacteria; Proteobacteria; Gammaproteobacteria; Enterobacterales; Enterobacteriaceae; *Salmonella*

生物危害程度：第三类

分离时间：2018-08-12

分离地址：中国湖北省

分离基物：食品

致病名称：食物中毒、腹泻

致病对象：人

来源历史：←中国食品药品检定研究院食品检定所

用　　途：科研

联系单位：中国食品药品检定研究院

电子邮箱：cmcc@nifdc.org.cn

556. 沙门菌属

国家科技资源标识符：CSTR:16698.06.NPRC 1.9.106

平台资源号：NPRC 1.9.106

保藏编号：CMCC (B) 47518

中文名称：乙型副伤寒沙门菌

外文名称：*Salmonella paratyphi* B

分类学地位：Bacteria; Proteobacteria; Gammaproteobacteria; Enterobacterales; Enterobacteriaceae; *Salmonella*

生物危害程度：第三类

分离时间：2012

分离地址：中国广西壮族自治区

分离基物：食品

致病名称：副伤寒

致病对象：人

来源历史：←中国食品药品检定研究院食品检定所

用　　途：科研

联系单位：中国食品药品检定研究院

电子邮箱：cmcc@nifdc.org.cn

557. 沙门菌属

国家科技资源标识符：CSTR:16698.06.NPRC 1.9.107

平台资源号：NPRC 1.9.107

保藏编号：CMCC (B) 47591

中文名称：雷根特沙门菌

外文名称：*Salmonella regent*

分类学地位：Bacteria; Proteobacteria; Gammaproteobacteria; Enterobacterales; Enterobacteriaceae; *Salmonella*

生物危害程度：第三类

分离时间：2018-08-10

分离地址：中国河北省

分离基物：食品

致病名称：食物中毒、腹泻

致病对象：人

来源历史：←中国食品药品检定研究院食品检定所

用　　途：科研

联系单位：中国食品药品检定研究院

电子邮箱：cmcc@nifdc.org.cn

558. 沙门菌属

国家科技资源标识符：CSTR:16698.06.NPRC 1.9.108

平台资源号：NPRC 1.9.108

保藏编号：CMCC (B) 47519

中文名称：新加坡沙门菌

外文名称：*Salmonella singapore*

分类学地位：Bacteria; Proteobacteria; Gammaproteobacteria; Enterobacterales; Enterobacteriaceae; *Salmonella*

生物危害程度：第三类

分离时间：2012

分离地址：中国

分离基物：食品

致病名称：食物中毒、腹泻

致病对象：人

来源历史：←中国食品药品检定研究院食品检定所

用　　途：科研

联系单位：中国食品药品检定研究院

电子邮箱：cmcc@nifdc.org.cn

559. 沙门菌属

国家科技资源标识符：CSTR:16698.06.NPRC 1.2.713

平台资源号：NPRC 1.2.713

保藏编号：CHPC 1.2287

中文名称：沙门菌

外文名称：*Salmonella* sp.

分类学地位：Bacteria; Proteobacteria; Gammaproteobacteria; Enterobacterales; Enterobacteriaceae; *Salmonella*

生物危害程度：第三类

分离时间：2014

分离地址：中国山东省莱州市

分离基物：腹泻患者粪便

致病名称：急性胃肠炎

致病对象：人、动物

来源历史：←中国疾病预防控制中心病原微生物
菌（毒）种保藏中心传染病预防控制
所分中心←山东省莱州市疾病预防控
制中心

用　　途：临床检验、科研

联系单位：中国疾病预防控制中心传染病预防控
制所

电子邮箱：chpc@icdc.cn

560. 沙门菌属

国家科技资源标识符：CSTR:16698.06.NPRC 1.13.66

平台资源号：NPRC 1.13.66

保藏编号：GDPCC L-S2737

中文名称：斯坦利沙门菌

外文名称：*Salmonella stanley*

分类学地位：Bacteria; Proteobacteria; Gammapro-
teobacteria; Enterobacterales; Entero-
bacteriaceae; *Salmonella*

生物危害程度：第三类

分离时间：2014

分离地址：中国广东省佛山市

分离基物：腹泻患者粪便

致病名称：急性胃肠炎

致病对象：人

来源历史：←广东省人间传染的病原微生物菌
（毒）种保藏中心←广东省疾病预防控
制中心←南方医科大学顺德医院（顺
德第一人民医院）

用　　途：传染病病原监测和溯源

联系单位：广东省疾病预防控制中心

电子邮箱：sjkzx_wjs@gd.gov.cn

561. 沙门菌属

国家科技资源标识符：CSTR:16698.06.NPRC 1.13.67

平台资源号：NPRC 1.13.67

保藏编号：GDPCC L-S2728

中文名称：汤普逊沙门菌

外文名称：*Salmonella thompson*

分类学地位：Bacteria; Proteobacteria; Gammapro-
teobacteria; Enterobacterales; Entero-
bacteriaceae; *Salmonella*

生物危害程度：第三类

分离时间：2014

分离地址：中国广东省佛山市

分离基物：腹泻患者粪便

致病名称：急性胃肠炎

致病对象：人

来源历史：←广东省人间传染的病原微生物菌
（毒）种保藏中心←广东省疾病预防控
制中心←南方医科大学顺德医院（顺
德第一人民医院）

用　　途：传染病病原监测和溯源

联系单位：广东省疾病预防控制中心

电子邮箱：sjkzx_wjs@gd.gov.cn

562. 沙门菌属

国家科技资源标识符：CSTR:16698.06.NPRC 1.13.68

平台资源号：NPRC 1.13.68

保藏编号：GDPCC L-S2711

中文名称：鼠伤寒沙门菌

外文名称：*Salmonella typhimurium*

分类学地位：Bacteria; Proteobacteria; Gammapro-
teobacteria; Enterobacterales; Entero-
bacteriaceae; *Salmonella*

生物危害程度：第三类

分离时间：2014

分离地址：中国广东省江门市

分离基物：腹泻患者粪便

细菌

致病名称：急性胃肠炎

致病对象：人

来源历史：←广东省人间传染的病原微生物菌
（毒）种保藏中心←广东省疾病预防控
制中心←江门市妇幼保健院

用　　途：传染病病原监测和溯源

联系单位：广东省疾病预防控制中心

电子邮箱：sjkzx_wjs@gd.gov.cn

563. 沙门菌属

国家科技资源标识符：CSTR:16698.06.NPRC 1.13.69

平台资源号：NPRC 1.13.69

保藏编号：GDPCC L-S2714

中文名称：鼠伤寒沙门菌

外文名称：*Salmonella typhimurium*

分类学地位：Bacteria; Proteobacteria; Gammapro-
teobacteria; Enterobacterales; Entero-
bacteriaceae; *Salmonella*

生物危害程度：第三类

分离时间：2014

分离地址：中国广东省揭阳市

分离基物：腹泻患者粪便

致病名称：急性胃肠炎

致病对象：人

来源历史：←广东省人间传染的病原微生物菌
（毒）种保藏中心←广东省疾病预防控
制中心←中山大学附属揭阳医院（揭
阳市人民医院）

用　　途：传染病病原监测和溯源

联系单位：广东省疾病预防控制中心

电子邮箱：sjkzx_wjs@gd.gov.cn

564. 沙门菌属

国家科技资源标识符：CSTR:16698.06.NPRC 1.13.70

平台资源号：NPRC 1.13.70

保藏编号：GDPCC L-S2716

中文名称：鼠伤寒沙门菌

外文名称：*Salmonella typhimurium*

分类学地位：Bacteria; Proteobacteria; Gammapro-
teobacteria; Enterobacterales; Entero-
bacteriaceae; *Salmonella*

生物危害程度：第三类

分离时间：2014

分离地址：中国广东省阳江市

分离基物：腹泻患者粪便

致病名称：急性胃肠炎

致病对象：人

来源历史：←广东省人间传染的病原微生物菌
（毒）种保藏中心←广东省疾病预防控
制中心←阳江市人民医院

用　　途：传染病病原监测和溯源

联系单位：广东省疾病预防控制中心

电子邮箱：sjkzx_wjs@gd.gov.cn

565. 沙门菌属

国家科技资源标识符：CSTR:16698.06.NPRC 1.13.71

平台资源号：NPRC 1.13.71

保藏编号：GDPCC L-S2726

中文名称：鼠伤寒沙门菌

外文名称：*Salmonella typhimurium*

分类学地位：Bacteria; Proteobacteria; Gammapro-
teobacteria; Enterobacterales; Entero-
bacteriaceae; *Salmonella*

生物危害程度：第三类

分离时间：2014

分离地址：中国广东省佛山市

分离基物：腹泻患者粪便

致病名称：急性胃肠炎

致病对象：人

来源历史：←广东省人间传染的病原微生物菌
（毒）种保藏中心←广东省疾病预防控
制中心←南方医科大学顺德医院（顺
德第一人民医院）

用　　途：传染病病原监测和溯源

联系单位：广东省疾病预防控制中心

电子邮箱：sjkzx_wjs@gd.gov.cn

566. 沙门菌属

国家科技资源标识符：CSTR:16698.06.NPRC 1.13.72

平台资源号：NPRC 1.13.72

保藏编号：GDPCC L-S2806

中文名称：鼠伤寒沙门菌

外文名称：*Salmonella typhimurium*

分类学地位：Bacteria; Proteobacteria; Gammaproteobacteria; Enterobacterales; Enterobacteriaceae; *Salmonella*

生物危害程度：第三类

分离时间：2014

分离地址：中国广东省东莞市

分离基物：腹泻患者粪便

致病名称：急性胃肠炎

致病对象：人

来源历史：←广东省人间传染的病原微生物菌（毒）种保藏中心←广东省疾病预防控制中心←东莞东华医院

用　　途：传染病病原监测和溯源

联系单位：广东省疾病预防控制中心

电子邮箱：sjkzx_wjs@gd.gov.cn

567. 沙门菌属

国家科技资源标识符：CSTR:16698.06.NPRC 1.13.73

平台资源号：NPRC 1.13.73

保藏编号：GDPCC L-S2807

中文名称：鼠伤寒沙门菌

外文名称：*Salmonella typhimurium*

分类学地位：Bacteria; Proteobacteria; Gammaproteobacteria; Enterobacterales; Enterobacteriaceae; *Salmonella*

生物危害程度：第三类

分离时间：2014

分离地址：中国广东省东莞市

分离基物：腹泻患者粪便

致病名称：急性胃肠炎

致病对象：人

来源历史：←广东省人间传染的病原微生物菌（毒）种保藏中心←广东省疾病预防控制中心←东莞东华医院

用　　途：传染病病原监测和溯源

联系单位：广东省疾病预防控制中心

电子邮箱：sjkzx_wjs@gd.gov.cn

568. 沙门菌属

国家科技资源标识符：CSTR:16698.06.NPRC 1.13.74

平台资源号：NPRC 1.13.74

保藏编号：GDPCC L-S2808

中文名称：鼠伤寒沙门菌

外文名称：*Salmonella typhimurium*

分类学地位：Bacteria; Proteobacteria; Gammaproteobacteria; Enterobacterales; Enterobacteriaceae; *Salmonella*

生物危害程度：第三类

分离时间：2014

分离地址：中国广东省东莞市

分离基物：腹泻患者粪便

致病名称：急性胃肠炎

致病对象：人

来源历史：←广东省人间传染的病原微生物菌（毒）种保藏中心←广东省疾病预防控制中心←东莞东华医院

用　　途：传染病病原监测和溯源

联系单位：广东省疾病预防控制中心

电子邮箱：sjkzx_wjs@gd.gov.cn

569. 沙门菌属

国家科技资源标识符：CSTR:16698.06.NPRC 1.13.75

平台资源号：NPRC 1.13.75

保藏编号：GDPCC L-S2809

中文名称：鼠伤寒沙门菌

细菌

外文名称：*Salmonella typhimurium*

分类学地位：Bacteria; Proteobacteria; Gammaproteobacteria; Enterobacterales; Enterobacteriaceae; *Salmonella*

生物危害程度：第三类

分离时间：2014

分离地址：中国广东省东莞市

分离基物：腹泻患者粪便

致病名称：急性胃肠炎

致病对象：人

来源历史：‹ 广东省人间传染的病原微生物菌（毒）种保藏中心←广东省疾病预防控制中心←东莞东华医院

用　　途：传染病病原监测和溯源

联系单位：广东省疾病预防控制中心

电子邮箱：sjkzx_wjs@gd.gov.cn

570. 沙门菌属

国家科技资源标识符：CSTR:16698.06.NPRC 1.13.76

平台资源号：NPRC 1.13.76

保藏编号：GDPCC L-S2810

中文名称：鼠伤寒沙门菌

外文名称：*Salmonella typhimurium*

分类学地位：Bacteria; Proteobacteria; Gammaproteobacteria; Enterobacterales; Enterobacteriaceae; *Salmonella*

生物危害程度：第三类

分离时间：2014

分离地址：中国广东省东莞市

分离基物：腹泻患者粪便

致病名称：急性胃肠炎

致病对象：人

来源历史：←广东省人间传染的病原微生物菌（毒）种保藏中心←广东省疾病预防控制中心←东莞东华医院

用　　途：传染病病原监测和溯源

联系单位：广东省疾病预防控制中心

电子邮箱：sjkzx_wjs@gd.gov.cn

571. 沙门菌属

国家科技资源标识符：CSTR:16698.06.NPRC 1.13.77

平台资源号：NPRC 1.13.77

保藏编号：GDPCC L-S2811

中文名称：鼠伤寒沙门菌

外文名称：*Salmonella typhimurium*

分类学地位：Bacteria; Proteobacteria; Gammaproteobacteria; Enterobacterales; Enterobactcriaccac; *Salmonella*

生物危害程度：第三类

分离时间：2014

分离地址：中国广东省东莞市

分离基物：腹泻患者粪便

致病名称：急性胃肠炎

致病对象：人

来源历史：←广东省人间传染的病原微生物菌（毒）种保藏中心←广东省疾病预防控制中心←东莞康华医院

用　　途：传染病病原监测和溯源

联系单位：广东省疾病预防控制中心

电子邮箱：sjkzx_wjs@gd.gov.cn

572. 沙门菌属

国家科技资源标识符：CSTR:16698.06.NPRC 1.13.78

平台资源号：NPRC 1.13.78

保藏编号：GDPCC L-S2813

中文名称：鼠伤寒沙门菌

外文名称：*Salmonella typhimurium*

分类学地位：Bacteria; Proteobacteria; Gammaproteobacteria; Enterobacterales; Enterobacteriaceae; *Salmonella*

生物危害程度：第三类

分离时间：2014

分离地址：中国广东省东莞市

分离基物：腹泻患者粪便

致病名称：急性胃肠炎

致病对象：人

来源历史：←广东省人间传染的病原微生物菌（毒）种保藏中心←广东省疾病预防控制中心←东莞市妇幼保健医院

用　　途：传染病病原监测和溯源

联系单位：广东省疾病预防控制中心

电子邮箱：sjkzx_wjs@gd.gov.cn

573. 沙门菌属

国家科技资源标识符：CSTR:16698.06.NPRC 1.13.79

平台资源号：NPRC 1.13.79

保藏编号：GDPCC L-S2815

中文名称：鼠伤寒沙门菌

外文名称：*Salmonella typhimurium*

分类学地位：Bacteria; Proteobacteria; Gammaproteobacteria; Enterobacterales; Enterobacteriaceae; *Salmonella*

生物危害程度：第三类

分离时间：2014

分离地址：中国广东省东莞市

分离基物：腹泻患者粪便

致病名称：急性胃肠炎

致病对象：人

来源历史：←广东省人间传染的病原微生物菌（毒）种保藏中心←广东省疾病预防控制中心←东莞市妇幼保健医院

用　　途：传染病病原监测和溯源

联系单位：广东省疾病预防控制中心

电子邮箱：sjkzx_wjs@gd.gov.cn

574. 沙门菌属

国家科技资源标识符：CSTR:16698.06.NPRC 1.13.80

平台资源号：NPRC 1.13.80

保藏编号：GDPCC L-S2816

中文名称：鼠伤寒沙门菌

外文名称：*Salmonella typhimurium*

分类学地位：Bacteria; Proteobacteria; Gammaproteobacteria; Enterobacterales; Enterobacteriaceae; *Salmonella*

生物危害程度：第三类

分离时间：2014

分离地址：中国广东省东莞市

分离基物：腹泻患者粪便

致病名称：急性胃肠炎

致病对象：人

来源历史：←广东省人间传染的病原微生物菌（毒）种保藏中心←广东省疾病预防控制中心←东莞市妇幼保健医院

用　　途：传染病病原监测和溯源

联系单位：广东省疾病预防控制中心

电子邮箱：sjkzx_wjs@gd.gov.cn

575. 沙门菌属

国家科技资源标识符：CSTR:16698.06.NPRC 1.13.81

平台资源号：NPRC 1.13.81

保藏编号：GDPCC L-S2817

中文名称：鼠伤寒沙门菌

外文名称：*Salmonella typhimurium*

分类学地位：Bacteria; Proteobacteria; Gammaproteobacteria; Enterobacterales; Enterobacteriaceae; *Salmonella*

生物危害程度：第三类

分离时间：2014

分离地址：中国广东省东莞市

分离基物：腹泻患者粪便

致病名称：急性胃肠炎

致病对象：人

来源历史：←广东省人间传染的病原微生物菌（毒）种保藏中心←广东省疾病预防控制中心←东莞市妇幼保健医院

用　　途：传染病病原监测和溯源

联系单位：广东省疾病预防控制中心

电子邮箱：sjkzx_wjs@gd.gov.cn

细菌

576. 沙门菌属

国家科技资源标识符：CSTR:16698.06.NPRC 1.13.82

平台资源号：NPRC 1.13.82

保藏编号：GDPCC L-S2818

中文名称：鼠伤寒沙门菌

外文名称：*Salmonella typhimurium*

分类学地位：Bacteria; Proteobacteria; Gammaproteobacteria; Enterobacterales; Enterobacteriaceae; *Salmonella*

生物危害程度：第三类

分离时间：2014

分离地址：中国广东省东莞市

分离基物：腹泻患者粪便

致病名称：急性胃肠炎

致病对象：人

来源历史：←广东省人间传染的病原微生物菌（毒）种保藏中心←广东省疾病预防控制中心←东莞市妇幼保健医院

用　　途：传染病病原监测和溯源

联系单位：广东省疾病预防控制中心

电子邮箱：sjkzx_wjs@gd.gov.cn

577. 沙门菌属

国家科技资源标识符：CSTR:16698.06.NPRC 1.13.83

平台资源号：NPRC 1.13.83

保藏编号：GDPCC L-S2713

中文名称：维尔肖沙门菌

外文名称：*Salmonella virchow*

分类学地位：Bacteria; Proteobacteria; Gammaproteobacteria; Enterobacterales; Enterobacteriaceae; *Salmonella*

生物危害程度：第三类

分离时间：2014

分离地址：中国广东省揭阳市

分离基物：腹泻患者粪便

致病名称：急性胃肠炎

致病对象：人

来源历史：←广东省人间传染的病原微生物菌（毒）种保藏中心←广东省疾病预防控制中心←中山大学附属揭阳医院（揭阳市人民医院）

用　　途：传染病病原监测和溯源

联系单位：广东省疾病预防控制中心

电子邮箱：sjkzx_wjs@gd.gov.cn

578. 沙门菌属

国家科技资源标识符：CSTR:16698.06.NPRC 1.9.109

平台资源号：NPRC 1.9.109

保藏编号：CMCC (B) 47596

中文名称：维尔肖沙门菌

外文名称：*Salmonella virchow*

分类学地位：Bacteria; Proteobacteria; Gammaproteobacteria; Enterobacterales; Enterobacteriaceae; *Salmonella*

生物危害程度：第三类

分离时间：2018-08-15

分离地址：中国江西省

分离基物：食品

致病名称：食物中毒、腹泻

致病对象：人

来源历史：←中国食品药品检定研究院食品检定所

用　　途：科研

联系单位：中国食品药品检定研究院

电子邮箱：cmcc@nifdc.org.cn

579. 沙门菌属

国家科技资源标识符：CSTR:16698.06.NPRC 1.9.110

平台资源号：NPRC 1.9.110

保藏编号：CMCC (B) 47516

中文名称：弗吉尼亚沙门菌

外文名称：*Salmonella virginia*

分类学地位：Bacteria; Proteobacteria; Gammaproteobacteria; Enterobacterales; Entero-

bacteriaceae; *Salmonella*

生物危害程度：第三类

分离时间：2012

分离地址：中国广西壮族自治区

分离基物：食品

致病名称：食物中毒、腹泻

致病对象：人

来源历史：←中国食品药品检定研究院食品检定所

用　　途：科研

联系单位：中国食品药品检定研究院

电子邮箱：cmcc@nifdc.org.cn

580. 沙门菌属

国家科技资源标识符：CSTR:16698.06.NPRC 1.13.84

平台资源号：NPRC 1.13.84

保藏编号：GDPCC L-S2717

中文名称：韦太夫雷登沙门菌

外文名称：*Salmonella weltevreden*

分类学地位：Bacteria; Proteobacteria; Gammaproteobacteria; Enterobacterales; Enterobacteriaceae; *Salmonella*

生物危害程度：第三类

分离时间：2014

分离地址：中国广东省中山市

分离基物：腹泻患者粪便

致病名称：急性胃肠炎

致病对象：人

来源历史：←广东省人间传染的病原微生物菌（毒）种保藏中心←广东省疾病预防控制中心←中山市坦洲医院

用　　途：不详

联系单位：广东省疾病预防控制中心

电子邮箱：sjkzx_wjs@gd.gov.cn

581. 沙门菌属

国家科技资源标识符：CSTR:16698.06.NPRC 1.9.111

平台资源号：NPRC 1.9.111

保藏编号：CMCC (B) 47585

中文名称：科瓦利斯沙门菌

外文名称：*Salmonella corvallis*

分类学地位：Bacteria; Proteobacteria; Gammaproteobacteria; Enterobacterales; Enterobacteriaceae; *Salmonella*

生物危害程度：第三类

分离时间：2018-05-12

分离地址：中国河南省

分离基物：食品

致病名称：食物中毒、腹泻

致病对象：人

来源历史：←中国食品药品检定研究院食品检定所

用　　途：科研

联系单位：中国食品药品检定研究院

电子邮箱：cmcc@nifdc.org.cn

582. 沙门菌属

国家科技资源标识符：CSTR:16698.06.NPRC 1.14.3

平台资源号：NPRC 1.14.3

保藏编号：SZCDC-WXSSP20200145

中文名称：肠炎沙门菌

外文名称：*Salmonella enterica*

分类学地位：Bacteria; Proteobacteria; Gammaproteobacteria; Enterobacterales; Enterobacteriaceae; *Salmonella*

生物危害程度：第三类

分离时间：2020-05-25

分离地址：中国广东省深圳市

分离基物：腹泻患者粪便

致病名称：食物中毒、腹泻

致病对象：人

来源历史：←广东省深圳市疾病预防控制中心卫生微生物研究所←深圳市福田区疾病预防控制中心

用　　途：不详

联系单位：深圳市疾病预防控制中心

电子邮箱：jkzxwjwswjcs@wjw.sz.gov.cn

583. 沙门菌属

国家科技资源标识符：CSTR:16698.06.NPRC 1.9.112

平台资源号：NPRC 1.9.112

保藏编号：CMCC (B) 47563

中文名称：肠炎沙门菌

外文名称：*Salmonella enteritidis*

分类学地位：Bacteria; Proteobacteria; Gammaproteobacteria; Enterobacterales; Enterobacteriaceae; *Salmonella*

生物危害程度：第三类

分离时间：2010

分离地址：中国陕西省

分离基物：食品

致病名称：食物中毒、腹泻

致病对象：人

来源历史：←中国食品药品检定研究院食品检定所←西北农林科技大学

用　　途：科研

联系单位：中国食品药品检定研究院

电子邮箱：cmcc@nifdc.org.cn

584. 沙门菌属

国家科技资源标识符：CSTR:16698.06.NPRC 1.9.113

平台资源号：NPRC 1.9.113

保藏编号：CMCC (B) 47564

中文名称：肠炎沙门菌

外文名称：*Salmonella enteritidis*

分类学地位：Bacteria; Proteobacteria; Gammaproteobacteria; Enterobacterales; Enterobacteriaceae; *Salmonella*

生物危害程度：第三类

分离时间：2010-12

分离地址：中国陕西省

分离基物：食品

致病名称：食物中毒、腹泻

致病对象：人

来源历史：←中国食品药品检定研究院食品检定所←西北农林科技大学

用　　途：科研

联系单位：中国食品药品检定研究院

电子邮箱：cmcc@nifdc.org.cn

585. 沙门菌属

国家科技资源标识符：CSTR:16698.06.NPRC 1.9.114

平台资源号：NPRC 1.9.114

保藏编号：CMCC (B) 47565

中文名称：肠炎沙门菌

外文名称：*Salmonella enteritidis*

分类学地位：Bacteria; Proteobacteria; Gammaproteobacteria; Enterobacterales; Enterobacteriaceae; *Salmonella*

生物危害程度：第三类

分离时间：2010

分离地址：中国陕西省

分离基物：食品

致病名称：食物中毒、腹泻

致病对象：人

来源历史：←中国食品药品检定研究院食品检定所←西北农林科技大学

用　　途：科研

联系单位：中国食品药品检定研究院

电子邮箱：cmcc@nifdc.org.cn

586. 沙门菌属

国家科技资源标识符：CSTR:16698.06.NPRC 1.9.115

平台资源号：NPRC 1.9.115

保藏编号：CMCC (B) 47566

中文名称：肠炎沙门菌

外文名称：*Salmonella enteritidis*

分类学地位：Bacteria; Proteobacteria; Gammaproteobacteria; Enterobacterales; Enterobacteriaceae; *Salmonella*

生物危害程度：第三类

分离时间：2010-12

分离地址：中国陕西省

分离基物：食品

致病名称：食物中毒、腹泻

致病对象：人

来源历史：←中国食品药品检定研究院食品检定
　　　　　　所←西北农林科技大学

用　　途：科研

联系单位：中国食品药品检定研究院

电子邮箱：cmcc@nifdc.org.cn

587. 沙门菌属

国家科技资源标识符：CSTR:16698.06.NPRC 1.9.116

平台资源号：NPRC 1.9.116

保藏编号：CMCC (B) 47588

中文名称：卡普斯塔沙门菌

外文名称：*Salmonella kaapstad*

分类学地位：Bacteria; Proteobacteria; Gammapro-
teobacteria; Enterobacterales; Entero-
bacteriaceae; *Salmonella*

生物危害程度：第三类

分离时间：2010-04-12

分离地址：中国河南省

分离基物：食品

致病名称：食物中毒、腹泻

致病对象：人

来源历史：←中国食品药品检定研究院食品检定所

用　　途：科研

联系单位：中国食品药品检定研究院

电子邮箱：cmcc@nifdc.org.cn

588. 沙门菌属

国家科技资源标识符：CSTR:16698.06.NPRC 1.9.117

平台资源号：NPRC 1.9.117

保藏编号：CMCC (B) 47589

中文名称：科特布斯沙门菌

外文名称：*Salmonella kottbus*

分类学地位：Bacteria; Proteobacteria; Gammapro-
teobacteria; Enterobacterales; Entero-
bacteriaceae; *Salmonella*

生物危害程度：第三类

分离时间：2012

分离地址：中国北京市

分离基物：食品

致病名称：食物中毒、腹泻

致病对象：人

来源历史：←中国食品药品检定研究院食品检定所

用　　途：科研

联系单位：中国食品药品检定研究院

电子邮箱：cmcc@nifdc.org.cn

589. 沙门菌属

国家科技资源标识符：CSTR:16698.06.NPRC 1.9.118

平台资源号：NPRC 1.9.118

保藏编号：CMCC (B) 47582

中文名称：姆班达沙门菌

外文名称：*Salmonella mbandaka*

分类学地位：Bacteria; Proteobacteria; Gammapro-
teobacteria; Enterobacterales; Entero-
bacteriaceae; *Salmonella*

生物危害程度：第三类

分离时间：2010-04-12

分离地址：中国陕西省

分离基物：食品

致病名称：食物中毒、腹泻

致病对象：人

来源历史：←中国食品药品检定研究院食品检定所

用　　途：科研

联系单位：中国食品药品检定研究院

电子邮箱：cmcc@nifdc.org.cn

590. 沙门菌属

国家科技资源标识符：CSTR:16698.06.NPRC 1.9.119

细菌

平台资源号：NPRC 1.9.119

保藏编号：CMCC (B) 47581

中文名称：山夫登堡沙门菌

外文名称：*Salmonella senftenberg*

分类学地位：Bacteria; Proteobacteria; Gammaproteobacteria; Enterobacterales; Enterobacteriaceae; *Salmonella*

生物危害程度：第三类

分离时间：2010-04-12

分离地址：中国陕西省

分离基物：食品

致病名称：食物中毒、腹泻

致病对象：人

来源历史：←中国食品药品检定研究院食品检定所

用　　途：科研

联系单位：中国食品药品检定研究院

电子邮箱：cmcc@nifdc.org.cn

591. 沙门菌属

国家科技资源标识符：CSTR:16698.06.NPRC 1.9.120

平台资源号：NPRC 1.9.120

保藏编号：CMCC (B) 47567

中文名称：汤普逊沙门菌

外文名称：*Salmonella thompson*

分类学地位：Bacteria; Proteobacteria; Gammaproteobacteria; Enterobacterales; Enterobacteriaceae; *Salmonella*

生物危害程度：第三类

分离时间：2010

分离地址：中国陕西省

分离基物：食品

致病名称：食物中毒、腹泻

致病对象：人

来源历史：←中国食品药品检定研究院食品检定所←西北农林科技大学

用　　途：科研

联系单位：中国食品药品检定研究院

电子邮箱：cmcc@nifdc.org.cn

592. 沙门菌属

国家科技资源标识符：CSTR:16698.06.NPRC 1.9.121

平台资源号：NPRC 1.9.121

保藏编号：CMCC (B) 47569

中文名称：汤普逊沙门菌

外文名称：*Salmonella thompson*

分类学地位：Bacteria; Proteobacteria; Gammaproteobacteria; Enterobacterales; Enterobacteriaceae; *Salmonella*

生物危害程度：第三类

分离时间：2010-12

分离地址：中国陕西省

分离基物：食品

致病名称：食物中毒、腹泻

致病对象：人

来源历史：←中国食品药品检定研究院食品检定所←西北农林科技大学

用　　途：科研

联系单位：中国食品药品检定研究院

电子邮箱：cmcc@nifdc.org.cn

593. 沙门菌属

国家科技资源标识符：CSTR:16698.06.NPRC 1.9.122

平台资源号：NPRC 1.9.122

保藏编号：CMCC (B) 47583

中文名称：次昂威沙门菌

外文名称：*Salmonella tshiongwe*

分类学地位：Bacteria; Proteobacteria; Gammaproteobacteria; Enterobacterales; Enterobacteriaceae; *Salmonella*

生物危害程度：第三类

分离时间：2010-04-12

分离地址：中国广东省

分离基物：食品

致病名称：食物中毒、腹泻

致病对象：人

来源历史：←中国食品药品检定研究院食品检定所

用　　途：科研

联系单位：中国食品药品检定研究院

电子邮箱：cmcc@nifdc.org.cn

594. 沙门菌属

国家科技资源标识符：CSTR:16698.06.NPRC 1.9.123

平台资源号：NPRC 1.9.123

保藏编号：CMCC (B) 47580

中文名称：鼠伤寒沙门菌

外文名称：*Salmonella typhimurium*

分类学地位：Bacteria; Proteobacteria; Gammaproteobacteria; Enterobacterales; Enterobacteriaceae; *Salmonella*

生物危害程度：第三类

分离时间：2010-05-21

分离地址：中国北京市

分离基物：食品

致病名称：食物中毒、腹泻

致病对象：人

来源历史：←中国食品药品检定研究院食品检定所

用　　途：科研

联系单位：中国食品药品检定研究院

电子邮箱：cmcc@nifdc.org.cn

595. 沙门菌属

国家科技资源标识符：CSTR:16698.06.NPRC 1.9.124

平台资源号：NPRC 1.9.124

保藏编号：CMCC (B) 47570

中文名称：乌普萨拉沙门菌

外文名称：*Salmonella uppsala*

分类学地位：Bacteria; Proteobacteria; Gammaproteobacteria; Enterobacterales; Enterobacteriaceae; *Salmonella*

生物危害程度：第三类

分离时间：2010

分离地址：中国陕西省

分离基物：食品

致病名称：食物中毒、腹泻

致病对象：人

来源历史：←中国食品药品检定研究院食品检定所←西北农林科技大学

用　　途：科研

联系单位：中国食品药品检定研究院

电子邮箱：cmcc@nifdc.org.cn

三十一、沙雷菌属

596. 沙雷菌属

国家科技资源标识符：CSTR:16698.06.NPRC 1.2.714

平台资源号：NPRC 1.2.714

保藏编号：CHPC 1.2294

中文名称：无花果沙雷菌

外文名称：*Serratia ficaria*

分类学地位：Bacteria; Proteobacteria; Gammaproteobacteria; Enterobacterales; Yersiniaceae; *Serratia*

生物危害程度：第三类

分离时间：2014

分离地址：中国山东省莱州市

分离基物：腹泻患者粪便

致病名称：肺炎、败血症、脑膜炎、尿路感染

致病对象：人

来源历史：←中国疾病预防控制中心病原微生物菌（毒）种保藏中心传染病预防控制所分中心←山东省莱州市疾病预防控制中心

用　　途：临床检验、科研

联系单位：中国疾病预防控制中心传染病预防控制所

电子邮箱：chpc@icdc.cn

597. 沙雷菌属

国家科技资源标识符：CSTR:16698.06.NPRC 1.2.715

平台资源号：NPRC 1.2.715

保藏编号：CHPC 1.2303

中文名称：无花果沙雷菌

外文名称：*Serratia ficaria*

分类学地位：Bacteria; Proteobacteria; Gammapro-teobacteria; Enterobacterales; Yersini-aceae; *Serratia*

生物危害程度：第三类

分离时间：2014

分离地址：中国山东省莱州市

分离基物：腹泻患者粪便

致病名称：肺炎、败血症、脑膜炎、尿路感染

致病对象：人

来源历史：←中国疾病预防控制中心病原微生物菌（毒）种保藏中心传染病预防控制所分中心←山东省莱州市疾病预防控制中心

用　　途：临床检验、科研

联系单位：中国疾病预防控制中心传染病预防控制所

电子邮箱：chpc@icdc.cn

598. 沙雷菌属

国家科技资源标识符：CSTR:16698.06.NPRC 1.2.716

平台资源号：NPRC 1.2.716

保藏编号：CHPC 1.2331

中文名称：无花果沙雷菌

外文名称：*Serratia ficaria*

分类学地位：Bacteria; Proteobacteria; Gammapro-teobacteria; Enterobacterales; Yersini-aceae; *Serratia*

生物危害程度：第三类

分离时间：2014

分离地址：中国山东省莱州市

分离基物：腹泻患者粪便

致病名称：肺炎、败血症、脑膜炎、尿路感染

致病对象：人

来源历史：←中国疾病预防控制中心病原微生物菌（毒）种保藏中心传染病预防控制所分中心←山东省莱州市疾病预防控制中心

用　　途：临床检验、科研

联系单位：中国疾病预防控制中心传染病预防控制所

电子邮箱：chpc@icdc.cn

599. 沙雷菌属

国家科技资源标识符：CSTR:16698.06.NPRC 1.2.717

平台资源号：NPRC 1.2.717

保藏编号：CHPC 1.2305

中文名称：液化沙雷菌

外文名称：*Serratia liquefaciens*

分类学地位：Bacteria; Proteobacteria; Gammapro-teobacteria; Enterobacterales; Yersini-aceae; *Serratia*

生物危害程度：第三类

分离时间：2014

分离地址：中国山东省莱州市

分离基物：腹泻患者粪便

致病名称：肺炎、败血症、脑膜炎、尿路感染

致病对象：人

来源历史：←中国疾病预防控制中心病原微生物菌（毒）种保藏中心传染病预防控制所分中心←山东省莱州市疾病预防控制中心

用　　途：临床检验、科研

联系单位：中国疾病预防控制中心传染病预防控制所

电子邮箱：chpc@icdc.cn

600. 沙雷菌属

国家科技资源标识符：CSTR:16698.06.NPRC 1.2.718

平台资源号：NPRC 1.2.718

保藏编号：CHPC 1.3485

中文名称：液化沙雷菌

外文名称：*Serratia liquefaciens*

分类学地位：Bacteria; Proteobacteria; Gammaproteobacteria; Enterobacterales; Yersiniaceae; *Serratia*

生物危害程度：第三类

分离时间：2018

分离地址：中国安徽省马鞍山市

分离基物：腹泻患者粪便

致病名称：肺炎、败血症、脑膜炎、尿路感染

致病对象：人

来源历史：←中国疾病预防控制中心病原微生物菌（毒）种保藏中心传染病预防控制所分中心←安徽省马鞍山市疾病预防控制中心

用　　途：临床检验、科研

联系单位：中国疾病预防控制中心传染病预防控制所

电子邮箱：chpc@icdc.cn

601. 沙雷菌属

国家科技资源标识符：CSTR:16698.06.NPRC 1.2.719

平台资源号：NPRC 1.2.719

保藏编号：CHPC 1.1651

中文名称：黏质沙雷菌

外文名称：*Serratia marcescens*

分类学地位：Bacteria; Proteobacteria; Gammaproteobacteria; Enterobacterales; Yersiniaceae; *Serratia*

生物危害程度：第三类

分离时间：2013

分离地址：中国云南省玉溪市

分离基物：腹泻患者粪便

致病名称：肺炎、败血症、脑膜炎、尿路感染

致病对象：人

来源历史：←中国疾病预防控制中心病原微生物菌（毒）种保藏中心传染病预防控制所分中心←云南省玉溪市疾病预防控制中心

用　　途：临床检验、科研

联系单位：中国疾病预防控制中心传染病预防控制所

电子邮箱：chpc@icdc.cn

602. 沙雷菌属

国家科技资源标识符：CSTR:16698.06.NPRC 1.2.720

平台资源号：NPRC 1.2.720

保藏编号：CHPC 1.2306

中文名称：黏质沙雷菌

外文名称：*Serratia marcescens*

分类学地位：Bacteria; Proteobacteria; Gammaproteobacteria; Enterobacterales; Yersiniaceae; *Serratia*

生物危害程度：第三类

分离时间：2014

分离地址：中国山东省莱州市

分离基物：腹泻患者粪便

致病名称：肺炎、败血症、脑膜炎、尿路感染

致病对象：人

来源历史：←中国疾病预防控制中心病原微生物菌（毒）种保藏中心传染病预防控制所分中心←山东省莱州市疾病预防控制中心

用　　途：临床检验、科研

联系单位：中国疾病预防控制中心传染病预防控制所

电子邮箱：chpc@icdc.cn

603. 沙雷菌属

国家科技资源标识符：CSTR:16698.06.NPRC 1.2.721

细菌

平台资源号：NPRC 1.2.721

保藏编号：CHPC 1.3171

中文名称：黏质沙雷菌

外文名称：*Serratia marcescens*

分类学地位：Bacteria; Proteobacteria; Gammaproteobacteria; Enterobacterales; Yersiniaccac; *Serratia*

生物危害程度：第三类

分离时间：2017

分离地址：中国北京市

分离基物：腹泻患者粪便

致病名称：肺炎、败血症、脑膜炎、尿路感染

致病对象：人

来源历史：←中国疾病预防控制中心病原微生物菌（毒）种保藏中心传染病预防控制所分中心

用　　途：临床检验、科研

联系单位：中国疾病预防控制中心传染病预防控制所

电子邮箱：chpc@icdc.cn

604. 沙雷菌属

国家科技资源标识符：CSTR:16698.06.NPRC 1.7.22

平台资源号：NPRC 1.7.22

保藏编号：CCPM (A)-P-192002

中文名称：黏质沙雷菌

外文名称：*Serratia marcescens*

分类学地位：Bacteria; Proteobacteria; Gammaproteobacteria; Enterobacterales; Yersiniaceae; *Serratia*

生物危害程度：第三类

分离时间：2020-11-17

分离地址：中国河北省

分离基物：患者咽拭子

致病名称：尿路感染、呼吸道感染、脑膜炎、败血症、心内膜炎

致病对象：人

来源历史：← 中国医学科学院医药生物技术研究所

用　　途：科研

联系单位：中国医学科学院医药生物技术研究所

电子邮箱：xinyiyang@imb.cams.cn

605. 沙雷菌属

国家科技资源标识符：CSTR.16698.06.NPRC 1.7.23

平台资源号：NPRC 1.7.23

保藏编号：CCPM (A)-P-192003

中文名称：黏质沙雷菌

外文名称：*Serratia marcescens*

分类学地位：Bacteria; Proteobacteria; Gammaproteobacteria; Enterobacterales; Yersiniaceae; *Serratia*

生物危害程度：第三类

分离时间：2020-11-20

分离地址：中国河北省

分离基物：患者痰液

致病名称：尿路感染、呼吸道感染、脑膜炎、败血症、心内膜炎

致病对象：人

来源历史：← 中国医学科学院医药生物技术研究所

用　　途：科研

联系单位：中国医学科学院医药生物技术研究所

电子邮箱：xinyiyang@imb.cams.cn

606. 沙雷菌属

国家科技资源标识符：CSTR:16698.06.NPRC 1.2.722

平台资源号：NPRC 1.2.722

保藏编号：CHPC 1.2293

中文名称：普威沙雷菌

外文名称：*Serratia puvescens*

分类学地位：Bacteria; Proteobacteria; Gammaproteobacteria; Enterobacterales; Yersiniaceae; *Serratia*

生物危害程度：第三类

分离时间：2014

分离地址：中国山东省莱州市

分离基物：腹泻患者粪便

致病名称：肺炎、败血症、脑膜炎、尿路感染

致病对象：人

来源历史：←中国疾病预防控制中心病原微生物菌（毒）种保藏中心传染病预防控制所分中心←山东省莱州市疾病预防控制中心

用　　途：临床检验、科研

联系单位：中国疾病预防控制中心传染病预防控制所

电子邮箱：chpc@icdc.cn

607. 沙雷菌属

国家科技资源标识符：CSTR:16698.06.NPRC 1.2.723

平台资源号：NPRC 1.2.723

保藏编号：CHPC 1.1376

中文名称：沙雷菌

外文名称：*Serratia* sp.

分类学地位：Bacteria; Proteobacteria; Gammaproteobacteria; Enterobacterales; Yersiniaceae; *Serratia*

生物危害程度：第三类

分离时间：2012

分离地址：中国云南省玉溪市

分离基物：腹泻患者粪便

致病名称：肺炎、败血症、脑膜炎、尿路感染

致病对象：人

来源历史：←中国疾病预防控制中心病原微生物菌（毒）种保藏中心传染病预防控制所分中心←云南省玉溪市疾病预防控制中心

用　　途：临床检验、科研

联系单位：中国疾病预防控制中心传染病预防控制所

电子邮箱：chpc@icdc.cn

三十二、施万菌属

608. 施万菌属

国家科技资源标识符：CSTR:16698.06.NPRC 1.2.724

平台资源号：NPRC 1.2.724

保藏编号：CHPC 1.1833

中文名称：腐败施万菌

外文名称：*Shewanella putrefaciens*

分类学地位：Bacteria; Proteobacteria; Gammaproteobacteria; Alteromonadales; Shewanellaceae; *Shewanella*

生物危害程度：第三类

分离时间：2008

分离地址：中国安徽省马鞍山市

分离基物：厨房环境

致病名称：菌血症、脑膜炎、心内膜炎、软组织感染

致病对象：人、动物

来源历史：←中国疾病预防控制中心病原微生物菌（毒）种保藏中心传染病预防控制所分中心←安徽省马鞍山市疾病预防控制中心

用　　途：环境监测、科研

联系单位：中国疾病预防控制中心传染病预防控制所

电子邮箱：chpc@icdc.cn

609. 施万菌属

国家科技资源标识符：CSTR:16698.06.NPRC 1.2.725

平台资源号：NPRC 1.2.725

保藏编号：CHPC 1.1834

中文名称：腐败施万菌

外文名称：*Shewanella putrefaciens*

分类学地位：Bacteria; Proteobacteria; Gammaproteobacteria; Alteromonadales; Shewanellaceae; *Shewanella*

生物危害程度：第三类

分离时间：2008

分离地址：中国海南省

分离基物：水体

致病名称：菌血症、脑膜炎、心内膜炎、软组织感染

致病对象：人、动物

来源历史：←中国疾病预防控制中心病原微生物菌（毒）种保藏中心传染病预防控制所分中心

用　　途：环境监测、科研

联系单位：中国疾病预防控制中心传染病预防控制所

电子邮箱：chpc@icdc.cn

610. 施万菌属

国家科技资源标识符：CSTR:16698.06.NPRC 1.2.726

平台资源号：NPRC 1.2.726

保藏编号：CHPC 1.1835

中文名称：腐败施万菌

外文名称：*Shewanella putrefaciens*

分类学地位：Bacteria; Proteobacteria; Gammaproteobacteria; Alteromonadales; Shewanellaceae; *Shewanella*

生物危害程度：第三类

分离时间：2007

分离地址：中国安徽省马鞍山市

分离基物：手拭子标本

致病名称：菌血症、脑膜炎、心内膜炎、软组织感染

致病对象：人、动物

来源历史：←中国疾病预防控制中心病原微生物菌（毒）种保藏中心传染病预防控制所分中心←安徽省马鞍山市疾病预防控制中心

用　　途：环境监测、科研

联系单位：中国疾病预防控制中心传染病预防控制所

电子邮箱：chpc@icdc.cn

611. 施万菌属

国家科技资源标识符：CSTR:16698.06.NPRC 1.2.727

平台资源号：NPRC 1.2.727

保藏编号：CHPC 1.1836

中文名称：腐败施万菌

外文名称：*Shewanella putrefaciens*

分类学地位：Bacteria; Proteobacteria; Gammaproteobacteria; Alteromonadales; Shewanellaceae; *Shewanella*

生物危害程度：第三类

分离时间：2007

分离地址：中国安徽省马鞍山市

分离基物：手拭子标本

致病名称：菌血症、脑膜炎、心内膜炎、软组织感染

致病对象：人、动物

来源历史：←中国疾病预防控制中心病原微生物菌（毒）种保藏中心传染病预防控制所分中心←安徽省马鞍山市疾病预防控制中心

用　　途：环境监测、科研

联系单位：中国疾病预防控制中心传染病预防控制所

电子邮箱：chpc@icdc.cn

612. 施万菌属

国家科技资源标识符：CSTR:16698.06.NPRC 1.2.728

平台资源号：NPRC 1.2.728

保藏编号：CHPC 1.1855

中文名称：腐败施万菌

外文名称：*Shewanella putrefaciens*

分类学地位：Bacteria; Proteobacteria; Gammaproteobacteria; Alteromonadales; Shewanellaceae; *Shewanella*

生物危害程度：第三类

分离时间：2012

分离地址：中国辽宁省

分离基物：患者粪便

致病名称：菌血症、脑膜炎、心内膜炎、软组织感染

致病对象：人、动物

来源历史：←中国疾病预防控制中心病原微生物菌（毒）种保藏中心传染病预防控制所分中心←辽宁省疾病预防控制中心

用　　途：临床检验、科研

联系单位：中国疾病预防控制中心传染病预防控制所

电子邮箱：chpc@icdc.cn

613. 施万菌属

国家科技资源标识符：CSTR:16698.06.NPRC 1.2.729

平台资源号：NPRC 1.2.729

保藏编号：CHPC 1.1856

中文名称：腐败施万菌

外文名称：*Shewanella putrefaciens*

分类学地位：Bacteria; Proteobacteria; Gammaproteobacteria; Alteromonadales; Shewanellaceae; *Shewanella*

生物危害程度：第三类

分离时间：2012

分离地址：中国辽宁省

分离基物：患者粪便

致病名称：菌血症、脑膜炎、心内膜炎、软组织感染

致病对象：人、动物

来源历史：←中国疾病预防控制中心病原微生物菌（毒）种保藏中心传染病预防控制所分中心←辽宁省疾病预防控制中心

用　　途：临床检验、科研

联系单位：中国疾病预防控制中心传染病预防控制所

电子邮箱：chpc@icdc.cn

614. 施万菌属

国家科技资源标识符：CSTR:16698.06.NPRC 1.2.730

平台资源号：NPRC 1.2.730

保藏编号：CHPC 1.1164

中文名称：海藻施万菌

外文名称：*Shewanella algae*

分类学地位：Bacteria; Proteobacteria; Gammaproteobacteria; Alteromonadales; Shewanellaceae; *Shewanella*

生物危害程度：第三类

分离时间：2010

分离地址：中国安徽省马鞍山市

分离基物：食品

致病名称：菌血症、脑膜炎、心内膜炎、软组织感染

致病对象：人、动物

来源历史：←中国疾病预防控制中心病原微生物菌（毒）种保藏中心传染病预防控制所分中心←安徽省马鞍山市疾病预防控制中心

用　　途：食品检验、科研

联系单位：中国疾病预防控制中心传染病预防控制所

电子邮箱：chpc@icdc.cn

615. 施万菌属

国家科技资源标识符：CSTR:16698.06.NPRC 1.2.731

平台资源号：NPRC 1.2.731

保藏编号：CHPC 1.1165

中文名称：海藻施万菌

外文名称：*Shewanella algae*

分类学地位：Bacteria; Proteobacteria; Gammaproteobacteria; Alteromonadales; Shewanellaceae; *Shewanella*

生物危害程度：第三类

分离时间：2010

分离地址：中国安徽省马鞍山市

分离基物：水产品

致病名称：菌血症、脑膜炎、心内膜炎、软组织感染

致病对象：人、动物

来源历史：←中国疾病预防控制中心病原微生物

菌（毒）种保藏中心传染病预防控制所分中心←安徽省马鞍山市疾病预防控制中心

用　　途：涉水产品检验、科研

联系单位：中国疾病预防控制中心传染病预防控制所

电子邮箱：chpc@icdc.cn

616. 施万菌属

国家科技资源标识符：CSTR:16698.06.NPRC 1.2.732

平台资源号：NPRC 1.2.732

保藏编号：CHPC 1.1194

中文名称：海藻施万菌

外文名称：*Shewanella algae*

分类学地位：Bacteria; Proteobacteria; Gammaproteobacteria; Alteromonadales; Shewanellaceae; *Shewanella*

生物危害程度：第三类

分离时间：2011

分离地址：中国安徽省马鞍山市

分离基物：水产品

致病名称：菌血症、脑膜炎、心内膜炎、软组织感染

致病对象：人、动物

来源历史：←中国疾病预防控制中心病原微生物菌（毒）种保藏中心传染病预防控制所分中心←安徽省马鞍山市疾病预防控制中心

用　　途：涉水产品检验、科研

联系单位：中国疾病预防控制中心传染病预防控制所

电子邮箱：chpc@icdc.cn

617. 施万菌属

国家科技资源标识符：CSTR:16698.06.NPRC 1.2.733

平台资源号：NPRC 1.2.733

保藏编号：CHPC 1.1195

中文名称：海藻施万菌

外文名称：*Shewanella algae*

分类学地位：Bacteria; Proteobacteria; Gammaproteobacteria; Alteromonadales; Shewanellaceae; *Shewanella*

生物危害程度：第三类

分离时间：2011

分离地址：中国安徽省马鞍山市

分离基物：水产品

致病名称：菌血症、脑膜炎、心内膜炎、软组织感染

致病对象：人、动物

来源历史：←中国疾病预防控制中心病原微生物菌（毒）种保藏中心传染病预防控制所分中心←安徽省马鞍山市疾病预防控制中心

用　　途：涉水产品检验、科研

联系单位：中国疾病预防控制中心传染病预防控制所

电子邮箱：chpc@icdc.cn

618. 施万菌属

国家科技资源标识符：CSTR:16698.06.NPRC 1.2.734

平台资源号：NPRC 1.2.734

保藏编号：CHPC 1.1196

中文名称：海藻施万菌

外文名称：*Shewanella algae*

分类学地位：Bacteria; Proteobacteria; Gammaproteobacteria; Alteromonadales; Shewanellaceae; *Shewanella*

生物危害程度：第三类

分离时间：2011

分离地址：中国安徽省马鞍山市

分离基物：食品

致病名称：菌血症、脑膜炎、心内膜炎、软组织感染

致病对象：人、动物

来源历史：←中国疾病预防控制中心病原微生物菌（毒）种保藏中心传染病预防控制所分中心←安徽省马鞍山市疾病预防

控制中心

用　　途：食品检验、科研

联系单位：中国疾病预防控制中心传染病预防控制所

电子邮箱：chpc@icdc.cn

619. 施万菌属

国家科技资源标识符：CSTR:16698.06.NPRC 1.2.735

平台资源号：NPRC 1.2.735

保藏编号：CHPC 1.1197

中文名称：海藻施万菌

外文名称：*Shewanella algae*

分类学地位：Bacteria; Proteobacteria; Gammaproteobacteria; Alteromonadales; Shewanellaceae; *Shewanella*

生物危害程度：第三类

分离时间：2011

分离地址：中国安徽省马鞍山市

分离基物：水产品

致病名称：菌血症、脑膜炎、心内膜炎、软组织感染

致病对象：人、动物

来源历史：←中国疾病预防控制中心病原微生物菌（毒）种保藏中心传染病预防控制所分中心←安徽省马鞍山市疾病预防控制中心

用　　途：涉水产品检验、科研

联系单位：中国疾病预防控制中心传染病预防控制所

电子邮箱：chpc@icdc.cn

620. 施万菌属

国家科技资源标识符：CSTR:16698.06.NPRC 1.2.736

平台资源号：NPRC 1.2.736

保藏编号：CHPC 1.1198

中文名称：海藻施万菌

外文名称：*Shewanella algae*

分类学地位：Bacteria; Proteobacteria; Gammapro-

teobacteria; Alteromonadales; Shewanellaceae; *Shewanella*

生物危害程度：第三类

分离时间：2011

分离地址：中国安徽省马鞍山市

分离基物：食品

致病名称：菌血症、脑膜炎、心内膜炎、软组织感染

致病对象：人、动物

来源历史：←中国疾病预防控制中心病原微生物菌（毒）种保藏中心传染病预防控制所分中心←安徽省马鞍山市疾病预防控制中心

用　　途：食品检验、科研

联系单位：中国疾病预防控制中心传染病预防控制所

电子邮箱：chpc@icdc.cn

621. 施万菌属

国家科技资源标识符：CSTR:16698.06.NPRC 1.2.737

平台资源号：NPRC 1.2.737

保藏编号：CHPC 1.1199

中文名称：海藻施万菌

外文名称：*Shewanella algae*

分类学地位：Bacteria; Proteobacteria; Gammaproteobacteria; Alteromonadales; Shewanellaceae; *Shewanella*

生物危害程度：第三类

分离时间：2011

分离地址：中国安徽省马鞍山市

分离基物：食品

致病名称：菌血症、脑膜炎、心内膜炎、软组织感染

致病对象：人、动物

来源历史：←中国疾病预防控制中心病原微生物菌（毒）种保藏中心传染病预防控制所分中心←安徽省马鞍山市疾病预防控制中心

用　　途：食品检验、科研

细菌

联系单位：中国疾病预防控制中心传染病预防控制所

电子邮箱：chpc@icdc.cn

622. 施万菌属

国家科技资源标识符：CSTR:16698.06.NPRC 1.2.738

平台资源号：NPRC 1.2.738

保藏编号：CHPC 1.1200

中文名称：海藻施万菌

外文名称：*Shewanella algae*

分类学地位：Bacteria; Proteobacteria; Gammaproteobacteria; Alteromonadales; Shewanellaceae; *Shewanella*

生物危害程度：第三类

分离时间：2011

分离地址：中国安徽省马鞍山市

分离基物：食品

致病名称：菌血症、脑膜炎、心内膜炎、软组织感染

致病对象：人、动物

来源历史：←中国疾病预防控制中心病原微生物菌（毒）种保藏中心传染病预防控制所分中心←安徽省马鞍山市疾病预防控制中心

用　　途：食品检验、科研

联系单位：中国疾病预防控制中心传染病预防控制所

电子邮箱：chpc@icdc.cn

623. 施万菌属

国家科技资源标识符：CSTR:16698.06.NPRC 1.2.739

平台资源号：NPRC 1.2.739

保藏编号：CHPC 1.1201

中文名称：海藻施万菌

外文名称：*Shewanella algae*

分类学地位：Bacteria; Proteobacteria; Gammaproteobacteria; Alteromonadales; Shewanellaceae; *Shewanella*

生物危害程度：第三类

分离时间：2011

分离地址：中国安徽省马鞍山市

分离基物：食品

致病名称：菌血症、脑膜炎、心内膜炎、软组织感染

致病对象：人、动物

来源历史：←中国疾病预防控制中心病原微生物菌（毒）种保藏中心传染病预防控制所分中心←安徽省马鞍山市疾病预防控制中心

用　　途：食品检验、科研

联系单位：中国疾病预防控制中心传染病预防控制所

电子邮箱：chpc@icdc.cn

624. 施万菌属

国家科技资源标识符：CSTR:16698.06.NPRC 1.2.740

平台资源号：NPRC 1.2.740

保藏编号：CHPC 1.2274

中文名称：海藻施万菌

外文名称：*Shewanella algae*

分类学地位：Bacteria; Proteobacteria; Gammaproteobacteria; Alteromonadales; Shewanellaceae; *Shewanella*

生物危害程度：第三类

分离时间：2014

分离地址：中国山东省莱州市

分离基物：腹泻患者粪便

致病名称：菌血症、脑膜炎、心内膜炎、软组织感染

致病对象：人、动物

来源历史：←中国疾病预防控制中心病原微生物菌（毒）种保藏中心传染病预防控制所分中心←山东省莱州市疾病预防控制中心

用　　途：临床检验、科研

联系单位：中国疾病预防控制中心传染病预防控制所

电子邮箱：chpc@icdc.cn

625. 施万菌属

国家科技资源标识符：CSTR:16698.06.NPRC 1.2.741

平台资源号：NPRC 1.2.741

保藏编号：CHPC 1.2275

中文名称：海藻施万菌

外文名称：*Shewanella algae*

分类学地位：Bacteria; Proteobacteria; Gammaproteobacteria; Alteromonadales; Shewanellaceae; *Shewanella*

生物危害程度：第三类

分离时间：2014

分离地址：中国山东省莱州市

分离基物：腹泻患者粪便

致病名称：菌血症、脑膜炎、心内膜炎、软组织感染

致病对象：人、动物

来源历史：←中国疾病预防控制中心病原微生物菌（毒）种保藏中心传染病预防控制所分中心←山东省莱州市疾病预防控制中心

用　　途：临床检验、科研

联系单位：中国疾病预防控制中心传染病预防控制所

电子邮箱：chpc@icdc.cn

626. 施万菌属

国家科技资源标识符：CSTR:16698.06.NPRC 1.2.742

平台资源号：NPRC 1.2.742

保藏编号：CHPC 1.2276

中文名称：海藻施万菌

外文名称：*Shewanella algae*

分类学地位：Bacteria; Proteobacteria; Gammaproteobacteria; Alteromonadales; Shewanellaceae; *Shewanella*

生物危害程度：第三类

分离时间：2014

分离地址：中国山东省莱州市

分离基物：腹泻患者粪便

致病名称：菌血症、脑膜炎、心内膜炎、软组织感染

致病对象：人、动物

来源历史：←中国疾病预防控制中心病原微生物菌（毒）种保藏中心传染病预防控制所分中心←山东省莱州市疾病预防控制中心

用　　途：临床检验、科研

联系单位：中国疾病预防控制中心传染病预防控制所

电子邮箱：chpc@icdc.cn

627. 施万菌属

国家科技资源标识符：CSTR:16698.06.NPRC 1.2.743

平台资源号：NPRC 1.2.743

保藏编号：CHPC 1.2277

中文名称：海藻施万菌

外文名称：*Shewanella algae*

分类学地位：Bacteria; Proteobacteria; Gammaproteobacteria; Alteromonadales; Shewanellaceae; *Shewanella*

生物危害程度：第三类

分离时间：2014

分离地址：中国山东省莱州市

分离基物：腹泻患者粪便

致病名称：菌血症、脑膜炎、心内膜炎、软组织感染

致病对象：人、动物

来源历史：←中国疾病预防控制中心病原微生物菌（毒）种保藏中心传染病预防控制所分中心←山东省莱州市疾病预防控制中心

用　　途：临床检验、科研

联系单位：中国疾病预防控制中心传染病预防控制所

电子邮箱：chpc@icdc.cn

细菌

三十三、志贺菌属

628. 志贺菌属

国家科技资源标识符：CSTR:16698.06.NPRC 1.2.744

平台资源号：NPRC 1.2.744

保藏编号：CHPC 1.1421

中文名称：福氏志贺菌

外文名称：*Shigella flexneri*

分类学地位：Bacteria; Proteobacteria; Gammaproteobacteria; Enterobacterales; Morganellaceae; *Proteus*

生物危害程度：第三类

分离时间：2012

分离地址：中国云南省玉溪市

分离基物：腹泻患者粪便

致病名称：细菌性痢疾

致病对象：人、动物

来源历史：←中国疾病预防控制中心病原微生物菌（毒）种保藏中心传染病预防控制所分中心←云南省玉溪市疾病预防控制中心

用　　途：临床检验、科研

联系单位：中国疾病预防控制中心传染病预防控制所

电子邮箱：chpc@icdc.cn

629. 志贺菌属

国家科技资源标识符：CSTR:16698.06.NPRC 1.2.745

平台资源号：NPRC 1.2.745

保藏编号：CHPC 1.2344

中文名称：福氏志贺菌

外文名称：*Shigella flexneri*

分类学地位：Bacteria; Proteobacteria; Gammaproteobacteria; Enterobacterales; Morganellaceae; *Proteus*

生物危害程度：第三类

分离时间：2015

分离地址：尼泊尔加德满都

分离基物：腹泻患者粪便

致病名称：细菌性痢疾

致病对象：人、动物

来源历史：←中国疾病预防控制中心病原微生物菌（毒）种保藏中心传染病预防控制所分中心←尼泊尔国家公共卫生实验室

用　　途：临床检验、科研

联系单位：中国疾病预防控制中心传染病预防控制所

电子邮箱：chpc@icdc.cn

630. 志贺菌属

国家科技资源标识符：CSTR:16698.06.NPRC 1.2.746

平台资源号：NPRC 1.2.746

保藏编号：CHPC 1.1391

中文名称：宋内志贺菌

外文名称：*Shigella sonnei*

分类学地位：Bacteria; Proteobacteria; Gammaproteobacteria; Enterobacterales; Morganellaceae; *Proteus*

生物危害程度：第三类

分离时间：2012

分离地址：中国云南省玉溪市

分离基物：腹泻患者粪便

致病名称：细菌性痢疾

致病对象：人、动物

来源历史：←中国疾病预防控制中心病原微生物菌（毒）种保藏中心传染病预防控制所分中心←云南省玉溪市疾病预防控制中心

用　　途：临床检验、科研

联系单位：中国疾病预防控制中心传染病预防控制所

电子邮箱：chpc@icdc.cn

631. 志贺菌属

国家科技资源标识符：CSTR:16698.06.NPRC 1.2.747

平台资源号：NPRC 1.2.747

保藏编号：CHPC 1.1400

中文名称：宋内志贺菌

外文名称：*Shigella sonnei*

分类学地位：Bacteria; Proteobacteria; Gammaproteobacteria; Enterobacterales; Morganellaceae; *Proteus*

生物危害程度：第三类

分离时间：2012

分离地址：中国云南省玉溪市

分离基物：腹泻患者粪便

致病名称：细菌性痢疾

致病对象：人、动物

来源历史：←中国疾病预防控制中心病原微生物菌（毒）种保藏中心传染病预防控制所分中心←云南省玉溪市疾病预防控制中心

用　　途：临床检验、科研

联系单位：中国疾病预防控制中心传染病预防控制所

电子邮箱：chpc@icdc.cn

632. 志贺菌属

国家科技资源标识符：CSTR:16698.06.NPRC 1.2.748

平台资源号：NPRC 1.2.748

保藏编号：CHPC 1.1402

中文名称：宋内志贺菌

外文名称：*Shigella sonnei*

分类学地位：Bacteria; Proteobacteria; Gammaproteobacteria; Enterobacterales; Morganellaceae; *Proteus*

生物危害程度：第三类

分离时间：2012

分离地址：中国云南省玉溪市

分离基物：腹泻患者粪便

致病名称：细菌性痢疾

致病对象：人、动物

来源历史：←中国疾病预防控制中心病原微生物菌（毒）种保藏中心传染病预防控制所分中心←云南省玉溪市疾病预防控制中心

用　　途：临床检验、科研

联系单位：中国疾病预防控制中心传染病预防控制所

电子邮箱：chpc@icdc.cn

633. 志贺菌属

国家科技资源标识符：CSTR:16698.06.NPRC 1.2.749

平台资源号：NPRC 1.2.749

保藏编号：CHPC 1.1404

中文名称：宋内志贺菌

外文名称：*Shigella sonnei*

分类学地位：Bacteria; Proteobacteria; Gammaproteobacteria; Enterobacterales; Morganellaceae; *Proteus*

生物危害程度：第三类

分离时间：2012

分离地址：中国云南省玉溪市

分离基物：腹泻患者粪便

致病名称：细菌性痢疾

致病对象：人、动物

来源历史：←中国疾病预防控制中心病原微生物菌（毒）种保藏中心传染病预防控制所分中心←云南省玉溪市疾病预防控制中心

用　　途：临床检验、科研

联系单位：中国疾病预防控制中心传染病预防控制所

电子邮箱：chpc@icdc.cn

634. 志贺菌属

国家科技资源标识符：CSTR:16698.06.NPRC 1.2.750

平台资源号：NPRC 1.2.750

保藏编号：CHPC 1.1405

细菌

中文名称：宋内志贺菌

外文名称：*Shigella sonnei*

分类学地位：Bacteria; Proteobacteria; Gammaproteobacteria; Enterobacterales; Morganellaceae; *Proteus*

生物危害程度：第三类

分离时间：2012

分离地址：中国云南省玉溪市

分离基物：腹泻患者粪便

致病名称：细菌性痢疾

致病对象：人、动物

来源历史：←中国疾病预防控制中心病原微生物菌（毒）种保藏中心传染病预防控制所分中心←云南省玉溪市疾病预防控制中心

用　　途：临床检验、科研

联系单位：中国疾病预防控制中心传染病预防控制所

电子邮箱：chpc@icdc.cn

635. 志贺菌属

国家科技资源标识符：CSTR:16698.06.NPRC 1.2.751

平台资源号：NPRC 1.2.751

保藏编号：CHPC 1.1407

中文名称：宋内志贺菌

外文名称：*Shigella sonnei*

分类学地位：Bacteria; Proteobacteria; Gammaproteobacteria; Enterobacterales; Morganellaceae; *Proteus*

生物危害程度：第三类

分离时间：2012

分离地址：中国云南省玉溪市

分离基物：腹泻患者粪便

致病名称：细菌性痢疾

致病对象：人、动物

来源历史：←中国疾病预防控制中心病原微生物菌（毒）种保藏中心传染病预防控制所分中心←云南省玉溪市疾病预防控制中心

用　　途：临床检验、科研

联系单位：中国疾病预防控制中心传染病预防控制所

电子邮箱：chpc@icdc.cn

636. 志贺菌属

国家科技资源标识符：CSTR:16698.06.NPRC 1.2.752

平台资源号：NPRC 1.2.752

保藏编号：CHPC 1.1408

中文名称：宋内志贺菌

外文名称：*Shigella sonnei*

分类学地位：Bacteria; Proteobacteria; Gammaproteobacteria; Enterobacterales; Morganellaceae; *Proteus*

生物危害程度：第三类

分离时间：2012

分离地址：中国云南省玉溪市

分离基物：腹泻患者粪便

致病名称：细菌性痢疾

致病对象：人、动物

来源历史：←中国疾病预防控制中心病原微生物菌（毒）种保藏中心传染病预防控制所分中心←云南省玉溪市疾病预防控制中心

用　　途：临床检验、科研

联系单位：中国疾病预防控制中心传染病预防控制所

电子邮箱：chpc@icdc.cn

637. 志贺菌属

国家科技资源标识符：CSTR:16698.06.NPRC 1.2.753

平台资源号：NPRC 1.2.753

保藏编号：CHPC 1.1418

中文名称：宋内志贺菌

外文名称：*Shigella sonnei*

分类学地位：Bacteria; Proteobacteria; Gammaproteobacteria; Enterobacterales; Morganellaceae; *Proteus*

生物危害程度：第三类

分离时间：2012

分离地址：中国云南省玉溪市

分离基物：腹泻患者粪便

致病名称：细菌性痢疾

致病对象：人、动物

来源历史：←中国疾病预防控制中心病原微生物菌（毒）种保藏中心传染病预防控制所分中心←云南省玉溪市疾病预防控制中心

用　　途：临床检验、科研

联系单位：中国疾病预防控制中心传染病预防控制所

电子邮箱：chpc@icdc.cn

638. 志贺菌属

国家科技资源标识符：CSTR:16698.06.NPRC 1.2.754

平台资源号：NPRC 1.2.754

保藏编号：CHPC 1.1420

中文名称：宋内志贺菌

外文名称：*Shigella sonnei*

分类学地位：Bacteria; Proteobacteria; Gammaproteobacteria; Enterobacterales; Morganellaceae; *Proteus*

生物危害程度：第三类

分离时间：2012

分离地址：中国云南省玉溪市

分离基物：腹泻患者粪便

致病名称：细菌性痢疾

致病对象：人、动物

来源历史：←中国疾病预防控制中心病原微生物菌（毒）种保藏中心传染病预防控制所分中心←云南省玉溪市疾病预防控制中心

用　　途：临床检验、科研

联系单位：中国疾病预防控制中心传染病预防控制所

电子邮箱：chpc@icdc.cn

639. 志贺菌属

国家科技资源标识符：CSTR:16698.06.NPRC 1.2.755

平台资源号：NPRC 1.2.755

保藏编号：CHPC 1.1423

中文名称：宋内志贺菌

外文名称：*Shigella sonnei*

分类学地位：Bacteria; Proteobacteria; Gammaproteobacteria; Enterobacterales; Morganellaceae; *Proteus*

生物危害程度：第三类

分离时间：2012

分离地址：中国云南省玉溪市

分离基物：腹泻患者粪便

致病名称：细菌性痢疾

致病对象：人、动物

来源历史：←中国疾病预防控制中心病原微生物菌（毒）种保藏中心传染病预防控制所分中心←云南省玉溪市疾病预防控制中心

用　　途：临床检验、科研

联系单位：中国疾病预防控制中心传染病预防控制所

电子邮箱：chpc@icdc.cn

640. 志贺菌属

国家科技资源标识符：CSTR:16698.06.NPRC 1.2.756

平台资源号：NPRC 1.2.756

保藏编号：CHPC 1.1425

中文名称：宋内志贺菌

外文名称：*Shigella sonnei*

分类学地位：Bacteria; Proteobacteria; Gammaproteobacteria; Enterobacterales; Morganellaceae; *Proteus*

生物危害程度：第三类

分离时间：2012

分离地址：中国云南省玉溪市

分离基物：腹泻患者粪便

致病名称：细菌性痢疾

致病对象：人、动物

来源历史：←中国疾病预防控制中心病原微生物菌
（毒）种保藏中心传染病预防控制所分
中心←云南省玉溪市疾病预防控制中心

用　　途：临床检验、科研

联系单位：中国疾病预防控制中心传染病预防控
制所

电子邮箱：chpc@icdc.cn

641. 志贺菌属

国家科技资源标识符：CSTR:16698.06.NPRC 1.2.757

平台资源号：NPRC 1.2.757

保藏编号：CHPC 1.1428

中文名称：宋内志贺菌

外文名称：*Shigella sonnei*

分类学地位：Bacteria; Proteobacteria; Gammapro-
teobacteria; Enterobacterales; Morgan-
ellaceae; *Proteus*

生物危害程度：第三类

分离时间：2012

分离地址：中国云南省玉溪市

分离基物：腹泻患者粪便

致病名称：细菌性痢疾

致病对象：人、动物

来源历史：←中国疾病预防控制中心病原微生物菌
（毒）种保藏中心传染病预防控制所分
中心←云南省玉溪市疾病预防控制中心

用　　途：临床检验、科研

联系单位：中国疾病预防控制中心传染病预防控
制所

电子邮箱：chpc@icdc.cn

642. 志贺菌属

国家科技资源标识符：CSTR:16698.06.NPRC 1.2.758

平台资源号：NPRC 1.2.758

保藏编号：CHPC 1.1436

中文名称：宋内志贺菌

外文名称：*Shigella sonnei*

分类学地位：Bacteria; Proteobacteria; Gammapro-
teobacteria; Enterobacterales; Morgan-
ellaceae; *Proteus*

生物危害程度：第三类

分离时间：2012

分离地址：中国云南省玉溪市

分离基物：腹泻患者粪便

致病名称：细菌性痢疾

致病对象：人、动物

来源历史：←中国疾病预防控制中心病原微生物菌
（毒）种保藏中心传染病预防控制所分
中心←云南省玉溪市疾病预防控制中心

用　　途：临床检验、科研

联系单位：中国疾病预防控制中心传染病预防控
制所

电子邮箱：chpc@icdc.cn

643. 志贺菌属

国家科技资源标识符：CSTR:16698.06.NPRC 1.2.759

平台资源号：NPRC 1.2.759

保藏编号：CHPC 1.1443

中文名称：宋内志贺菌

外文名称：*Shigella sonnei*

分类学地位：Bacteria; Proteobacteria; Gammapro-
teobacteria; Enterobacterales; Morgan-
ellaceae; *Proteus*

生物危害程度：第三类

分离时间：2012

分离地址：中国云南省玉溪市

分离基物：腹泻患者粪便

致病名称：细菌性痢疾

致病对象：人、动物

来源历史：←中国疾病预防控制中心病原微生物菌
（毒）种保藏中心传染病预防控制所分
中心←云南省玉溪市疾病预防控制中心

用　　途：临床检验、科研
联系单位：中国疾病预防控制中心传染病预防控
　　　　　制所
电子邮箱：chpc@icdc.cn

644. 志贺菌属

国家科技资源标识符：CSTR:16698.06.NPRC 1.2.760
平台资源号：NPRC 1.2.760
保藏编号：CHPC 1.1445
中文名称：宋内志贺菌
外文名称：*Shigella sonnei*
分类学地位：Bacteria; Proteobacteria; Gammaproteobacteria; Enterobacterales; Morganellaceae; *Proteus*
生物危害程度：第三类
分离时间：2012
分离地址：中国云南省玉溪市
分离基物：腹泻患者粪便
致病名称：细菌性痢疾
致病对象：人、动物
来源历史：←中国疾病预防控制中心病原微生物菌
　　　　　（毒）种保藏中心传染病预防控制所分
　　　　　中心←云南省玉溪市疾病预防控制中心
用　　途：临床检验、科研
联系单位：中国疾病预防控制中心传染病预防控
　　　　　制所
电子邮箱：chpc@icdc.cn

645. 志贺菌属

国家科技资源标识符：CSTR:16698.06.NPRC 1.2.761
平台资源号：NPRC 1.2.761
保藏编号：CHPC 1.1451
中文名称：宋内志贺菌
外文名称：*Shigella sonnei*
分类学地位：Bacteria; Proteobacteria; Gammaproteobacteria; Enterobacterales; Morganellaceae; *Proteus*

生物危害程度：第三类
分离时间：2012
分离地址：中国云南省玉溪市
分离基物：腹泻患者粪便
致病名称：细菌性痢疾
致病对象：人、动物
来源历史：←中国疾病预防控制中心病原微生物菌
　　　　　（毒）种保藏中心传染病预防控制所分
　　　　　中心←云南省玉溪市疾病预防控制中心
用　　途：临床检验、科研
联系单位：中国疾病预防控制中心传染病预防控
　　　　　制所
电子邮箱：chpc@icdc.cn

646. 志贺菌属

国家科技资源标识符：CSTR:16698.06.NPRC 1.2.762
平台资源号：NPRC 1.2.762
保藏编号：CHPC 1.1455
中文名称：宋内志贺菌
外文名称：*Shigella sonnei*
分类学地位：Bacteria; Proteobacteria; Gammaproteobacteria; Enterobacterales; Morganellaceae; *Proteus*
生物危害程度：第三类
分离时间：2012
分离地址：中国云南省玉溪市
分离基物：腹泻患者粪便
致病名称：细菌性痢疾
致病对象：人、动物
来源历史：←中国疾病预防控制中心病原微生物菌
　　　　　（毒）种保藏中心传染病预防控制所分
　　　　　中心←云南省玉溪市疾病预防控制中心
用　　途：临床检验、科研
联系单位：中国疾病预防控制中心传染病预防控
　　　　　制所
电子邮箱：chpc@icdc.cn

细菌

647. 志贺菌属

国家科技资源标识符：CSTR:16698.06.NPRC 1.2.763

平台资源号：NPRC 1.2.763

保藏编号：CHPC 1.1458

中文名称：宋内志贺菌

外文名称：*Shigella sonnei*

分类学地位：Bacteria; Proteobacteria; Gammaproteobacteria; Enterobacterales; Morganellaceae; *Proteus*

生物危害程度：第三类

分离时间：2012

分离地址：中国云南省玉溪市

分离基物：腹泻患者粪便

致病名称：细菌性痢疾

致病对象：人、动物

来源历史：←中国疾病预防控制中心病原微生物菌（毒）种保藏中心传染病预防控制所分中心←云南省玉溪市疾病预防控制中心

用　　途：临床检验、科研

联系单位：中国疾病预防控制中心传染病预防控制所

电子邮箱：chpc@icdc.cn

648. 志贺菌属

国家科技资源标识符：CSTR:16698.06.NPRC 1.2.764

平台资源号：NPRC 1.2.764

保藏编号：CHPC 1.1462

中文名称：宋内志贺菌

外文名称：*Shigella sonnei*

分类学地位：Bacteria; Proteobacteria; Gammaproteobacteria; Enterobacterales; Morganellaceae; *Proteus*

生物危害程度：第三类

分离时间：2012

分离地址：中国云南省玉溪市

分离基物：腹泻患者粪便

致病名称：细菌性痢疾

致病对象：人、动物

来源历史：←中国疾病预防控制中心病原微生物菌（毒）种保藏中心传染病预防控制所分中心←云南省玉溪市疾病预防控制中心

用　　途：临床检验、科研

联系单位：中国疾病预防控制中心传染病预防控制所

电子邮箱：chpc@icdc.cn

649. 志贺菌属

国家科技资源标识符：CSTR:16698.06.NPRC 1.2.765

平台资源号：NPRC 1.2.765

保藏编号：CHPC 1.1623

中文名称：宋内志贺菌

外文名称：*Shigella sonnei*

分类学地位：Bacteria; Proteobacteria; Gammaproteobacteria; Enterobacterales; Morganellaceae; *Proteus*

生物危害程度：第三类

分离时间：2013

分离地址：中国云南省玉溪市

分离基物：腹泻患者粪便

致病名称：细菌性痢疾

致病对象：人、动物

来源历史：←中国疾病预防控制中心病原微生物菌（毒）种保藏中心传染病预防控制所分中心←云南省玉溪市疾病预防控制中心

用　　途：临床检验、科研

联系单位：中国疾病预防控制中心传染病预防控制所

电子邮箱：chpc@icdc.cn

650. 志贺菌属

国家科技资源标识符：CSTR:16698.06.NPRC 1.2.766

平台资源号：NPRC 1.2.766

保藏编号：CHPC 1.1631

中文名称：宋内志贺菌

外文名称：*Shigella sonnei*

分类学地位：Bacteria; Proteobacteria; Gammaproteobacteria; Enterobacterales; Morganellaceae; *Proteus*

生物危害程度：第三类

分离时间：2013

分离地址：中国云南省玉溪市

分离基物：腹泻患者粪便

致病名称：细菌性痢疾

致病对象：人、动物

来源历史：←中国疾病预防控制中心病原微生物菌（毒）种保藏中心传染病预防控制所分中心←云南省玉溪市疾病预防控制中心

用　　途：临床检验、科研

联系单位：中国疾病预防控制中心传染病预防控制所

电子邮箱：chpc@icdc.cn

651. 志贺菌属

国家科技资源标识符：CSTR:16698.06.NPRC 1.2.767

平台资源号：NPRC 1.2.767

保藏编号：CHPC 1.1634

中文名称：宋内志贺菌

外文名称：*Shigella sonnei*

分类学地位：Bacteria; Proteobacteria; Gammaproteobacteria; Enterobacterales; Morganellaceae; *Proteus*

生物危害程度：第三类

分离时间：2013

分离地址：中国云南省玉溪市

分离基物：腹泻患者粪便

致病名称：细菌性痢疾

致病对象：人、动物

来源历史：←中国疾病预防控制中心病原微生物菌（毒）种保藏中心传染病预防控制所分中心←云南省玉溪市疾病预防控制中心

用　　途：临床检验、科研

联系单位：中国疾病预防控制中心传染病预防控制所

电子邮箱：chpc@icdc.cn

652. 志贺菌属

国家科技资源标识符：CSTR:16698.06.NPRC 1.2.768

平台资源号：NPRC 1.2.768

保藏编号：CHPC 1.1649

中文名称：宋内志贺菌

外文名称：*Shigella sonnei*

分类学地位：Bacteria; Proteobacteria; Gammaproteobacteria; Enterobacterales; Morganellaceae; *Proteus*

生物危害程度：第三类

分离时间：2013

分离地址：中国云南省玉溪市

分离基物：腹泻患者粪便

致病名称：细菌性痢疾

致病对象：人、动物

来源历史：←中国疾病预防控制中心病原微生物菌（毒）种保藏中心传染病预防控制所分中心←云南省玉溪市疾病预防控制中心

用　　途：临床检验、科研

联系单位：中国疾病预防控制中心传染病预防控制所

电子邮箱：chpc@icdc.cn

653. 志贺菌属

国家科技资源标识符：CSTR:16698.06.NPRC 1.2.769

平台资源号：NPRC 1.2.769

保藏编号：CHPC 1.1650

中文名称：宋内志贺菌

外文名称：*Shigella sonnei*

分类学地位：Bacteria; Proteobacteria; Gammaproteobacteria; Enterobacterales; Morganellaceae; *Proteus*

细菌

生物危害程度：第三类
分离时间：2013
分离地址：中国云南省玉溪市
分离基物：腹泻患者粪便
致病名称：细菌性痢疾
致病对象：人、动物
来源历史：←中国疾病预防控制中心病原微生物菌（毒）种保藏中心传染病预防控制所分中心←云南省玉溪市疾病预防控制中心
用　　途：临床检验、科研
联系单位：中国疾病预防控制中心传染病预防控制所
电子邮箱：chpc@icdc.cn

654. 志贺菌属

国家科技资源标识符：CSTR:16698.06.NPRC 1.2.770
平台资源号：NPRC 1.2.770
保藏编号：CHPC 1.1657
中文名称：宋内志贺菌
外文名称：*Shigella sonnei*
分类学地位：Bacteria; Proteobacteria; Gammaproteobacteria; Enterobacterales; Morganellaceae; *Proteus*
生物危害程度：第三类
分离时间：2013
分离地址：中国云南省玉溪市
分离基物：腹泻患者粪便
致病名称：细菌性痢疾
致病对象：人、动物
来源历史：←中国疾病预防控制中心病原微生物菌（毒）种保藏中心传染病预防控制所分中心←云南省玉溪市疾病预防控制中心
用　　途：临床检验、科研
联系单位：中国疾病预防控制中心传染病预防控制所
电子邮箱：chpc@icdc.cn

655. 志贺菌属

国家科技资源标识符：CSTR:16698.06.NPRC 1.2.771
平台资源号：NPRC 1.2.771
保藏编号：CHPC 1.1366
中文名称：志贺菌
外文名称：*Shigella* sp.
分类学地位：Bacteria; Proteobacteria; Gammaproteobacteria; Enterobacterales; Morganellaceae; *Proteus*
生物危害程度：第三类
分离时间：2012
分离地址：中国云南省玉溪市
分离基物：腹泻患者粪便
致病名称：细菌性痢疾
致病对象：人、动物
来源历史：←中国疾病预防控制中心病原微生物菌（毒）种保藏中心传染病预防控制所分中心←云南省玉溪市疾病预防控制中心
用　　途：临床检验、科研
联系单位：中国疾病预防控制中心传染病预防控制所
电子邮箱：chpc@icdc.cn

三十四、鞘氨醇单胞菌属

656. 鞘氨醇单胞菌属

国家科技资源标识符：CSTR:16698.06.NPRC 1.7.24
平台资源号：NPRC 1.7.24
保藏编号：CCPM (A)-P-292001
中文名称：少动鞘氨醇单胞菌
外文名称：*Sphingomonas paucimobilis*
分类学地位：Bacteria; Proteobacteria; Alphaproteobacteria; Sphingomonadales; Sphingomonadaceae; *Sphingomonas*

生物危害程度：第三类

分离时间：2020-11-20

分离地址：中国河北省

分离基物：患者尿液

致病名称：呼吸道感染、菌血症、腹膜炎、脑膜炎、脑脓肿、软组织感染、伤口感染、尿路感染

致病对象：人

来源历史：← 中国医学科学院医药生物技术研究所

用　　途：科研

联系单位：中国医学科学院医药生物技术研究所

电子邮箱：xinyiyang@imb.cams.cn

三十五、葡萄球菌属

657. 葡萄球菌属

国家科技资源标识符：CSTR:16698.06.NPRC 1.2.772

平台资源号：NPRC 1.2.772

保藏编号：CHPC 1.1705

中文名称：金黄色葡萄球菌

外文名称：*Staphylococcus aureus*

分类学地位：Bacteria; Firmicutes; Bacilli; Caryophanales; Staphylococcaceae; *Staphylococus*

生物危害程度：第三类

分离时间：2013

分离地址：中国安徽省马鞍山市

分离基物：腹泻患者粪便

致病名称：食物中毒、化脓性炎症

致病对象：人

来源历史：← 中国疾病预防控制中心病原微生物菌（毒）种保藏中心传染病预防控制所分中心 ← 安徽省马鞍山市疾病预防控制中心

用　　途：临床检验、科研

联系单位：中国疾病预防控制中心传染病预防控制所

电子邮箱：chpc@icdc.cn

658. 葡萄球菌属

国家科技资源标识符：CSTR:16698.06.NPRC 1.2.773

平台资源号：NPRC 1.2.773

保藏编号：CHPC 1.1706

中文名称：金黄色葡萄球菌

外文名称：*Staphylococcus aureus*

分类学地位：Bacteria; Firmicutes; Bacilli; Caryophanales; Staphylococcaceae; *Staphylococus*

生物危害程度：第三类

分离时间：2013

分离地址：中国安徽省马鞍山市

分离基物：腹泻患者粪便

致病名称：食物中毒、化脓性炎症

致病对象：人

来源历史：← 中国疾病预防控制中心病原微生物菌（毒）种保藏中心传染病预防控制所分中心 ← 安徽省马鞍山市疾病预防控制中心

用　　途：临床检验、科研

联系单位：中国疾病预防控制中心传染病预防控制所

电子邮箱：chpc@icdc.cn

659. 葡萄球菌属

国家科技资源标识符：CSTR:16698.06.NPRC 1.2.774

平台资源号：NPRC 1.2.774

保藏编号：CHPC 1.1707

中文名称：金黄色葡萄球菌

外文名称：*Staphylococcus aureus*

分类学地位：Bacteria; Firmicutes; Bacilli; Caryophanales; Staphylococcaceae; *Staphylococus*

生物危害程度：第三类

分离时间：2013

分离地址：中国安徽省马鞍山市

分离基物：腹泻患者粪便

致病名称：食物中毒、化脓性炎症

致病对象：人

来源历史：←中国疾病预防控制中心病原微生物菌（毒）种保藏中心传染病预防控制所分中心←安徽省马鞍山市疾病预防控制中心

用　　途：临床检验、科研

联系单位：中国疾病预防控制中心传染病预防控制所

电子邮箱：chpc@icdc.cn

660. 葡萄球菌属

国家科技资源标识符：CSTR:16698.06.NPRC 1.2.775

平台资源号：NPRC 1.2.775

保藏编号：CHPC 1.1708

中文名称：金黄色葡萄球菌

外文名称：*Staphylococcus aureus*

分类学地位：Bacteria; Firmicutes; Bacilli; Caryophanales; Staphylococcaceae; *Staphylococus*

生物危害程度：第三类

分离时间：2013

分离地址：中国安徽省马鞍山市

分离基物：腹泻患者粪便

致病名称：食物中毒、化脓性炎症

致病对象：人

来源历史：←中国疾病预防控制中心病原微生物菌（毒）种保藏中心传染病预防控制所分中心←安徽省马鞍山市疾病预防控制中心

用　　途：临床检验、科研

联系单位：中国疾病预防控制中心传染病预防控制所

电子邮箱：chpc@icdc.cn

661. 葡萄球菌属

国家科技资源标识符：CSTR:16698.06.NPRC 1.7.25

平台资源号：NPRC 1.7.25

保藏编号：CCPM (A)-P-012001

中文名称：金黄色葡萄球菌

外文名称：*Staphylococcus aureus*

分类学地位：Bacteria; Firmicutes; Bacilli; Caryophanales; Staphylococcaceae; *Staphylococus*

生物危害程度：第三类

分离时间：2020-11-11

分离地址：中国河北省

分离基物：患者皮肤感染分泌物

致病名称：脓肿、菌血症、心内膜炎

致病对象：人

来源历史：← 中国医学科学院医药生物技术研究所

用　　途：科研

联系单位：中国医学科学院医药生物技术研究所

电子邮箱：xinyiyang@imb.cams.cn

662. 葡萄球菌属

国家科技资源标识符：CSTR:16698.06.NPRC 1.7.26

平台资源号：NPRC 1.7.26

保藏编号：CCPM (A)-P-012002

中文名称：金黄色葡萄球菌

外文名称：*Staphylococcus aureus*

分类学地位：Bacteria; Firmicutes; Bacilli; Caryophanales; Staphylococcaceae; *Staphylococus*

生物危害程度：第三类

分离时间：2020-11-12

分离地址：中国河北省

分离基物：患者痰液

致病名称：脓肿、菌血症、心内膜炎

致病对象：人

来源历史：←中国医学科学院医药生物技术研究所

用　　途：科研

联系单位：中国医学科学院医药生物技术研究所

电子邮箱：xinyiyang@imb.cams.cn

663. 葡萄球菌属

国家科技资源标识符：CSTR:16698.06.NPRC 1.9.125

平台资源号：NPRC 1.9.125

保藏编号：CMCC (B) 26310

中文名称：金黄色葡萄球菌

外文名称：*Staphylococcus aureus*

分类学地位：Bacteria; Firmicutes; Bacilli; Caryophanales; Staphylococcaceae; *Staphylococus*

生物危害程度：第三类

分离时间：2016-12-12

分离地址：中国陕西省

分离基物：食品

致病名称：食物中毒

致病对象：人

来源历史：←中国食品药品检定研究院食品检定所←西北农林科技大学

用　　途：科研

联系单位：中国食品药品检定研究院

电子邮箱：cmcc@nifdc.org.cn

664. 葡萄球菌属

国家科技资源标识符：CSTR:16698.06.NPRC 1.9.126

平台资源号：NPRC 1.9.126

保藏编号：CMCC (B) 26311

中文名称：金黄色葡萄球菌

外文名称：*Staphylococcus aureus*

分类学地位：Bacteria; Firmicutes; Bacilli; Caryophanales; Staphylococcaceae; *Staphylococus*

生物危害程度：第三类

分离时间：2016-12-12

分离地址：中国陕西省

分离基物：食品

致病名称：食物中毒

致病对象：人

来源历史：←中国食品药品检定研究院食品检定所←西北农林科技大学

用　　途：科研

联系单位：中国食品药品检定研究院

电子邮箱：cmcc@nifdc.org.cn

665. 葡萄球菌属

国家科技资源标识符：CSTR:16698.06.NPRC 1.9.127

平台资源号：NPRC 1.9.127

保藏编号：CMCC (B) 26313

中文名称：金黄色葡萄球菌

外文名称：*Staphylococcus aureus*

分类学地位：Bacteria; Firmicutes; Bacilli; Caryophanales; Staphylococcaceae; *Staphylococus*

生物危害程度：第三类

分离时间：2016-12-12

分离地址：中国陕西省

分离基物：食品

致病名称：食物中毒

致病对象：人

来源历史：←中国食品药品检定研究院食品检定所←西北农林科技大学

用　　途：科研

联系单位：中国食品药品检定研究院

电子邮箱：cmcc@nifdc.org.cn

666. 葡萄球菌属

国家科技资源标识符：CSTR:16698.06.NPRC 1.9.128

平台资源号：NPRC 1.9.128

保藏编号：CMCC (B) 26314

中文名称：金黄色葡萄球菌

外文名称：*Staphylococcus aureus*

分类学地位：Bacteria; Firmicutes; Bacilli; Caryo-
　　　　　　phanales; Staphylococcaceae; *Staphy-*
　　　　　　lococus

生物危害程度：第三类

分离时间：2016-12-12

分离地址：中国陕西省

分离基物：食品

致病名称：食物中毒

致病对象：人

来源历史：←中国食品药品检定研究院食品检定
　　　　　　所←西北农林科技大学

用　　　途：科研

联系单位：中国食品药品检定研究院

电子邮箱：cmcc@nifdc.org.cn

667. 葡萄球菌属

国家科技资源标识符：CSTR:16698.06.NPRC 1.12.90

平台资源号：NPRC 1.12.90

保藏编号：HB0702001

中文名称：金黄色葡萄球菌

外文名称：*Staphylococcus aureus*

分类学地位：Bacteria; Firmicutes; Bacilli; Caryo-
　　　　　　phanales; Staphylococcaceae; *Staphy-*
　　　　　　lococus

生物危害程度：第三类

分离时间：2019-05-27

分离地址：中国湖北省荆门市

分离基物：食品

致病名称：食物中毒、化脓性炎症

致病对象：人

来源历史：←湖北省疾病预防控制中心

用　　　途：传染病病原监测和溯源

联系单位：湖北省疾病预防控制中心

电子邮箱：JDZBCZX@163.com

668. 葡萄球菌属

国家科技资源标识符：CSTR:16698.06.NPRC 1.12.91

平台资源号：NPRC 1.12.91

保藏编号：HB0702002

中文名称：金黄色葡萄球菌

外文名称：*Staphylococcus aureus*

分类学地位：Bacteria; Firmicutes; Bacilli; Caryo-
　　　　　　phanales; Staphylococcaceae; *Staphy-*
　　　　　　lococus

生物危害程度：第三类

分离时间：2019-05-21

分离地址：中国湖北省神农架林区

分离基物：食品

致病名称：食物中毒、化脓性炎症

致病对象：人

来源历史：←湖北省疾病预防控制中心

用　　　途：传染病病原监测和溯源

联系单位：湖北省疾病预防控制中心

电子邮箱：JDZBCZX@163.com

669. 葡萄球菌属

国家科技资源标识符：CSTR:16698.06.NPRC 1.12.92

平台资源号：NPRC 1.12.92

保藏编号：HB0702003

中文名称：金黄色葡萄球菌

外文名称：*Staphylococcus aureus*

分类学地位：Bacteria; Firmicutes; Bacilli; Caryo-
　　　　　　phanales; Staphylococcaceae; *Staphy-*
　　　　　　lococus

生物危害程度：第三类

分离时间：2019-05-06

分离地址：中国湖北省仙桃市

分离基物：食品

致病名称：食物中毒、化脓性炎症

致病对象：人

来源历史：←湖北省疾病预防控制中心

用　　　途：传染病病原监测和溯源

联系单位：湖北省疾病预防控制中心

电子邮箱：JDZBCZX@163.com

670. 葡萄球菌属

国家科技资源标识符：CSTR:16698.06.NPRC 1.12.93

平台资源号：NPRC 1.12.93

保藏编号：HB0702004

中文名称：金黄色葡萄球菌

外文名称：*Staphylococcus aureus*

分类学地位：Bacteria; Firmicutes; Bacilli; Caryo-phanales; Staphylococcaceae; *Staphylococus*

生物危害程度：第三类

分离时间：2019-05-06

分离地址：中国湖北省仙桃市

分离基物：食品

致病名称：食物中毒、化脓性炎症

致病对象：人

来源历史：←湖北省疾病预防控制中心

用　　途：传染病病原监测和溯源

联系单位：湖北省疾病预防控制中心

电子邮箱：JDZBCZX@163.com

671. 葡萄球菌属

国家科技资源标识符：CSTR:16698.06.NPRC 1.12.94

平台资源号：NPRC 1.12.94

保藏编号：HB0702005

中文名称：金黄色葡萄球菌

外文名称：*Staphylococcus aureus*

分类学地位：Bacteria; Firmicutes; Bacilli; Caryo-phanales; Staphylococcaceae; *Staphylococus*

生物危害程度：第三类

分离时间：2019-06-10

分离地址：中国湖北省咸宁市

分离基物：食品

致病名称：食物中毒、化脓性炎症

致病对象：人

来源历史：←湖北省疾病预防控制中心

用　　途：传染病病原监测和溯源

联系单位：湖北省疾病预防控制中心

电子邮箱：JDZBCZX@163.com

672. 葡萄球菌属

国家科技资源标识符：CSTR:16698.06.NPRC 1.12.95

平台资源号：NPRC 1.12.95

保藏编号：HB0702006

中文名称：金黄色葡萄球菌

外文名称：*Staphylococcus aureus*

分类学地位：Bacteria; Firmicutes; Bacilli; Caryo-phanales; Staphylococcaceae; *Staphylococus*

生物危害程度：第三类

分离时间：2019-06-10

分离地址：中国湖北省鄂州市

分离基物：食品

致病名称：食物中毒、化脓性炎症

致病对象：人

来源历史：←湖北省疾病预防控制中心

用　　途：传染病病原监测和溯源

联系单位：湖北省疾病预防控制中心

电子邮箱：JDZBCZX@163.com

673. 葡萄球菌属

国家科技资源标识符：CSTR:16698.06.NPRC 1.12.96

平台资源号：NPRC 1.12.96

保藏编号：HB0702007

中文名称：金黄色葡萄球菌

外文名称：*Staphylococcus aureus*

分类学地位：Bacteria; Firmicutes; Bacilli; Caryo-phanales; Staphylococcaceae; *Staphylococus*

生物危害程度：第三类

分离时间：2019-06-17

分离地址：中国湖北省鄂州市

分离基物：食品

细菌

致病名称：食物中毒、化脓性炎症

致病对象：人

来源历史：←湖北省疾病预防控制中心

用　　途：传染病病原监测和溯源

联系单位：湖北省疾病预防控制中心

电子邮箱：JDZBCZX@163.com

674. 葡萄球菌属

国家科技资源标识符：CSTR:16698.06.NPRC 1.12.97

平台资源号：NPRC 1.12.97

保藏编号：HB0702008

中文名称：金黄色葡萄球菌

外文名称：*Staphylococcus aureus*

分类学地位：Bacteria; Firmicutes; Bacilli; Caryophanales; Staphylococcaceae; *Staphylococus*

生物危害程度：第三类

分离时间：2019-06-17

分离地址：中国湖北省鄂州市

分离基物：食品

致病名称：食物中毒、化脓性炎症

致病对象：人

来源历史：←湖北省疾病预防控制中心

用　　途：传染病病原监测和溯源

联系单位：湖北省疾病预防控制中心

电子邮箱：JDZBCZX@163.com

675. 葡萄球菌属

国家科技资源标识符：CSTR:16698.06.NPRC 1.12.98

平台资源号：NPRC 1.12.98

保藏编号：HB0702009

中文名称：金黄色葡萄球菌

外文名称：*Staphylococcus aureus*

分类学地位：Bacteria; Firmicutes; Bacilli; Caryophanales; Staphylococcaceae; *Staphylococus*

生物危害程度：第三类

分离时间：2019-06-17

分离地址：中国湖北省鄂州市

分离基物：食品

致病名称：食物中毒、化脓性炎症

致病对象：人

来源历史：←湖北省疾病预防控制中心

用　　途：传染病病原监测和溯源

联系单位：湖北省疾病预防控制中心

电子邮箱：JDZBCZX@163.com

676. 葡萄球菌属

国家科技资源标识符：CSTR:16698.06.NPRC 1.12.99

平台资源号：NPRC 1.12.99

保藏编号：HB0702010

中文名称：金黄色葡萄球菌

外文名称：*Staphylococcus aureus*

分类学地位：Bacteria; Firmicutes; Bacilli; Caryophanales; Staphylococcaceae; *Staphylococus*

生物危害程度：第三类

分离时间：2019-05-13

分离地址：中国湖北省荆州市

分离基物：食品

致病名称：食物中毒、化脓性炎症

致病对象：人

来源历史：←湖北省疾病预防控制中心

用　　途：传染病病原监测和溯源

联系单位：湖北省疾病预防控制中心

电子邮箱：JDZBCZX@163.com

677. 葡萄球菌属

国家科技资源标识符：CSTR:16698.06.NPRC 1.12.100

平台资源号：NPRC 1.12.100

保藏编号：HB0702011

中文名称：金黄色葡萄球菌

外文名称：*Staphylococcus aureus*

分类学地位：Bacteria; Firmicutes; Bacilli; Caryo-

phanales; Staphylococcaceae; *Staphylococus*

生物危害程度：第三类

分离时间：2019-06-04

分离地址：中国湖北省襄阳市

分离基物：食品

致病名称：食物中毒、化脓性炎症

致病对象：人

来源历史：←湖北省疾病预防控制中心

用　　途：传染病病原监测和溯源

联系单位：湖北省疾病预防控制中心

电子邮箱：JDZBCZX@163.com

678. 葡萄球菌属

国家科技资源标识符：CSTR:16698.06.NPRC 1.12.101

平台资源号：NPRC 1.12.101

保藏编号：HB0702012

中文名称：金黄色葡萄球菌

外文名称：*Staphylococcus aureus*

分类学地位：Bacteria; Firmicutes; Bacilli; Caryophanales; Staphylococcaceae; *Staphylococus*

生物危害程度：第三类

分离时间：2019-06-06

分离地址：中国湖北省襄阳市

分离基物：食品

致病名称：食物中毒、化脓性炎症

致病对象：人

来源历史：←湖北省疾病预防控制中心

用　　途：传染病病原监测和溯源

联系单位：湖北省疾病预防控制中心

电子邮箱：JDZBCZX@163.com

679. 葡萄球菌属

国家科技资源标识符：CSTR:16698.06.NPRC 1.12.102

平台资源号：NPRC 1.12.102

保藏编号：HB0702013

中文名称：金黄色葡萄球菌

外文名称：*Staphylococcus aureus*

分类学地位：Bacteria; Firmicutes; Bacilli; Caryophanales; Staphylococcaceae; *Staphylococus*

生物危害程度：第三类

分离时间：2019-07-23

分离地址：中国湖北省仙桃市

分离基物：食品

致病名称：食物中毒、化脓性炎症

致病对象：人

来源历史：←湖北省疾病预防控制中心

用　　途：传染病病原监测和溯源

联系单位：湖北省疾病预防控制中心

电子邮箱：JDZBCZX@163.com

680. 葡萄球菌属

国家科技资源标识符：CSTR:16698.06.NPRC 1.12.103

平台资源号：NPRC 1.12.103

保藏编号：HB0702014

中文名称：金黄色葡萄球菌

外文名称：*Staphylococcus aureus*

分类学地位：Bacteria; Firmicutes; Bacilli; Caryophanales; Staphylococcaceae; *Staphylococus*

生物危害程度：第三类

分离时间：2019-07-24

分离地址：中国湖北省荆门市

分离基物：食品

致病名称：食物中毒、化脓性炎症

致病对象：人

来源历史：←湖北省疾病预防控制中心

用　　途：传染病病原监测和溯源

联系单位：湖北省疾病预防控制中心

电子邮箱：JDZBCZX@163.com

细菌

681. 葡萄球菌属

国家科技资源标识符：CSTR:16698.06.NPRC 1.12.104

平台资源号：NPRC 1.12.104

保藏编号：HB0702015

中文名称：金黄色葡萄球菌

外文名称：*Staphylococcus aureus*

分类学地位：Bacteria; Firmicutes; Bacilli; Caryo-phanales; Staphylococcaceae; *Staphy-lococus*

生物危害程度：第三类

分离时间：2019-08-19

分离地址：中国湖北省赤壁市

分离基物：食品

致病名称：食物中毒、化脓性炎症

致病对象：人

来源历史：←湖北省疾病预防控制中心

用　　途：传染病病原监测和溯源

联系单位：湖北省疾病预防控制中心

电子邮箱：JDZBCZX@163.com

682. 葡萄球菌属

国家科技资源标识符：CSTR:16698.06.NPRC 1.12.105

平台资源号：NPRC 1.12.105

保藏编号：HB0702016

中文名称：金黄色葡萄球菌

外文名称：*Staphylococcus aureus*

分类学地位：Bacteria; Firmicutes; Bacilli; Caryo-phanales; Staphylococcaceae; *Staphy-lococus*

生物危害程度：第三类

分离时间：2019-08-06

分离地址：中国湖北省大冶市

分离基物：食品

致病名称：食物中毒、化脓性炎症

致病对象：人

来源历史：←湖北省疾病预防控制中心

用　　途：传染病病原监测和溯源

联系单位：湖北省疾病预防控制中心

电子邮箱：JDZBCZX@163.com

683. 葡萄球菌属

国家科技资源标识符：CSTR:16698.06.NPRC 1.12.106

平台资源号：NPRC 1.12.106

保藏编号：HB0702017

中文名称：金黄色葡萄球菌

外文名称：*Staphylococcus aureus*

分类学地位：Bacteria; Firmicutes; Bacilli; Caryo-phanales; Staphylococcaceae; *Staphy-lococus*

生物危害程度：第三类

分离时间：2019-07-22

分离地址：中国湖北省鄂州市

分离基物：食品

致病名称：食物中毒、化脓性炎症

致病对象：人

来源历史：←湖北省疾病预防控制中心

用　　途：传染病病原监测和溯源

联系单位：湖北省疾病预防控制中心

电子邮箱：JDZBCZX@163.com

684. 葡萄球菌属

国家科技资源标识符：CSTR:16698.06.NPRC 1.12.107

平台资源号：NPRC 1.12.107

保藏编号：HB0702018

中文名称：金黄色葡萄球菌

外文名称：*Staphylococcus aureus*

分类学地位：Bacteria; Firmicutes; Bacilli; Caryo-phanales; Staphylococcaceae; *Staphy-lococus*

生物危害程度：第三类

分离时间：2019-07-22

分离地址：中国湖北省鄂州市

分离基物：食品

致病名称：食物中毒、化脓性炎症

致病对象：人

来源历史：←湖北省疾病预防控制中心

用　　途：传染病病原监测和溯源

联系单位：湖北省疾病预防控制中心

电子邮箱：JDZBCZX@163.com

685. 葡萄球菌属

国家科技资源标识符：CSTR:16698.06.NPRC 1.12.108

平台资源号：NPRC 1.12.108

保藏编号：HB0702019

中文名称：金黄色葡萄球菌

外文名称：*Staphylococcus aureus*

分类学地位：Bacteria; Firmicutes; Bacilli; Caryo-phanales; Staphylococcaceae; *Staphylococus*

生物危害程度：第三类

分离时间：2019-08-19

分离地址：中国湖北省恩施土家族苗族自治州

分离基物：食品

致病名称：食物中毒、化脓性炎症

致病对象：人

来源历史：←湖北省疾病预防控制中心

用　　途：传染病病原监测和溯源

联系单位：湖北省疾病预防控制中心

电子邮箱：JDZBCZX@163.com

686. 葡萄球菌属

国家科技资源标识符：CSTR:16698.06.NPRC 1.12.109

平台资源号：NPRC 1.12.109

保藏编号：HB0702020

中文名称：金黄色葡萄球菌

外文名称：*Staphylococcus aureus*

分类学地位：Bacteria; Firmicutes; Bacilli; Caryo-phanales; Staphylococcaceae; *Staphylococus*

生物危害程度：第三类

分离时间：2019-10-14

分离地址：中国湖北省襄阳市

分离基物：食品

致病名称：食物中毒、化脓性炎症

致病对象：人

来源历史：←湖北省疾病预防控制中心

用　　途：传染病病原监测和溯源

联系单位：湖北省疾病预防控制中心

电子邮箱：JDZBCZX@163.com

687. 葡萄球菌属

国家科技资源标识符：CSTR:16698.06.NPRC 1.7.27

平台资源号：NPRC 1.7.27

保藏编号：CCPM (A)-P-352001

中文名称：人葡萄球菌

外文名称：*Staphylococcus hominis*

分类学地位：Bacteria; Firmicutes; Bacilli; Caryo-phanales; Staphylococcaceae; *Staphylococus*

生物危害程度：第三类

分离时间：2020-11-14

分离地址：中国河北省

分离基物：患者全血

致病名称：化脓性炎症、败血症

致病对象：人

来源历史：← 中国医学科学院医药生物技术研究所

用　　途：科研

联系单位：中国医学科学院医药生物技术研究所

电子邮箱：xinyiyang@imb.cams.cn

688. 葡萄球菌属

国家科技资源标识符：CSTR:16698.06.NPRC 1.2.776

平台资源号：NPRC 1.2.776

保藏编号：CHPC 1.3379

中文名称：木糖葡萄球菌

外文名称：*Staphylococcus xylosus*

分类学地位：Bacteria; Firmicutes; Bacilli; Caryophanales; Staphylococcaceae; *Staphylococus*

生物危害程度：第三类

分离时间：2018

分离地址：中国新疆维吾尔自治区皮山县

分离基物：腹泻患者粪便

致病名称：腹泻、呕吐

致病对象：人

来源历史：←中国疾病预防控制中心病原微生物菌（毒）种保藏中心传染病预防控制所分中心←安徽省马鞍山市疾病预防控制中心

用　　途：临床检验、科研

联系单位：中国疾病预防控制中心传染病预防控制所

电子邮箱：chpc@icdc.cn

689. 葡萄球菌属

国家科技资源标识符：CSTR:16698.06.NPRC 1.2.777

平台资源号：NPRC 1.2.777

保藏编号：CHPC 1.3381

中文名称：木糖葡萄球菌

外文名称：*Staphylococcus xylosus*

分类学地位：Bacteria; Firmicutes; Bacilli; Caryophanales; Staphylococcaceae; *Staphylococus*

生物危害程度：第三类

分离时间：2018

分离地址：中国新疆维吾尔自治区皮山县

分离基物：腹泻患者粪便

致病名称：腹泻、呕吐

致病对象：人

来源历史：←中国疾病预防控制中心病原微生物菌（毒）种保藏中心传染病预防控制所分中心←安徽省马鞍山市疾病预防控制中心

用　　途：临床检验、科研

联系单位：中国疾病预防控制中心传染病预防控

制所

电子邮箱：chpc@icdc.cn

◢ 三十六、窄食单胞菌属 ◣

690. 窄食单胞菌属

国家科技资源标识符：CSTR:16698.06.NPRC 1.7.28

平台资源号：NPRC 1.7.28

保藏编号：CCPM (A)-P-232001

中文名称：嗜麦芽窄食单胞菌

外文名称：*Stenotrophomonas maltophilia*

分类学地位：Bacteria; Proteobacteria; Gammaproteobacteria; Lysobacterales; Lysobacteraceae; *Stenotrophomonas*

生物危害程度：第三类

分离时间：2020-11-25

分离地址：中国河北省

分离基物：患者痰液

致病名称：尿路感染、下呼吸道感染、败血症

致病对象：人

来源历史：← 中国医学科学院医药生物技术研究所

用　　途：科研

联系单位：中国医学科学院医药生物技术研究所

电子邮箱：xinyiyang@imb.cams.cn

◢ 三十七、链球菌属 ◣

691. 链球菌属

国家科技资源标识符：CSTR:16698.06.NPRC 1.2.778

平台资源号：NPRC 1.2.778

保藏编号：CHPC 1.1939

中文名称：停乳链球菌

外文名称：*Streptococcus dysgalactiae*

分类学地位：Bacteria; Firmicutes; Bacilli; Lactobacillales; Streptococcaceae; *Strepto-*

coccus

生物危害程度：第三类

分离时间：2014

分离地址：中国北京市

分离基物：患者[①]

致病名称：菌血症、心内膜炎、脑膜炎、关节炎、呼吸道感染

致病对象：人

来源历史：←中国疾病预防控制中心病原微生物菌（毒）种保藏中心传染病预防控制所分中心←北京民航总医院

用　　途：临床检验、科研

联系单位：中国疾病预防控制中心传染病预防控制所

电子邮箱：chpc@icdc.cn

692. 链球菌属

国家科技资源标识符：CSTR:16698.06.NPRC 1.2.779

平台资源号：NPRC 1.2.779

保藏编号：CHPC 1.1940

中文名称：停乳链球菌

外文名称：*Streptococcus dysgalactiae*

分类学地位：Bacteria; Firmicutes; Bacilli; Lactobacillales; Streptococcaceae; *Streptococcus*

生物危害程度：第三类

分离时间：2014

分离地址：中国北京市

分离基物：患者全血

致病名称：菌血症、心内膜炎、脑膜炎、关节炎、呼吸道感染

致病对象：人

来源历史：←中国疾病预防控制中心病原微生物菌（毒）种保藏中心传染病预防控制所分中心←北京民航总医院

---

① 表示菌（毒）种只明确来自患者，具体基物不详。

用　　途：临床检验、科研

联系单位：中国疾病预防控制中心传染病预防控制所

电子邮箱：chpc@icdc.cn

693. 链球菌属

国家科技资源标识符：CSTR:16698.06.NPRC 1.2.780

平台资源号：NPRC 1.2.780

保藏编号：CHPC 1.1942

中文名称：停乳链球菌

外文名称：*Streptococcus dysgalactiae*

分类学地位：Bacteria; Firmicutes; Bacilli; Lactobacillales; Streptococcaceae; *Streptococcus*

生物危害程度：第三类

分离时间：2014

分离地址：中国北京市

分离基物：患者咽拭子

致病名称：菌血症、心内膜炎、脑膜炎、关节炎、呼吸道感染

致病对象：人

来源历史：←中国疾病预防控制中心病原微生物菌（毒）种保藏中心传染病预防控制所分中心←北京民航总医院

用　　途：临床检验、科研

联系单位：中国疾病预防控制中心传染病预防控制所

电子邮箱：chpc@icdc.cn

694. 链球菌属

国家科技资源标识符：CSTR:16698.06.NPRC 1.2.781

平台资源号：NPRC 1.2.781

保藏编号：CHPC 1.1944

中文名称：停乳链球菌

外文名称：*Streptococcus dysgalactiae*

分类学地位：Bacteria; Firmicutes; Bacilli; Lactobacillales; Streptococcaceae; *Strepto-*

coccus

生物危害程度：第三类

分离时间：2014

分离地址：中国北京市

分离基物：患者脓液

致病名称：菌血症、心内膜炎、脑膜炎、关节炎、呼吸道感染

致病对象：人

来源历史：←中国疾病预防控制中心病原微生物菌（毒）种保藏中心传染病预防控制所分中心←北京民航总医院

用　　途：临床检验、科研

联系单位：中国疾病预防控制中心传染病预防控制所

电子邮箱：chpc@icdc.cn

695. 链球菌属

国家科技资源标识符：CSTR:16698.06.NPRC 1.2.782

平台资源号：NPRC 1.2.782

保藏编号：CHPC 1.1946

中文名称：停乳链球菌

外文名称：*Streptococcus dysgalactiae*

分类学地位：Bacteria; Firmicutes; Bacilli; Lactobacillales; Streptococcaceae; *Streptococcus*

生物危害程度：第三类

分离时间：2014

分离地址：中国北京市

分离基物：患者胎膜、外科伤感染分泌物

致病名称：菌血症、心内膜炎、脑膜炎、关节炎、呼吸道感染

致病对象：人

来源历史：←中国疾病预防控制中心病原微生物菌（毒）种保藏中心传染病预防控制所分中心←北京民航总医院

用　　途：临床检验、科研

联系单位：中国疾病预防控制中心传染病预防控

制所

电子邮箱：chpc@icdc.cn

696. 链球菌属

国家科技资源标识符：CSTR:16698.06.NPRC 1.2.783

平台资源号：NPRC 1.2.783

保藏编号：CHPC 1.1951

中文名称：停乳链球菌

外文名称：*Streptococcus dysgalactiae*

分类学地位：Bacteria; Firmicutes; Bacilli; Lactobacillales; Streptococcaceae; *Streptococcus*

生物危害程度：第三类

分离时间：2014

分离地址：中国北京市

分离基物：患者全血

致病名称：菌血症、心内膜炎、脑膜炎、关节炎、呼吸道感染

致病对象：人

来源历史：←中国疾病预防控制中心病原微生物菌（毒）种保藏中心传染病预防控制所分中心←北京民航总医院

用　　途：临床检验、科研

联系单位：中国疾病预防控制中心传染病预防控制所

电子邮箱：chpc@icdc.cn

697. 链球菌属

国家科技资源标识符：CSTR:16698.06.NPRC 1.2.784

平台资源号：NPRC 1.2.784

保藏编号：CHPC 1.1954

中文名称：停乳链球菌

外文名称：*Streptococcus dysgalactiae*

分类学地位：Bacteria; Firmicutes; Bacilli; Lactobacillales; Streptococcaceae; *Streptococcus*

生物危害程度：第三类

分离时间：2014

分离地址：中国北京市

分离基物：患者全血

致病名称：菌血症、心内膜炎、脑膜炎、关节炎、
　　　　　呼吸道感染

致病对象：人

来源历史：←中国疾病预防控制中心病原微生物
　　　　　菌（毒）种保藏中心传染病预防控制
　　　　　所分中心←北京民航总医院

用　　途：临床检验、科研

联系单位：中国疾病预防控制中心传染病预防控
　　　　　制所

电子邮箱：chpc@icdc.cn

698. 链球菌属

国家科技资源标识符：CSTR:16698.06.NPRC 1.2.785

平台资源号：NPRC 1.2.785

保藏编号：CHPC 1.1955

中文名称：停乳链球菌

外文名称：*Streptococcus dysgalactiae*

分类学地位：Bacteria; Firmicutes; Bacilli; Lacto-
　　　　　bacillales; Streptococcaceae; *Strepto-
　　　　　coccus*

生物危害程度：第三类

分离时间：2014

分离地址：中国北京市

分离基物：患者咽拭子

致病名称：菌血症、心内膜炎、脑膜炎、关节炎、
　　　　　呼吸道感染

致病对象：人

来源历史：←中国疾病预防控制中心病原微生物
　　　　　菌（毒）种保藏中心传染病预防控制
　　　　　所分中心←北京民航总医院

用　　途：临床检验、科研

联系单位：中国疾病预防控制中心传染病预防控
　　　　　制所

电子邮箱：chpc@icdc.cn

699. 链球菌属

国家科技资源标识符：CSTR:16698.06.NPRC 1.2.786

平台资源号：NPRC 1.2.786

保藏编号：CHPC 1.1961

中文名称：停乳链球菌

外文名称：*Streptococcus dysgalactiae*

分类学地位：Bacteria; Firmicutes; Bacilli; Lacto-
　　　　　bacillales; Streptococcaceae; *Strepto-
　　　　　coccus*

生物危害程度：第三类

分离时间：2014

分离地址：中国北京市

分离基物：患者咽拭子

致病名称：菌血症、心内膜炎、脑膜炎、关节炎、
　　　　　呼吸道感染

致病对象：人

来源历史：←中国疾病预防控制中心病原微生物
　　　　　菌（毒）种保藏中心传染病预防控制
　　　　　所分中心←北京民航总医院

用　　途：临床检验、科研

联系单位：中国疾病预防控制中心传染病预防控
　　　　　制所

电子邮箱：chpc@icdc.cn

700. 链球菌属

国家科技资源标识符：CSTR:16698.06.NPRC 1.2.787

平台资源号：NPRC 1.2.787

保藏编号：CHPC 1.1963

中文名称：停乳链球菌

外文名称：*Streptococcus dysgalactiae*

分类学地位：Bacteria; Firmicutes; Bacilli; Lacto-
　　　　　bacillales; Streptococcaceae; *Strepto-
　　　　　coccus*

生物危害程度：第三类

分离时间：2014

分离地址：中国北京市

分离基物：患者血液

致病名称：菌血症、心内膜炎、脑膜炎、关节炎、呼吸道感染

致病对象：人

来源历史：←中国疾病预防控制中心病原微生物菌（毒）种保藏中心传染病预防控制所分中心←北京民航总医院

用　　途：临床检验、科研

联系单位：中国疾病预防控制中心传染病预防控制所

电子邮箱：chpc@icdc.cn

701. 链球菌属

国家科技资源标识符：CSTR:16698.06.NPRC 1.2.788

平台资源号：NPRC 1.2.788

保藏编号：CHPC 1.1964

中文名称：停乳链球菌

外文名称：*Streptococcus dysgalactiae*

分类学地位：Bacteria; Firmicutes; Bacilli; Lactobacillales; Streptococcaceae; *Streptococcus*

生物危害程度：第三类

分离时间：2014

分离地址：中国北京市

分离基物：患者痰液

致病名称：菌血症、心内膜炎、脑膜炎、关节炎、呼吸道感染

致病对象：人

来源历史：←中国疾病预防控制中心病原微生物菌（毒）种保藏中心传染病预防控制所分中心←北京民航总医院

用　　途：临床检验、科研

联系单位：中国疾病预防控制中心传染病预防控制所

电子邮箱：chpc@icdc.cn

702. 链球菌属

国家科技资源标识符：CSTR:16698.06.NPRC 1.2.789

平台资源号：NPRC 1.2.789

保藏编号：CHPC 1.1965

中文名称：停乳链球菌

外文名称：*Streptococcus dysgalactiae*

分类学地位：Bacteria; Firmicutes; Bacilli; Lactobacillales; Streptococcaceae; *Streptococcus*

生物危害程度：第三类

分离时间：2014

分离地址：中国北京市

分离基物：患者脓液

致病名称：菌血症、心内膜炎、脑膜炎、关节炎、呼吸道感染

致病对象：人

来源历史：←中国疾病预防控制中心病原微生物菌（毒）种保藏中心传染病预防控制所分中心←北京民航总医院

用　　途：临床检验、科研

联系单位：中国疾病预防控制中心传染病预防控制所

电子邮箱：chpc@icdc.cn

703. 链球菌属

国家科技资源标识符：CSTR:16698.06.NPRC 1.2.790

平台资源号：NPRC 1.2.790

保藏编号：CHPC 1.1966

中文名称：停乳链球菌

外文名称：*Streptococcus dysgalactiae*

分类学地位：Bacteria; Firmicutes; Bacilli; Lactobacillales; Streptococcaceae; *Streptococcus*

生物危害程度：第三类

分离时间：2014

分离地址：中国北京市

分离基物：患者全血

致病名称：菌血症、心内膜炎、脑膜炎、关节炎、呼吸道感染

致病对象：人

来源历史：←中国疾病预防控制中心病原微生物菌（毒）种保藏中心传染病预防控制所分中心←北京民航总医院

用　　途：临床检验、科研

联系单位：中国疾病预防控制中心传染病预防控制所

电子邮箱：chpc@icdc.cn

704. 链球菌属

国家科技资源标识符：CSTR:16698.06.NPRC 1.2.791

平台资源号：NPRC 1.2.791

保藏编号：CHPC 1.1968

中文名称：停乳链球菌

外文名称：*Streptococcus dysgalactiae*

分类学地位：Bacteria; Firmicutes; Bacilli; Lacto-bacillales; Streptococcaceae; *Strepto-coccus*

生物危害程度：第三类

分离时间：2014

分离地址：中国北京市

分离基物：患者咽拭子

致病名称：菌血症、心内膜炎、脑膜炎、关节炎、呼吸道感染

致病对象：人

来源历史：←中国疾病预防控制中心病原微生物菌（毒）种保藏中心传染病预防控制所分中心←北京民航总医院

用　　途：临床检验、科研

联系单位：中国疾病预防控制中心传染病预防控制所

电子邮箱：chpc@icdc.cn

705. 链球菌属

国家科技资源标识符：CSTR:16698.06.NPRC 1.2.792

平台资源号：NPRC 1.2.792

保藏编号：CHPC 1.1970

中文名称：停乳链球菌

外文名称：*Streptococcus dysgalactiae*

分类学地位：Bacteria; Firmicutes; Bacilli; Lacto-bacillales; Streptococcaceae; *Strepto-coccus*

生物危害程度：第三类

分离时间：2014

分离地址：中国北京市

分离基物：患者全血

致病名称：菌血症、心内膜炎、脑膜炎、关节炎、呼吸道感染

致病对象：人

来源历史：←中国疾病预防控制中心病原微生物菌（毒）种保藏中心传染病预防控制所分中心←北京民航总医院

用　　途：临床检验、科研

联系单位：中国疾病预防控制中心传染病预防控制所

电子邮箱：chpc@icdc.cn

706. 链球菌属

国家科技资源标识符：CSTR:16698.06.NPRC 1.2.793

平台资源号：NPRC 1.2.793

保藏编号：CHPC 1.1972

中文名称：停乳链球菌

外文名称：*Streptococcus dysgalactiae*

分类学地位：Bacteria; Firmicutes; Bacilli; Lacto-bacillales; Streptococcaceae; *Strepto-coccus*

生物危害程度：第三类

分离时间：2014

分离地址：中国北京市

分离基物：患者伤口分泌物

致病名称：菌血症、心内膜炎、脑膜炎、关节炎、呼吸道感染

致病对象：人

来源历史：←中国疾病预防控制中心病原微生物菌（毒）种保藏中心传染病预防控制所分中心←北京民航总医院

用　　途：临床检验、科研

联系单位：中国疾病预防控制中心传染病预防控制所

电子邮箱：chpc@icdc.cn

707. 链球菌属

国家科技资源标识符：CSTR:16698.06.NPRC 1.2.794

平台资源号：NPRC 1.2.794

保藏编号：CHPC 1.1973

中文名称：停乳链球菌

外文名称：*Streptococcus dysgalactiae*

分类学地位：Bacteria; Firmicutes; Bacilli; Lactobacillales; Streptococcaceae; *Streptococcus*

生物危害程度：第三类

分离时间：2014

分离地址：中国北京市

分离基物：患者伤口分泌物

致病名称：菌血症、心内膜炎、脑膜炎、关节炎、呼吸道感染

致病对象：人

来源历史：←中国疾病预防控制中心病原微生物菌（毒）种保藏中心传染病预防控制所分中心←北京民航总医院

用　　途：临床检验、科研

联系单位：中国疾病预防控制中心传染病预防控制所

电子邮箱：chpc@icdc.cn

708. 链球菌属

国家科技资源标识符：CSTR:16698.06.NPRC 1.2.795

平台资源号：NPRC 1.2.795

保藏编号：CHPC 1.1974

中文名称：停乳链球菌

外文名称：*Streptococcus dysgalactiae*

分类学地位：Bacteria; Firmicutes; Bacilli; Lactobacillales; Streptococcaceae; *Streptococcus*

生物危害程度：第三类

分离时间：2014

分离地址：中国北京市

分离基物：患者全血

致病名称：菌血症、心内膜炎、脑膜炎、关节炎、呼吸道感染

致病对象：人

来源历史：←中国疾病预防控制中心病原微生物菌（毒）种保藏中心传染病预防控制所分中心←北京民航总医院

用　　途：临床检验、科研

联系单位：中国疾病预防控制中心传染病预防控制所

电子邮箱：chpc@icdc.cn

709. 链球菌属

国家科技资源标识符：CSTR:16698.06.NPRC 1.2.796

平台资源号：NPRC 1.2.796

保藏编号：CHPC 1.1976

中文名称：停乳链球菌

外文名称：*Streptococcus dysgalactiae*

分类学地位：Bacteria; Firmicutes; Bacilli; Lactobacillales; Streptococcaceae; *Streptococcus*

生物危害程度：第三类

分离时间：2014

分离地址：中国北京市

分离基物：患者伤口分泌物

致病名称：菌血症、心内膜炎、脑膜炎、关节炎、呼吸道感染

致病对象：人

来源历史：←中国疾病预防控制中心病原微生物菌（毒）种保藏中心传染病预防控制所分中心←北京民航总医院

用　　途：临床检验、科研

联系单位：中国疾病预防控制中心传染病预防控制所

电子邮箱：chpc@icdc.cn

710. 链球菌属

国家科技资源标识符：CSTR:16698.06.NPRC 1.2.797

平台资源号：NPRC 1.2.797

保藏编号：CHPC 1.1977

中文名称：停乳链球菌

外文名称：*Streptococcus dysgalactiae*

分类学地位：Bacteria; Firmicutes; Bacilli; Lactobacillales; Streptococcaceae; *Streptococcus*

生物危害程度：第三类

分离时间：2014

分离地址：中国北京市

分离基物：患者咽拭子

致病名称：菌血症、心内膜炎、脑膜炎、关节炎、呼吸道感染

致病对象：人

来源历史：←中国疾病预防控制中心病原微生物菌（毒）种保藏中心传染病预防控制所分中心←北京民航总医院

用　　途：临床检验、科研

联系单位：中国疾病预防控制中心传染病预防控制所

电子邮箱：chpc@icdc.cn

711. 链球菌属

国家科技资源标识符：CSTR:16698.06.NPRC 1.2.798

平台资源号：NPRC 1.2.798

保藏编号：CHPC 1.1978

中文名称：停乳链球菌

外文名称：*Streptococcus dysgalactiae*

分类学地位：Bacteria; Firmicutes; Bacilli; Lactobacillales; Streptococcaceae; *Streptococcus*

生物危害程度：第三类

分离时间：2014

分离地址：中国北京市

分离基物：患者伤口分泌物

致病名称：菌血症、心内膜炎、脑膜炎、关节炎、呼吸道感染

致病对象：人

来源历史：←中国疾病预防控制中心病原微生物菌（毒）种保藏中心传染病预防控制所分中心←北京民航总医院

用　　途：临床检验、科研

联系单位：中国疾病预防控制中心传染病预防控制所

电子邮箱：chpc@icdc.cn

712. 链球菌属

国家科技资源标识符：CSTR:16698.06.NPRC 1.2.799

平台资源号：NPRC 1.2.799

保藏编号：CHPC 1.1980

中文名称：停乳链球菌

外文名称：*Streptococcus dysgalactiae*

分类学地位：Bacteria; Firmicutes; Bacilli; Lactobacillales; Streptococcaceae; *Streptococcus*

生物危害程度：第三类

分离时间：2014

分离地址：中国北京市

细菌

分离基物：患者左踝软组织

致病名称：菌血症、心内膜炎、脑膜炎、关节炎、呼吸道感染

致病对象：人

来源历史：←中国疾病预防控制中心病原微生物菌（毒）种保藏中心传染病预防控制所分中心←北京民航总医院

用　　途：临床检验、科研

联系单位：中国疾病预防控制中心传染病预防控制所

电子邮箱：chpc@icdc.cn

713. 链球菌属

国家科技资源标识符：CSTR:16698.06.NPRC 1.2.800

平台资源号：NPRC 1.2.800

保藏编号：CHPC 1.1983

中文名称：停乳链球菌

外文名称：*Streptococcus dysgalactiae*

分类学地位：Bacteria; Firmicutes; Bacilli; Lacto-bacillales; Streptococcaceae; *Streptococcus*

生物危害程度：第三类

分离时间：2014

分离地址：中国北京市

分离基物：患者全血

致病名称：菌血症、心内膜炎、脑膜炎、关节炎、呼吸道感染

致病对象：人

来源历史：←中国疾病预防控制中心病原微生物菌（毒）种保藏中心传染病预防控制所分中心←北京民航总医院

用　　途：临床检验、科研

联系单位：中国疾病预防控制中心传染病预防控制所

电子邮箱：chpc@icdc.cn

714. 链球菌属

国家科技资源标识符：CSTR:16698.06.NPRC 1.2.801

平台资源号：NPRC 1.2.801

保藏编号：CHPC 1.1984

中文名称：停乳链球菌

外文名称：*Streptococcus dysgalactiae*

分类学地位：Bacteria; Firmicutes; Bacilli; Lacto-bacillales; Streptococcaceae; *Streptococcus*

生物危害程度：第三类

分离时间：2014

分离地址：中国北京市

分离基物：患者全血

致病名称：菌血症、心内膜炎、脑膜炎、关节炎、呼吸道感染

致病对象：人

来源历史：←中国疾病预防控制中心病原微生物菌（毒）种保藏中心传染病预防控制所分中心←北京民航总医院

用　　途：临床检验、科研

联系单位：中国疾病预防控制中心传染病预防控制所

电子邮箱：chpc@icdc.cn

715. 链球菌属

国家科技资源标识符：CSTR:16698.06.NPRC 1.2.802

平台资源号：NPRC 1.2.802

保藏编号：CHPC 1.1986

中文名称：停乳链球菌

外文名称：*Streptococcus dysgalactiae*

分类学地位：Bacteria; Firmicutes; Bacilli; Lacto-bacillales; Streptococcaceae; *Streptococcus*

生物危害程度：第三类

分离时间：2014

分离地址：中国北京市

分离基物：患者伤口分泌物

致病名称：菌血症、心内膜炎、脑膜炎、关节炎、呼吸道感染

致病对象：人

来源历史：←中国疾病预防控制中心病原微生物菌（毒）种保藏中心传染病预防控制所分中心←北京民航总医院

用　　途：临床检验、科研

联系单位：中国疾病预防控制中心传染病预防控制所

电子邮箱：chpc@icdc.cn

716. 链球菌属

国家科技资源标识符：CSTR:16698.06.NPRC 1.7.29

平台资源号：NPRC 1.7.29

保藏编号：CCPM (A)-P-042001

中文名称：肺炎链球菌

外文名称：*Streptococcus pneumoniae*

分类学地位：Bacteria; Firmicutes; Bacilli; Lacto-bacillales; Streptococcaceae; *Strepto-coccus*

生物危害程度：第三类

分离时间：2020-11-11

分离地址：中国河北省

分离基物：菌血症患者全血

致病名称：肺炎、脑膜炎、耳道感染、鼻窦炎

致病对象：人

来源历史：←中国医学科学院医药生物技术研究所

用　　途：科研

联系单位：中国医学科学院医药生物技术研究所

电子邮箱：xinyiyang@imb.cams.cn

717. 链球菌属

国家科技资源标识符：CSTR:16698.06.NPRC 1.7.30

平台资源号：NPRC 1.7.30

保藏编号：CCPM (A)-P-042003

中文名称：肺炎链球菌

外文名称：*Streptococcus pneumoniae*

分类学地位：Bacteria; Firmicutes; Bacilli; Lacto-bacillales; Streptococcaceae; *Strepto-coccus*

生物危害程度：第三类

分离时间：2020-11-20

分离地址：中国河北省

分离基物：患者痰液

致病名称：肺炎、脑膜炎、耳道感染、鼻窦炎

致病对象：人

来源历史：← 中国医学科学院医药生物技术研究所

用　　途：科研

联系单位：中国医学科学院医药生物技术研究所

电子邮箱：xinyiyang@imb.cams.cn

718. 链球菌属

国家科技资源标识符：CSTR:16698.06.NPRC 1.14.4

平台资源号：NPRC 1.14.4

保藏编号：SZCDC-WXSTE20210006

中文名称：链球菌

外文名称：*Streptococcus* sp.

分类学地位：Bacteria; Firmicutes; Bacilli; Lacto-bacillales; Streptococcaceae; *Strepto-coccus*

生物危害程度：第三类

分离时间：2021-04-22

分离地址：中国广东省深圳市

分离基物：不详

致病名称：化脓性炎症

致病对象：人

来源历史：←广东省深圳市疾病预防控制中心卫生微生物研究所←深圳市宝安区人民医院

用　　途：传染病病原监测和溯源

联系单位：深圳市疾病预防控制中心

电子邮箱：jkzxwjwswjcs@wjw.sz.gov.cn

细菌

三十八、弧菌属

719. 弧菌属

国家科技资源标识符：CSTR:16698.06.NPRC 1.2.803

平台资源号：NPRC 1.2.803

保藏编号：CHPC 1.3664

中文名称：溶藻弧菌

外文名称：*Vibrio alginolyticus*

分类学地位：Bacteria; Proteobacteria; Gammaproteobacteria; Vibrionales; Vibrionaceae; *Vibrio*

生物危害程度：第三类

分离时间：2010

分离地址：中国辽宁省

分离基物：水体

致病名称：腹泻

致病对象：人

来源历史：←中国疾病预防控制中心病原微生物菌（毒）种保藏中心传染病预防控制所分中心

用　　途：环境监测、科研

联系单位：中国疾病预防控制中心传染病预防控制所

电子邮箱：chpc@icdc.cn

720. 弧菌属

国家科技资源标识符：CSTR:16698.06.NPRC 1.2.804

平台资源号：NPRC 1.2.804

保藏编号：CHPC 1.3665

中文名称：溶藻弧菌

外文名称：*Vibrio alginolyticus*

分类学地位：Bacteria; Proteobacteria; Gammaproteobacteria; Vibrionales; Vibrionaceae; *Vibrio*

生物危害程度：第三类

分离时间：2010

分离地址：中国辽宁省

分离基物：水体

致病名称：腹泻

致病对象：人

来源历史：←中国疾病预防控制中心病原微生物菌（毒）种保藏中心传染病预防控制所分中心

用　　途：环境监测、科研

联系单位：中国疾病预防控制中心传染病预防控制所

电子邮箱：chpc@icdc.cn

721. 弧菌属

国家科技资源标识符：CSTR:16698.06.NPRC 1.2.805

平台资源号：NPRC 1.2.805

保藏编号：CHPC 1.3666

中文名称：溶藻弧菌

外文名称：*Vibrio alginolyticus*

分类学地位：Bacteria; Proteobacteria; Gammaproteobacteria; Vibrionales; Vibrionaceae; *Vibrio*

生物危害程度：第三类

分离时间：2010

分离地址：中国辽宁省

分离基物：水体

致病名称：腹泻

致病对象：人

来源历史：←中国疾病预防控制中心病原微生物菌（毒）种保藏中心传染病预防控制所分中心

用　　途：环境监测、科研

联系单位：中国疾病预防控制中心传染病预防控制所

电子邮箱：chpc@icdc.cn

722. 弧菌属

国家科技资源标识符：CSTR:16698.06.NPRC 1.2.806

细
菌

平台资源号：NPRC 1.2.806

保藏编号：CHPC 1.3667

中文名称：溶藻弧菌

外文名称：*Vibrio alginolyticus*

分类学地位：Bacteria; Proteobacteria; Gammaproteobacteria; Vibrionales; Vibrionaceae; *Vibrio*

生物危害程度：第三类

分离时间：2010

分离地址：中国辽宁省

分离基物：水体

致病名称：腹泻

致病对象：人

来源历史：←中国疾病预防控制中心病原微生物菌（毒）种保藏中心传染病预防控制所分中心

用　　途：环境监测、科研

联系单位：中国疾病预防控制中心传染病预防控制所

电子邮箱：chpc@icdc.cn

723. 弧菌属

国家科技资源标识符：CSTR:16698.06.NPRC 1.2.807

平台资源号：NPRC 1.2.807

保藏编号：CHPC 1.3668

中文名称：溶藻弧菌

外文名称：*Vibrio alginolyticus*

分类学地位：Bacteria; Proteobacteria; Gammaproteobacteria; Vibrionales; Vibrionaceae; *Vibrio*

生物危害程度：第三类

分离时间：2010

分离地址：中国辽宁省

分离基物：水体

致病名称：腹泻

致病对象：人

来源历史：←中国疾病预防控制中心病原微生物

菌（毒）种保藏中心传染病预防控制所分中心

用　　途：环境监测、科研

联系单位：中国疾病预防控制中心传染病预防控制所

电子邮箱：chpc@icdc.cn

724. 弧菌属

国家科技资源标识符：CSTR:16698.06.NPRC 1.2.808

平台资源号：NPRC 1.2.808

保藏编号：CHPC 1.3669

中文名称：溶藻弧菌

外文名称：*Vibrio alginolyticus*

分类学地位：Bacteria; Proteobacteria; Gammaproteobacteria; Vibrionales; Vibrionaceae; *Vibrio*

生物危害程度：第三类

分离时间：2010

分离地址：中国辽宁省

分离基物：水体

致病名称：腹泻

致病对象：人

来源历史：←中国疾病预防控制中心病原微生物菌（毒）种保藏中心传染病预防控制所分中心

用　　途：环境监测、科研

联系单位：中国疾病预防控制中心传染病预防控制所

电子邮箱：chpc@icdc.cn

725. 弧菌属

国家科技资源标识符：CSTR:16698.06.NPRC 1.2.809

平台资源号：NPRC 1.2.809

保藏编号：CHPC 1.3670

中文名称：溶藻弧菌

外文名称：*Vibrio alginolyticus*

分类学地位：Bacteria; Proteobacteria; Gammapro-

teobacteria; Vibrionales; Vibrionaceae;
Vibrio

生物危害程度：第三类

分离时间：2010

分离地址：中国辽宁省

分离基物：水体

致病名称：腹泻

致病对象：人

来源历史：←中国疾病预防控制中心病原微生物
　　　　　菌（毒）种保藏中心传染病预防控制
　　　　　所分中心

用　　途：环境监测、科研

联系单位：中国疾病预防控制中心传染病预防控
　　　　　制所

电子邮箱：chpc@icdc.cn

726. 弧菌属

国家科技资源标识符：CSTR:16698.06.NPRC 1.2.810

平台资源号：NPRC 1.2.810

保藏编号：CHPC 1.1496

中文名称：霍乱弧菌

外文名称：*Vibrio cholerae*

分类学地位：Bacteria; Proteobacteria; Gammapro-
　　　　　teobacteria; Vibrionales; Vibrionaceae;
　　　　　Vibrio

生物危害程度：第二类

分离时间：2008

分离地址：中国广东省广州市

分离基物：水体

致病名称：呕吐、腹泻、失水

致病对象：人

来源历史：←中国疾病预防控制中心病原微生物
　　　　　菌（毒）种保藏中心传染病预防控制
　　　　　所分中心←广东省疾病预防控制中心

用　　途：环境监测、科研

联系单位：中国疾病预防控制中心传染病预防控
　　　　　制所

电子邮箱：chpc@icdc.cn

727. 弧菌属

国家科技资源标识符：CSTR:16698.06.NPRC 1.2.811

平台资源号：NPRC 1.2.811

保藏编号：CHPC 1.1497

中文名称：霍乱弧菌

外文名称：*Vibrio cholerae*

分类学地位：Bacteria; Proteobacteria; Gammapro-
　　　　　teobacteria; Vibrionales; Vibrionaceae;
　　　　　Vibrio

生物危害程度：第二类

分离时间：2008

分离地址：中国广东省广州市

分离基物：水体

致病名称：呕吐、腹泻、失水

致病对象：人

来源历史：←中国疾病预防控制中心病原微生物
　　　　　菌（毒）种保藏中心传染病预防控制
　　　　　所分中心←广东省疾病预防控制中心

用　　途：环境监测、科研

联系单位：中国疾病预防控制中心传染病预防控
　　　　　制所

电子邮箱：chpc@icdc.cn

728. 弧菌属

国家科技资源标识符：CSTR:16698.06.NPRC 1.2.812

平台资源号：NPRC 1.2.812

保藏编号：CHPC 1.1498

中文名称：霍乱弧菌

外文名称：*Vibrio cholerae*

分类学地位：Bacteria; Proteobacteria; Gammapro-
　　　　　teobacteria; Vibrionales; Vibrionaceae;
　　　　　Vibrio

生物危害程度：第二类

分离时间：2008

分离地址：中国广东省广州市

分离基物：水体

致病名称：呕吐、腹泻、失水

致病对象：人

来源历史：←中国疾病预防控制中心病原微生物菌（毒）种保藏中心传染病预防控制所分中心←广东省疾病预防控制中心

用　　途：环境监测、科研

联系单位：中国疾病预防控制中心传染病预防控制所

电子邮箱：chpc@icdc.cn

729. 弧菌属

国家科技资源标识符：CSTR:16698.06.NPRC 1.2.813

平台资源号：NPRC 1.2.813

保藏编号：CHPC 1.1499

中文名称：霍乱弧菌

外文名称：*Vibrio cholerae*

分类学地位：Bacteria; Proteobacteria; Gammaproteobacteria; Vibrionales; Vibrionaceae; *Vibrio*

生物危害程度：第二类

分离时间：2008

分离地址：中国广东省广州市

分离基物：水体

致病名称：呕吐、腹泻、失水

致病对象：人

来源历史：←中国疾病预防控制中心病原微生物菌（毒）种保藏中心传染病预防控制所分中心←广东省疾病预防控制中心

用　　途：环境监测、科研

联系单位：中国疾病预防控制中心传染病预防控制所

电子邮箱：chpc@icdc.cn

730. 弧菌属

国家科技资源标识符：CSTR:16698.06.NPRC 1.2.814

平台资源号：NPRC 1.2.814

保藏编号：CHPC 1.1500

中文名称：霍乱弧菌

外文名称：*Vibrio cholerae*

分类学地位：Bacteria; Proteobacteria; Gammaproteobacteria; Vibrionales; Vibrionaceae; *Vibrio*

生物危害程度：第二类

分离时间：2008

分离地址：中国广东省广州市

分离基物：水体

致病名称：呕吐、腹泻、失水

致病对象：人

来源历史：←中国疾病预防控制中心病原微生物菌（毒）种保藏中心传染病预防控制所分中心←广东省疾病预防控制中心

用　　途：环境监测、科研

联系单位：中国疾病预防控制中心传染病预防控制所

电子邮箱：chpc@icdc.cn

731. 弧菌属

国家科技资源标识符：CSTR:16698.06.NPRC 1.2.815

平台资源号：NPRC 1.2.815

保藏编号：CHPC 1.1501

中文名称：霍乱弧菌

外文名称：*Vibrio cholerae*

分类学地位：Bacteria; Proteobacteria; Gammaproteobacteria; Vibrionales; Vibrionaceae; *Vibrio*

生物危害程度：第二类

分离时间：2008

分离地址：中国广东省广州市

分离基物：水体

致病名称：呕吐、腹泻、失水

致病对象：人

来源历史：←中国疾病预防控制中心病原微生物菌（毒）种保藏中心传染病预防控制

所分中心←广东省疾病预防控制中心

用　　途：环境监测、科研

联系单位：中国疾病预防控制中心传染病预防控
制所

电子邮箱：chpc@icdc.cn

732. 弧菌属

国家科技资源标识符：CSTR:16698.06.NPRC 1.2.816

平台资源号：NPRC 1.2.816

保藏编号：CHPC 1.1502

中文名称：霍乱弧菌

外文名称：*Vibrio cholerae*

分类学地位：Bacteria; Proteobacteria; Gammapro-
teobacteria; Vibrionales; Vibrionaceae;
Vibrio

生物危害程度：第二类

分离时间：2008

分离地址：中国广东省广州市

分离基物：水体

致病名称：呕吐、腹泻、失水

致病对象：人

来源历史：←中国疾病预防控制中心病原微生物
菌（毒）种保藏中心传染病预防控制
所分中心←广东省疾病预防控制中心

用　　途：环境监测、科研

联系单位：中国疾病预防控制中心传染病预防控
制所

电子邮箱：chpc@icdc.cn

733. 弧菌属

国家科技资源标识符：CSTR:16698.06.NPRC 1.2.817

平台资源号：NPRC 1.2.817

保藏编号：CHPC 1.1503

中文名称：霍乱弧菌

外文名称：*Vibrio cholerae*

分类学地位：Bacteria; Proteobacteria; Gammapro-
teobacteria; Vibrionales; Vibrionaceae;

Vibrio

生物危害程度：第二类

分离时间：2008

分离地址：中国广东省广州市

分离基物：水体

致病名称：呕吐、腹泻、失水

致病对象：人

来源历史：←中国疾病预防控制中心病原微生物
菌（毒）种保藏中心传染病预防控制
所分中心←广东省疾病预防控制中心

用　　途：环境监测、科研

联系单位：中国疾病预防控制中心传染病预防控
制所

电子邮箱：chpc@icdc.cn

734. 弧菌属

国家科技资源标识符：CSTR:16698.06.NPRC 1.2.818

平台资源号：NPRC 1.2.818

保藏编号：CHPC 1.1504

中文名称：霍乱弧菌

外文名称：*Vibrio cholerae*

分类学地位：Bacteria; Proteobacteria; Gammapro-
teobacteria; Vibrionales; Vibrionaceae;
Vibrio

生物危害程度：第二类

分离时间：2008

分离地址：中国广东省广州市

分离基物：水体

致病名称：呕吐、腹泻、失水

致病对象：人

来源历史：←中国疾病预防控制中心病原微生物
菌（毒）种保藏中心传染病预防控制
所分中心←广东省疾病预防控制中心

用　　途：环境监测、科研

联系单位：中国疾病预防控制中心传染病预防控
制所

电子邮箱：chpc@icdc.cn

细菌

735. 弧菌属

国家科技资源标识符：CSTR:16698.06.NPRC 1.2.819

平台资源号：NPRC 1.2.819

保藏编号：CHPC 1.1505

中文名称：霍乱弧菌

外文名称：*Vibrio cholerae*

分类学地位：Bacteria; Proteobacteria; Gammaproteobacteria; Vibrionales; Vibrionaceae; *Vibrio*

生物危害程度：第二类

分离时间：2008

分离地址：中国广东省广州市

分离基物：水体

致病名称：呕吐、腹泻、失水

致病对象：人

来源历史：←中国疾病预防控制中心病原微生物菌（毒）种保藏中心传染病预防控制所分中心←广东省疾病预防控制中心

用　　途：环境监测、科研

联系单位：中国疾病预防控制中心传染病预防控制所

电子邮箱：chpc@icdc.cn

736. 弧菌属

国家科技资源标识符：CSTR:16698.06.NPRC 1.2.820

平台资源号：NPRC 1.2.820

保藏编号：CHPC 1.1506

中文名称：霍乱弧菌

外文名称：*Vibrio cholerae*

分类学地位：Bacteria; Proteobacteria; Gammaproteobacteria; Vibrionales; Vibrionaceae; *Vibrio*

生物危害程度：第二类

分离时间：2008

分离地址：中国广东省广州市

分离基物：水体

致病名称：呕吐、腹泻、失水

致病对象：人

来源历史：←中国疾病预防控制中心病原微生物菌（毒）种保藏中心传染病预防控制所分中心←广东省疾病预防控制中心

用　　途：环境监测、科研

联系单位：中国疾病预防控制中心传染病预防控制所

电子邮箱：chpc@icdc.cn

737. 弧菌属

国家科技资源标识符：CSTR:16698.06.NPRC 1.2.821

平台资源号：NPRC 1.2.821

保藏编号：CHPC 1.1603

中文名称：霍乱弧菌非 O1/O139

外文名称：*Vibrio cholerae* non-O1/O139

分类学地位：Bacteria; Proteobacteria; Gammaproteobacteria; Vibrionales; Vibrionaceae; *Vibrio*

生物危害程度：第二类

分离时间：2011

分离地址：中国辽宁省沈阳市

分离基物：腹泻患者粪便

致病名称：呕吐、腹泻、失水

致病对象：人

来源历史：←中国疾病预防控制中心病原微生物菌（毒）种保藏中心传染病预防控制所分中心←辽宁省疾病预防控制中心

用　　途：临床检验、科研

联系单位：中国疾病预防控制中心传染病预防控制所

电子邮箱：chpc@icdc.cn

738. 弧菌属

国家科技资源标识符：CSTR:16698.06.NPRC 1.2.822

平台资源号：NPRC 1.2.822

保藏编号：CHPC 1.1604

中文名称：霍乱弧菌非 O1/O139

外文名称：*Vibrio cholerae* non-O1/O139

分类学地位：Bacteria; Proteobacteria; Gammapro-
teobacteria; Vibrionales; Vibrionaceae;
Vibrio

生物危害程度：第二类

分离时间：2012

分离地址：中国辽宁省沈阳市

分离基物：腹泻患者粪便

致病名称：呕吐、腹泻、失水

致病对象：人

来源历史：←中国疾病预防控制中心病原微生物
菌（毒）种保藏中心传染病预防控制
所分中心←辽宁省疾病预防控制中心

用　　途：临床检验、科研

联系单位：中国疾病预防控制中心传染病预防控
制所

电子邮箱：chpc@icdc.cn

739. 弧菌属

国家科技资源标识符：CSTR:16698.06.NPRC 1.2.823

平台资源号：NPRC 1.2.823

保藏编号：CHPC 1.1605

中文名称：霍乱弧菌非 O1/O139

外文名称：*Vibrio cholerae* non-O1/O139

分类学地位：Bacteria; Proteobacteria; Gammapro-
teobacteria; Vibrionales; Vibrionaceae;
Vibrio

生物危害程度：第二类

分离时间：2012

分离地址：中国辽宁省辽阳市

分离基物：腹泻患者粪便

致病名称：呕吐、腹泻、失水

致病对象：人

来源历史：←中国疾病预防控制中心病原微生物
菌（毒）种保藏中心传染病预防控制
所分中心←辽宁省疾病预防控制中心

用　　途：临床检验、科研

联系单位：中国疾病预防控制中心传染病预防控
制所

电子邮箱：chpc@icdc.cn

740. 弧菌属

国家科技资源标识符：CSTR:16698.06.NPRC 1.2.824

平台资源号：NPRC 1.2.824

保藏编号：CHPC 1.1622

中文名称：霍乱弧菌非 O1/O139

外文名称：*Vibrio cholerae* non-O1/O139

分类学地位：Bacteria; Proteobacteria; Gammapro-
teobacteria; Vibrionales; Vibrionaceae;
Vibrio

生物危害程度：第二类

分离时间：1986

分离地址：中国广东省

分离基物：患者 [①]

致病名称：呕吐、腹泻、失水

致病对象：人

来源历史：←中国疾病预防控制中心病原微生物
菌（毒）种保藏中心传染病预防控制
所分中心←广东省疾病预防控制中心

用　　途：临床检验、科研

联系单位：中国疾病预防控制中心传染病预防控
制所

电子邮箱：chpc@icdc.cn

741. 弧菌属

国家科技资源标识符：CSTR:16698.06.NPRC 1.2.825

平台资源号：NPRC 1.2.825

保藏编号：CHPC 1.1625

中文名称：霍乱弧菌非 O1/O139

外文名称：*Vibrio cholerae* non-O1/O139

分类学地位：Bacteria; Proteobacteria; Gammapro-

---

① 表示菌（毒）种只明确来自患者，具体基物不详。

teobacteria; Vibrionales; Vibrionaceae;
Vibrio

生物危害程度：第二类

分离时间：1986

分离地址：中国广东省

分离基物：患者①

致病名称：呕吐、腹泻、失水

致病对象：人

来源历史：←中国疾病预防控制中心病原微生物
菌（毒）种保藏中心传染病预防控制
所分中心←广东省疾病预防控制中心

用　　途：临床检验、科研

联系单位：中国疾病预防控制中心传染病预防控
制所

电子邮箱：chpc@icdc.cn

742. 弧菌属

国家科技资源标识符：CSTR:16698.06.NPRC 1.2.826

平台资源号：NPRC 1.2.826

保藏编号：CHPC 1.1628

中文名称：霍乱弧菌非 O1/O139

外文名称：*Vibrio cholerae* non-O1/O139

分类学地位：Bacteria; Proteobacteria; Gammapro-
teobacteria; Vibrionales; Vibrionaceae;
Vibrio

生物危害程度：第二类

分离时间：1986

分离地址：中国广东省

分离基物：患者②

致病名称：呕吐、腹泻、失水

致病对象：人

来源历史：←中国疾病预防控制中心病原微生物
菌（毒）种保藏中心传染病预防控制
所分中心←广东省疾病预防控制中心

用　　途：临床检验、科研

联系单位：中国疾病预防控制中心传染病预防控
制所

电子邮箱：chpc@icdc.cn

743. 弧菌属

国家科技资源标识符：CSTR:16698.06.NPRC 1.2.827

平台资源号：NPRC 1.2.827

保藏编号：CHPC 1.1652

中文名称：霍乱弧菌非 O1/O139

外文名称：*Vibrio cholerae* non-O1/O139

分类学地位：Bacteria; Proteobacteria; Gammapro-
teobacteria; Vibrionales; Vibrionaceae;
Vibrio

生物危害程度：第二类

分离时间：1985

分离地址：中国广东省

分离基物：患者③

致病名称：呕吐、腹泻、失水

致病对象：人

来源历史：←中国疾病预防控制中心病原微生物
菌（毒）种保藏中心传染病预防控制
所分中心←广东省疾病预防控制中心

用　　途：临床检验、科研

联系单位：中国疾病预防控制中心传染病预防控
制所

电子邮箱：chpc@icdc.cn

744. 弧菌属

国家科技资源标识符：CSTR:16698.06.NPRC 1.2.828

平台资源号：NPRC 1.2.828

保藏编号：CHPC 1.2709

中文名称：麦氏弧菌

外文名称：*Vibrio metschnikovii*

分类学地位：Bacteria; Proteobacteria; Gammapro-

---

① 表示菌（毒）种只明确来自患者，具体基物不详。
② 表示菌（毒）种只明确来自患者，具体基物不详。
③ 表示菌（毒）种只明确来自患者，具体基物不详。

teobacteria; Vibrionales; Vibrionaceae; *Vibrio*

生物危害程度：第三类

分离时间：2008

分离地址：中国辽宁省丹东市

分离基物：食品

致病名称：食物中毒、败血症

致病对象：人

来源历史：←中国疾病预防控制中心病原微生物菌（毒）种保藏中心传染病预防控制所分中心←辽宁省丹东市出入境检验检疫局

用　　途：涉水产品检验、科研

联系单位：中国疾病预防控制中心传染病预防控制所

电子邮箱：chpc@icdc.cn

745. 弧菌属

国家科技资源标识符：CSTR:16698.06.NPRC 1.2.829

平台资源号：NPRC 1.2.829

保藏编号：CHPC 1.2711

中文名称：麦氏弧菌

外文名称：*Vibrio metschnikovii*

分类学地位：Bacteria; Proteobacteria; Gammaproteobacteria; Vibrionales; Vibrionaceae; *Vibrio*

生物危害程度：第三类

分离时间：2011

分离地址：中国辽宁省丹东市

分离基物：水产品

致病名称：食物中毒、败血症

致病对象：人

来源历史：←中国疾病预防控制中心病原微生物菌（毒）种保藏中心传染病预防控制所分中心←辽宁省丹东市出入境检验检疫局

用　　途：涉水产品检验、科研

联系单位：中国疾病预防控制中心传染病预防控制所

电子邮箱：chpc@icdc.cn

746. 弧菌属

国家科技资源标识符：CSTR:16698.06.NPRC 1.2.830

平台资源号：NPRC 1.2.830

保藏编号：CHPC 1.3657

中文名称：拟态弧菌

外文名称：*Vibrio mimicus*

分类学地位：Bacteria; Proteobacteria; Gammaproteobacteria; Vibrionales; Vibrionaceae; *Vibrio*

生物危害程度：第三类

分离时间：2010

分离地址：中国广东省

分离基物：水体

致病名称：腹泻、呕吐

致病对象：人

来源历史：←中国疾病预防控制中心病原微生物菌（毒）种保藏中心传染病预防控制所分中心

用　　途：环境监测、科研

联系单位：中国疾病预防控制中心传染病预防控制所

电子邮箱：chpc@icdc.cn

747. 弧菌属

国家科技资源标识符：CSTR:16698.06.NPRC 1.2.831

平台资源号：NPRC 1.2.831

保藏编号：CHPC 1.3658

中文名称：拟态弧菌

外文名称：*Vibrio mimicus*

分类学地位：Bacteria; Proteobacteria; Gammaproteobacteria; Vibrionales; Vibrionaceae; *Vibrio*

生物危害程度：第三类

分离时间：2010

分离地址：中国山西省

分离基物：腹泻患者粪便

致病名称：腹泻、呕吐

致病对象：人

来源历史：←中国疾病预防控制中心病原微生物
菌（毒）种保藏中心传染病预防控制
所分中心

用　　途：临床检验、科研

联系单位：中国疾病预防控制中心传染病预防控
制所

电子邮箱：chpc@icdc.cn

748. 弧菌属

国家科技资源标识符：CSTR:16698.06.NPRC 1.2.832

平台资源号：NPRC 1.2.832

保藏编号：CHPC 1.3659

中文名称：拟态弧菌

外文名称：*Vibrio mimicus*

分类学地位：Bacteria; Proteobacteria; Gammapro-
teobacteria; Vibrionales; Vibrionaceae;
Vibrio

生物危害程度：第三类

分离时间：2010

分离地址：中国山西省

分离基物：腹泻患者粪便

致病名称：腹泻、呕吐

致病对象：人

来源历史：←中国疾病预防控制中心病原微生物
菌（毒）种保藏中心传染病预防控制
所分中心

用　　途：临床检验、科研

联系单位：中国疾病预防控制中心传染病预防控
制所

电子邮箱：chpc@icdc.cn

749. 弧菌属

国家科技资源标识符：CSTR:16698.06.NPRC 1.2.833

平台资源号：NPRC 1.2.833

保藏编号：CHPC 1.3660

中文名称：拟态弧菌

外文名称：*Vibrio mimicus*

分类学地位：Bacteria; Proteobacteria; Gammapro-
teobacteria; Vibrionales; Vibrionaceae;
Vibrio

生物危害程度：第三类

分离时间：2010

分离地址：中国山西省

分离基物：腹泻患者粪便

致病名称：腹泻、呕吐

致病对象：人

来源历史：←中国疾病预防控制中心病原微生物
菌（毒）种保藏中心传染病预防控制
所分中心

用　　途：临床检验、科研

联系单位：中国疾病预防控制中心传染病预防控
制所

电子邮箱：chpc@icdc.cn

750. 弧菌属

国家科技资源标识符：CSTR:16698.06.NPRC 1.2.834

平台资源号：NPRC 1.2.834

保藏编号：CHPC 1.3661

中文名称：拟态弧菌

外文名称：*Vibrio mimicus*

分类学地位：Bacteria; Proteobacteria; Gammapro-
teobacteria; Vibrionales; Vibrionaceae;
Vibrio

生物危害程度：第三类

分离时间：2010

分离地址：中国广东省

分离基物：水体

细菌

致病名称：腹泻、呕吐

致病对象：人

来源历史：←中国疾病预防控制中心病原微生物菌（毒）种保藏中心传染病预防控制所分中心

用　　途：环境监测、科研

联系单位：中国疾病预防控制中心传染病预防控制所

电子邮箱：chpc@icdc.cn

751. 弧菌属

国家科技资源标识符：CSTR:16698.06.NPRC 1.2.835

平台资源号：NPRC 1.2.835

保藏编号：CHPC 1.3662

中文名称：拟态弧菌

外文名称：*Vibrio mimicus*

分类学地位：Bacteria; Proteobacteria; Gammaproteobacteria; Vibrionales; Vibrionaceae; *Vibrio*

生物危害程度：第三类

分离时间：2010

分离地址：中国广东省

分离基物：体 水

致病名称：腹泻、呕吐

致病对象：人

来源历史：←中国疾病预防控制中心病原微生物菌（毒）种保藏中心传染病预防控制所分中心

用　　途：环境监测、科研

联系单位：中国疾病预防控制中心传染病预防控制所

电子邮箱：chpc@icdc.cn

752. 弧菌属

国家科技资源标识符：CSTR:16698.06.NPRC 1.2.836

平台资源号：NPRC 1.2.836

保藏编号：CHPC 1.3663

中文名称：拟态弧菌

外文名称：*Vibrio mimicus*

分类学地位：Bacteria; Proteobacteria; Gammaproteobacteria; Vibrionales; Vibrionaceae; *Vibrio*

生物危害程度：第三类

分离时间：2010

分离地址：中国广东省

分离基物：水体

致病名称：腹泻、呕吐

致病对象：人

来源历史：←中国疾病预防控制中心病原微生物菌（毒）种保藏中心传染病预防控制所分中心

用　　途：环境监测、科研

联系单位：中国疾病预防控制中心传染病预防控制所

电子邮箱：chpc@icdc.cn

753. 弧菌属

国家科技资源标识符：CSTR:16698.06.NPRC 1.2.837

平台资源号：NPRC 1.2.837

保藏编号：CHPC 1.1208

中文名称：副溶血性弧菌

外文名称：*Vibrio parahaemolyticus*

分类学地位：Bacteria; Proteobacteria; Gammaproteobacteria; Vibrionales; Vibrionaceae; *Vibrio*

生物危害程度：第三类

分离时间：2009

分离地址：中国山东省

分离基物：食品

致病名称：腹痛、呕吐、腹泻

致病对象：人、动物

来源历史：←中国疾病预防控制中心病原微生物菌（毒）种保藏中心传染病预防控制所分中心

第二部分

真 菌

一、新生隐球菌

1. 新生隐球菌

国家科技资源标识符：CSTR:16698.06.NPRC 3.8.256

平台资源号：NPRC 3.8.256

保藏编号：D2e

中文名称：新生隐球菌

外文名称：*Cryptococcus neoformans*

分类学地位：Fungi; Basidiomycota; Agaricomycotina; Tremellales; Tremellaceae; *Cryptococcus*

生物危害程度：第三类

分离时间：1982-03

分离地址：美国

分离基物：不详

致病名称：隐球菌性脑膜炎、肺隐球菌病、皮肤隐球菌病

致病对象：人、动物

来源历史：←中国医学科学院病原微生物菌（毒）种保藏中心医学真菌分中心←美国（B3572）[①]

用　　途：临床检验，传染病病原监测和溯源、制药、诊断试剂研发、科研及教学等领域的微生物学检验

联系单位：中国医学科学院皮肤病医院（中国医学科学院皮肤病研究所）

电子邮箱：meih@pumcderm.cams.cn

2. 新生隐球菌

国家科技资源标识符：CSTR:16698.06.NPRC 3.8.257

平台资源号：NPRC 3.8.257

保藏编号：D2j

中文名称：新生隐球菌

外文名称：*Cryptococcus neoformans*

分类学地位：Fungi; Basidiomycota; Agaricomycotina; Tremellales; Tremellaceae; *Cryptococcus*

生物危害程度：第三类

分离时间：1982-04

分离地址：比利时

分离基物：不详

致病名称：隐球菌性脑膜炎、肺隐球菌病、皮肤隐球菌病

致病对象：人、动物

来源历史：←中国医学科学院病原微生物菌（毒）种保藏中心医学真菌分中心←比利时（RV45953）[②]←哥伦比亚雷斯特雷波

用　　途：临床检验，传染病病原监测和溯源、制药、诊断试剂研发、科研及教学等领域的微生物学检验

联系单位：中国医学科学院皮肤病医院（中国医学科学院皮肤病研究所）

电子邮箱：meih@pumcderm.cams.cn

3. 新生隐球菌

国家科技资源标识符：CSTR:16698.06.NPRC 3.8.258

平台资源号：NPRC 3.8.258

保藏编号：D2t

中文名称：新生隐球菌

外文名称：*Cryptococcus neoformans*

分类学地位：Fungi; Basidiomycota; Agaricomycotina; Tremellales; Tremellaceae; *Cryptococcus*

生物危害程度：第三类

分离时间：1990-01

分离地址：比利时

分离基物：不详

致病名称：隐球菌性脑膜炎、肺隐球菌病、皮肤隐球菌病

---

① 表示菌（毒）种在样品提供国的原始编号。

② 表示菌（毒）种在样品提供国的原始编号。

致病对象：人、动物

来源历史：←中国医学科学院病原微生物菌（毒）种保藏中心医学真菌分中心←比利时（RV30946）[①]

用　　途：临床检验，传染病病原监测和溯源、制药、诊断试剂研发、科研及教学等领域的微生物学检验

联系单位：中国医学科学院皮肤病医院（中国医学科学院皮肤病研究所）

电子邮箱：meih@pumcderm.cams.cn

4. 新生隐球菌

国家科技资源标识符：CSTR:16698.06.NPRC 3.8.259

平台资源号：NPRC 3.8.259

保藏编号：D2x

中文名称：新生隐球菌

外文名称：*Cryptococcus neoformans*

分类学地位：Fungi; Basidiomycota; Agaricomycotina; Tremellales; Tremellaceae; *Cryptococcus*

生物危害程度：第三类

分离时间：1994-11

分离地址：中国安徽省合肥市

分离基物：患者[②]

致病名称：隐球菌性脑膜炎、肺隐球菌病、皮肤隐球菌病

致病对象：人、动物

来源历史：←中国医学科学院病原微生物菌（毒）种保藏中心医学真菌分中心←安徽省胸科医院

用　　途：临床检验，传染病病原监测和溯源、制药、诊断试剂研发、科研及教学等领域的微生物学检验

联系单位：中国医学科学院皮肤病医院（中国医

___
[①] 表示菌（毒）种在样品提供国的原始编号。
[②] 表示菌（毒）种只明确来自患者，具体基物不详。

学科学院皮肤病研究所）

电子邮箱：meih@pumcderm.cams.cn

5. 新生隐球菌

国家科技资源标识符：CSTR:16698.06.NPRC 3.8.260

平台资源号：NPRC 3.8.260

保藏编号：D2jsa

中文名称：新生隐球菌

外文名称：*Cryptococcus neoformans*

分类学地位：Fungi; Basidiomycota; Agaricomycotina; Tremellales; Tremellaceae; *Cryptococcus*

生物危害程度：第三类

分离时间：2013-09

分离地址：中国江苏省南京市

分离基物：患者脑脊液

致病名称：隐球菌性脑膜炎、肺隐球菌病、皮肤隐球菌病

致病对象：人、动物

来源历史：←中国医学科学院病原微生物菌（毒）种保藏中心医学真菌分中心←江苏省人民医院

用　　途：临床检验，传染病病原监测和溯源、制药、诊断试剂研发、科研及教学等领域的微生物学检验

联系单位：中国医学科学院皮肤病医院（中国医学科学院皮肤病研究所）

电子邮箱：meih@pumcderm.cams.cn

6. 新生隐球菌

国家科技资源标识符：CSTR:16698.06.NPRC 3.8.261

平台资源号：NPRC 3.8.261

保藏编号：D2i

中文名称：新生隐球菌新生变种

外文名称：*Cryptococcus neoformans* var. *neoformans*

分类学地位：Fungi; Basidiomycota; Agaricomycotina; Tremellales; Tremellaceae; *Cryptococcus*

生物危害程度：第三类

分离时间：1982-04

分离地址：比利时

分离基物：不详

致病名称：隐球菌性脑膜炎、肺隐球菌病、皮肤隐球菌病

致病对象：人、动物

来源历史：←中国医学科学院病原微生物菌（毒）种保藏中心医学真菌分中心←比利时（RV37169）[①]

用　　途：临床检验，传染病病原监测和溯源、制药、诊断试剂研发、科研及教学等领域的微生物学检验

联系单位：中国医学科学院皮肤病医院（中国医学科学院皮肤病研究所）

电子邮箱：meih@pumcderm.cams.cn

7. 新生隐球菌

国家科技资源标识符：CSTR:16698.06.NPRC 3.8.262

平台资源号：NPRC 3.8.262

保藏编号：D2k

中文名称：新生隐球菌新生变种

外文名称：*Cryptococcus neoformans* var. *neoformans*

分类学地位：Fungi; Basidiomycota; Agaricomycotina; Tremellales; Tremellaceae; *Cryptococcus*

生物危害程度：第三类

分离时间：1981-10

分离地址：比利时

分离基物：禽类粪便

致病名称：隐球菌性脑膜炎、肺隐球菌病、皮肤隐球菌病

致病对象：人、动物

来源历史：←中国医学科学院病原微生物菌（毒）种保藏中心医学真菌分中心←比利时（RV34347）[②]

用　　途：临床检验，传染病病原监测和溯源、制药、诊断试剂研发、科研及教学等领域的微生物学检验

联系单位：中国医学科学院皮肤病医院（中国医学科学院皮肤病研究所）

电子邮箱：meih@pumcderm.cams.cn

8. 新生隐球菌

国家科技资源标识符：CSTR:16698.06.NPRC 3.8.263

平台资源号：NPRC 3.8.263

保藏编号：D2a

中文名称：新生隐球菌新生变种

外文名称：*Cryptococcus neoformans* var. *neoformans*

分类学地位：Fungi; Basidiomycota; Agaricomycotina; Tremellales; Tremellaceae; *Cryptococcus*

生物危害程度：第三类

分离时间：1976-05

分离地址：中国江苏省南京市

分离基物：患者[③]

致病名称：隐球菌性脑膜炎、肺隐球菌病、皮肤隐球菌病

致病对象：人、动物

来源历史：←中国医学科学院病原微生物菌（毒）种保藏中心医学真菌分中心←东部战区总医院

用　　途：临床检验，传染病病原监测和溯源、制药、诊断试剂研发、科研及教学等领域的微生物学检验

---

① 表示菌（毒）种在样品提供国的原始编号。

② 表示菌（毒）种在样品提供国的原始编号。

③ 表示菌（毒）种只明确来自患者，具体基物不详。

联系单位：中国医学科学院皮肤病医院（中国医
学科学院皮肤病研究所）

电子邮箱：meih@pumcderm.cams.cn

9. 新生隐球菌

国家科技资源标识符：CSTR:16698.06.NPRC 3.8.264

平台资源号：NPRC 3.8.264

保藏编号：D2b

中文名称：新生隐球菌新生变种

外文名称：*Cryptococcus neoformans* var. *neoformans*

分类学地位：Fungi; Basidiomycota; Agaricomycotina; Tremellales; Tremellaceae; *Cryptococcus*

生物危害程度：第三类

分离时间：1976-08

分离地址：中国江苏省南京市

分离基物：患者[1]

致病名称：隐球菌性脑膜炎、肺隐球菌病、皮肤隐球菌病

致病对象：人、动物

来源历史：←中国医学科学院病原微生物菌（毒）种保藏中心医学真菌分中心←东南大学附属中大医院

用　　途：临床检验，传染病病原监测和溯源、制药、诊断试剂研发、科研及教学等领域的微生物学检验

联系单位：中国医学科学院皮肤病医院（中国医学科学院皮肤病研究所）

电子邮箱：meih@pumcderm.cams.cn

10. 新生隐球菌

国家科技资源标识符：CSTR:16698.06.NPRC 3.8.265

平台资源号：NPRC 3.8.265

保藏编号：D2n

中文名称：新生隐球菌新生变种

外文名称：*Cryptococcus neoformans* var. *neoformans*

分类学地位：Fungi; Basidiomycota; Agaricomycotina; Tremellales; Tremellaceae; *Cryptococcus*

生物危害程度：第三类

分离时间：1981-10

分离地址：比利时

分离基物：患者全血

致病名称：隐球菌性脑膜炎、肺隐球菌病、皮肤隐球菌病

致病对象：人、动物

来源历史：←中国医学科学院病原微生物菌（毒）种保藏中心医学真菌分中心←比利时（RV45978）[2]

用　　途：临床检验，传染病病原监测和溯源、制药、诊断试剂研发、科研及教学等领域的微生物学检验

联系单位：中国医学科学院皮肤病医院（中国医学科学院皮肤病研究所）

电子邮箱：meih@pumcderm.cams.cn

11. 新生隐球菌

国家科技资源标识符：CSTR:16698.06.NPRC 3.8.266

平台资源号：NPRC 3.8.266

保藏编号：D2o

中文名称：新生隐球菌新生变种

外文名称：*Cryptococcus neoformans* var. *neoformans*

分类学地位：Fungi; Basidiomycota; Agaricomycotina; Tremellales; Tremellaceae; *Cryptococcus*

生物危害程度：第三类

分离时间：1981-10

[1]　表示菌（毒）种只明确来自患者，具体基物不详。

[2]　表示菌（毒）种在样品提供国的原始编号。

分离地址：比利时

分离基物：患者全血

致病名称：隐球菌性脑膜炎、肺隐球菌病、皮肤隐球菌病

致病对象：人、动物

来源历史：←中国医学科学院病原微生物菌（毒）种保藏中心医学真菌分中心←比利时（RV45980）[1]

用　　途：临床检验，传染病病原监测和溯源、制药、诊断试剂研发、科研及教学等领域的微生物学检验

联系单位：中国医学科学院皮肤病医院（中国医学科学院皮肤病研究所）

电子邮箱：meih@pumcderm.cams.cn

12. 新生隐球菌

国家科技资源标识符：CSTR:16698.06.NPRC 3.8.267

平台资源号：NPRC 3.8.267

保藏编号：D2q

中文名称：新生隐球菌新生变种

外文名称：*Cryptococcus neoformans* var. *neoformans*

分类学地位：Fungi; Basidiomycota; Agaricomycotina; Tremellales; Tremellaceae; *Cryptococcus*

生物危害程度：第三类

分离时间：1984-01

分离地址：比利时

分离基物：狮子

致病名称：隐球菌性脑膜炎、肺隐球菌病、皮肤隐球菌病

致病对象：人、动物

来源历史：←中国医学科学院病原微生物菌（毒）种保藏中心医学真菌分中心←比利时

（RV45981）[2]

用　　途：临床检验，传染病病原监测和溯源、制药、诊断试剂研发、科研及教学等领域的微生物学检验

联系单位：中国医学科学院皮肤病医院（中国医学科学院皮肤病研究所）

电子邮箱：meih@pumcderm.cams.cn

13. 新生隐球菌

国家科技资源标识符：CSTR:16698.06.NPRC 3.8.268

平台资源号：NPRC 3.8.268

保藏编号：D2Ja

中文名称：新生隐球菌新生变种

外文名称：*Cryptococcus neoformans* var. *neoformans*

分类学地位：Fungi; Basidiomycota; Agaricomycotina; Tremellales; Tremellaceae; *Cryptococcus*

生物危害程度：第三类

分离时间：2011-05

分离地址：中国江苏省南京市

分离基物：患者[3]

致病名称：隐球菌性脑膜炎、肺隐球菌病、皮肤隐球菌病

致病对象：人、动物

来源历史：←中国医学科学院病原微生物菌（毒）种保藏中心医学真菌分中心←东部战区总医院

用　　途：临床检验，传染病病原监测和溯源、制药、诊断试剂研发、科研及教学等领域的微生物学检验

联系单位：中国医学科学院皮肤病医院（中国医学科学院皮肤病研究所）

电子邮箱：meih@pumcderm.cams.cn

---

① 表示菌（毒）种在样品提供国的原始编号。

② 表示菌（毒）种在样品提供国的原始编号。

③ 表示菌（毒）种只明确来自患者，具体基物不详。

14. 新生隐球菌

国家科技资源标识符：CSTR:16698.06.NPRC 3.8.269

平台资源号：NPRC 3.8.269

保藏编号：D2l

中文名称：新生隐球菌 grubii 变种

外文名称：*Cryptococcus neoformans* var. *grubii*

分类学地位：Fungi; Basidiomycota; Agaricomyco-tina; Tremellales; Tremellaceae; *Cryp-tococcus*

生物危害程度：第三类

分离时间：1981-10

分离地址：比利时

分离基物：禽类粪便

致病名称：隐球菌性脑膜炎、肺隐球菌病、皮肤隐球菌病

致病对象：人、动物

来源历史：←中国医学科学院病原微生物菌（毒）种保藏中心医学真菌分中心←比利时（RV45882）[1]←刚果

用　　途：临床检验，传染病病原监测和溯源、制药、诊断试剂研发、科研及教学等领域的微生物学检验

联系单位：中国医学科学院皮肤病医院（中国医学科学院皮肤病研究所）

电子邮箱：meih@pumcderm.cams.cn

15. 新生隐球菌

国家科技资源标识符：CSTR:16698.06.NPRC 3.8.270

平台资源号：NPRC 3.8.270

保藏编号：D2u

中文名称：新生隐球菌 grubii 变种

外文名称：*Cryptococcus neoformans* var. *grubii*

分类学地位：Fungi; Basidiomycota; Agaricomyco-tina; Tremellales; Tremellaceae; *Cryp-*

tococcus

生物危害程度：第三类

分离时间：1990-01

分离地址：比利时

分离基物：患者全血

致病名称：隐球菌性脑膜炎、肺隐球菌病、皮肤隐球菌病

致病对象：人、动物

来源历史：←中国医学科学院病原微生物菌（毒）种保藏中心医学真菌分中心←比利时（RV32910）[2]

用　　途：临床检验，传染病病原监测和溯源、制药、诊断试剂研发、科研及教学等领域的微生物学检验

联系单位：中国医学科学院皮肤病医院（中国医学科学院皮肤病研究所）

电子邮箱：meih@pumcderm.cams.cn

16. 新生隐球菌

国家科技资源标识符：CSTR:16698.06.NPRC 3.8.271

平台资源号：NPRC 3.8.271

保藏编号：D2w

中文名称：新生隐球菌 grubii 变种

外文名称：*Cryptococcus neoformans* var. *grubii*

分类学地位：Fungi; Basidiomycota; Agaricomyco-tina; Tremellales; Tremellaceae; *Cryp-tococcus*

生物危害程度：第三类

分离时间：1991-04

分离地址：中国江苏省南京市

分离基物：禽类粪便

致病名称：隐球菌性脑膜炎、肺隐球菌病、皮肤隐球菌病

致病对象：人、动物

来源历史：←中国医学科学院病原微生物菌（毒）

① 表示菌（毒）种只明确来自患者，具体基物不详。

② 表示菌（毒）种在样品提供国的原始编号。

种保藏中心医学真菌分中心

用　　途：临床检验，传染病病原监测和溯源、制药、诊断试剂研发、科研及教学等领域的微生物学检验

联系单位：中国医学科学院皮肤病医院（中国医学科学院皮肤病研究所）

电子邮箱：meih@pumcderm.cams.cn

17. 新生隐球菌

国家科技资源标识符：CSTR:16698.06.NPRC 3.8.272

平台资源号：NPRC 3.8.272

保藏编号：D2y

中文名称：新生隐球菌 grubii 变种

外文名称：*Cryptococcus neoformans* var. *grubii*

分类学地位：Fungi; Basidiomycota; Agaricomycotina; Tremellales; Tremellaceae; *Cryptococcus*

生物危害程度：第三类

分离时间：1991

分离地址：中国贵州省贵阳市

分离基物：患者①

致病名称：隐球菌性脑膜炎、肺隐球菌病、皮肤隐球菌病

致病对象：人、动物

来源历史：←中国医学科学院病原微生物菌（毒）种保藏中心医学真菌分中心←贵州医科大学

用　　途：临床检验，传染病病原监测和溯源、制药、诊断试剂研发、科研及教学等领域的微生物学检验

联系单位：中国医学科学院皮肤病医院（中国医学科学院皮肤病研究所）

电子邮箱：meih@pumcderm.cams.cn

---

① 表示菌（毒）种只明确来自患者，具体基物不详。

18. 新生隐球菌

国家科技资源标识符：CSTR:16698.06.NPRC 3.8.273

平台资源号：NPRC 3.8.273

保藏编号：D2z

中文名称：新生隐球菌 grubii 变种

外文名称：*Cryptococcus neoformans* var. *grubii*

分类学地位：Fungi; Basidiomycota; Agaricomycotina; Tremellales; Tremellaceae; *Cryptococcus*

生物危害程度：第三类

分离时间：2010-11

分离地址：中国江苏省南京市

分离基物：患者皮肤溃疡组织

致病名称：隐球菌性脑膜炎、肺隐球菌病、皮肤隐球菌病

致病对象：人、动物

来源历史：←中国医学科学院病原微生物菌（毒）种保藏中心医学真菌分中心

用　　途：临床检验，传染病病原监测和溯源、制药、诊断试剂研发、科研及教学等领域的微生物学检验

联系单位：中国医学科学院皮肤病医院（中国医学科学院皮肤病研究所）

电子邮箱：meih@pumcderm.cams.cn

19. 新生隐球菌

国家科技资源标识符：CSTR:16698.06.NPRC 3.8.274

平台资源号：NPRC 3.8.274

保藏编号：D2JCXM

中文名称：新生隐球菌 grubii 变种

外文名称：*Cryptococcus neoformans* var. *grubii*

分类学地位：Fungi; Basidiomycota; Agaricomycotina; Tremellales; Tremellaceae; *Cryptococcus*

生物危害程度：第三类

分离时间：2011-03

分离地址：中国江苏省南京市

分离基物：患者皮肤溃疡组织

致病名称：隐球菌性脑膜炎、肺隐球菌病、皮肤隐球菌病

致病对象：人、动物

来源历史：←中国医学科学院病原微生物菌（毒）种保藏中心医学真菌分中心←东部战区总医院

用　　途：临床检验，传染病病原监测和溯源、制药、诊断试剂研发、科研及教学等领域的微生物学检验

联系单位：中国医学科学院皮肤病医院（中国医学科学院皮肤病研究所）

电子邮箱：meih@pumcderm.cams.cn

20. 新生隐球菌

国家科技资源标识符：CSTR:16698.06.NPRC 3.8.275

平台资源号：NPRC 3.8.275

保藏编号：D2sa

中文名称：新生隐球菌 grubii 变种

外文名称：*Cryptococcus neoformans* var. *grubii*

分类学地位：Fungi; Basidiomycota; Agaricomycotina; Tremellales; Tremellaceae; *Cryptococcus*

生物危害程度：第三类

分离时间：2013-08

分离地址：中国上海市

分离基物：患者脑脊液

致病名称：隐球菌性脑膜炎、肺隐球菌病、皮肤隐球菌病

致病对象：人、动物

来源历史：←中国医学科学院病原微生物菌（毒）种保藏中心医学真菌分中心←复旦大学附属华山医院

用　　途：临床检验，传染病病原监测和溯源、制药、诊断试剂研发、科研及教学等领域的微生物学检验

联系单位：中国医学科学院皮肤病医院（中国医学科学院皮肤病研究所）

电子邮箱：meih@pumcderm.cams.cn

二、格特隐球菌

21. 格特隐球菌

国家科技资源标识符：CSTR:16698.06.NPRC 3.8.276

平台资源号：NPRC 3.8.276

保藏编号：D2c

中文名称：格特隐球菌

外文名称：*Cryptococcus gattii*

分类学地位：Fungi; Basidiomycota; Agaricomycotina; Tremellales; Tremellaceae; *Cryptococcus*

生物危害程度：第三类

分离时间：1982-08

分离地址：中国新疆维吾尔自治区

分离基物：鼠脑

致病名称：隐球菌性脑膜炎、肺隐球菌病、皮肤隐球菌病

致病对象：人、动物

来源历史：←中国医学科学院病原微生物菌（毒）种保藏中心医学真菌分中心←新疆维吾尔自治区疾病预防控制中心

用　　途：临床检验，传染病病原监测和溯源、制药、诊断试剂研发、科研及教学等领域的微生物学检验

联系单位：中国医学科学院皮肤病医院（中国医学科学院皮肤病研究所）

电子邮箱：meih@pumcderm.cams.cn

22. 格特隐球菌

国家科技资源标识符：CSTR:16698.06.NPRC 3.8.277

平台资源号：NPRC 3.8.277

保藏编号：D2d

真菌

中文名称：格特隐球菌

外文名称：*Cryptococcus gattii*

分类学地位：Fungi; Basidiomycota; Agaricomycotina; Tremellales; Tremellaceae; *Cryptococcus*

生物危害程度：第三类

分离时间：1981

分离地址：中国上海市

分离基物：患者皮肤组织

致病名称：隐球菌性脑膜炎、肺隐球菌病、皮肤隐球菌病

致病对象：人、动物

来源历史：←中国医学科学院病原微生物菌（毒）种保藏中心医学真菌分中心←海军军医大学附属长征医院（上海长征医院）

用　　途：临床检验，传染病病原监测和溯源、制药、诊断试剂研发、科研及教学等领域的微生物学检验

联系单位：中国医学科学院皮肤病医院（中国医学科学院皮肤病研究所）

电子邮箱：meih@pumcderm.cams.cn

23. 格特隐球菌

国家科技资源标识符：CSTR:16698.06.NPRC 3.8.278

平台资源号：NPRC 3.8.278

保藏编号：D2f

中文名称：格特隐球菌

外文名称：*Cryptococcus gattii*

分类学地位：Fungi; Basidiomycota; Agaricomycotina; Tremellales; Tremellaceae; *Cryptococcus*

生物危害程度：第三类

分离时间：1982-04

分离地址：比利时

分离基物：不详

致病名称：隐球菌性脑膜炎、肺隐球菌病、皮肤隐球菌病

致病对象：人、动物

来源历史：←中国医学科学院病原微生物菌（毒）种保藏中心医学真菌分中心←比利时（RV20186）[①]

用　　途：临床检验，传染病病原监测和溯源、制药、诊断试剂研发、科研及教学等领域的微生物学检验

联系单位：中国医学科学院皮肤病医院（中国医学科学院皮肤病研究所）

电子邮箱：meih@pumcderm.cams.cn

24. 格特隐球菌

国家科技资源标识符：CSTR:16698.06.NPRC 3.8.279

平台资源号：NPRC 3.8.279

保藏编号：D2m

中文名称：格特隐球菌

外文名称：*Cryptococcus gattii*

分类学地位：Fungi; Basidiomycota; Agaricomycotina; Tremellales; Tremellaceae; *Cryptococcus*

生物危害程度：第三类

分离时间：1981-10

分离地址：比利时

分离基物：患者全血

致病名称：隐球菌性脑膜炎、肺隐球菌病、皮肤隐球菌病

致病对象：人、动物

来源历史：←中国医学科学院病原微生物菌（毒）种保藏中心医学真菌分中心←比利时（RV45977）[②]

用　　途：临床检验，传染病病原监测和溯源、制药、诊断试剂研发、科研及教学等领域的微生物学检验

联系单位：中国医学科学院皮肤病医院（中国医

---

① 表示菌（毒）种在样品提供国的原始编号。

② 表示菌（毒）种在样品提供国的原始编号。

学科学院皮肤病研究所）

电子邮箱：meih@pumcderm.cams.cn

25. 格特隐球菌

国家科技资源标识符：CSTR:16698.06.NPRC 3.8.280

平台资源号：NPRC 3.8.280

保藏编号：D2p

中文名称：格特隐球菌

外文名称：*Cryptococcus gattii*

分类学地位：Fungi; Basidiomycota; Agaricomyco-
tina; Tremellales; Tremellaceae; *Cryptococcus*

生物危害程度：第三类

分离时间：1984-01

分离地址：比利时

分离基物：不详

致病名称：隐球菌性脑膜炎、肺隐球菌病、皮肤
隐球菌病

致病对象：人、动物

来源历史：←中国医学科学院病原微生物菌（毒）
种保藏中心医学真菌分中心←比利时
（RV45979）①

用　　途：临床检验，传染病病原监测和溯源、
制药、诊断试剂研发、科研及教学等
领域的微生物学检验

联系单位：中国医学科学院皮肤病医院（中国医
学科学院皮肤病研究所）

电子邮箱：meih@pumcderm.cams.cn

26. 格特隐球菌

国家科技资源标识符：CSTR:16698.06.NPRC 3.8.281

平台资源号：NPRC 3.8.281

保藏编号：D2r

中文名称：格特隐球菌

外文名称：*Cryptococcus gattii*

分类学地位：Fungi; Basidiomycota; Agaricomyco-
tina; Tremellales; Tremellaceae; *Cryptococcus*

生物危害程度：第三类

分离时间：1988-10

分离地址：中国上海市

分离基物：患者皮肤组织

致病名称：隐球菌性脑膜炎、肺隐球菌病、皮肤
隐球菌病

致病对象：人、动物

来源历史：←中国医学科学院病原微生物菌（毒）
种保藏中心医学真菌分中心←海军军
医大学附属长征医院（上海长征医院）

用　　途：临床检验，传染病病原监测和溯源、
制药、诊断试剂研发、科研及教学等
领域的微生物学检验

联系单位：中国医学科学院皮肤病医院（中国医
学科学院皮肤病研究所）

电子邮箱：meih@pumcderm.cams.cn

27. 格特隐球菌

国家科技资源标识符：CSTR:16698.06.NPRC 3.8.282

平台资源号：NPRC 3.8.282

保藏编号：D2s

中文名称：格特隐球菌

外文名称：*Cryptococcus gattii*

分类学地位：Fungi; Basidiomycota; Agaricomyco-
tina; Tremellales; Tremellaceae; *Cryptococcus*

生物危害程度：第三类

分离时间：1989-09

分离地址：中国上海市

分离基物：患者②

致病名称：隐球菌性脑膜炎、肺隐球菌病、皮肤
隐球菌病

---

① 表示菌（毒）种在样品提供国的原始编号。

② 表示菌（毒）种只明确来自患者，具体基物不详。

致病对象：人、动物

来源历史：←中国医学科学院病原微生物菌（毒）种保藏中心医学真菌分中心←海军军医大学第一附属医院（上海长海医院）

用　　途：临床检验，传染病病原监测和溯源、制药、诊断试剂研发、科研及教学等领域的微生物学检验

联系单位：中国医学科学院皮肤病医院（中国医学科学院皮肤病研究所）

电子邮箱：meih@pumcderm.cams.cn

28. 格特隐球菌

国家科技资源标识符：CSTR:16698.06.NPRC 3.8.283

平台资源号：NPRC 3.8.283

保藏编号：D2v

中文名称：格特隐球菌

外文名称：*Cryptococcus gattii*

分类学地位：Fungi; Basidiomycota; Agaricomycotina; Tremellales; Tremellaceae; *Cryptococcus*

生物危害程度：第三类

分离时间：1990-02

分离地址：中国江苏省南京市

分离基物：患者[1]

致病名称：隐球菌性脑膜炎、肺隐球菌病、腹膜炎

致病对象：人、动物

来源历史：←中国医学科学院病原微生物菌（毒）种保藏中心医学真菌分中心

用　　途：临床检验，传染病病原监测和溯源、制药、诊断试剂研发、科研及教学等领域的微生物学检验

联系单位：中国医学科学院皮肤病医院（中国医学科学院皮肤病研究所）

电子邮箱：meih@pumcderm.cams.cn

三、罗伦隐球菌

29. 罗伦隐球菌

国家科技资源标识符：CSTR:16698.06.NPRC 3.8.284

平台资源号：NPRC 3.8.284

保藏编号：D2g

中文名称：罗伦隐球菌

外文名称：*Cryptococcus laurentii*

分类学地位：Fungi; Basidiomycota; Agaricomycotina; Tremellales; Tremellaceae; *Cryptococcus*

生物危害程度：第三类

分离时间：1981-10

分离地址：比利时

分离基物：不详

致病名称：隐球菌性脑膜炎、肺隐球菌病、腹膜炎

致病对象：人、动物

来源历史：←中国医学科学院病原微生物菌（毒）种保藏中心医学真菌分中心←比利时（RV30994）[2]

用　　途：临床检验，传染病病原监测和溯源、制药、诊断试剂研发、科研及教学等领域的微生物学检验

联系单位：中国医学科学院皮肤病医院（中国医学科学院皮肤病研究所）

电子邮箱：meih@pumcderm.cams.cn

30. 罗伦隐球菌

国家科技资源标识符：CSTR:16698.06.NPRC 3.8.285

平台资源号：NPRC 3.8.285

保藏编号：D2h

中文名称：罗伦隐球菌

外文名称：*Cryptococcus laurentii*

分类学地位：Fungi; Basidiomycota; Agaricomyco-

---

[1]　表示菌（毒）种只明确来自患者，具体基物不详。

[2]　表示菌（毒）种在样品提供国的原始编号。

tina; Tremellales; Tremellaceae; *Cryptococcus*

生物危害程度：第三类

分离时间：1981-10

分离地址：比利时

分离基物：不详

致病名称：隐球菌性脑膜炎、肺隐球菌病、腹膜炎

致病对象：人、动物

来源历史：←中国医学科学院病原微生物菌（毒）种保藏中心医学真菌分中心←比利时（RV38203）[①]

用　　途：临床检验，传染病病原监测和溯源、制药、诊断试剂研发、科研及教学等领域的微生物学检验

联系单位：中国医学科学院皮肤病医院（中国医学科学院皮肤病研究所）

电子邮箱：meih@pumcderm.cams.cn

31. 罗伦隐球菌

国家科技资源标识符：CSTR:16698.06.NPRC 3.8.286

平台资源号：NPRC 3.8.286

保藏编号：Y34a

中文名称：罗伦隐球菌

外文名称：*Cryptococcus laurentii*

分类学地位：Fungi; Basidiomycota; Agaricomycotina; Tremellales; Tremellaceae; *Cryptococcus*

生物危害程度：第三类

分离时间：1978-12

分离地址：中国北京市

分离基物：不详

致病名称：隐球菌性脑膜炎、肺隐球菌病、腹膜炎

致病对象：人、动物

来源历史：←中国医学科学院病原微生物菌（毒）种保藏中心医学真菌分中心←中国科

学院微生物研究所

用　　途：临床检验，传染病病原监测和溯源、制药、诊断试剂研发、科研及教学等领域的微生物学检验

联系单位：中国医学科学院皮肤病医院（中国医学科学院皮肤病研究所）

电子邮箱：meih@pumcderm.cams.cn

32. 罗伦隐球菌

国家科技资源标识符：CSTR:16698.06.NPRC 3.8.287

平台资源号：NPRC 3.8.287

保藏编号：Y34b

中文名称：罗伦隐球菌

外文名称：*Cryptococcus laurentii*

分类学地位：Fungi; Basidiomycota; Agaricomycotina; Tremellales; Tremellaceae; *Cryptococcus*

生物危害程度：第三类

分离时间：2009-05

分离地址：刚果

分离基物：棕榈酒

致病名称：隐球菌性脑膜炎、肺隐球菌病、腹膜炎

致病对象：人、动物

来源历史：←中国医学科学院病原微生物菌（毒）种保藏中心医学真菌分中心←荷兰皇家文理学院真菌多样性研究中心 CBS（CBS139）[②]

用　　途：临床检验，传染病病原监测和溯源、制药、诊断试剂研发、科研及教学等领域的微生物学检验

联系单位：中国医学科学院皮肤病医院（中国医学科学院皮肤病研究所）

电子邮箱：meih@pumcderm.cams.cn

真

菌

---

① 表示菌（毒）种在样品提供国的原始编号。

② 表示菌（毒）种在样品提供国的原始编号。

四、皮炎芽生菌

33. 皮炎芽生菌

国家科技资源标识符：CSTR:16698.06.NPRC 3.8.288

平台资源号：NPRC 3.8.288

保藏编号：D19a

中文名称：皮炎芽生菌

外文名称：*Blastomyces dermatitidis*

分类学地位：Fungi; Ascomycota; Pezizomycotina; Onygenales; Ajellomycetaceae; *Blastomyces*

生物危害程度：第三类

分离时间：1952-01

分离地址：中国北京市

分离基物：患者 [1]

致病名称：皮炎芽生菌病

致病对象：人、动物

来源历史：←中国医学科学院病原微生物菌（毒）种保藏中心医学真菌分中心←北京协和医院

用　　途：临床检验，传染病病原监测和溯源、制药、诊断试剂研发、科研及教学等领域的微生物学检验

联系单位：中国医学科学院皮肤病医院（中国医学科学院皮肤病研究所）

电子邮箱：meih@pumcderm.cams.cn

34. 皮炎芽生菌

国家科技资源标识符：CSTR:16698.06.NPRC 3.8.289

平台资源号：NPRC 3.8.289

保藏编号：D19b

中文名称：皮炎芽生菌

外文名称：*Blastomyces dermatitidis*

分类学地位：Fungi; Ascomycota; Pezizomycotina;
Onygenales; Ajellomycetaceae; *Blastomyces*

生物危害程度：第三类

分离时间：1990-03

分离地址：中国山西省太原市

分离基物：患者 [2]

致病名称：皮炎芽生菌病

致病对象：人、动物

来源历史：←中国医学科学院病原微生物菌（毒）种保藏中心医学真菌分中心←山西医科大学

用　　途：临床检验，传染病病原监测和溯源、制药、诊断试剂研发、科研及教学等领域的微生物学检验

联系单位：中国医学科学院皮肤病医院（中国医学科学院皮肤病研究所）

电子邮箱：meih@pumcderm.cams.cn

35. 皮炎芽生菌

国家科技资源标识符：CSTR:16698.06.NPRC 3.8.290

平台资源号：NPRC 3.8.290

保藏编号：D20a

中文名称：皮炎芽生菌

外文名称：*Blastomyces dermatitidis*

分类学地位：Fungi; Ascomycota; Pezizomycotina;
Onygenales; Ajellomycetaceae; *Blastomyces*

生物危害程度：第三类

分离时间：1980-07

分离地址：中国上海市

分离基物：患者 [3]

致病名称：皮炎芽生菌病

致病对象：人、动物

来源历史：←中国医学科学院病原微生物菌（毒）

---

[1]　表示菌（毒）种只明确来自患者，具体基物不详。

[2]　表示菌（毒）种只明确来自患者，具体基物不详。

[3]　表示菌（毒）种只明确来自患者，具体基物不详。

种保藏中心医学真菌分中心←海军军
医大学附属长征医院（上海长征医院）

用　　途：临床检验，传染病病原监测和溯源、
制药、诊断试剂研发、科研及教学等
领域的微生物学检验

联系单位：中国医学科学院皮肤病医院（中国医
学科学院皮肤病研究所）

电子邮箱：meih@pumcderm.cams.cn

36. 皮炎芽生菌

国家科技资源标识符：CSTR:16698.06.NPRC 3.8.291

平台资源号：NPRC 3.8.291

保藏编号：D20b

中文名称：皮炎芽生菌

外文名称：*Blastomyces dermatitidis*

分类学地位：Fungi; Ascomycota; Pezizomycotina;
Onygenales; Ajellomycetaceae; *Blasto-myces*

生物危害程度：第三类

分离时间：1983-07

分离地址：中国上海市

分离基物：患者 [①]

致病名称：皮炎芽生菌病

致病对象：人、动物

来源历史：←中国医学科学院病原微生物菌（毒）
种保藏中心医学真菌分中心←海军军
医大学第一附属医院（上海长海医院）

用　　途：临床检验，传染病病原监测和溯源、
制药、诊断试剂研发、科研及教学等
领域的微生物学检验

联系单位：中国医学科学院皮肤病医院（中国医
学科学院皮肤病研究所）

电子邮箱：meih@pumcderm.cams.cn

五、小囊担酵母

37. 小囊担酵母

国家科技资源标识符：CSTR:16698.06.NPRC 3.8.292

平台资源号：NPRC 3.8.292

保藏编号：Y1b

中文名称：小囊担酵母

外文名称：*Cystobasidium minutum*

分类学地位：Fungi; Basidiomycota; Pucciniomy-cotina; Cystobasidiales; Cystobasidia-ceae; *Cystobasidium*

生物危害程度：第三类

分离时间：2009-08

分离地址：中国上海市

分离基物：患者 [②]

致病名称：真菌血症、腹膜炎、脑膜炎、眼内炎

致病对象：人、动物

来源历史：←中国医学科学院病原微生物菌（毒）
种保藏中心医学真菌分中心←复旦大
学附属华山医院

用　　途：临床检验，科研及教学等领域的微生
物学检验

联系单位：中国医学科学院皮肤病医院（中国医
学科学院皮肤病研究所）

电子邮箱：meih@pumcderm.cams.cn

38. 小囊担酵母

国家科技资源标识符：CSTR:16698.06.NPRC 3.8.293

平台资源号：NPRC 3.8.293

保藏编号：Y1c

中文名称：小囊担酵母

外文名称：*Cystobasidium minutum*

分类学地位：Fungi; Basidiomycota; Pucciniomy-cotina; Cystobasidiales; Cystobasidia-

真

菌

[①]　表示菌（毒）种只明确来自患者，具体基物不详。

[②]　表示菌（毒）种只明确来自患者，具体基物不详。

ceae; *Cystobasidium*

生物危害程度：第三类

分离时间：2015-12

分离地址：中国上海市

分离基物：患者[1]

致病名称：真菌血症、腹膜炎、脑膜炎、眼内炎

致病对象：人、动物

来源历史：←中国医学科学院病原微生物菌（毒）种保藏中心医学真菌分中心←海军军医大学附属长征医院（上海长征医院）

用　　途：临床检验、科研及教学等领域的微生物学检验

联系单位：中国医学科学院皮肤病医院（中国医学科学院皮肤病研究所）

电子邮箱：meih@pumcderm.cams.cn

39. 小囊担酵母

国家科技资源标识符：CSTR:16698.06.NPRC 3.8.294

平台资源号：NPRC 3.8.294

保藏编号：Y1d

中文名称：小囊担酵母

外文名称：*Cystobasidium minutum*

分类学地位：Fungi; Basidiomycota; Pucciniomy-cotina; Cystobasidiales; Cystobasidia-ceae; *Cystobasidium*

生物危害程度：第三类

分离时间：2016-09

分离地址：中国江苏省南京市

分离基物：患者脑脊液

致病名称：真菌血症、腹膜炎、脑膜炎、眼内炎

致病对象：人、动物

来源历史：←中国医学科学院病原微生物菌（毒）种保藏中心医学真菌分中心

用　　途：临床检验、科研及教学等领域的微生物学检验

联系单位：中国医学科学院皮肤病医院（中国医学科学院皮肤病研究所）

电子邮箱：meih@pumcderm.cams.cn

◤ 六、粘红酵母

40. 粘红酵母

国家科技资源标识符：CSTR:16698.06.NPRC 3.8.295

平台资源号：NPRC 3.8.295

保藏编号：Y1e

中文名称：粘红酵母

外文名称：*Rhodotorula glutinis*

分类学地位：Fungi; Basidiomycota; Pucciniomy-cotina; Sporidiales; Sporidiobolaceae; *Rhodotorula*

生物危害程度：第三类

分离时间：2017-10

分离地址：荷兰

分离基物：空气

致病名称：真菌血症、腹膜炎、脑膜炎、眼内炎

致病对象：人

来源历史：←中国医学科学院病原微生物菌（毒）种保藏中心医学真菌分中心←CBS（CBS20）[2]

用　　途：临床检验，科研及教学等领域的微生物学检验

联系单位：中国医学科学院皮肤病医院（中国医学科学院皮肤病研究所）

电子邮箱：meih@pumcderm.cams.cn

---

[1] 表示菌（毒）种只明确来自患者，具体基物不详。

[2] 表示菌（毒）种在样品提供国的原始编号。

七、费比恩塞伯林德纳氏酵母

41. 费比恩塞伯林德纳氏酵母

国家科技资源标识符：CSTR:16698.06.NPRC 3.8.296

平台资源号：NPRC 3.8.296

保藏编号：Y4a

中文名称：费比恩塞伯林德纳氏酵母

外文名称：*Cyberlindnera fabianii*

分类学地位：Fungi; Ascomycota; Saccharomycotina; Saccharomycetales; Wickerhamomycetaceae; *Cyberlindnera*

生物危害程度：第三类

分离时间：1978-12

分离地址：中国北京市

分离基物：不详

致病名称：败血症、心内膜炎

致病对象：人

来源历史：←中国医学科学院病原微生物菌（毒）种保藏中心医学真菌分中心←中国科学院微生物研究所

用　　途：临床检验，科研及教学等领域的微生物学检验

联系单位：中国医学科学院皮肤病医院（中国医学科学院皮肤病研究所）

电子邮箱：meih@pumcderm.cams.cn

八、异常威克汉姆酵母

42. 异常威克汉姆酵母

国家科技资源标识符：CSTR:16698.06.NPRC 3.8.297

平台资源号：NPRC 3.8.297

保藏编号：Y7a

中文名称：异常威克汉姆酵母

外文名称：*Wickerhamomyces anomalus*

分类学地位：Fungi; Ascomycota; Saccharomycotina; Saccharomycetales; Wickerhamomycetaceae; *Wickerhamomyces*

生物危害程度：第三类

分离时间：1978-12

分离地址：中国北京市

分离基物：不详

致病名称：心内膜炎、角膜炎、肺炎

致病对象：人

来源历史：←中国医学科学院病原微生物菌（毒）种保藏中心医学真菌分中心←中国科学院微生物研究所

用　　途：临床检验，科研及教学等领域的微生物学检验

联系单位：中国医学科学院皮肤病医院（中国医学科学院皮肤病研究所）

电子邮箱：meih@pumcderm.cams.cn

43. 异常威克汉姆酵母

国家科技资源标识符：CSTR:16698.06.NPRC 3.8.298

平台资源号：NPRC 3.8.298

保藏编号：Y7b

中文名称：异常威克汉姆酵母

外文名称：*Wickerhamomyces anomalus*

分类学地位：Fungi; Ascomycota; Saccharomycotina; Saccharomycetales; Wickerhamomycetaceae; *Wickerhamomyces*

生物危害程度：第三类

分离时间：1993-07

分离地址：中国北京市

分离基物：患者

致病名称：心内膜炎、角膜炎、肺炎

致病对象：人

来源历史：←中国医学科学院病原微生物菌（毒）种保藏中心医学真菌分中心←中国人民解放军总医院

用　　途：临床检验，科研及教学等领域的微生物学检验

联系单位：中国医学科学院皮肤病医院（中国医
学科学院皮肤病研究所）

电子邮箱：meih@pumcderm.cams.cn

九、酿酒酵母

44. 酿酒酵母

国家科技资源标识符：CSTR:16698.06.NPRC 3.8.299

平台资源号：NPRC 3.8.299

保藏编号：Y8a

中文名称：酿酒酵母

外文名称：*Saccharomyces cerevisiae*

分类学地位：Fungi; Ascomycota; Saccharomyco-
tina; Saccharomycetales; Saccharomy-
cetaceae; *Saccharomyces*

生物危害程度：第三类

分离时间：1978-12

分离地址：中国北京市

分离基物：不详

致病名称：败血症

致病对象：人

来源历史：←中国医学科学院病原微生物菌（毒）
种保藏中心医学真菌分中心←中国科
学院微生物研究所

用　　途：临床检验，科研及教学等领域的微生
物学检验

联系单位：中国医学科学院皮肤病医院（中国医
学科学院皮肤病研究所）

电子邮箱：meih@pumcderm.cams.cn

45. 酿酒酵母

国家科技资源标识符：CSTR:16698.06.NPRC 3.8.300

平台资源号：NPRC 3.8.300

保藏编号：Y8b

中文名称：酿酒酵母

外文名称：*Saccharomyces cerevisiae*

分类学地位：Fungi; Ascomycota; Saccharomyco-
tina; Saccharomycetales; Saccharomy-
cetaceae; *Saccharomyces*

生物危害程度：第三类

分离时间：1960-01

分离地址：中国北京市

分离基物：不详

致病名称：败血症

致病对象：人

来源历史：←中国医学科学院病原微生物菌（毒）
种保藏中心医学真菌分中心←中国科
学院微生物研究所

用　　途：临床检验，科研及教学等领域的微生物
学检验

联系单位：中国医学科学院皮肤病医院（中国医
学科学院皮肤病研究所）

电子邮箱：meih@pumcderm.cams.cn

46. 酿酒酵母

国家科技资源标识符：CSTR:16698.06.NPRC 3.8.301

平台资源号：NPRC 3.8.301

保藏编号：Y8c

中文名称：酿酒酵母

外文名称：*Saccharomyces cerevisiae*

分类学地位：Fungi; Ascomycota; Saccharomyco-
tina; Saccharomycetales; Saccharomy-
cetaceae; *Saccharomyces*

生物危害程度：第三类

分离时间：1988-09

分离地址：中国江苏省无锡市

分离基物：不详

致病名称：败血症

致病对象：人

来源历史：←中国医学科学院病原微生物菌（毒）
种保藏中心医学真菌分中心←江苏省
微生物研究所

用　　途：临床检验，科研及教学等领域的微生

物学检验

联系单位：中国医学科学院皮肤病医院（中国医学科学院皮肤病研究所）

电子邮箱：meih@pumcderm.cams.cn

47. 酿酒酵母

国家科技资源标识符：CSTR:16698.06.NPRC 3.8.302

平台资源号：NPRC 3.8.302

保藏编号：Y8d

中文名称：酿酒酵母

外文名称：*Saccharomyces cerevisiae*

分类学地位：Fungi; Ascomycota; Saccharomycotina; Saccharomycetales; Saccharomycetaceae; *Saccharomyces*

生物危害程度：第三类

分离时间：1988-09

分离地址：中国江苏省无锡市

分离基物：不详

致病名称：败血症

致病对象：人

来源历史：←中国医学科学院病原微生物菌（毒）种保藏中心医学真菌分中心←江苏省微生物研究所

用　　途：临床检验，科研及教学等领域的微生物学检验

联系单位：中国医学科学院皮肤病医院（中国医学科学院皮肤病研究所）

电子邮箱：meih@pumcderm.cams.cn

48. 酿酒酵母

国家科技资源标识符：CSTR:16698.06.NPRC 3.8.303

平台资源号：NPRC 3.8.303

保藏编号：Y8e

中文名称：酿酒酵母

外文名称：*Saccharomyces cerevisiae*

分类学地位：Fungi; Ascomycota; Saccharomycotina; Saccharomycetales; Saccharomy-

cetaceae; *Saccharomyces*

生物危害程度：第三类

分离时间：1988-09

分离地址：中国江苏省无锡市

分离基物：不详

致病名称：败血症

致病对象：人

来源历史：←中国医学科学院病原微生物菌（毒）种保藏中心医学真菌分中心←江苏省微生物研究所

用　　途：临床检验，科研及教学等领域的微生物学检验

联系单位：中国医学科学院皮肤病医院（中国医学科学院皮肤病研究所）

电子邮箱：meih@pumcderm.cams.cn

49. 酿酒酵母

国家科技资源标识符：CSTR:16698.06.NPRC 3.8.304

平台资源号：NPRC 3.8.304

保藏编号：Y8f

中文名称：酿酒酵母

外文名称：*Saccharomyces cerevisiae*

分类学地位：Fungi; Ascomycota; Saccharomycotina; Saccharomycetales; Saccharomycetaceae; *Saccharomyces*

生物危害程度：第三类

分离时间：1988-09

分离地址：中国江苏省无锡市

分离基物：不详

致病名称：败血症

致病对象：人

来源历史：←中国医学科学院病原微生物菌（毒）种保藏中心医学真菌分中心←江苏省微生物研究所

用　　途：临床检验，科研及教学等领域的微生物学检验

联系单位：中国医学科学院皮肤病医院（中国医

学科学院皮肤病研究所）

电子邮箱：meih@pumcderm.cams.cn

50. 酿酒酵母

国家科技资源标识符：CSTR:16698.06.NPRC 3.8.305

平台资源号：NPRC 3.8.305

保藏编号：Y8g

中文名称：酿酒酵母

外文名称：*Saccharomyces cerevisiae*

分类学地位：Fungi; Ascomycota; Saccharomycotina; Saccharomycetales; Saccharomycetaceae; *Saccharomyces*

生物危害程度：第三类

分离时间：1988-09

分离地址：中国江苏省无锡市

分离基物：不详

致病名称：败血症

致病对象：人

来源历史：←中国医学科学院病原微生物菌（毒）种保藏中心医学真菌分中心←江苏省微生物研究所

用　　途：临床检验，科研及教学等领域的微生物学检验

联系单位：中国医学科学院皮肤病医院（中国医学科学院皮肤病研究所）

电子邮箱：meih@pumcderm.cams.cn

51. 酿酒酵母

国家科技资源标识符：CSTR:16698.06.NPRC 3.8.306

平台资源号：NPRC 3.8.306

保藏编号：Y8h

中文名称：酿酒酵母

外文名称：*Saccharomyces cerevisiae*

分类学地位：Fungi; Ascomycota; Saccharomycotina; Saccharomycetales; Saccharomycetaceae; *Saccharomyces*

生物危害程度：第三类

分离时间：1988-09

分离地址：中国江苏省无锡市

分离基物：不详

致病名称：败血症

致病对象：人

来源历史：←中国医学科学院病原微生物菌（毒）种保藏中心医学真菌分中心←江苏省微生物研究所

用　　途：临床检验，科研及教学等领域的微生物学检验

联系单位：中国医学科学院皮肤病医院（中国医学科学院皮肤病研究所）

电子邮箱：meih@pumcderm.cams.cn

▶ 十、光滑念珠菌

52. 光滑念珠菌

国家科技资源标识符：CSTR:16698.06.NPRC 3.8.307

平台资源号：NPRC 3.8.307

保藏编号：Y10a

中文名称：光滑念珠菌

外文名称：*Candida glabrata*

分类学地位：Fungi; Ascomycota; Saccharomycotina; Saccharomycetales; Debaryomycetaceae; *Candida*

生物危害程度：第三类

分离时间：1981-09

分离地址：中国上海市

分离基物：患者[①]

致病名称：肾炎、脓毒症

致病对象：人、动物

来源历史：←中国医学科学院病原微生物菌（毒）种保藏中心医学真菌分中心←海军军医大学附属长征医院（上海长征医院）

---

①　表示菌（毒）种只明确来自患者，具体基物不详。

用　　途：临床检验，传染病病原监测和溯源、制药、诊断试剂研发、科研及教学等领域的微生物学检验

联系单位：中国医学科学院皮肤病医院（中国医学科学院皮肤病研究所）

电子邮箱：meih@pumcderm.cams.cn

53. 光滑念珠菌

国家科技资源标识符：CSTR:16698.06.NPRC 3.8.308

平台资源号：NPRC 3.8.308

保藏编号：Y10b

中文名称：光滑念珠菌

外文名称：*Candida glabrata*

分类学地位：Fungi; Ascomycota; Saccharomycotina; Saccharomycetales; Debaryomycetaceae; *Candida*

生物危害程度：第三类

分离时间：2000-07

分离地址：中国北京市

分离基物：患者[①]

致病名称：肾炎、脓毒症

致病对象：人、动物

来源历史：←中国医学科学院病原微生物菌（毒）种保藏中心医学真菌分中心←北京大学第一医院

用　　途：临床检验，传染病病原监测和溯源、制药、诊断试剂研发、科研及教学等领域的微生物学检验

联系单位：中国医学科学院皮肤病医院（中国医学科学院皮肤病研究所）

电子邮箱：meih@pumcderm.cams.cn

54. 光滑念珠菌

国家科技资源标识符：CSTR:16698.06.NPRC 3.8.309

平台资源号：NPRC 3.8.309

---

① 表示菌（毒）种只明确来自患者，具体基物不详。

保藏编号：Y10c

中文名称：光滑念珠菌

外文名称：*Candida glabrata*

分类学地位：Fungi; Ascomycota; Saccharomycotina; Saccharomycetales; Debaryomycetaceae; *Candida*

生物危害程度：第三类

分离时间：2009-05

分离地址：荷兰

分离基物：不详

致病名称：肾炎、脓毒症

致病对象：人、动物

来源历史：←中国医学科学院病原微生物菌（毒）种保藏中心医学真菌分中心←CBS

用　　途：临床检验，传染病病原监测和溯源、制药、诊断试剂研发、科研及教学等领域的微生物学检验

联系单位：中国医学科学院皮肤病医院（中国医学科学院皮肤病研究所）

电子邮箱：meih@pumcderm.cams.cn

55. 光滑念珠菌

国家科技资源标识符：CSTR:16698.06.NPRC 3.8.310

平台资源号：NPRC 3.8.310

保藏编号：Y10d

中文名称：光滑念珠菌

外文名称：*Candida glabrata*

分类学地位：Fungi; Ascomycota; Saccharomycotina; Saccharomycetales; Debaryomycetaceae; *Candida*

生物危害程度：第三类

分离时间：2017-10

分离地址：不详

分离基物：患者面部皮肤组织

致病名称：肾炎、脓毒症

致病对象：人、动物

来源历史：←中国医学科学院病原微生物菌（毒）

真菌

种保藏中心医学真菌分中心←CBS138
（ATCC2001）（ATCC：美国典型培养物
保藏中心）

用　　途：临床检验，传染病病原监测和溯源、
制药、诊断试剂研发、科研及教学等
领域的微生物学检验

联系单位：中国医学科学院皮肤病医院（中国医
学科学院皮肤病研究所）

电子邮箱：meih@pumcderm.cams.cn

56. 光滑念珠菌

国家科技资源标识符：CSTR:16698.06.NPRC 3.8.311

平台资源号：NPRC 3.8.311

保藏编号：Y10-4

中文名称：光滑念珠菌

外文名称：*Candida glabrata*

分类学地位：Fungi; Ascomycota; Saccharomyco-
tina; Saccharomycetales; Debaryomy-
cetaceae; *Candida*

生物危害程度：第三类

分离时间：2011-06

分离地址：中国江苏省南京市

分离基物：患者尿液

致病名称：肾炎、脓毒症

致病对象：人、动物

来源历史：←中国医学科学院病原微生物菌（毒）
种保藏中心医学真菌分中心←江苏省
人民医院

用　　途：临床检验，传染病病原监测和溯源、
制药、诊断试剂研发、科研及教学等
领域的微生物学检验

联系单位：中国医学科学院皮肤病医院（中国医
学科学院皮肤病研究所）

电子邮箱：meih@pumcderm.cams.cn

57. 光滑念珠菌

国家科技资源标识符：CSTR:16698.06.NPRC 3.8.312

平台资源号：NPRC 3.8.312

保藏编号：Y10-15

中文名称：光滑念珠菌

外文名称：*Candida glabrata*

分类学地位：Fungi; Ascomycota; Saccharomyco-
tina; Saccharomycetales; Debaryomy-
cetaceae; *Candida*

生物危害程度：第三类

分离时间：2011-06

分离地址：中国江苏省南京市

分离基物：患者痰液

致病名称：肾炎、脓毒症

致病对象：人、动物

来源历史：←中国医学科学院病原微生物菌（毒）
种保藏中心医学真菌分中心←江苏省
人民医院

用　　途：临床检验，传染病病原监测和溯源、
制药、诊断试剂研发、科研及教学等
领域的微生物学检验

联系单位：中国医学科学院皮肤病医院（中国医
学科学院皮肤病研究所）

电子邮箱：meih@pumcderm.cams.cn

十一、近平滑念珠菌

58. 近平滑念珠菌

国家科技资源标识符：CSTR:16698.06.NPRC 3.8.313

平台资源号：NPRC 3.8.313

保藏编号：Y10-1

中文名称：近平滑念珠菌

外文名称：*Candida parapsilosis*

分类学地位：Fungi; Ascomycota; Saccharomyco-
tina; Saccharomycetales; Debaryomy-
cetaceae; *Candida*

生物危害程度：第三类

分离时间：2011-06

分离地址：中国江苏省南京市

分离基物：患者痰液

致病名称：皮肤黏膜念珠菌病、甲癣、心内膜炎、眼内炎、念珠菌败血症

致病对象：人、动物

来源历史：←中国医学科学院病原微生物菌（毒）种保藏中心医学真菌分中心←江苏省人民医院

用　　途：临床检验，传染病病原监测和溯源、制药、诊断试剂研发、科研及教学等领域的微生物学检验、质量控制

联系单位：中国医学科学院皮肤病医院（中国医学科学院皮肤病研究所）

电子邮箱：meih@pumcderm.cams.cn

59. 近平滑念珠菌

国家科技资源标识符：CSTR:16698.06.NPRC 3.8.314

平台资源号：NPRC 3.8.314

保藏编号：Y10-2

中文名称：近平滑念珠菌

外文名称：*Candida parapsilosis*

分类学地位：Fungi; Ascomycota; Saccharomycotina; Saccharomycetales; Debaryomycetaceae; *Candida*

生物危害程度：第三类

分离时间：2011-06

分离地址：中国江苏省南京市

分离基物：患者痰液

致病名称：皮肤黏膜念珠菌病、甲癣、心内膜炎、眼内炎、念珠菌败血症

致病对象：人、动物

来源历史：←中国医学科学院病原微生物菌（毒）种保藏中心医学真菌分中心←江苏省人民医院

用　　途：临床检验，传染病病原监测和溯源、制药、诊断试剂研发、科研及教学等领域的微生物学检验、质量控制

联系单位：中国医学科学院皮肤病医院（中国医学科学院皮肤病研究所）

电子邮箱：meih@pumcderm.cams.cn

十二、白念珠菌

60. 白念珠菌

国家科技资源标识符：CSTR:16698.06.NPRC 3.8.315

平台资源号：NPRC 3.8.315

保藏编号：Y10-3

中文名称：白念珠菌

外文名称：*Candida albicans*

分类学地位：Fungi; Ascomycota; Saccharomycotina; Saccharomycetales; Debaryomycetaceae; *Candida*

生物危害程度：第三类

分离时间：2011-06

分离地址：中国江苏省南京市

分离基物：患者粪便

致病名称：皮肤黏膜念珠菌病、念珠菌性肠炎、念珠菌败血症、念珠菌性脑膜炎

致病对象：人、动物

来源历史：←中国医学科学院病原微生物菌（毒）种保藏中心医学真菌分中心←江苏省人民医院

用　　途：临床检验，传染病病原监测和溯源、制药、诊断试剂研发、科研及教学等领域的微生物学检验、质量控制

联系单位：中国医学科学院皮肤病医院（中国医学科学院皮肤病研究所）

电子邮箱：meih@pumcderm.cams.cn

61. 白念珠菌

国家科技资源标识符：CSTR:16698.06.NPRC 3.8.316

平台资源号：NPRC 3.8.316

保藏编号：Y10-5

中文名称：白念珠菌

外文名称：*Candida albicans*

分类学地位：Fungi; Ascomycota; Saccharomyco-
tina; Saccharomycetales; Debaryomy-
cetaceae; *Candida*

生物危害程度：第三类

分离时间：2011-06

分离地址：中国江苏省南京市

分离基物：患者粪便

致病名称：皮肤黏膜念珠菌病、念珠菌性肠炎、
念珠菌败血症、念珠菌性脑膜炎

致病对象：人、动物

来源历史：←中国医学科学院病原微生物菌（毒）
种保藏中心医学真菌分中心←江苏省
人民医院

用　　途：临床检验，传染病病原监测和溯源、
制药、诊断试剂研发、科研及教学等
领域的微生物学检验、质量控制

联系单位：中国医学科学院皮肤病医院（中国医
学科学院皮肤病研究所）

电子邮箱：meih@pumcderm.cams.cn

62. 白念珠菌

国家科技资源标识符：CSTR:16698.06.NPRC 3.8.317

平台资源号：NPRC 3.8.317

保藏编号：Y10-8

中文名称：白念珠菌

外文名称：*Candida albicans*

分类学地位：Fungi; Ascomycota; Saccharomyco-
tina; Saccharomycetales; Debaryomy-
cetaceae; *Candida*

生物危害程度：第三类

分离时间：2011-06

分离地址：中国江苏省南京市

分离基物：患者粪便

致病名称：皮肤黏膜念珠菌病、念珠菌性肠炎、
念珠菌败血症、念珠菌性脑膜炎

致病对象：人、动物

来源历史：←中国医学科学院病原微生物菌（毒）
种保藏中心医学真菌分中心←江苏省
人民医院

用　　途：临床检验，传染病病原监测和溯源、
制药、诊断试剂研发、科研及教学等
领域的微生物学检验、质量控制

联系单位：中国医学科学院皮肤病医院（中国医
学科学院皮肤病研究所）

电子邮箱：meih@pumcderm.cams.cn

63. 白念珠菌

国家科技资源标识符：CSTR:16698.06.NPRC 3.8.318

平台资源号：NPRC 3.8.318

保藏编号：C1-14

中文名称：白念珠菌耐药株

外文名称：*Candida albicans*

分类学地位：Fungi; Ascomycota; Saccharomyco-
tina; Saccharomycetales; Debaryomy-
cetaceae; *Candida*

生物危害程度：第三类

分离时间：2009-03

分离地址：中国山东省济南市

分离基物：患者阴道拭子

致病名称：皮肤黏膜念珠菌病、念珠菌性肠炎、
念珠菌败血症、念珠菌性脑膜炎

致病对象：人、动物

来源历史：←中国医学科学院病原微生物菌（毒）
种保藏中心医学真菌分中心←山东大
学齐鲁医院

用　　途：临床检验，传染病病原监测和溯源、
制药、诊断试剂研发、科研及教学等
领域的微生物学检验、质量控制

联系单位：中国医学科学院皮肤病医院（中国医
学科学院皮肤病研究所）

电子邮箱：meih@pumcderm.cams.cn

64. 白念珠菌

国家科技资源标识符：CSTR:16698.06.NPRC 3.8.319

平台资源号：NPRC 3.8.319

保藏编号：C1-06

中文名称：白念珠菌耐药株

外文名称：*Candida albicans*

分类学地位：Fungi; Ascomycota; Saccharomycotina; Saccharomycetales; Debaryomycetaceae; *Candida*

生物危害程度：第三类

分离时间：2011-06

分离地址：美国

分离基物：患者皮肤组织

致病名称：皮肤黏膜念珠菌病、念珠菌性肠炎、念珠菌败血症、念珠菌性脑膜炎

致病对象：人、动物

来源历史：←中国医学科学院病原微生物菌（毒）种保藏中心医学真菌分中心← ATCC（ATCC64550）[①]

用　　途：临床检验，传染病病原监测和溯源、制药、诊断试剂研发、科研及教学等领域的微生物学检验、质量控制

联系单位：中国医学科学院皮肤病医院（中国医学科学院皮肤病研究所）

电子邮箱：meih@pumcderm.cams.cn

◢ 十三、热带念珠菌

65. 热带念珠菌

国家科技资源标识符：CSTR:16698.06.NPRC 3.8.320

平台资源号：NPRC 3.8.320

保藏编号：Y10-6

中文名称：热带念珠菌

外文名称：*Candida tropicalis*

分类学地位：Fungi; Ascomycota; Saccharomycotina; Saccharomycetales; Debaryomycetaceae; *Candida*

生物危害程度：第三类

分离时间：2011-06

分离地址：中国江苏省南京市

分离基物：患者痰液

致病名称：脑膜炎、骨髓炎、心内膜炎

致病对象：人、动物

来源历史：←中国医学科学院病原微生物菌（毒）种保藏中心医学真菌分中心←江苏省人民医院

用　　途：临床检验，传染病病原监测和溯源、制药、诊断试剂研发、科研及教学等领域的微生物学检验、质量控制

联系单位：中国医学科学院皮肤病医院（中国医学科学院皮肤病研究所）

电子邮箱：meih@pumcderm.cams.cn

66. 热带念珠菌

国家科技资源标识符：CSTR:16698.06.NPRC 3.8.321

平台资源号：NPRC 3.8.321

保藏编号：Y10-7

中文名称：热带念珠菌

外文名称：*Candida tropicalis*

分类学地位：Fungi; Ascomycota; Saccharomycotina; Saccharomycetales; Debaryomycetaceae; *Candida*

生物危害程度：第三类

分离时间：2011-06

分离地址：中国江苏省南京市

分离基物：患者尿液

致病名称：脑膜炎、骨髓炎、心内膜炎

致病对象：人、动物

来源历史：←中国医学科学院病原微生物菌（毒）种保藏中心医学真菌分中心←江苏省

[①]　表示菌（毒）种在样品提供国的原始编号。

人民医院

用　　途：临床检验，传染病病原监测和溯源、制药、诊断试剂研发、科研及教学等领域的微生物学检验、质量控制

联系单位：中国医学科学院皮肤病医院（中国医学科学院皮肤病研究所）

电子邮箱：meih@pumcderm.cams.cn

67. 热带念珠菌

国家科技资源标识符：CSTR:16698.06.NPRC 3.8.322

平台资源号：NPRC 3.8.322

保藏编号：Y10-9

中文名称：热带念珠菌

外文名称：*Candida tropicalis*

分类学地位：Fungi; Ascomycota; Saccharomycotina; Saccharomycetales; Debaryomycetaceae; *Candida*

生物危害程度：第三类

分离时间：2011-06

分离地址：中国江苏省南京市

分离基物：患者痰液

致病名称：脑膜炎、骨髓炎、心内膜炎

致病对象：人、动物

来源历史：←中国医学科学院病原微生物菌（毒）种保藏中心医学真菌分中心←江苏省人民医院

用　　途：临床检验，传染病病原监测和溯源、制药、诊断试剂研发、科研及教学等领域的微生物学检验、质量控制

联系单位：中国医学科学院皮肤病医院（中国医学科学院皮肤病研究所）

电子邮箱：meih@pumcderm.cams.cn

68. 热带念珠菌

国家科技资源标识符：CSTR:16698.06.NPRC 3.8.323

平台资源号：NPRC 3.8.323

保藏编号：Y10-11

中文名称：热带念珠菌

外文名称：*Candida tropicalis*

分类学地位：Fungi; Ascomycota; Saccharomycotina; Saccharomycetales; Debaryomycetaceae; *Candida*

生物危害程度：第三类

分离时间：2011-06

分离地址：中国江苏省南京市

分离基物：患者痰液

致病名称：脑膜炎、骨髓炎、心内膜炎

致病对象：人、动物

来源历史：←中国医学科学院病原微生物菌（毒）种保藏中心医学真菌分中心←江苏省人民医院

用　　途：临床检验，传染病病原监测和溯源、制药、诊断试剂研发、科研及教学等领域的微生物学检验、质量控制

联系单位：中国医学科学院皮肤病医院（中国医学科学院皮肤病研究所）

电子邮箱：meih@pumcderm.cams.cn

69. 热带念珠菌

国家科技资源标识符：CSTR:16698.06.NPRC 3.8.324

平台资源号：NPRC 3.8.324

保藏编号：Y10-14

中文名称：热带念珠菌

外文名称：*Candida tropicalis*

分类学地位：Fungi; Ascomycota; Saccharomycotina; Saccharomycetales; Debaryomycetaceae; *Candida*

生物危害程度：第三类

分离时间：2011-06

分离地址：中国江苏省南京市

分离基物：患者痰液

致病名称：脑膜炎、骨髓炎、心内膜炎

致病对象：人、动物

来源历史：←中国医学科学院病原微生物菌（毒）

种保藏中心医学真菌分中心←江苏省
人民医院

用　　途：临床检验，传染病病原监测和溯源、
制药、诊断试剂研发、科研及教学等
领域的微生物学检验、质量控制

联系单位：中国医学科学院皮肤病医院（中国医
学科学院皮肤病研究所）

电子邮箱：meih@pumcderm.cams.cn

十四、克鲁维毕赤酵母（克柔念珠菌）

70. 克鲁维毕赤酵母（克柔念珠菌）

国家科技资源标识符：CSTR:16698.06.NPRC 3.8.325

平台资源号：NPRC 3.8.325

保藏编号：Y10-10

中文名称：克鲁维毕赤酵母（克柔念珠菌）

外文名称：*Pichia kudriavzevii (Candida krusei)*

分类学地位：Fungi; Ascomycota; Saccharomyco-
tina; Saccharomycetales; Pichiaceae;
Pichia

生物危害程度：第三类

分离时间：2011-06

分离地址：中国江苏省南京市

分离基物：患者尿液

致病名称：念珠菌败血症、眼内炎、关节炎、心
内膜炎

致病对象：人、动物

来源历史：←中国医学科学院病原微生物菌（毒）
种保藏中心医学真菌分中心←江苏省
人民医院

用　　途：临床检验，传染病病原监测和溯源、
制药、诊断试剂研发、科研及教学等
领域的微生物学检验、质量控制

联系单位：中国医学科学院皮肤病医院（中国医
学科学院皮肤病研究所）

电子邮箱：meih@pumcderm.cams.cn

71. 克鲁维毕赤酵母（克柔念珠菌）

国家科技资源标识符：CSTR:16698.06.NPRC 3.8.326

平台资源号：NPRC 3.8.326

保藏编号：Y10-13

中文名称：克鲁维毕赤酵母（克柔念珠菌）

外文名称：*Pichia kudriavzevii (Candida krusei)*

分类学地位：Fungi; Ascomycota; Saccharomyco-
tina; Saccharomycetales; Pichiaceae;
Pichia

生物危害程度：第三类

分离时间：2011-06

分离地址：中国江苏省南京市

分离基物：患者痰液

致病名称：念珠菌败血症、眼内炎、关节炎、心
内膜炎

致病对象：人、动物

来源历史：←中国医学科学院病原微生物菌（毒）
种保藏中心医学真菌分中心←江苏省
人民医院

用　　途：临床检验，传染病病原监测和溯源、
制药、诊断试剂研发、科研及教学等
领域的微生物学检验、质量控制

联系单位：中国医学科学院皮肤病医院（中国医
学科学院皮肤病研究所）

电子邮箱：meih@pumcderm.cams.cn

72. 克鲁维毕赤酵母（克柔念珠菌）

国家科技资源标识符：CSTR:16698.06.NPRC 3.8.327

平台资源号：NPRC 3.8.327

保藏编号：Y36a

中文名称：克鲁维毕赤酵母（克柔念珠菌）

外文名称：*Pichia kudriavzevii (Candida krusei)*

分类学地位：Fungi; Ascomycota; Saccharomyco-
tina; Saccharomycetales; Pichiaceae;
Pichia

生物危害程度：第三类

分离时间：2009-05

分离地址：斯里兰卡科伦坡马海拉监狱

分离基物：患者

致病名称：念珠菌败血症、眼内炎、关节炎、心内膜炎

致病对象：人、动物

来源历史：←中国医学科学院病原微生物菌（毒）种保藏中心医学真菌分中心← CBS（CBS573）[①]

用　　途：临床检验，传染病病原监测和溯源、制药、诊断试剂研发、科研及教学等领域的微生物学检验、质量控制

联系单位：中国医学科学院皮肤病医院（中国医学科学院皮肤病研究所）

电子邮箱：meih@pumcderm.cams.cn

十五、葡萄牙棒孢酵母

73. 葡萄牙棒孢酵母

国家科技资源标识符：CSTR:16698.06.NPRC 3.8.328

平台资源号：NPRC 3.8.328

保藏编号：Y10-12

中文名称：葡萄牙棒孢酵母

外文名称：*Clavispora lusitaniae*

分类学地位：Fungi; Ascomycota; Saccharomycotina; Saccharomycetales; Metschnikowiaceae; *Clavispora*

生物危害程度：第三类

分离时间：2011-06

分离地址：中国江苏省南京市

分离基物：患者痰液

致病名称：腹膜炎、心内膜炎、脑膜炎

致病对象：人、动物

来源历史：←中国医学科学院病原微生物菌（毒）种保藏中心医学真菌分中心←江苏省人民医院

用　　途：临床检验，传染病病原监测和溯源、制药、诊断试剂研发、科研及教学等领域的微生物学检验

联系单位：中国医学科学院皮肤病医院（中国医学科学院皮肤病研究所）

电子邮箱：meih@pumcderm.cams.cn

十六、季也蒙念珠菌

74. 季也蒙念珠菌

国家科技资源标识符：CSTR:16698.06.NPRC 3.8.329

平台资源号：NPRC 3.8.329

保藏编号：Y24a

中文名称：季也蒙念珠菌

外文名称：*Meyerozyma guilliermondii*

分类学地位：Fungi; Ascomycota; Saccharomycotina; Saccharomycetales; Debaryomycetaceae; *Meyerozyma*

生物危害程度：第三类

分离时间：2009-05

分离地址：美国伊利诺伊州

分离基物：昆虫

致病名称：心内膜炎、骨髓炎、尿路感染

致病对象：人、动物

来源历史：←中国医学科学院病原微生物菌（毒）种保藏中心医学真菌分中心← CBS（CBS2030）[②]

用　　途：临床检验，传染病病原监测和溯源、制药、诊断试剂研发、科研及教学等领域的微生物学检验

联系单位：中国医学科学院皮肤病医院（中国医

---

① 表示菌（毒）种在样品提供国的原始编号。

② 表示菌（毒）种在样品提供国的原始编号。

学科学院皮肤病研究所）

电子邮箱：meih@pumcderm.cams.cn

75. 季也蒙念珠菌

国家科技资源标识符：CSTR:16698.06.NPRC 3.8.330

平台资源号：NPRC 3.8.330

保藏编号：Y38a

中文名称：季也蒙念珠菌

外文名称：*Meyerozyma guilliermondii*

分类学地位：Fungi; Ascomycota; Saccharomycotina; Saccharomycetales; Debaryomycetaceae; *Meyerozyma*

生物危害程度：第三类

分离时间：2011-10

分离地址：荷兰

分离基物：不详

致病名称：心内膜炎、骨髓炎、尿路感染

致病对象：人、动物

来源历史：←中国医学科学院病原微生物菌（毒）种保藏中心医学真菌分中心←CBS

用　　途：临床检验，传染病病原监测和溯源、制药、诊断试剂研发、科研及教学等领域的微生物学检验

联系单位：中国医学科学院皮肤病医院（中国医学科学院皮肤病研究所）

电子邮箱：meih@pumcderm.cams.cn

十七、耳念珠菌

76. 耳念珠菌

国家科技资源标识符：CSTR:16698.06.NPRC 3.8.331

平台资源号：NPRC 3.8.331

保藏编号：C17a

中文名称：耳念珠菌

外文名称：*Candida auris*

分类学地位：Fungi; Ascomycota; Saccharomyco-

tina; Saccharomycetales; Debaryomycetaceae; *Candida*

生物危害程度：第三类

分离时间：2019-06

分离地址：中国北京市

分离基物：患者支气管肺泡灌洗液

致病名称：念珠菌病

致病对象：人、动物

来源历史：←中国医学科学院病原微生物菌（毒）种保藏中心医学真菌分中心←复旦大学附属华山医院←中国科学院微生物研究所

用　　途：临床检验，传染病病原监测和溯源、制药、诊断试剂研发、科研及教学等领域的微生物学检验

联系单位：中国医学科学院皮肤病医院（中国医学科学院皮肤病研究所）

电子邮箱：meih@pumcderm.cams.cn

77. 耳念珠菌

国家科技资源标识符：CSTR:16698.06.NPRC 3.8.332

平台资源号：NPRC 3.8.332

保藏编号：C17b

中文名称：耳念珠菌

外文名称：*Candida auris*

分类学地位：Fungi; Ascomycota; Saccharomycotina; Saccharomycetales; Debaryomycetaceae; *Candida*

生物危害程度：第三类

分离时间：2019-06

分离地址：印度

分离基物：患者全血

致病名称：念珠菌病

致病对象：人、动物

来源历史：←中国医学科学院病原微生物菌（毒）种保藏中心医学真菌分中心←CBS

真

菌

（CBS12776）[①]

用　　途：临床检验，传染病病原监测和溯源、制药、诊断试剂研发、科研及教学等领域的微生物学检验

联系单位：中国医学科学院皮肤病医院（中国医学科学院皮肤病研究所）

电子邮箱：meih@pumcderm.cams.cn

◤ 十八、挪威毕赤酵母

78. 挪威毕赤酵母

国家科技资源标识符：CSTR:16698.06.NPRC 3.8.333

平台资源号：NPRC 3.8.333

保藏编号：Y25a

中文名称：挪威毕赤酵母

外文名称：*Pichia norvegensis*

分类学地位：Fungi; Ascomycota; Saccharomycotina; Saccharomycetales; Pichiaceae; *Pichia*

生物危害程度：第三类

分离时间：2009-05

分离地址：英国

分离基物：患者阴道拭子

致病名称：皮肤黏膜念珠菌病、深部真菌病

致病对象：人

来源历史：←中国医学科学院病原微生物菌（毒）种保藏中心医学真菌分中心←CBS（CBS6564）[②]

用　　途：临床检验，科研及教学等领域的微生物学检验

联系单位：中国医学科学院皮肤病医院（中国医学科学院皮肤病研究所）

电子邮箱：meih@pumcderm.cams.cn

---

① 表示菌（毒）种在样品提供国的原始编号。
② 表示菌（毒）种在样品提供国的原始编号。

◤ 十九、阿萨希毛孢子菌

79. 阿萨希毛孢子菌

国家科技资源标识符：CSTR:16698.06.NPRC 3.8.334

平台资源号：NPRC 3.8.334

保藏编号：Y26a

中文名称：阿萨希毛孢子菌

外文名称：*Trichosporon asahii*

分类学地位：Fungi; Basidiomycota; Agaricomycotina; Trichosporonales; Trichosporonaceae; *Trichosporon*

生物危害程度：第三类

分离时间：2009-05

分离地址：荷兰

分离基物：不详

致病名称：白色毛结节菌病、系统性毛孢子菌病

致病对象：人、动物

来源历史：←中国医学科学院病原微生物菌（毒）种保藏中心医学真菌分中心←CBS

用　　途：临床检验，传染病病原监测和溯源、制药、诊断试剂研发、科研及教学等领域的微生物学检验

联系单位：中国医学科学院皮肤病医院（中国医学科学院皮肤病研究所）

电子邮箱：meih@pumcderm.cams.cn

80. 阿萨希毛孢子菌

国家科技资源标识符：CSTR:16698.06.NPRC 3.8.335

平台资源号：NPRC 3.8.335

保藏编号：Y26b

中文名称：阿萨希毛孢子菌

外文名称：*Trichosporon asahii*

分类学地位：Fungi; Basidiomycota; Agaricomycotina; Trichosporonales; Trichosporonaceae; *Trichosporon*

生物危害程度：第三类

分离时间：2009-08

分离地址：中国上海市

分离基物：患者 [①]

致病名称：白色毛结节菌病、系统性毛孢子菌病

致病对象：人、动物

来源历史：←中国医学科学院病原微生物菌（毒）种保藏中心医学真菌分中心←复旦大学附属华山医院

用　　途：临床检验，传染病病原监测和溯源、制药、诊断试剂研发、科研及教学等领域的微生物学检验

联系单位：中国医学科学院皮肤病医院（中国医学科学院皮肤病研究所）

电子邮箱：meih@pumcderm.cams.cn

81. 阿萨希毛孢子菌

国家科技资源标识符：CSTR:16698.06.NPRC 3.8.336

平台资源号：NPRC 3.8.336

保藏编号：Y26c

中文名称：阿萨希毛孢子菌

外文名称：*Trichosporon asahii*

分类学地位：Fungi; Basidiomycota; Agaricomycotina; Trichosporonales; Trichosporonaceae; *Trichosporon*

生物危害程度：第三类

分离时间：2008-10

分离地址：中国北京市

分离基物：患者 [②]

致病名称：白色毛结节菌病、系统性毛孢子菌病

致病对象：人、动物

来源历史：←中国医学科学院病原微生物菌（毒）种保藏中心医学真菌分中心←北京大学第一医院

用　　途：临床检验，传染病病原监测和溯源、

---

① 表示菌（毒）种只明确来自患者，具体基物不详。

② 表示菌（毒）种只明确来自患者，具体基物不详。

制药、诊断试剂研发、科研及教学等领域的微生物学检验

联系单位：中国医学科学院皮肤病医院（中国医学科学院皮肤病研究所）

电子邮箱：meih@pumcderm.cams.cn

82. 阿萨希毛孢子菌

国家科技资源标识符：CSTR:16698.06.NPRC 3.8.337

平台资源号：NPRC 3.8.337

保藏编号：Y26d

中文名称：阿萨希毛孢子菌

外文名称：*Trichosporon asahii*

分类学地位：Fungi; Basidiomycota; Agaricomycotina; Trichosporonales; Trichosporonaceae; *Trichosporon*

生物危害程度：第三类

分离时间：2009-09

分离地址：中国江苏省南京市

分离基物：患者血液

致病名称：白色毛结节菌病、系统性毛孢子菌病

致病对象：人、动物

来源历史：←中国医学科学院病原微生物菌（毒）种保藏中心医学真菌分中心←东部战区总医院

用　　途：临床检验，传染病病原监测和溯源、制药、诊断试剂研发、科研及教学等领域的微生物学检验

联系单位：中国医学科学院皮肤病医院（中国医学科学院皮肤病研究所）

电子邮箱：meih@pumcderm.cams.cn

二十、卵形毛孢子菌

83. 卵形毛孢子菌

国家科技资源标识符：CSTR:16698.06.NPRC 3.8.338

平台资源号：NPRC 3.8.338

真
菌

保藏编号：Y27a

中文名称：卵形毛孢子菌

外文名称：*Trichosporon ovoides*

分类学地位：Fungi; Basidiomycota; Agaricomycotina; Trichosporonales; Trichosporonaceae; *Trichosporon*

生物危害程度：第三类

分离时间：2009-05

分离地址：荷兰

分离基物：患者头部皮肤组织

致病名称：白色毛结节菌病、系统性毛孢子菌病

致病对象：人

来源历史：←中国医学科学院病原微生物菌（毒）种保藏中心医学真菌分中心←CBS（CBS7556）[①]

用　　途：临床检验，传染病病原监测和溯源、制药、诊断试剂研发、科研及教学等领域的微生物学检验

联系单位：中国医学科学院皮肤病医院（中国医学科学院皮肤病研究所）

电子邮箱：meih@pumcderm.cams.cn

84. 卵形毛孢子菌

国家科技资源标识符：CSTR:16698.06.NPRC 3.8.339

平台资源号：NPRC 3.8.339

保藏编号：Y27b

中文名称：卵形毛孢子菌

外文名称：*Trichosporon ovoides*

分类学地位：Fungi; Basidiomycota; Agaricomycotina; Trichosporonales; Trichosporonaceae; *Trichosporon*

生物危害程度：第三类

分离时间：2017-10

分离地址：荷兰

分离基物：患者皮肤组织

致病名称：白色毛结节菌病、系统性毛孢子菌病

致病对象：人

来源历史：←中国医学科学院病原微生物菌（毒）种保藏中心医学真菌分中心←CBS（CBS5580）[②]

用　　途：临床检验，传染病病原监测和溯源、制药、诊断试剂研发、科研及教学等领域的微生物学检验

联系单位：中国医学科学院皮肤病医院（中国医学科学院皮肤病研究所）

电子邮箱：meih@pumcderm.cams.cn

二十一、黏膜皮状新毛孢子菌

85. 黏膜皮状新毛孢子菌

国家科技资源标识符：CSTR:16698.06.NPRC 3.8.340

平台资源号：NPRC 3.8.340

保藏编号：Y28a2

中文名称：黏膜皮状新毛孢子菌

外文名称：*Cutaneotrichosporon mucoides*

分类学地位：Fungi; Basidiomycota; Agaricomycotina; Trichosporonales; Trichosporonaceae; *Cutaneotrichosporon*

生物危害程度：第三类

分离时间：2017-10

分离地址：比利时

分离基物：患者[③]

致病名称：白色毛结节菌病、甲癣、系统性毛孢子菌病

致病对象：人

来源历史：←中国医学科学院病原微生物菌（毒）种保藏中心医学真菌分中心←CBS（CBS7625）[④]

---

① 表示菌（毒）种在样品提供国的原始编号。

② 表示菌（毒）种在样品提供国的原始编号。

③ 表示菌（毒）种只明确来自患者，具体基物不详。

④ 表示菌（毒）种在样品提供国的原始编号。

用　途：临床检验，传染病病原监测和溯源、制药、诊断试剂研发、科研及教学等领域的微生物学检验

联系单位：中国医学科学院皮肤病医院（中国医学科学院皮肤病研究所）

电子邮箱：meih@pumcderm.cams.cn

二十二、星状毛孢子菌

86. 星状毛孢子菌

国家科技资源标识符：CSTR:16698.06.NPRC 3.8.341

平台资源号：NPRC 3.8.341

保藏编号：Y29a1

中文名称：星状毛孢子菌

外文名称：*Trichosporon asteroides*

分类学地位：Fungi; Basidiomycota; Agaricomycotina; Trichosporonales; Trichosporonaceae; *Trichosporon*

生物危害程度：第三类

分离时间：2009-05

分离地址：瑞士

分离基物：患者皮肤组织

致病名称：系统性毛孢子菌病

致病对象：人

来源历史：←中国医学科学院病原微生物菌（毒）种保藏中心医学真菌分中心←CBS（CBS2481）[①]

用　途：临床检验，传染病病原监测和溯源、制药、诊断试剂研发、科研及教学等领域的微生物学检验

联系单位：中国医学科学院皮肤病医院（中国医学科学院皮肤病研究所）

电子邮箱：meih@pumcderm.cams.cn

二十三、卢比耶氏芹毛酵母

87. 卢比耶氏芹毛酵母

国家科技资源标识符：CSTR:16698.06.NPRC 3.8.342

平台资源号：NPRC 3.8.342

保藏编号：Y30a

中文名称：卢比耶氏芹毛酵母

外文名称：*Apiotrichum loubieri*

分类学地位：Fungi; Basidiomycota; Agaricomycotina; Trichosporonales; Trichosporonaceae; *Apiotrichum*

生物危害程度：第三类

分离时间：2009-05

分离地址：荷兰

分离基物：奶牛

致病名称：系统性毛孢子菌病

致病对象：人

来源历史：←中国医学科学院病原微生物菌（毒）种保藏中心医学真菌分中心←CBS（CBS7065）[②]

用　途：临床检验，传染病病原监测和溯源、制药、诊断试剂研发、科研及教学等领域的微生物学检验

联系单位：中国医学科学院皮肤病医院（中国医学科学院皮肤病研究所）

电子邮箱：meih@pumcderm.cams.cn

二十四、粪便毛孢子菌

88. 粪便毛孢子菌

国家科技资源标识符：CSTR:16698.06.NPRC 3.8.343

平台资源号：NPRC 3.8.343

保藏编号：Y30b

真菌

---

① 表示菌（毒）种在样品提供国的原始编号。

② 表示菌（毒）种在样品提供国的原始编号。

中文名称：粪便毛孢子菌

外文名称：*Trichosporon faecale*

分类学地位：Fungi; Basidiomycota; Agaricomycotina; Trichosporonales; Trichosporonaceae; *Trichosporon*

生物危害程度：第三类

分离时间：2017-10

分离地址：荷兰

分离基物：患者面部皮肤组织

致病名称：白色毛结节菌病、甲癣、系统性毛孢子菌病

致病对象：人

来源历史：←中国医学科学院病原微生物菌（毒）种保藏中心医学真菌分中心←CBS（CBS4828）

用　　途：临床检验，传染病病原监测和溯源、制药、诊断试剂研发、科研及教学等领域的微生物学检验

联系单位：中国医学科学院皮肤病医院（中国医学科学院皮肤病研究所）

电子邮箱：meih@pumcderm.cams.cn

二十五、墨汁毛孢子菌

89. 墨汁毛孢子菌

国家科技资源标识符：CSTR:16698.06.NPRC 3.8.344

平台资源号：NPRC 3.8.344

保藏编号：Y26e

中文名称：墨汁毛孢子菌

外文名称：*Trichosporon inkin*

分类学地位：Fungi; Basidiomycota; Agaricomycotina; Trichosporonales; Trichosporonaceae; *Trichosporon*

生物危害程度：第三类

分离时间：2014-10

分离地址：中国江苏省南京市

分离基物：患者[1]

致病名称：白色毛结节菌病、系统性毛孢子菌病

致病对象：人

来源历史：←中国医学科学院病原微生物菌（毒）种保藏中心医学真菌分中心←江苏省人民医院

用　　途：临床检验，传染病病原监测和溯源、制药、诊断试剂研发、科研及教学等领域的微生物学检验

联系单位：中国医学科学院皮肤病医院（中国医学科学院皮肤病研究所）

电子邮箱：meih@pumcderm.cams.cn

90. 墨汁毛孢子菌

国家科技资源标识符：CSTR:16698.06.NPRC 3.8.345

平台资源号：NPRC 3.8.345

保藏编号：Y31a

中文名称：墨汁毛孢子菌

外文名称：*Trichosporon inkin*

分类学地位：Fungi; Basidiomycota; Agaricomycotina; Trichosporonales; Trichosporonaceae; *Trichosporon*

生物危害程度：第三类

分离时间：2009-05

分离地址：荷兰

分离基物：患者皮肤组织

致病名称：白色毛结节菌病、系统性毛孢子菌病

致病对象：人

来源历史：←中国医学科学院病原微生物菌（毒）种保藏中心医学真菌分中心←CBS（CBS5585）[2]

用　　途：临床检验，传染病病原监测和溯源、制药、诊断试剂研发、科研及教学等领域的微生物学检验

---

① 表示菌（毒）种只明确来自患者，具体基物不详。

② 表示菌（毒）种在样品提供国的原始编号。

联系单位：中国医学科学院皮肤病医院（中国医学科学院皮肤病研究所）

电子邮箱：meih@pumcderm.cams.cn

91. 墨汁毛孢子菌

国家科技资源标识符：CSTR:16698.06.NPRC 3.8.346

平台资源号：NPRC 3.8.346

保藏编号：Y31b

中文名称：墨汁毛孢子菌

外文名称：*Trichosporon inkin*

分类学地位：Fungi; Basidiomycota; Agaricomycotina; Trichosporonales; Trichosporonaceae; *Trichosporon*

生物危害程度：第三类

分离时间：2009-08

分离地址：中国上海市

分离基物：患者[①]

致病名称：白色毛结节菌病、系统性毛孢子菌病

致病对象：人

来源历史：←中国医学科学院病原微生物菌（毒）种保藏中心医学真菌分中心←复旦大学附属华山医院

用　　途：临床检验，传染病病原监测和溯源、制药、诊断试剂研发、科研及教学等领域的微生物学检验

联系单位：中国医学科学院皮肤病医院（中国医学科学院皮肤病研究所）

电子邮箱：meih@pumcderm.cams.cn

92. 墨汁毛孢子菌

国家科技资源标识符：CSTR:16698.06.NPRC 3.8.347

平台资源号：NPRC 3.8.347

保藏编号：Y31c

中文名称：墨汁毛孢子菌

外文名称：*Trichosporon inkin*

分类学地位：Fungi; Basidiomycota; Agaricomycotina; Trichosporonales; Trichosporonaceae; *Trichosporon*

生物危害程度：第三类

分离时间：2008-10

分离地址：中国北京市

分离基物：患者[②]

致病名称：白色毛结节菌病、系统性毛孢子菌病

致病对象：人

来源历史：←中国医学科学院病原微生物菌（毒）种保藏中心医学真菌分中心←北京大学第一医院

用　　途：临床检验，传染病病原监测和溯源、制药、诊断试剂研发、科研及教学等领域的微生物学检验

联系单位：中国医学科学院皮肤病医院（中国医学科学院皮肤病研究所）

电子邮箱：meih@pumcderm.cams.cn

93. 墨汁毛孢子菌

国家科技资源标识符：CSTR:16698.06.NPRC 3.8.348

平台资源号：NPRC 3.8.348

保藏编号：Y31d

中文名称：墨汁毛孢子菌

外文名称：*Trichosporon inkin*

分类学地位：Fungi; Basidiomycota; Agaricomycotina; Trichosporonales; Trichosporonaceae; *Trichosporon*

生物危害程度：第三类

分离时间：2009-02

分离地址：中国江苏省南京市

分离基物：患者[③]

致病名称：白色毛结节菌病、系统性毛孢子菌病

致病对象：人

真菌

① 表示菌（毒）种只明确来自患者，具体基物不详。

② 表示菌（毒）种只明确来自患者，具体基物不详。

③ 表示菌（毒）种只明确来自患者，具体基物不详。

来源历史：←中国医学科学院病原微生物菌（毒）
　　　　　种保藏中心医学真菌分中心←江苏省
　　　　　人民医院

用　　途：临床检验，传染病病原监测和溯源、
　　　　　制药、诊断试剂研发、科研及教学等
　　　　　领域的微生物学检验

联系单位：中国医学科学院皮肤病医院（中国医
　　　　　学科学院皮肤病研究所）

电子邮箱：meih@pumcderm.cams.cn

二十六、皮肤皮状新毛孢子菌

94. 皮肤皮状新毛孢子菌

国家科技资源标识符：CSTR:16698.06.NPRC 3.8.349

平台资源号：NPRC 3.8.349

保藏编号：Y32a

中文名称：皮肤皮状新毛孢子菌

外文名称：*Cutaneotrichosporon cutaneum*

分类学地位：Fungi; Basidiomycota; Agaricomyco-
　　　　　tina; Trichosporonales; Trichosporona-
　　　　　ceae; *Cutaneotrichosporon*

生物危害程度：第三类

分离时间：2008-10

分离地址：中国北京市

分离基物：患者[①]

致病名称：白色毛结节菌病

致病对象：人

来源历史：←中国医学科学院病原微生物菌（毒）
　　　　　种保藏中心医学真菌分中心←北京大
　　　　　学第一医院

用　　途：临床检验，传染病病原监测和溯源、
　　　　　制药、诊断试剂研发、科研及教学等
　　　　　领域的微生物学检验

联系单位：中国医学科学院皮肤病医院（中国医

学科学院皮肤病研究所）

电子邮箱：meih@pumcderm.cams.cn

95. 皮肤皮状新毛孢子菌

国家科技资源标识符：CSTR:16698.06.NPRC 3.8.350

平台资源号：NPRC 3.8.350

保藏编号：Y32b

中文名称：皮肤皮状新毛孢子菌

外文名称：*Cutaneotrichosporon cutaneum*

分类学地位：Fungi; Basidiomycota; Agaricomyco-
　　　　　tina; Trichosporonales; Trichosporona-
　　　　　ceae; *Cutaneotrichosporon*

生物危害程度：第三类

分离时间：2009-05

分离地址：荷兰

分离基物：不详

致病名称：白色毛结节菌病

致病对象：人

来源历史：←中国医学科学院病原微生物菌（毒）
　　　　　种保藏中心医学真菌分中心←CBS
　　　　　（CBS2466）[②]

用　　途：临床检验，传染病病原监测和溯源、
　　　　　制药、诊断试剂研发、科研及教学等
　　　　　领域的微生物学检验

联系单位：中国医学科学院皮肤病医院（中国医
　　　　　学科学院皮肤病研究所）

电子邮箱：meih@pumcderm.cams.cn

96. 皮肤皮状新毛孢子菌

国家科技资源标识符：CSTR:16698.06.NPRC 3.8.351

平台资源号：NPRC 3.8.351

保藏编号：Y32c

中文名称：皮肤皮状新毛孢子菌

外文名称：*Cutaneotrichosporon cutaneum*

分类学地位：Fungi; Basidiomycota; Agaricomyco-

---

① 表示菌（毒）种只明确来自患者，具体基物不详。

② 表示菌（毒）种在样品提供国的原始编号。

tina; Trichosporonales; Trichosporona-
ceae; *Cutaneotrichosporon*

生物危害程度：第三类

分离时间：2017-10

分离地址：巴西

分离基物：患者毛发

致病名称：白色毛结节菌病

致病对象：人

来源历史：←中国医学科学院病原微生物菌（毒）
种保藏中心医学真菌分中心←CBS
（CBS2480）[1]

用　　途：临床检验，传染病病原监测和溯源、
制药、诊断试剂研发、科研及教学等
领域的微生物学检验

联系单位：中国医学科学院皮肤病医院（中国医
学科学院皮肤病研究所）

电子邮箱：meih@pumcderm.cams.cn

▲ 二十七、真皮皮状新毛孢子菌

97. 真皮皮状新毛孢子菌

国家科技资源标识符：CSTR:16698.06.NPRC 3.8.352

平台资源号：NPRC 3.8.352

保藏编号：Y33a

中文名称：真皮皮状新毛孢子菌

外文名称：*Cutaneotrichosporon dermatis*

分类学地位：Fungi; Basidiomycota; Agaricomyco-
tina; Trichosporonales; Trichosporona-
ceae; *Cutaneotrichosporon*

生物危害程度：第三类

分离时间：2008-10

分离地址：荷兰

分离基物：患者[2]

致病名称：系统性毛孢子菌病

致病对象：人

来源历史：←中国医学科学院病原微生物菌（毒）
种保藏中心医学真菌分中心←北京大
学第一医院←CBS

用　　途：临床检验，传染病病原监测和溯源、
制药、诊断试剂研发、科研及教学等
领域的微生物学检验

联系单位：中国医学科学院皮肤病医院（中国医
学科学院皮肤病研究所）

电子邮箱：meih@pumcderm.cams.cn

98. 真皮皮状新毛孢子菌

国家科技资源标识符：CSTR:16698.06.NPRC 3.8.353

平台资源号：NPRC 3.8.353

保藏编号：Y33b

中文名称：真皮皮状新毛孢子菌

外文名称：*Cutaneotrichosporon dermatis*

分类学地位：Fungi; Basidiomycota; Agaricomyco-
tina; Trichosporonales; Trichosporona-
ceae; *Cutaneotrichosporon*

生物危害程度：第三类

分离时间：2009-05

分离地址：德国

分离基物：患者皮肤组织

致病名称：系统性毛孢子菌病

致病对象：人

来源历史：←中国医学科学院病原微生物菌（毒）
种保藏中心医学真菌分中心←CBS
（CBS2043）[3]

用　　途：临床检验，传染病病原监测和溯源、
制药、诊断试剂研发、科研及教学等
领域的微生物学检验

联系单位：中国医学科学院皮肤病医院（中国医
学科学院皮肤病研究所）

---

[1] 表示菌（毒）种在样品提供国的原始编号。

[2] 表示菌（毒）种只明确来自患者，具体基物不详。

[3] 表示菌（毒）种在样品提供国的原始编号。

电子邮箱：meih@pumcderm.cams.cn

二十八、解脂耶氏酵母

99. 解脂耶氏酵母

国家科技资源标识符：CSTR:16698.06.NPRC 3.8.354

平台资源号：NPRC 3.8.354

保藏编号：Y37a

中文名称：解脂耶氏酵母

外文名称：*Yarrowia lipolytica*

分类学地位：Fungi; Ascomycota; Hemiascomyce-
tes; Saccharomycetales; Ascoideaceae;
Yarrowia

生物危害程度：第三类

分离时间：2011-10

分离地址：德国

分离基物：患者皮肤组织

致病名称：深部真菌病

致病对象：人、动物

来源历史：←中国医学科学院病原微生物菌（毒）
种保藏中心医学真菌分中心←CBS
（CBS7133）[①]

用　　途：临床检验，科研及教学等领域的微生物
学检验

联系单位：中国医学科学院皮肤病医院（中国医
学科学院皮肤病研究所）

电子邮箱：meih@pumcderm.cams.cn

二十九、烟曲霉

100. 烟曲霉

国家科技资源标识符：CSTR:16698.06.NPRC 3.8.355

平台资源号：NPRC 3.8.355

保藏编号：A1g

中文名称：烟曲霉

外文名称：*Aspergillus fumigatus*

分类学地位：Fungi; Ascomycota; Pezizomycotina;
Eurotiales; Aspergillaceae; *Aspergillus*

生物危害程度：第三类

分离时间：2011-06

分离地址：美国加利福尼亚州

分离基物：患者[②]

致病名称：肺曲霉病、脑曲霉病、皮肤曲霉病、
耳曲霉病、中枢神经系统曲霉病、播
散性曲霉病

致病对象：人

来源历史：←中国医学科学院病原微生物菌（毒）
种保藏中心医学真菌分中心←ATCC
（MYA-3626）[③]

用　　途：临床检验，传染病病原监测和溯源、
制药、诊断试剂研发、食品、涉水产品、
化妆品、环境监测、科研及教学等领
域的微生物学检验、质量控制、质控
考核

联系单位：中国医学科学院皮肤病医院（中国医
学科学院皮肤病研究所）

电子邮箱：meih@pumcderm.cams.cn

101. 烟曲霉

国家科技资源标识符：CSTR:16698.06.NPRC 3.8.356

平台资源号：NPRC 3.8.356

保藏编号：A1h

中文名称：烟曲霉

外文名称：*Aspergillus fumigatus*

分类学地位：Fungi; Ascomycota; Pezizomycotina;
Eurotiales; Aspergillaceae; *Aspergillus*

生物危害程度：第三类

---

① 表示菌（毒）种在样品提供国的原始编号。

② 表示菌（毒）种只明确来自患者，具体基物不详。

③ 表示菌（毒）种在样品提供国的原始编号。

分离时间：2014-02

分离地址：中国上海市

分离基物：患者痰液

致病名称：肺曲霉病、脑曲霉病、皮肤曲霉病、耳曲霉病、中枢神经系统曲霉病、播散性曲霉病

致病对象：人

来源历史：←中国医学科学院病原微生物菌（毒）种保藏中心医学真菌分中心← ATCC（MYA-4915）[①]

用　　途：临床检验，传染病病原监测和溯源、制药、诊断试剂研发、食品、涉水产品、化妆品、环境监测、科研及教学等领域的微生物学检验、质量控制、质控考核

联系单位：中国医学科学院皮肤病医院（中国医学科学院皮肤病研究所）

电子邮箱：meih@pumcderm.cams.cn

102. 烟曲霉

国家科技资源标识符：CSTR:16698.06.NPRC 3.8.357

平台资源号：NPRC 3.8.357

保藏编号：A1i

中文名称：烟曲霉

外文名称：*Aspergillus fumigatus*

分类学地位：Fungi; Ascomycota; Pezizomycotina; Eurotiales; Aspergillaceae; *Aspergillus*

生物危害程度：第三类

分离时间：2014-09

分离地址：中国江苏省南京市

分离基物：患者肺组织

致病名称：肺曲霉病、脑曲霉病、皮肤曲霉病、耳曲霉病、中枢神经系统曲霉病、播散性曲霉病

致病对象：人

---

① 表示菌（毒）种在样品提供国的原始编号。

来源历史：←中国医学科学院病原微生物菌（毒）种保藏中心医学真菌分中心←东部战区总医院

用　　途：临床检验，传染病病原监测和溯源、制药、诊断试剂研发、食品、涉水产品、化妆品、环境监测、科研及教学等领域的微生物学检验、质量控制、质控考核

联系单位：中国医学科学院皮肤病医院（中国医学科学院皮肤病研究所）

电子邮箱：meih@pumcderm.cams.cn

103. 烟曲霉

国家科技资源标识符：CSTR:16698.06.NPRC 3.8.358

平台资源号：NPRC 3.8.358

保藏编号：A1j

中文名称：烟曲霉

外文名称：*Aspergillus fumigatus*

分类学地位：Fungi; Ascomycota; Pezizomycotina; Eurotiales; Aspergillaceae; *Aspergillus*

生物危害程度：第三类

分离时间：2014-09

分离地址：中国江苏省南京市

分离基物：患者肺组织

致病名称：肺曲霉病、脑曲霉病、皮肤曲霉病、耳曲霉病、中枢神经系统曲霉病、播散性曲霉病

致病对象：人

来源历史：←中国医学科学院病原微生物菌（毒）种保藏中心医学真菌分中心←东部战区总医院

用　　途：临床检验，传染病病原监测和溯源、制药、诊断试剂研发、食品、涉水产品、化妆品、环境监测、科研及教学等领域的微生物学检验、质量控制、质控考核

联系单位：中国医学科学院皮肤病医院（中国医

真

菌

学科学院皮肤病研究所）

电子邮箱：meih@pumcderm.cams.cn

104. 烟曲霉

国家科技资源标识符：CSTR:16698.06.NPRC 3.8.359

平台资源号：NPRC 3.8.359

保藏编号：A1k

中文名称：烟曲霉

外文名称：*Aspergillus fumigatus*

分类学地位：Fungi; Ascomycota; Pezizomycotina;
　　　　　　Eurotiales; Aspergillaceae; *Aspergillus*

生物危害程度：第三类

分离时间：2017-06

分离地址：美国田纳西州

分离基物：患者[1]

致病名称：肺曲霉病、脑曲霉病、皮肤曲霉病、耳曲霉病、中枢神经系统曲霉病、播散性曲霉病

致病对象：人

来源历史：←中国医学科学院病原微生物菌（毒）种保藏中心医学真菌分中心←ATCC（MYA-3627）[2]

用　　途：临床检验，传染病病原监测和溯源、制药、诊断试剂研发、食品、涉水产品、化妆品、环境监测、科研及教学等领域的微生物学检验、质量控制、质控考核

联系单位：中国医学科学院皮肤病医院（中国医学科学院皮肤病研究所）

电子邮箱：meih@pumcderm.cams.cn

---

① 表示菌（毒）种只明确来自患者，具体基物不详。
② 表示菌（毒）种在样品提供国的原始编号。

三十、黄曲霉

105. 黄曲霉

国家科技资源标识符：CSTR:16698.06.NPRC 3.8.360

平台资源号：NPRC 3.8.360

保藏编号：A2c

中文名称：黄曲霉

外文名称：*Aspergillus flavus*

分类学地位：Fungi; Ascomycota; Pezizomycotina;
　　　　　　Eurotiales; Aspergillaceae; *Aspergillus*

生物危害程度：第三类

分离时间：2009-10

分离地址：中国江苏省南京市

分离基物：白血病患者痰液

致病名称：肺曲霉病、侵袭性肺曲霉病

致病对象：人、动物

来源历史：←中国医学科学院病原微生物菌（毒）种保藏中心医学真菌分中心

用　　途：临床检验，传染病病原监测和溯源、制药、诊断试剂研发、食品、科研及教学等领域的微生物学检验、质量控制

联系单位：中国医学科学院皮肤病医院（中国医学科学院皮肤病研究所）

电子邮箱：meih@pumcderm.cams.cn

106. 黄曲霉

国家科技资源标识符：CSTR:16698.06.NPRC 3.8.361

平台资源号：NPRC 3.8.361

保藏编号：A2d

中文名称：黄曲霉

外文名称：*Aspergillus flavus*

分类学地位：Fungi; Ascomycota; Pezizomycotina;
　　　　　　Eurotiales; Aspergillaceae; *Aspergillus*

生物危害程度：第三类

分离时间：2009-12

分离地址：中国江苏省南京市

分离基物：患者肺泡灌洗液

致病名称：肺曲霉病、侵袭性肺曲霉病

致病对象：人、动物

来源历史：←中国医学科学院病原微生物菌（毒）种保藏中心医学真菌分中心

用　　途：临床检验，传染病病原监测和溯源、制药、诊断试剂研发、食品、科研及教学等领域的微生物学检验、质量控制

联系单位：中国医学科学院皮肤病医院（中国医学科学院皮肤病研究所）

电子邮箱：meih@pumcderm.cams.cn

107. 黄曲霉

国家科技资源标识符：CSTR:16698.06.NPRC 3.8.362

平台资源号：NPRC 3.8.362

保藏编号：A2e

中文名称：黄曲霉

外文名称：*Aspergillus flavus*

分类学地位：Fungi; Ascomycota; Pezizomycotina; Eurotiales; Aspergillaceae; *Aspergillus*

生物危害程度：第三类

分离时间：2011-06

分离地址：美国弗吉尼亚州

分离基物：患者痰液

致病名称：肺曲霉病、侵袭性肺曲霉病

致病对象：人、动物

来源历史：←中国医学科学院病原微生物菌（毒）种保藏中心医学真菌分中心← ATCC（204304）[①]

用　　途：临床检验，传染病病原监测和溯源、制药、诊断试剂研发、食品、科研及教学等领域的微生物学检验、质量控制

联系单位：中国医学科学院皮肤病医院（中国医学科学院皮肤病研究所）

电子邮箱：meih@pumcderm.cams.cn

---

① 表示菌（毒）种在样品提供国的原始编号。

108. 黄曲霉

国家科技资源标识符：CSTR:16698.06.NPRC 3.8.363

平台资源号：NPRC 3.8.363

保藏编号：A2f

中文名称：黄曲霉

外文名称：*Aspergillus flavus*

分类学地位：Fungi; Ascomycota; Pezizomycotina; Eurotiales; Aspergillaceae; *Aspergillus*

生物危害程度：第三类

分离时间：2017-05

分离地址：中国江苏省南京市

分离基物：患者眼组织

致病名称：肺曲霉病、侵袭性肺曲霉病

致病对象：人、动物

来源历史：←中国医学科学院病原微生物菌（毒）种保藏中心医学真菌分中心←南京医科大学附属眼科医院

用　　途：临床检验，传染病病原监测和溯源、制药、诊断试剂研发、食品、科研及教学等领域的微生物学检验、质量控制

联系单位：中国医学科学院皮肤病医院（中国医学科学院皮肤病研究所）

电子邮箱：meih@pumcderm.cams.cn

109. 黄曲霉

国家科技资源标识符：CSTR:16698.06.NPRC 3.8.364

平台资源号：NPRC 3.8.364

保藏编号：A2g

中文名称：黄曲霉

外文名称：*Aspergillus flavus*

分类学地位：Fungi; Ascomycota; Pezizomycotina; Eurotiales; Aspergillaceae; *Aspergillus*

生物危害程度：第三类

分离时间：2017-06

分离地址：美国马里兰州

分离基物：患者组织样本

真菌

致病名称：肺曲霉病、侵袭性肺曲霉病

致病对象：人、动物

来源历史：←中国医学科学院病原微生物菌（毒）种保藏中心医学真菌分中心← ATCC（MYA-3631）①

用　　途：临床检验，传染病病原监测和溯源、制药、诊断试剂研发、食品、科研及教学等领域的微生物学检验、质量控制

联系单位：中国医学科学院皮肤病医院（中国医学科学院皮肤病研究所）

电子邮箱：meih@pumcderm.cams.cn

110. 黄曲霉

国家科技资源标识符：CSTR:16698.06.NPRC 3.8.365

平台资源号：NPRC 3.8.365

保藏编号：A2h

中文名称：黄曲霉

外文名称：*Aspergillus flavus*

分类学地位：Fungi; Ascomycota; Pezizomycotina; Eurotiales; Aspergillaceae; *Aspergillus*

生物危害程度：第三类

分离时间：2017-10

分离地址：中国

分离基物：患者腿部皮肤组织

致病名称：肺曲霉病、侵袭性肺曲霉病

致病对象：人、动物

来源历史：←中国医学科学院病原微生物菌（毒）种保藏中心医学真菌分中心← CBS（CBS120264）②

用　　途：临床检验，传染病病原监测和溯源、制药、诊断试剂研发、食品、科研及教学等领域的微生物学检验、质量控制

联系单位：中国医学科学院皮肤病医院（中国医学科学院皮肤病研究所）

---

① 表示菌（毒）种在样品提供国的原始编号。
② 表示菌（毒）种在样品提供国的原始编号。

电子邮箱：meih@pumcderm.cams.cn

▶ 三十一、黑曲霉

111. 黑曲霉

国家科技资源标识符：CSTR:16698.06.NPRC 3.8.366

平台资源号：NPRC 3.8.366

保藏编号：A3a

中文名称：黑曲霉

外文名称：*Aspergillus niger*

分类学地位：Fungi; Ascomycota; Pezizomycotina; Eurotiales; Aspergillaceae; *Aspergillus*

生物危害程度：第三类

分离时间：1978-12

分离地址：中国北京市

分离基物：不详

致病名称：耳曲霉病、播散性曲霉病

致病对象：人、动物

来源历史：←中国医学科学院病原微生物菌（毒）种保藏中心医学真菌分中心←中国科学院微生物研究所

用　　途：临床检验，传染病病原监测和溯源、制药、诊断试剂研发、环境监测、科研及教学等领域的微生物学检验

联系单位：中国医学科学院皮肤病医院（中国医学科学院皮肤病研究所）

电子邮箱：meih@pumcderm.cams.cn

112. 黑曲霉

国家科技资源标识符：CSTR:16698.06.NPRC 3.8.367

平台资源号：NPRC 3.8.367

保藏编号：A3b

中文名称：黑曲霉

外文名称：*Aspergillus niger*

分类学地位：Fungi; Ascomycota; Pezizomycotina; Eurotiales; Aspergillaceae; *Aspergillus*

生物危害程度：第三类

分离时间：2017-10

分离地址：瑞士

分离基物：患者耳部

致病名称：耳曲霉病、播散性曲霉病

致病对象：人、动物

来源历史：←中国医学科学院病原微生物菌（毒）种保藏中心医学真菌分中心←CBS（CBS121.55）[①]

用　　途：临床检验，传染病病原监测和溯源、制药、诊断试剂研发、环境监测、科研及教学等领域的微生物学检验

联系单位：中国医学科学院皮肤病医院（中国医学科学院皮肤病研究所）

电子邮箱：meih@pumcderm.cams.cn

三十二、棒曲霉

113. 棒曲霉

国家科技资源标识符：CSTR:16698.06.NPRC 3.8.368

平台资源号：NPRC 3.8.368

保藏编号：A4a

中文名称：棒曲霉

外文名称：*Aspergillus clavatus*

分类学地位：Fungi; Ascomycota; Pezizomycotina; Eurotiales; Aspergillaceae; *Aspergillus*

生物危害程度：第三类

分离时间：1978-12

分离地址：中国北京市

分离基物：不详

致病名称：肺曲霉病、耳曲霉病

致病对象：人、动物

来源历史：←中国医学科学院病原微生物菌（毒）种保藏中心医学真菌分中心←中国科

学院微生物研究所

用　　途：临床检验，传染病病原监测和溯源、制药、诊断试剂研发、科研及教学等领域的微生物学检验

联系单位：中国医学科学院皮肤病医院（中国医学科学院皮肤病研究所）

电子邮箱：meih@pumcderm.cams.cn

114. 棒曲霉

国家科技资源标识符：CSTR:16698.06.NPRC 3.8.369

平台资源号：NPRC 3.8.369

保藏编号：A4b

中文名称：棒曲霉

外文名称：*Aspergillus clavatus*

分类学地位：Fungi; Ascomycota; Pezizomycotina; Eurotiales; Aspergillaceae; *Aspergillus*

生物危害程度：第三类

分离时间：1975-05

分离地址：中国北京市

分离基物：患者[②]

致病名称：肺曲霉病、耳曲霉病

致病对象：人、动物

来源历史：←中国医学科学院病原微生物菌（毒）种保藏中心医学真菌分中心←中国疾病预防控制中心

用　　途：临床检验，传染病病原监测和溯源、制药、诊断试剂研发、科研及教学等领域的微生物学检验

联系单位：中国医学科学院皮肤病医院（中国医学科学院皮肤病研究所）

电子邮箱：meih@pumcderm.cams.cn

115. 棒曲霉

国家科技资源标识符：CSTR:16698.06.NPRC 3.8.370

平台资源号：NPRC 3.8.370

真菌

---

① 表示菌（毒）种在样品提供国的原始编号。

② 表示菌（毒）种只明确来自患者，具体基物不详。

保藏编号：A4c

中文名称：棒曲霉

外文名称：*Aspergillus clavatus*

分类学地位：Fungi; Ascomycota; Pezizomycotina; Eurotiales; Aspergillaceae; *Aspergillus*

生物危害程度：第三类

分离时间：2010-06

分离地址：中国北京市

分离基物：不详

致病名称：肺曲霉病、耳曲霉病

致病对象：人、动物

来源历史：←中国医学科学院病原微生物菌（毒）种保藏中心医学真菌分中心←中国科学院微生物研究所

用　　途：临床检验，传染病病原监测和溯源、制药、诊断试剂研发、科研及教学等领域的微生物学检验

联系单位：中国医学科学院皮肤病医院（中国医学科学院皮肤病研究所）

电子邮箱：meih@pumcderm.cams.cn

116. 棒曲霉

国家科技资源标识符：CSTR:16698.06.NPRC 3.8.371

平台资源号：NPRC 3.8.371

保藏编号：A4d

中文名称：棒曲霉

外文名称：*Aspergillus clavatus*

分类学地位：Fungi; Ascomycota; Pezizomycotina; Eurotiales; Aspergillaceae; *Aspergillus*

生物危害程度：第三类

分离时间：2010-06

分离地址：中国北京市

分离基物：不详

致病名称：肺曲霉病、耳曲霉病

致病对象：人、动物

来源历史：←中国医学科学院病原微生物菌（毒）种保藏中心医学真菌分中心←中国科

学院微生物研究所

用　　途：临床检验，传染病病原监测和溯源、制药、诊断试剂研发、科研及教学等领域的微生物学检验

联系单位：中国医学科学院皮肤病医院（中国医学科学院皮肤病研究所）

电子邮箱：meih@pumcderm.cams.cn

◤ 三十三、杂色曲霉

117. 杂色曲霉

国家科技资源标识符：CSTR:16698.06.NPRC 3.8.372

平台资源号：NPRC 3.8.372

保藏编号：A5a

中文名称：杂色曲霉

外文名称：*Aspergillus versicolor*

分类学地位：Fungi; Ascomycota; Pezizomycotina; Eurotiales; Aspergillaceae; *Aspergillus*

生物危害程度：第三类

分离时间：1978-12

分离地址：中国北京市

分离基物：不详

致病名称：肺曲霉病、侵袭性肺曲霉病

致病对象：人、动物

来源历史：←中国医学科学院病原微生物菌（毒）种保藏中心医学真菌分中心←中国科学院微生物研究所

用　　途：临床检验，传染病病原监测和溯源、制药、诊断试剂研发、科研及教学等领域的微生物学检验

联系单位：中国医学科学院皮肤病医院（中国医学科学院皮肤病研究所）

电子邮箱：meih@pumcderm.cams.cn

118. 杂色曲霉

国家科技资源标识符：CSTR:16698.06.NPRC 3.8.373

平台资源号：NPRC 3.8.373

保藏编号：A5b

中文名称：杂色曲霉

外文名称：*Aspergillus versicolor*

分类学地位：Fungi; Ascomycota; Pezizomycotina;
Eurotiales; Aspergillaceae; *Aspergillus*

生物危害程度：第三类

分离时间：1978-12

分离地址：中国北京市

分离基物：不详

致病名称：肺曲霉病、侵袭性肺曲霉病

致病对象：人、动物

来源历史：←中国医学科学院病原微生物菌（毒）
种保藏中心医学真菌分中心←中国科
学院微生物研究所

用　　途：临床检验，传染病病原监测和溯源、
制药、诊断试剂研发、科研及教学等
领域的微生物学检验

联系单位：中国医学科学院皮肤病医院（中国医
学科学院皮肤病研究所）

电子邮箱：meih@pumcderm.cams.cn

119. 杂色曲霉

国家科技资源标识符：CSTR:16698.06.NPRC 3.8.374

平台资源号：NPRC 3.8.374

保藏编号：A5c

中文名称：杂色曲霉

外文名称：*Aspergillus versicolor*

分类学地位：Fungi; Ascomycota; Pezizomycotina;
Eurotiales; Aspergillaceae; *Aspergillus*

生物危害程度：第三类

分离时间：2011-10

分离地址：美国印第安纳州

分离基物：玻璃纸

致病名称：肺曲霉病、侵袭性肺曲霉病

致病对象：人、动物

来源历史：←中国医学科学院病原微生物菌（毒）
种保藏中心医学真菌分中心←CBS
（CBS245.65）①

用　　途：临床检验，传染病病原监测和溯源、
制药、诊断试剂研发、科研及教学等
领域的微生物学检验

联系单位：中国医学科学院皮肤病医院（中国医
学科学院皮肤病研究所）

电子邮箱：meih@pumcderm.cams.cn

120. 杂色曲霉

国家科技资源标识符：CSTR:16698.06.NPRC 3.8.375

平台资源号：NPRC 3.8.375

保藏编号：A5d

中文名称：杂色曲霉

外文名称：*Aspergillus versicolor*

分类学地位：Fungi; Ascomycota; Pezizomycotina;
Eurotiales; Aspergillaceae; *Aspergillus*

生物危害程度：第三类

分离时间：2017-10

分离地址：荷兰

分离基物：患者痰液

致病名称：肺曲霉病、侵袭性肺曲霉病

致病对象：人、动物

来源历史：←中国医学科学院病原微生物菌（毒）
种保藏中心医学真菌分中心←CBS
（CBS113090）②

用　　途：临床检验，传染病病原监测和溯源、
制药、诊断试剂研发、科研及教学等
领域的微生物学检验

联系单位：中国医学科学院皮肤病医院（中国医
学科学院皮肤病研究所）

电子邮箱：meih@pumcderm.cams.cn

真

菌

---

① 表示菌（毒）种在样品提供国的原始编号。

② 表示菌（毒）种在样品提供国的原始编号。

三十四、土曲霉

121. 土曲霉

国家科技资源标识符：CSTR:16698.06.NPRC 3.8.376

平台资源号：NPRC 3.8.376

保藏编号：A6a

中文名称：土曲霉

外文名称：*Aspergillus terreus*

分类学地位：Fungi; Ascomycota; Pezizomycotina; Eurotiales; Aspergillaceae; *Aspergillus*

生物危害程度：第三类

分离时间：1978-12

分离地址：中国北京市

分离基物：不详

致病名称：支气管肺曲霉病、侵袭性肺曲霉病

致病对象：人、动物

来源历史：←中国医学科学院病原微生物菌（毒）种保藏中心医学真菌分中心←中国科学院微生物研究所

用　　途：临床检验，传染病病原监测和溯源、制药、诊断试剂研发、科研及教学等领域的微生物学检验、质量控制

联系单位：中国医学科学院皮肤病医院（中国医学科学院皮肤病研究所）

电子邮箱：meih@pumcderm.cams.cn

122. 土曲霉

国家科技资源标识符：CSTR:16698.06.NPRC 3.8.377

平台资源号：NPRC 3.8.377

保藏编号：A6b

中文名称：土曲霉

外文名称：*Aspergillus terreus*

分类学地位：Fungi; Ascomycota; Pezizomycotina; Eurotiales; Aspergillaceae; *Aspergillus*

生物危害程度：第三类

分离时间：2009-10

分离地址：中国北京市

分离基物：患者支气管灌洗液

致病名称：支气管肺曲霉病、侵袭性肺曲霉病

致病对象：人、动物

来源历史：←中国医学科学院病原微生物菌（毒）种保藏中心医学真菌分中心←北京大学第一医院

用　　途：临床检验，传染病病原监测和溯源、制药、诊断试剂研发、科研及教学等领域的微生物学检验、质量控制

联系单位：中国医学科学院皮肤病医院（中国医学科学院皮肤病研究所）

电子邮箱：meih@pumcderm.cams.cn

123. 土曲霉

国家科技资源标识符：CSTR:16698.06.NPRC 3.8.378

平台资源号：NPRC 3.8.378

保藏编号：A6c

中文名称：土曲霉

外文名称：*Aspergillus terreus*

分类学地位：Fungi; Ascomycota; Pezizomycotina; Eurotiales; Aspergillaceae; *Aspergillus*

生物危害程度：第三类

分离时间：2009-10

分离地址：日本

分离基物：不详

致病名称：支气管肺曲霉病、侵袭性肺曲霉病

致病对象：人、动物

来源历史：←中国医学科学院病原微生物菌（毒）种保藏中心医学真菌分中心←北京大学第一医院←日本国立千叶大学真菌医学研究中心

用　　途：临床检验，传染病病原监测和溯源、制药、诊断试剂研发、科研及教学等领域的微生物学检验、质量控制

联系单位：中国医学科学院皮肤病医院（中国医学科学院皮肤病研究所）

电子邮箱：meih@pumcderm.cams.cn

124. 土曲霉

国家科技资源标识符：CSTR:16698.06.NPRC 3.8.379

平台资源号：NPRC 3.8.379

保藏编号：A6d

中文名称：土曲霉

外文名称：*Aspergillus terreus*

分类学地位：Fungi; Ascomycota; Pezizomycotina; Eurotiales; Aspergillaceae; *Aspergillus*

生物危害程度：第三类

分离时间：2011-06

分离地址：美国

分离基物：患者 [1]

致病名称：支气管肺曲霉病、侵袭性肺曲霉病

致病对象：人、动物

来源历史：←中国医学科学院病原微生物菌（毒）种保藏中心医学真菌分中心← ATCC（MYA-3633）[2]

用　　途：临床检验，传染病病原监测和溯源、制药、诊断试剂研发、科研及教学等领域的微生物学检验、质量控制

联系单位：中国医学科学院皮肤病医院（中国医学科学院皮肤病研究所）

电子邮箱：meih@pumcderm.cams.cn

125. 土曲霉

国家科技资源标识符：CSTR:16698.06.NPRC 3.8.380

平台资源号：NPRC 3.8.380

保藏编号：A6e

中文名称：土曲霉

外文名称：*Aspergillus terreus*

分类学地位：Fungi; Ascomycota; Pezizomycotina; Eurotiales; Aspergillaceae; *Aspergillus*

---

① 表示菌（毒）种只明确来自患者，具体基物不详。
② 表示菌（毒）种在样品提供国的原始编号。

生物危害程度：第三类

分离时间：2013-03

分离地址：中国江苏省南京市

分离基物：患者脓液

致病名称：支气管肺曲霉病、侵袭性肺曲霉病

致病对象：人、动物

来源历史：←中国医学科学院病原微生物菌（毒）种保藏中心医学真菌分中心←江苏省人民医院

用　　途：临床检验，传染病病原监测和溯源、制药、诊断试剂研发、科研及教学等领域的微生物学检验、质量控制

联系单位：中国医学科学院皮肤病医院（中国医学科学院皮肤病研究所）

电子邮箱：meih@pumcderm.cams.cn

126. 土曲霉

国家科技资源标识符：CSTR:16698.06.NPRC 3.8.381

平台资源号：NPRC 3.8.381

保藏编号：A6f

中文名称：土曲霉

外文名称：*Aspergillus terreus*

分类学地位：Fungi; Ascomycota; Pezizomycotina; Eurotiales; Aspergillaceae; *Aspergillus*

生物危害程度：第三类

分离时间：2014-02

分离地址：中国江苏省南京市

分离基物：患者 [3]

致病名称：支气管肺曲霉病、侵袭性肺曲霉病

致病对象：人、动物

来源历史：←中国医学科学院病原微生物菌（毒）种保藏中心医学真菌分中心

用　　途：临床检验，传染病病原监测和溯源、制药、诊断试剂研发、科研及教学等领域的微生物学检验、质量控制

---

③ 表示菌（毒）种只明确来自患者，具体基物不详。

联系单位：中国医学科学院皮肤病医院（中国医
学科学院皮肤病研究所）

电子邮箱：meih@pumcderm.cams.cn

127. 土曲霉

国家科技资源标识符：CSTR:16698.06.NPRC 3.8.382

平台资源号：NPRC 3.8.382

保藏编号：A6g

中文名称：土曲霉

外文名称：*Aspergillus terreus*

分类学地位：Fungi; Ascomycota; Pezizomycotina; Eurotiales; Aspergillaceae; *Aspergillus*

生物危害程度：第三类

分离时间：2015-10

分离地址：中国上海市

分离基物：患者肺组织

致病名称：支气管肺曲霉病、侵袭性肺曲霉病

致病对象：人、动物

来源历史：←中国医学科学院病原微生物菌（毒）种保藏中心医学真菌分中心←上海市东方医院

用　　途：临床检验，传染病病原监测和溯源、制药、诊断试剂研发、科研及教学等领域的微生物学检验、质量控制

联系单位：中国医学科学院皮肤病医院（中国医学科学院皮肤病研究所）

电子邮箱：meih@pumcderm.cams.cn

128. 土曲霉

国家科技资源标识符：CSTR:16698.06.NPRC 3.8.383

平台资源号：NPRC 3.8.383

保藏编号：A6h

中文名称：土曲霉

外文名称：*Aspergillus terreus*

分类学地位：Fungi; Ascomycota; Pezizomycotina; Eurotiales; Aspergillaceae; *Aspergillus*

生物危害程度：第三类

分离时间：2017-06

分离地址：中国上海市

分离基物：患者耳部

致病名称：支气管肺曲霉病、侵袭性肺曲霉病

致病对象：人、动物

来源历史：←中国医学科学院病原微生物菌（毒）种保藏中心医学真菌分中心←海军军医大学附属长征医院（上海长征医院）

用　　途：临床检验，传染病病原监测和溯源、制药、诊断试剂研发、科研及教学等领域的微生物学检验、质量控制

联系单位：中国医学科学院皮肤病医院（中国医学科学院皮肤病研究所）

电子邮箱：meih@pumcderm.cams.cn

三十五、构巢曲霉

129. 构巢曲霉

国家科技资源标识符：CSTR:16698.06.NPRC 3.8.384

平台资源号：NPRC 3.8.384

保藏编号：A7a

中文名称：构巢曲霉

外文名称：*Aspergillus nidulans*

分类学地位：Fungi; Ascomycota; Pezizomycotina; Eurotiales; Aspergillaceae; *Aspergillus*

生物危害程度：第三类

分离时间：1978-12

分离地址：中国北京市

分离基物：不详

致病名称：肺曲霉病、侵袭性肺曲霉病

致病对象：人、动物

来源历史：←中国医学科学院病原微生物菌（毒）种保藏中心医学真菌分中心←中国科学院微生物研究所

用　　途：临床检验，传染病病原监测和溯源、制药、诊断试剂研发、科研及教学等

领域的微生物学检验

联系单位：中国医学科学院皮肤病医院（中国医学科学院皮肤病研究所）

电子邮箱：meih@pumcderm.cams.cn

130. 构巢曲霉

国家科技资源标识符：CSTR:16698.06.NPRC 3.8.385

平台资源号：NPRC 3.8.385

保藏编号：A7b

中文名称：构巢曲霉

外文名称：*Aspergillus nidulans*

分类学地位：Fungi; Ascomycota; Pezizomycotina; Eurotiales; Aspergillaceae; *Aspergillus*

生物危害程度：第三类

分离时间：2003-09

分离地址：中国北京市

分离基物：不详

致病名称：肺曲霉病、侵袭性肺曲霉病

致病对象：人、动物

来源历史：←中国医学科学院病原微生物菌（毒）种保藏中心医学真菌分中心←中国科学院微生物研究所

用　　途：临床检验，传染病病原监测和溯源、制药、诊断试剂研发、科研及教学等领域的微生物学检验

联系单位：中国医学科学院皮肤病医院（中国医学科学院皮肤病研究所）

电子邮箱：meih@pumcderm.cams.cn

131. 构巢曲霉

国家科技资源标识符：CSTR:16698.06.NPRC 3.8.386

平台资源号：NPRC 3.8.386

保藏编号：A7c

中文名称：构巢曲霉

外文名称：*Aspergillus nidulans*

分类学地位：Fungi; Ascomycota; Pezizomycotina; Eurotiales; Aspergillaceae; *Aspergillus*

生物危害程度：第三类

分离时间：2011-10

分离地址：比利时

分离基物：不详

致病名称：肺曲霉病、侵袭性肺曲霉病

致病对象：人、动物

来源历史：←中国医学科学院病原微生物菌（毒）种保藏中心医学真菌分中心← CBS（CBS589.65）[①]

用　　途：临床检验，传染病病原监测和溯源、制药、诊断试剂研发、科研及教学等领域的微生物学检验

联系单位：中国医学科学院皮肤病医院（中国医学科学院皮肤病研究所）

电子邮箱：meih@pumcderm.cams.cn

132. 构巢曲霉

国家科技资源标识符：CSTR:16698.06.NPRC 3.8.387

平台资源号：NPRC 3.8.387

保藏编号：A7d

中文名称：构巢曲霉

外文名称：*Aspergillus nidulans*

分类学地位：Fungi; Ascomycota; Pezizomycotina; Eurotiales; Aspergillaceae; *Aspergillus*

生物危害程度：第三类

分离时间：2017-10

分离地址：不详

分离基物：不详

致病名称：肺曲霉病、侵袭性肺曲霉病

致病对象：人、动物

来源历史：←中国医学科学院病原微生物菌（毒）种保藏中心医学真菌分中心← CBS126972（ATCC 38163）[②]

用　　途：临床检验，传染病病原监测和溯源、

---

① 表示菌（毒）种在样品提供国的原始编号。

② 表示菌（毒）种在样品提供国的原始编号。

真菌

制药、诊断试剂研发、科研及教学等
领域的微生物学检验

联系单位：中国医学科学院皮肤病医院（中国医
学科学院皮肤病研究所）

电子邮箱：meih@pumcderm.cams.cn

三十六、赭曲霉

133. 赭曲霉

国家科技资源标识符：CSTR:16698.06.NPRC 3.8.388

平台资源号：NPRC 3.8.388

保藏编号：A8a

中文名称：赭曲霉

外文名称：*Aspergillus ochraceus*

分类学地位：Fungi; Ascomycota; Pezizomycotina;
Eurotiales; Aspergillaceae; *Aspergillus*

生物危害程度：第三类

分离时间：1978-12

分离地址：中国北京市

分离基物：不详

致病名称：肺曲霉病、播散性曲霉病

致病对象：人、动物

来源历史：←中国医学科学院病原微生物菌（毒）
种保藏中心医学真菌分中心←中国科
学院微生物研究所

用　　途：临床检验，传染病病原监测和溯源、
制药、诊断试剂研发、科研及教学等
领域的微生物学检验

联系单位：中国医学科学院皮肤病医院（中国医
学科学院皮肤病研究所）

电子邮箱：meih@pumcderm.cams.cn

三十七、洋葱曲霉

134. 洋葱曲霉

国家科技资源标识符：CSTR:16698.06.NPRC 3.8.389

平台资源号：NPRC 3.8.389

保藏编号：A9a

中文名称：洋葱曲霉

外文名称：*Aspergillus alliaceus*

分类学地位：Fungi; Ascomycota; Pezizomycotina;
Eurotiales; Aspergillaceae; *Aspergillus*

生物危害程度：第三类

分离时间：1978-12

分离地址：中国北京市

分离基物：不详

致病名称：侵袭性肺曲霉病

致病对象：人

来源历史：←中国医学科学院病原微生物菌（毒）
种保藏中心医学真菌分中心←中国科
学院微生物研究所

用　　途：临床检验，传染病病原监测和溯源、
制药、诊断试剂研发、科研及教学等
领域的微生物学检验

联系单位：中国医学科学院皮肤病医院（中国医
学科学院皮肤病研究所）

电子邮箱：meih@pumcderm.cams.cn

三十八、菌核曲霉

135. 菌核曲霉

国家科技资源标识符：CSTR:16698.06.NPRC 3.8.390

平台资源号：NPRC 3.8.390

保藏编号：A10a

中文名称：菌核曲霉

外文名称：*Aspergillus sclerotiorum*

分类学地位：Fungi; Ascomycota; Pezizomycotina;

Eurotiales; Aspergillaceae; *Aspergillus*

生物危害程度：第三类

分离时间：1978-12

分离地址：中国北京市

分离基物：不详

致病名称：肺曲霉病、甲癣

致病对象：人

来源历史：←中国医学科学院病原微生物菌（毒）种保藏中心医学真菌分中心←中国科学院微生物研究所

用　　途：临床检验，传染病病原监测和溯源、制药、诊断试剂研发、科研及教学等领域的微生物学检验

联系单位：中国医学科学院皮肤病医院（中国医学科学院皮肤病研究所）

电子邮箱：meih@pumcderm.cams.cn

三十九、聚多曲霉

136. 聚多曲霉

国家科技资源标识符：CSTR:16698.06.NPRC 3.8.391

平台资源号：NPRC 3.8.391

保藏编号：A11b

中文名称：聚多曲霉

外文名称：*Aspergillus sydowii*

分类学地位：Fungi; Ascomycota; Pezizomycotina; Eurotiales; Aspergillaceae; *Aspergillus*

生物危害程度：第三类

分离时间：2010-06

分离地址：中国北京市

分离基物：不详

致病名称：侵袭性肺曲霉病、甲癣

致病对象：人

来源历史：←中国医学科学院病原微生物菌（毒）种保藏中心医学真菌分中心←中国科学院微生物研究所

用　　途：临床检验，传染病病原监测和溯源、制药、诊断试剂研发、科研及教学等领域的微生物学检验

联系单位：中国医学科学院皮肤病医院（中国医学科学院皮肤病研究所）

电子邮箱：meih@pumcderm.cams.cn

137. 聚多曲霉

国家科技资源标识符：CSTR:16698.06.NPRC 3.8.392

平台资源号：NPRC 3.8.392

保藏编号：A11c

中文名称：聚多曲霉

外文名称：*Aspergillus sydowii*

分类学地位：Fungi; Ascomycota; Pezizomycotina; Eurotiales; Aspergillaceae; *Aspergillus*

生物危害程度：第三类

分离时间：1978-12

分离地址：中国北京市

分离基物：不详

致病名称：侵袭性肺曲霉病、甲癣

致病对象：人

来源历史：←中国医学科学院病原微生物菌（毒）种保藏中心医学真菌分中心←中国科学院微生物研究所

用　　途：临床检验，传染病病原监测和溯源、制药、诊断试剂研发、科研及教学等领域的微生物学检验

联系单位：中国医学科学院皮肤病医院（中国医学科学院皮肤病研究所）

电子邮箱：meih@pumcderm.cams.cn

四十、日本曲霉

138. 日本曲霉

国家科技资源标识符：CSTR:16698.06.NPRC 3.8.393

平台资源号：NPRC 3.8.393

保藏编号：A12a

中文名称：日本曲霉

外文名称：*Aspergillus japonicus*

分类学地位：Fungi; Ascomycota; Pezizomycotina;
Eurotiales; Aspergillaceae; *Aspergillus*

生物危害程度：第三类

分离时间：1978-12

分离地址：中国北京市

分离基物：不详

致病名称：皮肤曲霉病

致病对象：人

来源历史：←中国医学科学院病原微生物菌（毒）种保藏中心医学真菌分中心←中国科学院微生物研究所

用　　途：临床检验，传染病病原监测和溯源、制药、诊断试剂研发、科研及教学等领域的微生物学检验

联系单位：中国医学科学院皮肤病医院（中国医学科学院皮肤病研究所）

电子邮箱：meih@pumcderm.cams.cn

四十一、溜曲霉

139. 溜曲霉

国家科技资源标识符：CSTR:16698.06.NPRC 3.8.394

平台资源号：NPRC 3.8.394

保藏编号：A13a

中文名称：溜曲霉

外文名称：*Aspergillus tamarii*

分类学地位：Fungi; Ascomycota; Pezizomycotina;
Eurotiales; Aspergillaceae; *Aspergillus*

生物危害程度：第三类

分离时间：1978-12

分离地址：中国北京市

分离基物：不详

致病名称：角膜炎

致病对象：人

来源历史：←中国医学科学院病原微生物菌（毒）种保藏中心医学真菌分中心←中国科学院微生物研究所

用　　途：临床检验，传染病病原监测和溯源、制药、诊断试剂研发、科研及教学等领域的微生物学检验

联系单位：中国医学科学院皮肤病医院（中国医学科学院皮肤病研究所）

电子邮箱：meih@pumcderm.cams.cn

四十二、焦曲霉

140. 焦曲霉

国家科技资源标识符：CSTR:16698.06.NPRC 3.8.395

平台资源号：NPRC 3.8.395

保藏编号：A15a

中文名称：焦曲霉

外文名称：*Aspergillus ustus*

分类学地位：Fungi; Ascomycota; Pezizomycotina;
Eurotiales; Aspergillaceae; *Aspergillus*

生物危害程度：第三类

分离时间：1978-12

分离地址：中国北京市

分离基物：不详

致病名称：侵袭性肺曲霉病

致病对象：人

来源历史：←中国医学科学院病原微生物菌（毒）种保藏中心医学真菌分中心←中国科学院微生物研究所

用　　途：临床检验，传染病病原监测和溯源、制药、诊断试剂研发、科研及教学等领域的微生物学检验

联系单位：中国医学科学院皮肤病医院（中国医学科学院皮肤病研究所）

电子邮箱：meih@pumcderm.cams.cn

141. 焦曲霉

国家科技资源标识符：CSTR:16698.06.NPRC 3.8.396

平台资源号：NPRC 3.8.396

保藏编号：A15b

中文名称：焦曲霉

外文名称：*Aspergillus ustus*

分类学地位：Fungi; Ascomycota; Pezizomycotina; Eurotiales; Aspergillaceae; *Aspergillus*

生物危害程度：第三类

分离时间：2010-06

分离地址：中国北京市

分离基物：不详

致病名称：侵袭性肺曲霉病

致病对象：人

来源历史：←中国医学科学院病原微生物菌（毒）种保藏中心医学真菌分中心←中国科学院微生物研究所

用　　途：临床检验，传染病病原监测和溯源、制药、诊断试剂研发、科研及教学等领域的微生物学检验

联系单位：中国医学科学院皮肤病医院（中国医学科学院皮肤病研究所）

电子邮箱：meih@pumcderm.cams.cn

142. 焦曲霉

国家科技资源标识符：CSTR:16698.06.NPRC 3.8.397

平台资源号：NPRC 3.8.397

保藏编号：A15c

中文名称：焦曲霉

外文名称：*Aspergillus ustus*

分类学地位：Fungi; Ascomycota; Pezizomycotina; Eurotiales; Aspergillaceae; *Aspergillus*

生物危害程度：第三类

分离时间：2010-06

分离地址：中国北京市

分离基物：不详

致病名称：侵袭性肺曲霉病

致病对象：人

来源历史：←中国医学科学院病原微生物菌（毒）种保藏中心医学真菌分中心←中国科学院微生物研究所

用　　途：临床检验，传染病病原监测和溯源、制药、诊断试剂研发、科研及教学等领域的微生物学检验

联系单位：中国医学科学院皮肤病医院（中国医学科学院皮肤病研究所）

电子邮箱：meih@pumcderm.cams.cn

四十三、白曲霉

143. 白曲霉

国家科技资源标识符：CSTR:16698.06.NPRC 3.8.398

平台资源号：NPRC 3.8.398

保藏编号：A17a

中文名称：白曲霉

外文名称：*Aspergillus candidus*

分类学地位：Fungi; Ascomycota; Pezizomycotina; Eurotiales; Aspergillaceae; *Aspergillus*

生物危害程度：第三类

分离时间：1978-12

分离地址：中国北京市

分离基物：不详

致病名称：侵袭性肺曲霉病、耳曲霉病、甲癣

致病对象：人

来源历史：←中国医学科学院病原微生物菌（毒）种保藏中心医学真菌分中心←中国科学院微生物研究所

用　　途：临床检验，传染病病原监测和溯源、制药、诊断试剂研发、科研及教学等领域的微生物学检验

联系单位：中国医学科学院皮肤病医院（中国医学科学院皮肤病研究所）

真菌

电子邮箱：meih@pumcderm.cams.cn

144. 白曲霉

国家科技资源标识符：CSTR:16698.06.NPRC 3.8.399

平台资源号：NPRC 3.8.399

保藏编号：A17b

中文名称：白曲霉

外文名称：*Aspergillus candidus*

分类学地位：Fungi; Ascomycota; Pezizomycotina; Eurotiales; Aspergillaceae; *Aspergillus*

生物危害程度：第三类

分离时间：1978-12

分离地址：中国北京市

分离基物：不详

致病名称：侵袭性肺曲霉病、耳曲霉病、甲癣

致病对象：人

来源历史：←中国医学科学院病原微生物菌（毒）种保藏中心医学真菌分中心←中国科学院微生物研究所

用　　途：临床检验，传染病病原监测和溯源、制药、诊断试剂研发、科研及教学等领域的微生物学检验

联系单位：中国医学科学院皮肤病医院（中国医学科学院皮肤病研究所）

电子邮箱：meih@pumcderm.cams.cn

145. 白曲霉

国家科技资源标识符：CSTR:16698.06.NPRC 3.8.400

平台资源号：NPRC 3.8.400

保藏编号：A17c

中文名称：白曲霉

外文名称：*Aspergillus candidus*

分类学地位：Fungi; Ascomycota; Pezizomycotina; Eurotiales; Aspergillaceae; *Aspergillus*

生物危害程度：第三类

分离时间：2010-06

分离地址：中国北京市

分离基物：不详

致病名称：侵袭性肺曲霉病、耳曲霉病、甲癣

致病对象：人

来源历史：←中国医学科学院病原微生物菌（毒）种保藏中心医学真菌分中心←中国科学院微生物研究所

用　　途：临床检验，传染病病原监测和溯源、制药、诊断试剂研发、科研及教学等领域的微生物学检验

联系单位：中国医学科学院皮肤病医院（中国医学科学院皮肤病研究所）

电子邮箱：meih@pumcderm.cams.cn

146. 白曲霉

国家科技资源标识符：CSTR:16698.06.NPRC 3.8.401

平台资源号：NPRC 3.8.401

保藏编号：A17d

中文名称：白曲霉

外文名称：*Aspergillus candidus*

分类学地位：Fungi; Ascomycota; Pezizomycotina; Eurotiales; Aspergillaceae; *Aspergillus*

生物危害程度：第三类

分离时间：2010-06

分离地址：中国北京市

分离基物：不详

致病名称：侵袭性肺曲霉病、耳曲霉病、甲癣

致病对象：人

来源历史：←中国医学科学院病原微生物菌（毒）种保藏中心医学真菌分中心←中国科学院微生物研究所

用　　途：临床检验，传染病病原监测和溯源、制药、诊断试剂研发、科研及教学等领域的微生物学检验

联系单位：中国医学科学院皮肤病医院（中国医学科学院皮肤病研究所）

电子邮箱：meih@pumcderm.cams.cn

四十四、黄柄曲霉

147. 黄柄曲霉

国家科技资源标识符：CSTR:16698.06.NPRC 3.8.402

平台资源号：NPRC 3.8.402

保藏编号：A18a

中文名称：黄柄曲霉

外文名称：*Aspergillus flavipes*

分类学地位：Fungi; Ascomycota; Pezizomycotina; Eurotiales; Aspergillaceae; *Aspergillus*

生物危害程度：第三类

分离时间：1978-12

分离地址：中国北京市

分离基物：不详

致病名称：皮肤曲霉病、骨髓炎

致病对象：人、动物

来源历史：←中国医学科学院病原微生物菌（毒）种保藏中心医学真菌分中心←中国科学院微生物研究所

用　　途：临床检验，传染病病原监测和溯源、制药、诊断试剂研发、科研及教学等领域的微生物学检验

联系单位：中国医学科学院皮肤病医院（中国医学科学院皮肤病研究所）

电子邮箱：meih@pumcderm.cams.cn

148. 黄柄曲霉

国家科技资源标识符：CSTR:16698.06.NPRC 3.8.403

平台资源号：NPRC 3.8.403

保藏编号：A18c

中文名称：黄柄曲霉

外文名称：*Aspergillus flavipes*

分类学地位：Fungi; Ascomycota; Pezizomycotina; Eurotiales; Aspergillaceae; *Aspergillus*

生物危害程度：第三类

分离时间：2010-06

分离地址：中国北京市

分离基物：不详

致病名称：皮肤曲霉病、骨髓炎

致病对象：人、动物

来源历史：←中国医学科学院病原微生物菌（毒）种保藏中心医学真菌分中心←中国科学院微生物研究所

用　　途：临床检验，传染病病原监测和溯源、制药、诊断试剂研发、科研及教学等领域的微生物学检验

联系单位：中国医学科学院皮肤病医院（中国医学科学院皮肤病研究所）

电子邮箱：meih@pumcderm.cams.cn

四十五、兰特斯曲霉

149. 兰特斯曲霉

国家科技资源标识符：CSTR:16698.06.NPRC 3.8.404

平台资源号：NPRC 3.8.404

保藏编号：A30a

中文名称：兰特斯曲霉

外文名称：*Aspergillus lentulus*

分类学地位：Fungi; Ascomycota; Pezizomycotina; Eurotiales; Aspergillaceae; *Aspergillus*

生物危害程度：第三类

分离时间：2011-10

分离地址：美国

分离基物：患者 [1]

致病名称：肺曲霉病

致病对象：人

来源历史：←中国医学科学院病原微生物菌（毒）种保藏中心医学真菌分中心← CBS（CBS117884）[2]

[1] 表示菌（毒）种只明确来自患者，具体基物不详。

[2] 表示菌（毒）种在样品提供国的原始编号。

用　　途：临床检验，传染病病原监测和溯源、制药、诊断试剂研发、科研及教学等领域的微生物学检验

联系单位：中国医学科学院皮肤病医院（中国医学科学院皮肤病研究所）

电子邮箱：meih@pumcderm.cams.cn

四十六、互隔链格孢

150. 互隔链格孢

国家科技资源标识符：CSTR:16698.06.NPRC 3.8.405

平台资源号：NPRC 3.8.405

保藏编号：B1a

中文名称：互隔链格孢

外文名称：*Alternaria alternata*

分类学地位：Fungi; Ascomycota; Pezizomycotina; Pleosporales; Pleosporaceae; *Alternaria*

生物危害程度：第三类

分离时间：1977-06

分离地址：中国北京市

分离基物：不详

致病名称：甲癣、皮肤真菌病

致病对象：人、动物

来源历史：←中国医学科学院病原微生物菌（毒）种保藏中心医学真菌分中心←中国疾病预防控制中心

用　　途：临床检验，传染病病原监测和溯源、科研及教学等领域的微生物学检验

联系单位：中国医学科学院皮肤病医院（中国医学科学院皮肤病研究所）

电子邮箱：meih@pumcderm.cams.cn

四十七、短柄帚霉

151. 短柄帚霉

国家科技资源标识符：CSTR:16698.06.NPRC 3.8.406

平台资源号：NPRC 3.8.406

保藏编号：B4a

中文名称：短柄帚霉

外文名称：*Scopulariopsis brevicaulis*

分类学地位：Fungi; Ascomycota; Pezizomycotina; Microascales; Microascaceae; *Scopulariopsis*

生物危害程度：第三类

分离时间：1977-06

分离地址：中国北京市

分离基物：不详

致病名称：甲癣、心内膜炎、角膜炎

致病对象：人、动物

来源历史：←中国医学科学院病原微生物菌（毒）种保藏中心医学真菌分中心←中国疾病预防控制中心

用　　途：临床检验，传染病病原监测和溯源、科研及教学等领域的微生物学检验

联系单位：中国医学科学院皮肤病医院（中国医学科学院皮肤病研究所）

电子邮箱：meih@pumcderm.cams.cn

152. 短柄帚霉

国家科技资源标识符：CSTR:16698.06.NPRC 3.8.407

平台资源号：NPRC 3.8.407

保藏编号：B4b

中文名称：短柄帚霉

外文名称：*Scopulariopsis brevicaulis*

分类学地位：Fungi; Ascomycota; Pezizomycotina; Microascales; Microascaceae; *Scopulariopsis*

生物危害程度：第三类

分离时间：1984-01

分离地址：比利时

分离基物：不详

致病名称：甲癣、心内膜炎、角膜炎

致病对象：人、动物

来源历史：←中国医学科学院病原微生物菌（毒）种保藏中心医学真菌分中心←比利时安特卫普

用　　途：临床检验，传染病病原监测和溯源、科研及教学等领域的微生物学检验

联系单位：中国医学科学院皮肤病医院（中国医学科学院皮肤病研究所）

电子邮箱：meih@pumcderm.cams.cn

四十八、派氏小囊菌

153. 派氏小囊菌

国家科技资源标识符：CSTR:16698.06.NPRC 3.8.408

平台资源号：NPRC 3.8.408

保藏编号：B5a

中文名称：派氏小囊菌

外文名称：*Microascus paisii*

分类学地位：Fungi; Ascomycota; Pezizomycotina; Microascales; Microascaceae; *Scopulariopsis*

生物危害程度：第三类

分离时间：2011-10

分离地址：德国

分离基物：患者皮肤组织及毛发

致病名称：肺真菌病

致病对象：人

来源历史：←中国医学科学院病原微生物菌（毒）种保藏中心医学真菌分中心←CBS（CBS345.58）①

———————

① 表示菌（毒）种在样品提供国的原始编号。

用　　途：临床检验，传染病病原监测和溯源、科研及教学等领域的微生物学检验

联系单位：中国医学科学院皮肤病医院（中国医学科学院皮肤病研究所）

电子邮箱：meih@pumcderm.cams.cn

四十九、柑桔青霉

154. 柑桔青霉

国家科技资源标识符：CSTR:16698.06.NPRC 3.8.409

平台资源号：NPRC 3.8.409

保藏编号：B7a

中文名称：柑桔青霉

外文名称：*Penicillium citrinum*

分类学地位：Fungi; Ascomycota; Pezizomycotina; Eurotiales; Aspergillaceae; *Penicillium*

生物危害程度：第三类

分离时间：1977-08

分离地址：中国北京市

分离基物：不详

致病名称：尿路感染、肺炎、角膜炎、眼内炎

致病对象：人

来源历史：←中国医学科学院病原微生物菌（毒）种保藏中心医学真菌分中心←中国疾病预防控制中心

用　　途：临床检验，传染病病原监测和溯源、科研及教学等领域的微生物学检验

联系单位：中国医学科学院皮肤病医院（中国医学科学院皮肤病研究所）

电子邮箱：meih@pumcderm.cams.cn

五十、白地霉

155. 白地霉

国家科技资源标识符：CSTR:16698.06.NPRC 3.8.410

平台资源号：NPRC 3.8.410

保藏编号：B11a

中文名称：白地霉

外文名称：*Geotrichum candidum*

分类学地位：Fungi; Ascomycota; Saccharomyco-tina; Saccharomycetales; Dipodasca-ccac; *Geotrichum*

生物危害程度：第三类

分离时间：1980-07

分离地址：中国北京市

分离基物：不详

致病名称：皮肤真菌病

致病对象：人、动物

来源历史：←中国医学科学院病原微生物菌（毒）种保藏中心医学真菌分中心←中国科学院微生物研究所

用　　途：临床检验，传染病病原监测和溯源、科研及教学等领域的微生物学检验

联系单位：中国医学科学院皮肤病医院（中国医学科学院皮肤病研究所）

电子邮箱：meih@pumcderm.cams.cn

156. 白地霉

国家科技资源标识符：CSTR:16698.06.NPRC 3.8.411

平台资源号：NPRC 3.8.411

保藏编号：B11b

中文名称：白地霉

外文名称：*Geotrichum candidum*

分类学地位：Fungi; Ascomycota; Saccharomyco-tina; Saccharomycetales; Dipodasca-ceae; *Geotrichum*

生物危害程度：第三类

分离时间：2011-07

分离地址：中国江苏省南京市

分离基物：患者足部皮肤组织

致病名称：皮肤真菌病

致病对象：人、动物

来源历史：←中国医学科学院病原微生物菌（毒）种保藏中心医学真菌分中心

用　　途：临床检验，传染病病原监测和溯源、科研及教学等领域的微生物学检验

联系单位：中国医学科学院皮肤病医院（中国医学科学院皮肤病研究所）

电子邮箱：meih@pumcderm.cams.cn

五十一、球孢白僵菌

157. 球孢白僵菌

国家科技资源标识符：CSTR:16698.06.NPRC 3.8.412

平台资源号：NPRC 3.8.412

保藏编号：B13a

中文名称：球孢白僵菌

外文名称：*Beauveria bassiana*

分类学地位：Fungi; Ascomycota; Pezizomycotina; Clavicipitales; Cordycipitaceae; *Beauveria*

生物危害程度：第三类

分离时间：1979-08

分离地址：中国江苏省镇江市

分离基物：空气环境

致病名称：角膜炎

致病对象：人、动物

来源历史：←中国医学科学院病原微生物菌（毒）种保藏中心医学真菌分中心←中国农业科学院蚕业研究所

用　　途：临床检验，传染病病原监测和溯源、科研及教学等领域的微生物学检验

联系单位：中国医学科学院皮肤病医院（中国医学科学院皮肤病研究所）

电子邮箱：meih@pumcderm.cams.cn

158. 球孢白僵菌

国家科技资源标识符：CSTR:16698.06.NPRC 3.8.413

平台资源号：NPRC 3.8.413

保藏编号：B13b

中文名称：球孢白僵菌

外文名称：*Beauveria bassiana*

分类学地位：Fungi; Ascomycota; Pezizomycotina; Clavicipitales; Cordycipitaceae; *Beauveria*

生物危害程度：第三类

分离时间：2003-09

分离地址：中国北京市

分离基物：不详

致病名称：角膜炎

致病对象：人、动物

来源历史：←中国医学科学院病原微生物菌（毒）种保藏中心医学真菌分中心←中国科学院微生物研究所

用　　途：临床检验，传染病病原监测和溯源、科研及教学等领域的微生物学检验

联系单位：中国医学科学院皮肤病医院（中国医学科学院皮肤病研究所）

电子邮箱：meih@pumcderm.cams.cn

五十二、新月弯孢

159. 新月弯孢

国家科技资源标识符：CSTR:16698.06.NPRC 3.8.414

平台资源号：NPRC 3.8.414

保藏编号：B25b

中文名称：新月弯孢

外文名称：*Curvularia lunata*

分类学地位：Fungi; Ascomycota; Pezizomycotina; Pleosporales; Pleosporaceae; *Curvularia*

生物危害程度：第三类

分离时间：2008-05

分离地址：中国湖南省衡阳市

分离基物：患者 [1]

致病名称：暗色丝孢霉病

致病对象：人、动物

来源历史：←中国医学科学院病原微生物菌（毒）种保藏中心医学真菌分中心←南华大学附属第一医院

用　　途：临床检验，传染病病原监测和溯源、科研及教学等领域的微生物学检验

联系单位：中国医学科学院皮肤病医院（中国医学科学院皮肤病研究所）

电子邮箱：meih@pumcderm.cams.cn

五十三、产黄青霉

160. 产黄青霉

国家科技资源标识符：CSTR:16698.06.NPRC 3.8.415

平台资源号：NPRC 3.8.415

保藏编号：B31a

中文名称：产黄青霉

外文名称：*Penicillium chrysogenum*

分类学地位：Fungi; Ascomycota; Pezizomycotina; Eurotiales; Aspergillaceae; *Penicillium*

生物危害程度：第三类

分离时间：1981-05

分离地址：中国北京市

分离基物：患者 [2]

致病名称：耳真菌病、角膜炎、眼内炎、心内膜炎

致病对象：人

来源历史：←中国医学科学院病原微生物菌（毒）种保藏中心医学真菌分中心←北京大学第一医院

用　　途：临床检验，传染病病原监测和溯源、科研及教学等领域的微生物学检验

[1] 表示菌（毒）种只明确来自患者，具体基物不详。

[2] 表示菌（毒）种只明确来自患者，具体基物不详。

联系单位：中国医学科学院皮肤病医院（中国医学科学院皮肤病研究所）

电子邮箱：meih@pumcderm.cams.cn

161. 产黄青霉

国家科技资源标识符：CSTR:16698.06.NPRC 3.8.416

平台资源号：NPRC 3.8.416

保藏编号：B31b

中文名称：产黄青霉

外文名称：*Penicillium chrysogenum*

分类学地位：Fungi; Ascomycota; Pezizomycotina; Eurotiales; Aspergillaceae; *Penicillium*

生物危害程度：第三类

分离时间：2003-09

分离地址：中国北京市

分离基物：不详

致病名称：耳真菌病、角膜炎、眼内炎、心内膜炎

致病对象：人

来源历史：←中国医学科学院病原微生物菌（毒）种保藏中心医学真菌分中心←中国科学院微生物研究所

用　　途：临床检验，传染病病原监测和溯源、科研及教学等领域的微生物学检验

联系单位：中国医学科学院皮肤病医院（中国医学科学院皮肤病研究所）

电子邮箱：meih@pumcderm.cams.cn

162. 产黄青霉

国家科技资源标识符：CSTR:16698.06.NPRC 3.8.417

平台资源号：NPRC 3.8.417

保藏编号：B31c

中文名称：产黄青霉

外文名称：*Penicillium chrysogenum*

分类学地位：Fungi; Ascomycota; Pezizomycotina; Eurotiales; Aspergillaceae; *Penicillium*

生物危害程度：第三类

分离时间：2003-09

分离地址：中国北京市

分离基物：不详

致病名称：耳真菌病、角膜炎、眼内炎、心内膜炎

致病对象：人

来源历史：←中国医学科学院病原微生物菌（毒）种保藏中心医学真菌分中心←中国科学院微生物研究所

用　　途：临床检验，传染病病原监测和溯源、科研及教学等领域的微生物学检验

联系单位：中国医学科学院皮肤病医院（中国医学科学院皮肤病研究所）

电子邮箱：meih@pumcderm.cams.cn

◤ 五十四、弯曲镰刀菌

163. 弯曲镰刀菌

国家科技资源标识符：CSTR:16698.06.NPRC 3.8.418

平台资源号：NPRC 3.8.418

保藏编号：B38a

中文名称：弯曲镰刀菌

外文名称：*Fusarium curvatum*

分类学地位：Fungi; Ascomycota; Pezizomycotina; Hypocreales; Nectriaceae; *Fusarium*

生物危害程度：第三类

分离时间：1993-03

分离地址：中国北京市

分离基物：不详

致病名称：角膜炎、眼内炎、甲癣、皮肤真菌病

致病对象：人、动物

来源历史：←中国医学科学院病原微生物菌（毒）种保藏中心医学真菌分中心←中国科学院微生物研究所

用　　途：临床检验，传染病病原监测和溯源、科研及教学等领域的微生物学检验

联系单位：中国医学科学院皮肤病医院（中国医学科学院皮肤病研究所）

电子邮箱：meih@pumcderm.cams.cn

164. 弯曲镰刀菌

国家科技资源标识符：CSTR:16698.06.NPRC 3.8.419

平台资源号：NPRC 3.8.419

保藏编号：B38c

中文名称：弯曲镰刀菌

外文名称：*Fusarium curvatum*

分类学地位：Fungi; Ascomycota; Pezizomycotina; Hypocreales; Nectriaceae; *Fusarium*

生物危害程度：第三类

分离时间：2011-10

分离地址：荷兰

分离基物：郁金香球茎

致病名称：角膜炎、眼内炎、甲癣、皮肤真菌病

致病对象：人、动物

来源历史：←中国医学科学院病原微生物菌（毒）种保藏中心医学真菌分中心← CBS（CBS 242.59）[1]

用　　途：临床检验，传染病病原监测和溯源、科研及教学等领域的微生物学检验

联系单位：中国医学科学院皮肤病医院（中国医学科学院皮肤病研究所）

电子邮箱：meih@pumcderm.cams.cn

▶ 五十五、哈茨木霉

165. 哈茨木霉

国家科技资源标识符：CSTR:16698.06.NPRC 3.8.420

平台资源号：NPRC 3.8.420

保藏编号：B47b

中文名称：哈茨木霉

外文名称：*Trichoderma harzianum*

分类学地位：Fungi; Ascomycota; Pezizomycotina;

Hypocreales; Hypocreaceae; *Trichoderma*

生物危害程度：第三类

分离时间：2011-10

分离地址：英国

分离基物：土壤

致病名称：腹膜炎、播散性真菌病

致病对象：人

来源历史：←中国医学科学院病原微生物菌（毒）种保藏中心医学真菌分中心← CBS（CBS226.95）[2]

用　　途：临床检验，传染病病原监测和溯源、科研及教学等领域的微生物学检验

联系单位：中国医学科学院皮肤病医院（中国医学科学院皮肤病研究所）

电子邮箱：meih@pumcderm.cams.cn

166. 哈茨木霉

国家科技资源标识符：CSTR:16698.06.NPRC 3.8.421

平台资源号：NPRC 3.8.421

保藏编号：B47c

中文名称：哈茨木霉

外文名称：*Trichoderma harzianum*

分类学地位：Fungi; Ascomycota; Pezizomycotina; Hypocreales; Hypocreaceae; *Trichoderma*

生物危害程度：第三类

分离时间：2017-10

分离地址：不详

分离基物：患者[3]

致病名称：腹膜炎、播散性真菌病

致病对象：人

来源历史：←中国医学科学院病原微生物菌（毒）种保藏中心医学真菌分中心← CBS

① 表示菌（毒）种在样品提供国的原始编号。

② 表示菌（毒）种在样品提供国的原始编号。

③ 表示菌（毒）种只明确来自患者，具体基物不详。

（CBS102174）[①]

用　　途：临床检验，传染病病原监测和溯源、科研及教学等领域的微生物学检验

联系单位：中国医学科学院皮肤病医院（中国医学科学院皮肤病研究所）

电子邮箱：meih@pumcderm.cams.cn

五十六、刚捷木霉

167. 刚捷木霉

国家科技资源标识符：CSTR:16698.06.NPRC 3.8.422

平台资源号：NPRC 3.8.422

保藏编号：B47e

中文名称：刚捷木霉

外文名称：*Trichoderma koningii*

分类学地位：Fungi; Ascomycota; Pezizomycotina; Hypocreales; Hypocreaceae; *Trichoderma*

生物危害程度：第三类

分离时间：2017-10

分离地址：澳大利亚西部

分离基物：小麦根部

致病名称：深部真菌病

致病对象：人

来源历史：←中国医学科学院病原微生物菌（毒）种保藏中心医学真菌分中心←CBS（CBS101.94）[②]

用　　途：临床检验，传染病病原监测和溯源、科研及教学等领域的微生物学检验

联系单位：中国医学科学院皮肤病医院（中国医学科学院皮肤病研究所）

电子邮箱：meih@pumcderm.cams.cn

五十七、总状毛霉原变型

168. 总状毛霉原变型

国家科技资源标识符：CSTR:16698.06.NPRC 3.8.423

平台资源号：NPRC 3.8.423

保藏编号：B49c

中文名称：总状毛霉原变型

外文名称：*Mucor racemosus f.racemosus*

分类学地位：Fungi; Mucoromycotina; Mucorales; Mucoraceae; *Mucor*

生物危害程度：第三类

分离时间：2008-04

分离地址：苏联

分离基物：草原土壤

致病名称：毛霉菌病

致病对象：人、动物

来源历史：←中国医学科学院病原微生物菌（毒）种保藏中心医学真菌分中心←CBS（CBS636.67）[③]

用　　途：临床检验，传染病病原监测和溯源、制药、诊断试剂研发、科研及教学等领域的微生物学检验

联系单位：中国医学科学院皮肤病医院（中国医学科学院皮肤病研究所）

电子邮箱：meih@pumcderm.cams.cn

五十八、不规则毛霉

169. 不规则毛霉

国家科技资源标识符：CSTR:16698.06.NPRC 3.8.424

平台资源号：NPRC 3.8.424

保藏编号：B50j

中文名称：不规则毛霉

---

① 表示菌（毒）种在样品提供国的原始编号。
② 表示菌（毒）种在样品提供国的原始编号。

③ 表示菌（毒）种在样品提供国的原始编号。

外文名称：*Mucor irregularis*

分类学地位：Fungi; Mucoromycota; Mucoromyco-tina; Mucorales; Mucoraceae; *Mucor*

生物危害程度：第三类

分离时间：2009-01

分离地址：中国江苏省南京市

分离基物：患者 ①

致病名称：肺毛霉病、鼻脑毛霉病、播散性毛霉病

致病对象：人

来源历史：←中国医学科学院病原微生物菌（毒）种保藏中心医学真菌分中心

用　途：临床检验，传染病病原监测和溯源、制药、诊断试剂研发、科研及教学等领域的微生物学检验

联系单位：中国医学科学院皮肤病医院（中国医学科学院皮肤病研究所）

电子邮箱：meih@pumcderm.cams.cn

170. 不规则毛霉

国家科技资源标识符：CSTR:16698.06.NPRC 3.8.425

平台资源号：NPRC 3.8.425

保藏编号：B50k

中文名称：不规则毛霉

外文名称：*Mucor irregularis*

分类学地位：Fungi; Mucoromycota; Mucoromyco-tina; Mucorales; Mucoraceae; *Mucor*

生物危害程度：第三类

分离时间：2009-01

分离地址：中国江苏省南京市

分离基物：患者

致病名称：肺毛霉病、鼻脑毛霉病、播散性毛霉病

致病对象：人

来源历史：←中国医学科学院病原微生物菌（毒）种保藏中心医学真菌分中心

用　途：临床检验，传染病病原监测和溯源、

制药、诊断试剂研发、科研及教学等领域的微生物学检验

联系单位：中国医学科学院皮肤病医院（中国医学科学院皮肤病研究所）

电子邮箱：meih@pumcderm.cams.cn

171. 不规则毛霉

国家科技资源标识符：CSTR:16698.06.NPRC 3.8.426

平台资源号：NPRC 3.8.426

保藏编号：B50l

中文名称：不规则毛霉

外文名称：*Mucor irregularis*

分类学地位：Fungi; Mucoromycota; Mucoromyco-tina; Mucorales; Mucoraceae; *Mucor*

生物危害程度：第三类

分离时间：2010-01

分离地址：中国湖北省武汉市

分离基物：患者 ②

致病名称：肺毛霉病、鼻脑毛霉病、播散性毛霉病

致病对象：人

来源历史：←中国医学科学院病原微生物菌（毒）种保藏中心医学真菌分中心←华中科技大学同济医学院

用　途：临床检验，传染病病原监测和溯源、制药、诊断试剂研发、科研及教学等领域的微生物学检验

联系单位：中国医学科学院皮肤病医院（中国医学科学院皮肤病研究所）

电子邮箱：meih@pumcderm.cams.cn

172. 不规则毛霉

国家科技资源标识符：CSTR:16698.06.NPRC 3.8.427

平台资源号：NPRC 3.8.427

保藏编号：B50m

中文名称：不规则毛霉

① 表示菌（毒）种只明确来自患者，具体基物不详。

② 表示菌（毒）种只明确来自患者，具体基物不详。

外文名称：*Mucor irregularis*

分类学地位：Fungi; Mucoromycota; Mucoromyco-
tina; Mucorales; Mucoraceae; *Mucor*

生物危害程度：第三类

分离时间：2010-04

分离地址：中国广东省广州市

分离基物：患者①

致病名称：肺毛霉病、鼻脑毛霉病、播散性毛霉病

致病对象：人

来源历史：←中国医学科学院病原微生物菌（毒）
种保藏中心医学真菌分中心←中山大
学孙逸仙纪念医院

用　　途：临床检验，传染病病原监测和溯源、
制药、诊断试剂研发、科研及教学等
领域的微生物学检验

联系单位：中国医学科学院皮肤病医院（中国医
学科学院皮肤病研究所）

电子邮箱：meih@pumcderm.cams.cn

173. 不规则毛霉

国家科技资源标识符：CSTR:16698.06.NPRC 3.8.428

平台资源号：NPRC 3.8.428

保藏编号：B50n

中文名称：不规则毛霉

外文名称：*Mucor irregularis*

分类学地位：Fungi; Mucoromycota; Mucoromyco-
tina; Mucorales; Mucoraceae; *Mucor*

生物危害程度：第三类

分离时间：2010-04

分离地址：中国四川省成都市

分离基物：患者②

致病名称：肺毛霉病、鼻脑毛霉病、播散性毛霉病

致病对象：人

来源历史：←中国医学科学院病原微生物菌（毒）

种保藏中心医学真菌分中心←四川大
学华西医学中心

用　　途：临床检验，传染病病原监测和溯源、
制药、诊断试剂研发、科研及教学等
领域的微生物学检验

联系单位：中国医学科学院皮肤病医院（中国医
学科学院皮肤病研究所）

电子邮箱：meih@pumcderm.cams.cn

174. 不规则毛霉

国家科技资源标识符：CSTR:16698.06.NPRC 3.8.429

平台资源号：NPRC 3.8.429

保藏编号：B50o

中文名称：不规则毛霉

外文名称：*Mucor irregularis*

分类学地位：Fungi; Mucoromycota; Mucoromyco-
tina; Mucorales; Mucoraceae; *Mucor*

生物危害程度：第三类

分离时间：2010-04

分离地址：中国四川省成都市

分离基物：患者③

致病名称：肺毛霉病、鼻脑毛霉病、播散性毛霉病

致病对象：人

来源历史：←中国医学科学院病原微生物菌（毒）
种保藏中心医学真菌分中心←四川大
学华西医学中心

用　　途：临床检验，传染病病原监测和溯源、
制药、诊断试剂研发、科研及教学等
领域的微生物学检验

联系单位：中国医学科学院皮肤病医院（中国医
学科学院皮肤病研究所）

电子邮箱：meih@pumcderm.cams.cn

175. 不规则毛霉

国家科技资源标识符：CSTR:16698.06.NPRC 3.8.430

---

① 表示菌（毒）种只明确来自患者，具体基物不详。
② 表示菌（毒）种只明确来自患者，具体基物不详。
③ 表示菌（毒）种只明确来自患者，具体基物不详。

平台资源号：NPRC 3.8.430

保藏编号：B50p

中文名称：不规则毛霉

外文名称：*Mucor irregularis*

分类学地位：Fungi; Mucoromycota; Mucoromyco-tina; Mucorales; Mucoraceae; *Mucor*

生物危害程度：第三类

分离时间：2010-04

分离地址：中国重庆市

分离基物：患者①

致病名称：肺毛霉病、鼻脑毛霉病、播散性毛霉病

致病对象：人

来源历史：←中国医学科学院病原微生物菌（毒）种保藏中心医学真菌分中心←中国人民解放军陆军军医大学

用　　途：临床检验，传染病病原监测和溯源、制药、诊断试剂研发、科研及教学等领域的微生物学检验

联系单位：中国医学科学院皮肤病医院（中国医学科学院皮肤病研究所）

电子邮箱：meih@pumcderm.cams.cn

176. 不规则毛霉

国家科技资源标识符：CSTR:16698.06.NPRC 3.8.431

平台资源号：NPRC 3.8.431

保藏编号：B50q

中文名称：不规则毛霉

外文名称：*Mucor irregularis*

分类学地位：Fungi; Mucoromycota; Mucoromyco-tina; Mucorales; Mucoraceae; *Mucor*

生物危害程度：第三类

分离时间：2010-05

分离地址：中国江苏省南京市

分离基物：患者②

---

① 表示菌（毒）种只明确来自患者，具体基物不详。

② 表示菌（毒）种只明确来自患者，具体基物不详。

致病名称：肺毛霉病、鼻脑毛霉病、播散性毛霉病

致病对象：人

来源历史：←中国医学科学院病原微生物菌（毒）种保藏中心医学真菌分中心

用　　途：临床检验，传染病病原监测和溯源、制药、诊断试剂研发、科研及教学等领域的微生物学检验

联系单位：中国医学科学院皮肤病医院（中国医学科学院皮肤病研究所）

电子邮箱：meih@pumcderm.cams.cn

177. 不规则毛霉

国家科技资源标识符：CSTR:16698.06.NPRC 3.8.432

平台资源号：NPRC 3.8.432

保藏编号：B50r

中文名称：不规则毛霉

外文名称：*Mucor irregularis*

分类学地位：Fungi; Mucoromycota; Mucoromyco-tina; Mucorales; Mucoraceae; *Mucor*

生物危害程度：第三类

分离时间：2010-06

分离地址：中国山东省济南市

分离基物：患者上肢皮肤组织

致病名称：肺毛霉病、鼻脑毛霉病、播散性毛霉病

致病对象：人

来源历史：←中国医学科学院病原微生物菌（毒）种保藏中心医学真菌分中心←山东大学齐鲁医院

用　　途：临床检验，传染病病原监测和溯源、制药、诊断试剂研发、科研及教学等领域的微生物学检验

联系单位：中国医学科学院皮肤病医院（中国医学科学院皮肤病研究所）

电子邮箱：meih@pumcderm.cams.cn

178. 不规则毛霉

国家科技资源标识符：CSTR:16698.06.NPRC 3.8.433

平台资源号：NPRC 3.8.433

保藏编号：B50s

中文名称：不规则毛霉

外文名称：*Mucor irregularis*

分类学地位：Fungi; Mucoromycota; Mucoromycotina; Mucorales; Mucoraceae; *Mucor*

生物危害程度：第三类

分离时间：2010-06

分离地址：中国山东省济南市

分离基物：患者面部皮肤组织

致病名称：肺毛霉病、鼻脑毛霉病、播散性毛霉病

致病对象：人

来源历史：←中国医学科学院病原微生物菌（毒）种保藏中心医学真菌分中心←山东大学齐鲁医院

用　　途：临床检验，传染病病原监测和溯源、制药、诊断试剂研发、科研及教学等领域的微生物学检验

联系单位：中国医学科学院皮肤病医院（中国医学科学院皮肤病研究所）

电子邮箱：meih@pumcderm.cams.cn

179. 不规则毛霉

国家科技资源标识符：CSTR:16698.06.NPRC 3.8.434

平台资源号：NPRC 3.8.434

保藏编号：B50t

中文名称：不规则毛霉

外文名称：*Mucor irregularis*

分类学地位：Fungi; Mucoromycota; Mucoromycotina; Mucorales; Mucoraceae; *Mucor*

生物危害程度：第三类

分离时间：2015-08

分离地址：中国江苏省南京市

分离基物：患者①

致病名称：肺毛霉病、鼻脑毛霉病、播散性毛霉病

---

① 表示菌（毒）种只明确来自患者，具体基物不详。

致病对象：人

来源历史：←中国医学科学院病原微生物菌（毒）种保藏中心医学真菌分中心

用　　途：临床检验，传染病病原监测和溯源、制药、诊断试剂研发、科研及教学等领域的微生物学检验

联系单位：中国医学科学院皮肤病医院（中国医学科学院皮肤病研究所）

电子邮箱：meih@pumcderm.cams.cn

五十九、球孢枝孢

180. 球孢枝孢

国家科技资源标识符：CSTR:16698.06.NPRC 3.8.435

平台资源号：NPRC 3.8.435

保藏编号：B51b

中文名称：球孢枝孢

外文名称：*Cladosporium sphaerospermum*

分类学地位：Fungi; Ascomycota; Pezizomycotina; Capnodiales; Cladosporiaceae; *Cladosporium*

生物危害程度：第三类

分离时间：2012-12

分离地址：中国山东省济南市

分离基物：患者

致病名称：角膜炎、皮下组织真菌病、甲癣

致病对象：人

来源历史：←中国医学科学院病原微生物菌（毒）种保藏中心医学真菌分中心←山东省皮肤病医院

用　　途：临床检验，传染病病原监测和溯源、科研及教学等领域的微生物学检验

联系单位：中国医学科学院皮肤病医院（中国医学科学院皮肤病研究所）

电子邮箱：meih@pumcderm.cams.cn

181. 球孢枝孢

国家科技资源标识符：CSTR:16698.06.NPRC 3.8.436

平台资源号：NPRC 3.8.436

保藏编号：B51c

中文名称：球孢枝孢

外文名称：*Cladosporium sphaerospermum*

分类学地位：Fungi; Ascomycota; Pezizomycotina; Capnodiales; Cladosporiaceae; *Cladosporium*

生物危害程度：第三类

分离时间：2017-10

分离地址：不详

分离基物：患者指甲

致病名称：角膜炎、皮下组织真菌病、甲癣

致病对象：人

来源历史：←中国医学科学院病原微生物菌（毒）种保藏中心医学真菌分中心←CBS（CBS192.54）[1]

用　　途：临床检验，传染病病原监测和溯源、科研及教学等领域的微生物学检验

联系单位：中国医学科学院皮肤病医院（中国医学科学院皮肤病研究所）

电子邮箱：meih@pumcderm.cams.cn

六十、枝孢样枝孢

182. 枝孢样枝孢

国家科技资源标识符：CSTR:16698.06.NPRC 3.8.437

平台资源号：NPRC 3.8.437

保藏编号：B52a

中文名称：枝孢样枝孢

外文名称：*Cladosporium cladosporioides*

分类学地位：Fungi; Ascomycota; Pezizomycotina; Capnodiales; Cladosporiaceae; *Cladosporium*

生物危害程度：第三类

分离时间：2009-05

分离地址：美国

分离基物：上漆的地板

致病名称：暗色丝孢霉病

致病对象：人、动物

来源历史：←中国医学科学院病原微生物菌（毒）种保藏中心医学真菌分中心←CBS（CBS174.62）[2]

用　　途：临床检验，传染病病原监测和溯源、科研及教学等领域的微生物学检验

联系单位：中国医学科学院皮肤病医院（中国医学科学院皮肤病研究所）

电子邮箱：meih@pumcderm.cams.cn

六十一、尖孢枝孢霉

183. 尖孢枝孢霉

国家科技资源标识符：CSTR:16698.06.NPRC 3.8.438

平台资源号：NPRC 3.8.438

保藏编号：B52e

中文名称：尖孢枝孢霉

外文名称：*Cladosporium oxysporum*

分类学地位：Fungi; Ascomycota; Pezizomycotina; Capnodiales; Cladosporiaceae; *Cladosporium*

生物危害程度：第三类

分离时间：2017-10

分离地址：委内瑞拉

分离基物：空气

致病名称：角膜炎、脑膜炎

致病对象：人

---

① 表示菌（毒）种在样品提供国的原始编号。

② 表示菌（毒）种在样品提供国的原始编号。

来源历史：←中国医学科学院病原微生物菌（毒）种保藏中心医学真菌分中心←CBS（CBS 126351）①

用　　途：临床检验，传染病病原监测和溯源、科研及教学等领域的微生物学检验

联系单位：中国医学科学院皮肤病医院（中国医学科学院皮肤病研究所）

电子邮箱：meih@pumcderm.cams.cn

六十二、兰哥伦枝孢

184. 兰哥伦枝孢

国家科技资源标识符：CSTR:16698.06.NPRC 3.8.439

平台资源号：NPRC 3.8.439

保藏编号：B52f

中文名称：兰哥伦枝孢

外文名称：*Cladosporium langeronii*

分类学地位：Fungi; Ascomycota; Pezizomycotina; Capnodiales; Cladosporiaceae; *Cladosporium*

生物危害程度：第三类

分离时间：2017-10

分离地址：巴西

分离基物：患者

致病名称：皮肤真菌病

致病对象：人

来源历史：←中国医学科学院病原微生物菌（毒）种保藏中心医学真菌分中心←CBS（CBS 189.54）②

用　　途：临床检验，传染病病原监测和溯源、科研及教学等领域的微生物学检验

联系单位：中国医学科学院皮肤病医院（中国医学科学院皮肤病研究所）

电子邮箱：meih@pumcderm.cams.cn

六十三、路西塔尼亚毛霉

185. 路西塔尼亚毛霉

国家科技资源标识符：CSTR:16698.06.NPRC 3.8.440

平台资源号：NPRC 3.8.440

保藏编号：B57a

中文名称：路西塔尼亚毛霉

外文名称：*Mucor lusitanicus*

分类学地位：Fungi; Mucoromycota; Mucoromycotina; Mucorales; Mucoraceae; *Mucor*

生物危害程度：第三类

分离时间：2008-04

分离地址：不详

分离基物：不详

致病名称：毛霉病

致病对象：人

来源历史：←中国医学科学院病原微生物菌（毒）种保藏中心医学真菌分中心←CBS（CBS108.17）③

用　　途：临床检验，传染病病原监测和溯源、科研及教学等领域的微生物学检验

联系单位：中国医学科学院皮肤病医院（中国医学科学院皮肤病研究所）

电子邮箱：meih@pumcderm.cams.cn

六十四、詹森毛霉

186. 詹森毛霉

国家科技资源标识符：CSTR:16698.06.NPRC 3.8.441

平台资源号：NPRC 3.8.441

保藏编号：B57b

---

① 表示菌（毒）种在样品提供国的原始编号。

② 表示菌（毒）种在样品提供国的原始编号。

③ 表示菌（毒）种在样品提供国的原始编号。

中文名称：詹森毛霉

外文名称：*Mucor janssenii*

分类学地位：Fungi; Mucoromycota; Mucoromyco-
　　　　　　tina; Mucorales; Mucoraceae; *Mucor*

生物危害程度：第三类

分离时间：2008-04

分离地址：南非

分离基物：森林土壤

致病名称：不详

致病对象：不详

来源历史：←中国医学科学院病原微生物菌（毒）
　　　　　　种保藏中心医学真菌分中心←CBS
　　　　　　（CBS205.68）①

用　　途：临床检验，传染病病原监测和溯源、
　　　　　　科研及教学等领域的微生物学检验

联系单位：中国医学科学院皮肤病医院（中国医
　　　　　　学科学院皮肤病研究所）

电子邮箱：meih@pumcderm.cams.cn

六十五、卷枝毛霉

187. 卷枝毛霉

国家科技资源标识符：CSTR:16698.06.NPRC 3.8.442

平台资源号：NPRC 3.8.442

保藏编号：B57c

中文名称：卷枝毛霉

外文名称：*Mucor circinelloides*

分类学地位：Fungi; Mucoromycota; Mucoromyco-
　　　　　　tina; Mucorales; Mucoraceae; *Mucor*

生物危害程度：第三类

分离时间：2003-07

分离地址：中国江苏省南京市

分离基物：患者②

致病名称：鼻脑毛霉病、皮肤毛霉病

致病对象：人、动物

来源历史：←中国医学科学院病原微生物菌（毒）
　　　　　　种保藏中心医学真菌分中心

用　　途：临床检验，传染病病原监测和溯源、
　　　　　　科研及教学等领域的微生物学检验

联系单位：中国医学科学院皮肤病医院（中国医
　　　　　　学科学院皮肤病研究所）

电子邮箱：meih@pumcderm.cams.cn

六十六、同合小克银汉霉

188. 同合小克银汉霉

国家科技资源标识符：CSTR:16698.06.NPRC 3.8.443

平台资源号：NPRC 3.8.443

保藏编号：B59a

中文名称：同合小克银汉霉

外文名称：*Cunninghamella homothallica*

分类学地位：Fungi; Mucoromycota; Mucoromyco-
　　　　　　tina; Mucorales; Cunninghamellaceae;
　　　　　　Cunninghamella

生物危害程度：第三类

分离时间：2008-04

分离地址：日本东京

分离基物：土壤

致病名称：不详

致病对象：不详

来源历史：←中国医学科学院病原微生物菌（毒）
　　　　　　种保藏中心医学真菌分中心←CBS
　　　　　　（CBS168.53）③

用　　途：临床检验，传染病病原监测和溯源、
　　　　　　科研及教学等领域的微生物学检验

联系单位：中国医学科学院皮肤病医院（中国医
　　　　　　学科学院皮肤病研究所）

真菌

---

① 表示菌（毒）种在样品提供国的原始编号。

② 表示菌（毒）种只明确来自患者，具体基物不详。

---

③ 表示菌（毒）种在样品提供国的原始编号。

电子邮箱：meih@pumcderm.cams.cn

六十七、无接合孢毛霉

189. 无接合孢毛霉

国家科技资源标识符：CSTR:16698.06.NPRC 3.8.444

平台资源号：NPRC 3.8.444

保藏编号：B61a

中文名称：无接合孢毛霉

外文名称：*Mucor azygosporus*

分类学地位：Fungi; Mucoromycota; Mucoromyco-tina; Mucorales; Mucoraceae; *Mucor*

生物危害程度：第三类

分离时间：2008-04

分离地址：美国俄克拉荷马州

分离基物：蜥蜴粪便

致病名称：不详

致病对象：不详

来源历史：←中国医学科学院病原微生物菌（毒）种保藏中心医学真菌分中心←CBS（CBS292.63）[①]

用　　途：临床检验，传染病病原监测和溯源、科研及教学等领域的微生物学检验

联系单位：中国医学科学院皮肤病医院（中国医学科学院皮肤病研究所）

电子邮箱：meih@pumcderm.cams.cn

六十八、微小根毛霉

190. 微小根毛霉

国家科技资源标识符：CSTR:16698.06.NPRC 3.8.445

平台资源号：NPRC 3.8.445

保藏编号：B63b

中文名称：微小根毛霉

外文名称：*Rhizomucor pusillus*

分类学地位：Fungi; Mucoromycota; Mucoromyco-tina; Mucorales; Thamnidiaceae; *Rhizomucor*

生物危害程度：第三类

分离时间：2016-12

分离地址：中国江苏省南京市

分离基物：患者[②]

致病名称：鼻脑毛霉病、播散性毛霉病

致病对象：人、动物

来源历史：←中国医学科学院病原微生物菌（毒）种保藏中心医学真菌分中心

用　　途：临床检验，传染病病原监测和溯源、科研及教学等领域的微生物学检验

联系单位：中国医学科学院皮肤病医院（中国医学科学院皮肤病研究所）

电子邮箱：meih@pumcderm.cams.cn

191. 微小根毛霉

国家科技资源标识符：CSTR:16698.06.NPRC 3.8.446

平台资源号：NPRC 3.8.446

保藏编号：B63c

中文名称：微小根毛霉

外文名称：*Rhizomucor pusillus*

分类学地位：Fungi; Mucoromycota; Mucoromyco-tina; Mucorales; Thamnidiaceae; *Rhizomucor*

生物危害程度：第三类

分离时间：2017-10

分离地址：法国

分离基物：患者骨组织

致病名称：鼻脑毛霉病、播散性毛霉病

致病对象：人、动物

来源历史：←中国医学科学院病原微生物菌（毒）

① 表示菌（毒）种在样品提供国的原始编号。

② 表示菌（毒）种只明确来自患者，具体基物不详。

种保藏中心医学真菌分中心 ← CBS
（CBS120586）[①]

用　　途：临床检验，传染病病原监测和溯源、
　　　　　科研及教学等领域的微生物学检验

联系单位：中国医学科学院皮肤病医院（中国医
　　　　　学科学院皮肤病研究所）

电子邮箱：meih@pumcderm.cams.cn

六十九、冻土毛霉

192. 冻土毛霉

国家科技资源标识符：CSTR:16698.06.NPRC 3.8.447

平台资源号：NPRC 3.8.447

保藏编号：B66b

中文名称：冻土毛霉

外文名称：*Mucor hiemalis*

分类学地位：Fungi; Mucoromycota; Mucoromyco-
　　　　　　tina; Mucorales; Mucoraceae; *Mucor*

生物危害程度：第三类

分离时间：2004-08

分离地址：中国江苏省南京市

分离基物：不详

致病名称：毛霉病

致病对象：人

来源历史：←中国医学科学院病原微生物菌（毒）
　　　　　种保藏中心医学真菌分中心

用　　途：临床检验，传染病病原监测和溯源、
　　　　　科研及教学等领域的微生物学检验

联系单位：中国医学科学院皮肤病医院（中国医
　　　　　学科学院皮肤病研究所）

电子邮箱：meih@pumcderm.cams.cn

193. 冻土毛霉

国家科技资源标识符：CSTR:16698.06.NPRC 3.8.448

平台资源号：NPRC 3.8.448

保藏编号：B66c

中文名称：冻土毛霉

外文名称：*Mucor hiemalis*

分类学地位：Fungi; Mucoromycota; Mucoromyco-
　　　　　　tina; Mucorales; Mucoraceae; *Mucor*

生物危害程度：第三类

分离时间：2004-08

分离地址：中国江苏省南京市

分离基物：不详

致病名称：毛霉病

致病对象：人

来源历史：←中国医学科学院病原微生物菌（毒）
　　　　　种保藏中心医学真菌分中心

用　　途：临床检验，传染病病原监测和溯源、
　　　　　科研及教学等领域的微生物学检验

联系单位：中国医学科学院皮肤病医院（中国医
　　　　　学科学院皮肤病研究所）

电子邮箱：meih@pumcderm.cams.cn

194. 冻土毛霉

国家科技资源标识符：CSTR:16698.06.NPRC 3.8.449

平台资源号：NPRC 3.8.449

保藏编号：B66e

中文名称：冻土毛霉

外文名称：*Mucor hiemalis*

分类学地位：Fungi; Mucoromycota; Mucoromyco-
　　　　　　tina; Mucorales; Mucoraceae; *Mucor*

生物危害程度：第三类

分离时间：2004-08

分离地址：中国江苏省南京市

分离基物：不详

致病名称：毛霉病

致病对象：人

来源历史：←中国医学科学院病原微生物菌（毒）
　　　　　种保藏中心医学真菌分中心

用　　途：临床检验，传染病病原监测和溯源、

---

① 表示菌（毒）种在样品提供国的原始编号。

科研及教学等领域的微生物学检验

联系单位：中国医学科学院皮肤病医院（中国医学科学院皮肤病研究所）

电子邮箱：meih@pumcderm.cams.cn

195. 冻土毛霉

国家科技资源标识符：CSTR:16698.06.NPRC 3.8.450

平台资源号：NPRC 3.8.450

保藏编号：B66h

中文名称：冻土毛霉

外文名称：*Mucor hiemalis*

分类学地位：Fungi; Mucoromycota; Mucoromycotina; Mucorales; Mucoraceae; *Mucor*

生物危害程度：第三类

分离时间：2008-04

分离地址：美国密歇根州

分离基物：不详

致病名称：毛霉病

致病对象：人

来源历史：←中国医学科学院病原微生物菌（毒）种保藏中心医学真菌分中心←CBS（CBS201.65）[①]

用　　途：临床检验，传染病病原监测和溯源、科研及教学等领域的微生物学检验

联系单位：中国医学科学院皮肤病医院（中国医学科学院皮肤病研究所）

电子邮箱：meih@pumcderm.cams.cn

七十、伞枝横梗霉

196. 伞枝横梗霉

国家科技资源标识符：CSTR:16698.06.NPRC 3.8.451

平台资源号：NPRC 3.8.451

保藏编号：B69a

---

① 表示菌（毒）种在样品提供国的原始编号。

中文名称：伞枝横梗霉

外文名称：*Lichtheimia corymbifera*

分类学地位：Fungi; Mucoromycota; Mucoromycotina; Mucorales; Lichtheimiaceae; *Lichtheimia*

生物危害程度：第三类

分离时间：2007-01

分离地址：中国江苏省南京市

分离基物：患者皮肤组织

致病名称：皮下组织真菌病

致病对象：人、动物

来源历史：←中国医学科学院病原微生物菌（毒）种保藏中心医学真菌分中心

用　　途：临床检验，传染病病原监测和溯源、科研及教学等领域的微生物学检验

联系单位：中国医学科学院皮肤病医院（中国医学科学院皮肤病研究所）

电子邮箱：meih@pumcderm.cams.cn

197. 伞枝横梗霉

国家科技资源标识符：CSTR:16698.06.NPRC 3.8.452

平台资源号：NPRC 3.8.452

保藏编号：B69c

中文名称：伞枝横梗霉

外文名称：*Lichtheimia corymbifera*

分类学地位：Fungi; Mucoromycota; Mucoromycotina; Mucorales; Lichtheimiaceae; *Lichtheimia*

生物危害程度：第三类

分离时间：2008-01

分离地址：中国辽宁省大连市

分离基物：患者皮肤组织

致病名称：皮下组织真菌病

致病对象：人、动物

来源历史：←中国医学科学院病原微生物菌（毒）种保藏中心医学真菌分中心←大连市皮肤病医院

用　　途：临床检验，传染病病原监测和溯源、科研及教学等领域的微生物学检验

联系单位：中国医学科学院皮肤病医院（中国医学科学院皮肤病研究所）

电子邮箱：meih@pumcderm.cams.cn

198. 伞枝横梗霉

国家科技资源标识符：CSTR:16698.06.NPRC 3.8.453

平台资源号：NPRC 3.8.453

保藏编号：B69e

中文名称：伞枝横梗霉

外文名称：*Lichtheimia corymbifera*

分类学地位：Fungi; Mucoromycota; Mucoromycotina; Mucorales; Lichtheimiaceae; *Lichtheimia*

生物危害程度：第三类

分离时间：2009-01

分离地址：中国福建省福州市

分离基物：患者皮肤组织

致病名称：皮下组织真菌病

致病对象：人、动物

来源历史：←中国医学科学院病原微生物菌（毒）种保藏中心医学真菌分中心←福建医科大学附属协和医院

用　　途：临床检验，传染病病原监测和溯源、科研及教学等领域的微生物学检验

联系单位：中国医学科学院皮肤病医院（中国医学科学院皮肤病研究所）

电子邮箱：meih@pumcderm.cams.cn

保藏编号：B69g

中文名称：分枝横梗霉

外文名称：*Lichtheimia ramosa*

分类学地位：Fungi; Mucoromycota; Mucoromycotina; Mucorales; Lichtheimiaceae; *Lichtheimia*

生物危害程度：第三类

分离时间：2011-10

分离地址：不详

分离基物：不详

致病名称：皮肤毛霉病

致病对象：人、动物

来源历史：←中国医学科学院病原微生物菌（毒）种保藏中心医学真菌分中心←CBS（CBS271.65）[①]

用　　途：临床检验，传染病病原监测和溯源、科研及教学等领域的微生物学检验

联系单位：中国医学科学院皮肤病医院（中国医学科学院皮肤病研究所）

电子邮箱：meih@pumcderm.cams.cn

七十一、多枝横梗霉

199. 分枝横梗霉

国家科技资源标识符：CSTR:16698.06.NPRC 3.8.454

平台资源号：NPRC 3.8.454

真菌

---

①　表示菌（毒）种在样品提供国的原始编号。

第三部分

病　毒

一、腺病毒

1. 腺病毒

国家科技资源标识符：CSTR:16698.06.NPRC 2.5.13

平台资源号：NPRC 2.5.13

保藏编号：CAMS-CCPM-C-III-009 001

中文名称：腺病毒 3 型

外文名称：*Adenovirus* 3

分类学地位：Bamfordvirac; Prcplasmiviricota; Tcctiliviricetes; Rowavirales; Adenoviridae; *Mastadenovirus*; *Human mastadenovirus*

生物危害程度：第三类

分离时间：不详

分离地址：中国北京市

分离基物：患者咽拭子

致病名称：呼吸道感染

致病对象：人

来源历史：←中国医学科学院病原生物学研究所

用　　途：科研、教学等科学实验

联系单位：中国医学科学院病原生物学研究所

电子邮箱：CCPM_C@ipbcams.ac.cn

2. 腺病毒

国家科技资源标识符：CSTR:16698.06.NPRC 2.5.14

平台资源号：NPRC 2.5.14

保藏编号：CAMS-CCPM-C-III-009 002

中文名称：腺病毒 5 型

外文名称：*Adenovirus* 5

分类学地位：Bamfordvirae; Preplasmiviricota; Tectiliviricetes; Rowavirales; Adenoviridae; *Mastadenovirus*; *Human mastadenovirus*

生物危害程度：第三类

分离时间：不详

分离地址：中国北京市

分离基物：患者咽拭子

致病名称：呼吸道感染

致病对象：人

来源历史：←中国医学科学院病原生物学研究所

用　　途：科研、教学等科学实验

联系单位：中国医学科学院病原生物学研究所

电子邮箱：CCPM_C@ipbcams.ac.cn

二、冠状病毒

3. 冠状病毒

国家科技资源标识符：CSTR:16698.06.NPRC 2.5.15

平台资源号：NPRC 2.5.15

保藏编号：CAMS-CCPM-C-III-005

中文名称：人冠状病毒 229E

外文名称：*Human coronavirus* 229E

分类学地位：Orthornavirae; Pisuviricota; Pisoniviricetes; Nidovirales;Coronaviridae; *Alphacoronavirus*; *Human coronavirus*

生物危害程度：第三类

分离时间：2014-01-12

分离地址：不详

分离基物：患者咽拭子

致病名称：呼吸道感染

致病对象：人

来源历史：←中国医学科学院病原生物学研究所

用　　途：科研、教学等科学实验

联系单位：中国医学科学院病原生物学研究所

电子邮箱：CCPM_C@ipbcams.ac.cn

4. 冠状病毒

国家科技资源标识符：CSTR:16698.06.NPRC 2.5.16

平台资源号：NPRC 2.5.16

保藏编号：CAMS-CCPM-C-III-005-002

中文名称：人冠状病毒 OC43

外文名称：*Human coronavirus* OC43

分类学地位：Orthornavirae; Pisuviricota; Pisonivi-
　　　　　　ricetes; Nidovirales; Coronaviridae;
　　　　　　Alphacoronavirus; *Human coronavirus*
生物危害程度：第三类
分离时间：2014-01-12
分离地址：不详
分离基物：患者咽拭子
致病名称：呼吸道感染
致病对象：人
来源历史：←中国医学科学院病原生物学研究所
用　　途：科研、教学等科学实验
联系单位：中国医学科学院病原生物学研究所
电子邮箱：CCPM_C@ipbcams.ac.cn

5. 冠状病毒

国家科技资源标识符：CSTR:16698.06.NPRC 2.7.12
平台资源号：NPRC 2.7.12
保藏编号：CCPM (A)-V-070101
中文名称：人类冠状病毒 229E
外文名称：*Human Coronavirus 229E*
分类学地位：Orthornavirae; Pisuviricota; Pisonivi-
　　　　　　ricetes; Nidovirales; Coronaviridae;
　　　　　　Alphacoronavirus; *Human coronavirus*
生物危害程度：第三类
分离时间：1966
分离地址：美国
分离基物：患者鼻拭子
致病名称：上呼吸道感染
致病对象：人
来源历史：←中国医学科学院病原微生物菌（毒）
　　　　　　种保藏中心药用微生物相关菌（毒）
　　　　　　种保藏分中心←中国医学科学院医药
　　　　　　生物技术研究所← ATCC
用　　途：药物研发
联系单位：中国医学科学院医药生物技术研究所
电子邮箱：blizzarddon@vip.sina.com

6. 冠状病毒

国家科技资源标识符：CSTR:16698.06.NPRC 2.7.13
平台资源号：NPRC 2.7.13
保藏编号：CCPM (A)-V-070201
中文名称：人类冠状病毒 OC43
外文名称：*Human Coronavirus OC43*
分类学地位：Orthornavirae; Pisuviricota; Pisonivi-
　　　　　　ricetes; Nidovirales; Coronaviridae;
　　　　　　Alphacoronavirus; *Human coronavirus*
生物危害程度：第三类
分离时间：1967
分离地址：美国
分离基物：患者鼻拭子
致病名称：上呼吸道感染
致病对象：人
来源历史：←中国医学科学院病原微生物菌（毒）
　　　　　　种保藏中心药用微生物相关菌（毒）
　　　　　　种保藏分中心←中国医学科学院医药
　　　　　　生物技术研究所← ATCC
用　　途：药物研发
联系单位：中国医学科学院医药生物技术研究所
电子邮箱：blizzarddon@vip.sina.com

三、柯萨奇病毒

7. 柯萨奇病毒

国家科技资源标识符：CSTR:16698.06.NPRC 2.3.184
平台资源号：NPRC 2.3.184
保藏编号：CHPC 2.7.10.SD/21/001.21
中文名称：柯萨奇病毒 A 组 16 型 / 山东青岛 /
　　　　　　2019
外文名称：*Coxsackievirus* A16/*Shangdong-Qingd-
　　　　　　ao*/2019
分类学地位：Orthornavirae; Pisuviricota; Pisonivi-
　　　　　　ricetes; Picornavirales; Picornaviridae;

病

毒

Enterovirus; *Coxsackievirus*

生物危害程度：第三类

分离时间：2021-01-30

分离地址：中国北京市昌平区

分离基物：患者咽拭子

致病名称：手足口病

致病对象：人

来源历史：←中国疾病预防控制中心病原微生物
菌（毒）种保藏中心病毒病所分中心
←青岛市疾病预防控制中心

用　　途：传染病病原监测和溯源

联系单位：中国疾病预防控制中心病毒病预防控
制所

电子邮箱：chpcnet@ivdc.chinacdc.cn

8. 柯萨奇病毒

国家科技资源标识符：CSTR:16698.06.NPRC 2.3.185

平台资源号：NPRC 2.3.185

保藏编号：CHPC 2.7.10.SD/21/002.21

中文名称：柯萨奇病毒 A 组 16 型 / 山东青岛 /
2019

外文名称：*Coxsackievirus* A16/*Shangdong-Qingd-
ao*/2019

分类学地位：Orthornavirae; Pisuviricota; Pisonivi-
ricetes; Picornavirales; Picornaviridae;
Enterovirus; *Coxsackievirus*

生物危害程度：第三类

分离时间：2021-01-30

分离地址：中国北京市昌平区

分离基物：患者咽拭子

致病名称：手足口病

致病对象：人

来源历史：←中国疾病预防控制中心病原微生物
菌（毒）种保藏中心病毒病所分中心
←青岛市疾病预防控制中心

用　　途：传染病病原监测和溯源

联系单位：中国疾病预防控制中心病毒病预防控

制所

电子邮箱：chpcnet@ivdc.chinacdc.cn

9. 柯萨奇病毒

国家科技资源标识符：CSTR:16698.06.NPRC 2.3.186

平台资源号：NPRC 2.3.186

保藏编号：CHPC 2.7.10.SD/21/003.21

中文名称：柯萨奇病毒 A 组 16 型 / 山东青岛 /2019

外文名称：*Coxsackievirus* A16/*Shangdong-Qingd-
ao*/2019

分类学地位：Orthornavirae; Pisuviricota; Pisonivi-
ricetes; Picornavirales; Picornaviridae;
Enterovirus; *Coxsackievirus*

生物危害程度：第三类

分离时间：2021-01-30

分离地址：中国北京市昌平区

分离基物：患者咽拭子

致病名称：手足口病

致病对象：人

来源历史：←中国疾病预防控制中心病原微生物
菌（毒）种保藏中心病毒病所分中心
←青岛市疾病预防控制中心

用　　途：传染病病原监测和溯源

联系单位：中国疾病预防控制中心病毒病预防控
制所

电子邮箱：chpcnet@ivdc.chinacdc.cn

10. 柯萨奇病毒

国家科技资源标识符：CSTR:16698.06.NPRC 2.3.187

平台资源号：NPRC 2.3.187

保藏编号：CHPC 2.7.10.SD/21/004.21

中文名称：柯萨奇病毒 A 组 6 型 / 山东青岛 /2019

外文名称：*Coxsackievirus* A6/*Shangdong-Qingd-
ao*/2019

分类学地位：Orthornavirae; Pisuviricota; Pisonivi-
ricetes; Picornavirales; Picornaviridae;
Enterovirus; *Coxsackievirus*

生物危害程度：第三类

分离时间：2021-02-25

分离地址：中国北京市昌平区

分离基物：患者咽拭子

致病名称：手足口病

致病对象：人

来源历史：←中国疾病预防控制中心病原微生物菌（毒）种保藏中心病毒病所分中心←青岛市疾病预防控制中心

用　　途：传染病病原监测和溯源

联系单位：中国疾病预防控制中心病毒病预防控制所

电子邮箱：chpcnet@ivdc.chinacdc.cn

11. 柯萨奇病毒

国家科技资源标识符：CSTR:16698.06.NPRC 2.3.188

平台资源号：NPRC 2.3.188

保藏编号：CHPC 2.7.10.SD/21/005.21

中文名称：柯萨奇病毒 A 组 6 型 / 山东青岛 /2019

外文名称：*Coxsackievirus* A6/*Shangdong-Qingdao*/2019

分类学地位：Orthornavirae; Pisuviricota; Pisoniviricetes; Picornavirales; Picornaviridae; *Enterovirus*; *Coxsackievirus*

生物危害程度：第三类

分离时间：2021-02-25

分离地址：中国北京市昌平区

分离基物：患者咽拭子

致病名称：手足口病

致病对象：人

来源历史：←中国疾病预防控制中心病原微生物菌（毒）种保藏中心病毒病所分中心←青岛市疾病预防控制中心

用　　途：传染病病原监测和溯源

联系单位：中国疾病预防控制中心病毒病预防控制所

电子邮箱：chpcnet@ivdc.chinacdc.cn

12. 柯萨奇病毒

国家科技资源标识符：CSTR:16698.06.NPRC 2.5.17

平台资源号：NPRC 2.5.17

保藏编号：CAMS-CCPM-C-Ⅲ-002 002

中文名称：柯萨奇病毒 B3

外文名称：*Coxsackievirus* B3

分类学地位：Orthornavirae; Pisuviricota; Pisoniviricetes; Picornavirales; Picornaviridae; *Enterovirus*; *Coxsackievirus*

生物危害程度：第三类

分离时间：2007-09-01

分离地址：中国北京市

分离基物：患者肛拭子

致病名称：心肌炎等

致病对象：人

来源历史：←中国医学科学院病原生物学研究所

用　　途：科研、教学等科学实验

联系单位：中国医学科学院病原生物学研究所

电子邮箱：CCPM_C@ipbcams.ac.cn

13. 柯萨奇病毒

国家科技资源标识符：CSTR:16698.06.NPRC 2.14.1

平台资源号：NPRC 2.14.1

保藏编号：SZCDC-BYS-CD-1730076

中文名称：柯萨奇病毒 A16/ 广东深圳 /30076/2017

外文名称：CVA16/*Guangdong-Shenzhen*/30076/2017

分类学地位：Orthornavirae; Pisuviricota; Pisoniviricetes; Picornavirales; Picornaviridae; *Enterovirus*; *Coxsackievirus*

生物危害程度：第三类

分离时间：2017-03-10

分离地址：中国广东省深圳市

分离基物：患者粪便样本

致病名称：手足口病

致病对象：人

来源历史：←深圳市疾病预防控制中心←深圳市

病毒

儿童医院

用　　途：传染病病原监测和溯源

联系单位：深圳市疾病预防控制中心病原生物研

究所

电子邮箱：fenzi2@wjw.sz.gov.cn

14. 柯萨奇病毒

国家科技资源标识符：CSTR:16698.06.NPRC 2.14.2

平台资源号：NPRC 2.14.2

保藏编号：SZCDC BYS CD 1730242

中文名称：柯萨奇病毒 A6/ 广东深圳 /30242/2017

外文名称：*CVA6/Guangdong-Shenzhen/30242/2017*

分类学地位：Orthornavirae; Pisuviricota; Pisonivi-

ricetes; Picornavirales; Picornaviridae;

Enterovirus; *Coxsackievirus*

生物危害程度：第三类

分离时间：2017-06-02

分离地址：中国广东省深圳市

分离基物：患者粪便样本

致病名称：手足口病

致病对象：人

来源历史：←深圳市疾病预防控制中心←深圳市

儿童医院

用　　途：传染病病原监测和溯源

联系单位：深圳市疾病预防控制中心病原生物研

究所

电子邮箱：fenzi2@wjw.sz.gov.cn

15. 柯萨奇病毒

国家科技资源标识符：CSTR:16698.06.NPRC 2.14.3

平台资源号：NPRC 2.14.3

保藏编号：SZCDC-BYS-CD-1730246

中文名称：柯萨奇病毒 A10/ 广东深圳 /30264/2017

外文名称：*CVA10/Guangdong-Shenzhen/30264/2017*

分类学地位：Orthornavirae; Pisuviricota; Pisonivi-

ricetes; Picornavirales; Picornaviridae;

Enterovirus; *Coxsackievirus*

生物危害程度：第三类

分离时间：2017-06-09

分离地址：中国广东省深圳市

分离基物：患者粪便样本

致病名称：手足口病

致病对象：人

来源历史：←深圳市疾病预防控制中心←深圳市

儿童医院

用　　途：传染病病原监测和溯源

联系单位：深圳市疾病预防控制中心病原生物研

究所

电子邮箱：fenzi2@wjw.sz.gov.cn

16. 柯萨奇病毒

国家科技资源标识符：CSTR:16698.06.NPRC 2.7.14

平台资源号：NPRC 2.7.14

保藏编号：CCPM (A)-V-050201

中文名称：柯萨奇病毒 B3

外文名称：*Coxsackievirus* B3

分类学地位：Orthornavirae; Pisuviricota; Pisonivi-

ricetes; Picornavirales; Picornaviridae;

Enterovirus; *Coxsackievirus*

生物危害程度：第三类

分离时间：1950

分离地址：美国

分离基物：患者粪便

致病名称：病毒性心肌炎、无菌性脑膜炎、流行

性胸痛

致病对象：人

来源历史：← ATCC

用　　途：药物研发

联系单位：中国医学科学院医药生物技术研究所

电子邮箱：blizzarddon@vip.sina.com

四、登革病毒

17. 登革病毒

国家科技资源标识符：CSTR:16698.06.NPRC 2.13.1

平台资源号：NPRC 2.13.1

保藏编号：GDPCC L-D-156

中文名称：登革病毒Ⅰ型

外文名称：*Dengue virus* Ⅰ

分类学地位：Orthornavirae; Kitrinoviricota; Flasu-viricetes; Amarillovirales; Flaviviridae; *Flavivirus*; *Dengue virus*

生物危害程度：第三类

分离时间：2013

分离地址：中国广东省广州市番禺区

分离基物：患者血清

致病名称：登革热

致病对象：人

来源历史：←广东省人间传染的病原微生物菌（毒）种保藏中心←广东省疾病预防控制中心

用　　途：传染病病原监测和溯源

联系单位：广东省疾病预防控制中心病原微生物检验所

电子邮箱：sjkzx_wjs@gd.gov.cn

18. 登革病毒

国家科技资源标识符：CSTR:16698.06.NPRC 2.13.2

平台资源号：NPRC 2.13.2

保藏编号：GDPCC L-D-157

中文名称：登革病毒Ⅰ型

外文名称：*Dengue virus* Ⅰ

分类学地位：Orthornavirae; Kitrinoviricota; Flasu-viricetes; Amarillovirales; Flaviviridae; *Flavivirus*; *Dengue virus*

生物危害程度：第三类

分离时间：2013

分离地址：中国广东省广州市番禺区

分离基物：患者血清

致病名称：登革热

致病对象：人

来源历史：←广东省人间传染的病原微生物菌（毒）种保藏中心←广东省疾病预防控制中心

用　　途：传染病病原监测和溯源

联系单位：广东省疾病预防控制中心病原微生物检验所

电子邮箱：sjkzx_wjs@gd.gov.cn

19. 登革病毒

国家科技资源标识符：CSTR:16698.06.NPRC 2.13.3

平台资源号：NPRC 2.13.3

保藏编号：GDPCC L-D-158

中文名称：登革病毒Ⅰ型

外文名称：*Dengue virus* Ⅰ

分类学地位：Orthornavirae; Kitrinoviricota; Flasu-viricetes; Amarillovirales; Flaviviridae; *Flavivirus*; *Dengue virus*

生物危害程度：第三类

分离时间：2013

分离地址：中国广东省广州市番禺区

分离基物：患者血清

致病名称：登革热

致病对象：人

来源历史：←广东省人间传染的病原微生物菌（毒）种保藏中心←广东省疾病预防控制中心

用　　途：传染病病原监测和溯源

联系单位：广东省疾病预防控制中心病原微生物检验所

电子邮箱：sjkzx_wjs@gd.gov.cn

20. 登革病毒

国家科技资源标识符：CSTR:16698.06.NPRC 2.13.4

病毒

平台资源号：NPRC 2.13.4

保藏编号：GDPCC L-D-159

中文名称：登革病毒I型

外文名称：*Dengue virus* I

分类学地位：Orthornavirae; Kitrinoviricota; Flasu-viricetes; Amarillovirales; Flaviviridae; *Flavivirus*; *Dengue virus*

生物危害程度：第三类

分离时间：2013

分离地址：中国广东省广州市番禺区

分离基物：患者血清

致病名称：登革热

致病对象：人

来源历史：←广东省人间传染的病原微生物菌（毒）种保藏中心←广东省疾病预防控制中心

用　　途：传染病病原监测和溯源

联系单位：广东省疾病预防控制中心病原微生物检验所

电子邮箱：sjkzx_wjs@gd.gov.cn

21. 登革病毒

国家科技资源标识符：CSTR:16698.06.NPRC 2.13.5

平台资源号：NPRC 2.13.5

保藏编号：GDPCC L-D-160

中文名称：登革病毒I型

外文名称：*Dengue virus* I

分类学地位：Orthornavirae; Kitrinoviricota; Flasu-viricetes; Amarillovirales; Flaviviridae; *Flavivirus*; *Dengue virus*

生物危害程度：第三类

分离时间：2013

分离地址：中国广东省广州市番禺区

分离基物：患者血清

致病名称：登革热

致病对象：人

来源历史：←广东省人间传染的病原微生物菌

（毒）种保藏中心←广东省疾病预防控制中心

用　　途：传染病病原监测和溯源

联系单位：广东省疾病预防控制中心病原微生物检验所

电子邮箱：sjkzx_wjs@gd.gov.cn

22. 登革病毒

国家科技资源标识符：CSTR:16698.06.NPRC 2.13.6

平台资源号：NPRC 2.13.6

保藏编号：GDPCC L-D-161

中文名称：登革病毒I型

外文名称：*Dengue virus* I

分类学地位：Orthornavirae; Kitrinoviricota; Flasu-viricetes; Amarillovirales; Flaviviridae; *Flavivirus*; *Dengue virus*

生物危害程度：第三类

分离时间：2013

分离地址：中国广东省广州市番禺区

分离基物：患者血清

致病名称：登革热

致病对象：人

来源历史：←广东省人间传染的病原微生物菌（毒）种保藏中心←广东省疾病预防控制中心

用　　途：传染病病原监测和溯源

联系单位：广东省疾病预防控制中心病原微生物检验所

电子邮箱：sjkzx_wjs@gd.gov.cn

23. 登革病毒

国家科技资源标识符：CSTR:16698.06.NPRC 2.13.7

平台资源号：NPRC 2.13.7

保藏编号：GDPCC L-D-162

中文名称：登革病毒III型

外文名称：*Dengue virus* III

分类学地位：Orthornavirae; Kitrinoviricota; Flasu-viricetes; Amarillovirales; Flaviviridae; *Flavivirus*; *Dengue virus*

生物危害程度：第三类

分离时间：2013

分离地址：中国广东省广州市番禺区

分离基物：患者血清

致病名称：登革热

致病对象：人

来源历史：←广东省人间传染的病原微生物菌（毒）种保藏中心←广东省疾病预防控制中心

用　　途：传染病病原监测和溯源

联系单位：广东省疾病预防控制中心病原微生物检验所

电子邮箱：sjkzx_wjs@gd.gov.cn

24. 登革病毒

国家科技资源标识符：CSTR:16698.06.NPRC 2.13.8

平台资源号：NPRC 2.13.8

保藏编号：GDPCC L-D-163

中文名称：登革病毒Ⅲ型

外文名称：*Dengue virus* Ⅲ

分类学地位：Orthornavirae; Kitrinoviricota; Flasu-viricetes; Amarillovirales; Flaviviridae; *Flavivirus*; *Dengue virus*

生物危害程度：第三类

分离时间：2013

分离地址：中国广东省广州市番禺区

分离基物：患者血清

致病名称：登革热

致病对象：人

来源历史：←广东省人间传染的病原微生物菌（毒）种保藏中心←广东省疾病预防控制中心

用　　途：传染病病原监测和溯源

联系单位：广东省疾病预防控制中心病原微生物检验所

电子邮箱：sjkzx_wjs@gd.gov.cn

25. 登革病毒

国家科技资源标识符：CSTR:16698.06.NPRC 2.13.9

平台资源号：NPRC 2.13.9

保藏编号：GDPCC L-D-164

中文名称：登革病毒Ⅲ型

外文名称：*Dengue virus* Ⅲ

分类学地位：Orthornavirae; Kitrinoviricota; Flasu-viricetes; Amarillovirales; Flaviviridae; *Flavivirus*; *Dengue virus*

生物危害程度：第三类

分离时间：2013

分离地址：中国广东省广州市番禺区

分离基物：患者血清

致病名称：登革热

致病对象：人

来源历史：←广东省人间传染的病原微生物菌（毒）种保藏中心←广东省疾病预防控制中心

用　　途：传染病病原监测和溯源

联系单位：广东省疾病预防控制中心病原微生物检验所

电子邮箱：sjkzx_wjs@gd.gov.cn

26. 登革病毒

国家科技资源标识符：CSTR:16698.06.NPRC 2.13.10

平台资源号：NPRC 2.13.10

保藏编号：GDPCC L-D-165

中文名称：登革病毒Ⅰ型

外文名称：*Dengue virus* Ⅰ

分类学地位：Orthornavirae; Kitrinoviricota; Flasu-viricetes; Amarillovirales; Flaviviridae; *Flavivirus*; *Dengue virus*

生物危害程度：第三类

分离时间：2013

分离地址：中国广东省广州市番禺区

病

毒

分离基物：患者血清

致病名称：登革热

致病对象：人

来源历史：←广东省人间传染的病原微生物菌（毒）种保藏中心←广东省疾病预防控制中心

用　　途：传染病病原监测和溯源

联系单位：广东省疾病预防控制中心病原微生物检验所

电子邮箱：sjkzx_wjs@gd.gov.cn

27. 登革病毒

国家科技资源标识符：CSTR:16698.06.NPRC 2.13.11

平台资源号：NPRC 2.13.11

保藏编号：GDPCC L-D-166

中文名称：登革病毒Ⅰ型

外文名称：*Dengue virus* Ⅰ

分类学地位：Orthornavirae; Kitrinoviricota; Flasu-viricetes; Amarillovirales; Flaviviridae; *Flavivirus*; *Dengue virus*

生物危害程度：第三类

分离时间：2013

分离地址：中国广东省广州市番禺区

分离基物：患者血清

致病名称：登革热

致病对象：人

来源历史：←广东省人间传染的病原微生物菌（毒）种保藏中心←广东省疾病预防控制中心

用　　途：传染病病原监测和溯源

联系单位：广东省疾病预防控制中心病原微生物检验所

电子邮箱：sjkzx_wjs@gd.gov.cn

28. 登革病毒

国家科技资源标识符：CSTR:16698.06.NPRC 2.13.12

平台资源号：NPRC 2.13.12

保藏编号：GDPCC L-D-167

中文名称：登革病毒Ⅰ型

外文名称：*Dengue virus* Ⅰ

分类学地位：Orthornavirae; Kitrinoviricota; Flasu-viricetes; Amarillovirales; Flaviviridae; *Flavivirus*; *Dengue virus*

生物危害程度：第三类

分离时间：2013

分离地址：中国广东省广州市番禺区

分离基物：患者血清

致病名称：登革热

致病对象：人

来源历史：←广东省人间传染的病原微生物菌（毒）种保藏中心←广东省疾病预防控制中心

用　　途：传染病病原监测和溯源

联系单位：广东省疾病预防控制中心病原微生物检验所

电子邮箱：sjkzx_wjs@gd.gov.cn

29. 登革病毒

国家科技资源标识符：CSTR:16698.06.NPRC 2.13.13

平台资源号：NPRC 2.13.13

保藏编号：GDPCC L-D-168

中文名称：登革病毒Ⅲ型

外文名称：*Dengue virus* Ⅲ

分类学地位：Orthornavirae; Kitrinoviricota; Flasu-viricetes; Amarillovirales; Flaviviridae; *Flavivirus*; *Dengue virus*

生物危害程度：第三类

分离时间：2013

分离地址：中国广东省广州市番禺区

分离基物：患者血清

致病名称：登革热

致病对象：人

来源历史：←广东省人间传染的病原微生物菌（毒）种保藏中心←广东省疾病预防控

制中心

用　　途：传染病病原监测和溯源

联系单位：广东省疾病预防控制中心病原微生物
　　　　　检验所

电子邮箱：sjkzx_wjs@gd.gov.cn

30. 登革病毒

国家科技资源标识符：CSTR:16698.06.NPRC 2.13.14

平台资源号：NPRC 2.13.14

保藏编号：GDPCC L-D-169

中文名称：登革病毒Ⅲ型

外文名称：*Dengue virus* Ⅲ

分类学地位：Orthornavirae; Kitrinoviricota; Flasu-
　　　　　viricetes; Amarillovirales; Flaviviridae;
　　　　　Flavivirus; *Dengue virus*

生物危害程度：第三类

分离时间：2013

分离地址：中国广东省广州市番禺区

分离基物：患者血清

致病名称：登革热

致病对象：人

来源历史：←广东省人间传染的病原微生物菌
　　　　　（毒）种保藏中心←广东省疾病预防控
　　　　　制中心

用　　途：传染病病原监测和溯源

联系单位：广东省疾病预防控制中心病原微生物
　　　　　检验所

电子邮箱：sjkzx_wjs@gd.gov.cn

31. 登革病毒

国家科技资源标识符：CSTR:16698.06.NPRC 2.13.15

平台资源号：NPRC 2.13.15

保藏编号：GDPCC L-D-170

中文名称：登革病毒Ⅰ型

外文名称：*Dengue virus* Ⅰ

分类学地位：Orthornavirae; Kitrinoviricota; Flasu-
　　　　　viricetes; Amarillovirales; Flaviviridae;

Flavivirus; *Dengue virus*

生物危害程度：第三类

分离时间：2013

分离地址：中国广东省广州市番禺区

分离基物：患者血清

致病名称：登革热

致病对象：人

来源历史：←广东省人间传染的病原微生物菌
　　　　　（毒）种保藏中心←广东省疾病预防控
　　　　　制中心

用　　途：传染病病原监测和溯源

联系单位：广东省疾病预防控制中心病原微生物
　　　　　检验所

电子邮箱：sjkzx_wjs@gd.gov.cn

32. 登革病毒

国家科技资源标识符：CSTR:16698.06.NPRC 2.13.16

平台资源号：NPRC 2.13.16

保藏编号：GDPCC L-D-171

中文名称：登革病毒Ⅰ型

外文名称：*Dengue virus* Ⅰ

分类学地位：Orthornavirae; Kitrinoviricota; Flasu-
　　　　　viricetes; Amarillovirales; Flaviviridae;
　　　　　Flavivirus; *Dengue virus*

生物危害程度：第三类

分离时间：2013

分离地址：中国广东省广州市番禺区

分离基物：患者血清

致病名称：登革热

致病对象：人

来源历史：←广东省人间传染的病原微生物菌
　　　　　（毒）种保藏中心←广东省疾病预防控
　　　　　制中心

用　　途：传染病病原监测和溯源

联系单位：广东省疾病预防控制中心病原微生物
　　　　　检验所

电子邮箱：sjkzx_wjs@gd.gov.cn

病毒

33. 登革病毒

国家科技资源标识符：CSTR:16698.06.NPRC 2.13.17

平台资源号：NPRC 2.13.17

保藏编号：GDPCC L-D-172

中文名称：登革病毒Ⅱ型

外文名称：*Dengue virus* Ⅱ

分类学地位：Orthornavirae; Kitrinoviricota; Flasu-
　　　　　　viricetes; Amarillovirales; Flaviviridae;
　　　　　　Flavivirus; *Dengue virus*

生物危害程度：第三类

分离时间：2013

分离地址：中国广东省广州市番禺区

分离基物：患者血清

致病名称：登革热

致病对象：人

来源历史：←广东省人间传染的病原微生物菌
　　　　　　（毒）种保藏中心←广东省疾病预防控
　　　　　　制中心

用　　途：传染病病原监测和溯源

联系单位：广东省疾病预防控制中心病原微生物
　　　　　　检验所

电子邮箱：sjkzx_wjs@gd.gov.cn

34. 登革病毒

国家科技资源标识符：CSTR:16698.06.NPRC 2.13.18

平台资源号：NPRC 2.13.18

保藏编号：GDPCC L-D-173

中文名称：登革病毒Ⅰ型

外文名称：*Dengue virus* Ⅰ

分类学地位：Orthornavirae; Kitrinoviricota; Flasu-
　　　　　　viricetes; Amarillovirales; Flaviviridae;
　　　　　　Flavivirus; *Dengue virus*

生物危害程度：第三类

分离时间：2013

分离地址：中国广东省广州市番禺区

分离基物：患者血清

致病名称：登革热

致病对象：人

来源历史：←广东省人间传染的病原微生物菌
　　　　　　（毒）种保藏中心←广东省疾病预防控
　　　　　　制中心

用　　途：传染病病原监测和溯源

联系单位：广东省疾病预防控制中心病原微生物
　　　　　　检验所

电子邮箱：sjkzx_wjs@gd.gov.cn

35. 登革病毒

国家科技资源标识符：CSTR:16698.06.NPRC 2.13.19

平台资源号：NPRC 2.13.19

保藏编号：GDPCC L-D-174

中文名称：登革病毒Ⅲ型

外文名称：*Dengue virus* Ⅲ

分类学地位：Orthornavirae; Kitrinoviricota; Flasu-
　　　　　　viricetes; Amarillovirales; Flaviviridae;
　　　　　　Flavivirus; *Dengue virus*

生物危害程度：第三类

分离时间：2013

分离地址：中国广东省广州市番禺区

分离基物：患者血清

致病名称：登革热

致病对象：人

来源历史：←广东省人间传染的病原微生物菌
　　　　　　（毒）种保藏中心←广东省疾病预防控
　　　　　　制中心

用　　途：传染病病原监测和溯源

联系单位：广东省疾病预防控制中心病原微生物
　　　　　　检验所

电子邮箱：sjkzx_wjs@gd.gov.cn

36. 登革病毒

国家科技资源标识符：CSTR:16698.06.NPRC 2.13.20

平台资源号：NPRC 2.13.20

保藏编号：GDPCC L-D-175

中文名称：登革病毒Ⅰ型

外文名称：*Dengue virus* Ⅰ

分类学地位：Orthornavirae; Kitrinoviricota; Flasuviricetes; Amarillovirales; Flaviviridae; *Flavivirus*; *Dengue virus*

生物危害程度：第三类

分离时间：2013

分离地址：中国广东省广州市番禺区

分离基物：患者血清

致病名称：登革热

致病对象：人

来源历史：←广东省人间传染的病原微生物菌（毒）种保藏中心←广东省疾病预防控制中心

用　　途：传染病病原监测和溯源

联系单位：广东省疾病预防控制中心病原微生物检验所

电子邮箱：sjkzx_wjs@gd.gov.cn

37. 登革病毒

国家科技资源标识符：CSTR:16698.06.NPRC 2.13.21

平台资源号：NPRC 2.13.21

保藏编号：GDPCC L-D-176

中文名称：登革病毒Ⅲ型

外文名称：*Dengue virus* Ⅲ

分类学地位：Orthornavirae; Kitrinoviricota; Flasuviricetes; Amarillovirales; Flaviviridae; *Flavivirus*; *Dengue virus*

生物危害程度：第三类

分离时间：2013

分离地址：中国广东省广州市番禺区

分离基物：患者血清

致病名称：登革热

致病对象：人

来源历史：←广东省人间传染的病原微生物菌（毒）种保藏中心←广东省疾病预防控制中心

用　　途：传染病病原监测和溯源

联系单位：广东省疾病预防控制中心病原微生物检验所

电子邮箱：sjkzx_wjs@gd.gov.cn

38. 登革病毒

国家科技资源标识符：CSTR:16698.06.NPRC 2.13.22

平台资源号：NPRC 2.13.22

保藏编号：GDPCC L-D-177

中文名称：登革病毒Ⅲ型

外文名称：*Dengue virus* Ⅲ

分类学地位：Orthornavirae; Kitrinoviricota; Flasuviricetes; Amarillovirales; Flaviviridae; *Flavivirus*; *Dengue virus*

生物危害程度：第三类

分离时间：2013

分离地址：中国广东省广州市番禺区

分离基物：患者血清

致病名称：登革热

致病对象：人

来源历史：←广东省人间传染的病原微生物菌（毒）种保藏中心←广东省疾病预防控制中心

用　　途：传染病病原监测和溯源

联系单位：广东省疾病预防控制中心病原微生物检验所

电子邮箱：sjkzx_wjs@gd.gov.cn

39. 登革病毒

国家科技资源标识符：CSTR:16698.06.NPRC 2.13.23

平台资源号：NPRC 2.13.23

保藏编号：GDPCC L-D-178

中文名称：登革病毒Ⅰ型

外文名称：*Dengue virus* Ⅰ

分类学地位：Orthornavirae; Kitrinoviricota; Flasuviricetes; Amarillovirales; Flaviviridae; *Flavivirus*; *Dengue virus*

生物危害程度：第三类

分离时间：2013

分离地址：中国广东省广州市番禺区

分离基物：患者血清

致病名称：登革热

致病对象：人

来源历史：←广东省人间传染的病原微生物菌
（毒）种保藏中心←广东省疾病预防控
制中心

用　　途：传染病病原监测和溯源

联系单位：广东省疾病预防控制中心病原微生物
检验所

电子邮箱：sjkzx_wjs@gd.gov.cn

40. 登革病毒

国家科技资源标识符：CSTR:16698.06.NPRC 2.13.24

平台资源号：NPRC 2.13.24

保藏编号：GDPCC L-D-179

中文名称：登革病毒Ⅰ型

外文名称：*Dengue virus* Ⅰ

分类学地位：Orthornavirae; Kitrinoviricota; Flasu-
viricetes; Amarillovirales; Flaviviridae;
Flavivirus; *Dengue virus*

生物危害程度：第三类

分离时间：2013

分离地址：中国广东省广州市番禺区

分离基物：患者血清

致病名称：登革热

致病对象：人

来源历史：←广东省人间传染的病原微生物菌
（毒）种保藏中心←广东省疾病预防控
制中心

用　　途：传染病病原监测和溯源

联系单位：广东省疾病预防控制中心病原微生物
检验所

电子邮箱：sjkzx_wjs@gd.gov.cn

五、肠道病毒

41. 肠道病毒

国家科技资源标识符：CSTR:16698.06.NPRC 2.5.18

平台资源号：NPRC 2.5.18

保藏编号：CAMS-CCPM-C-Ⅲ-002 001

中文名称：肠道病毒 EV71

外文名称：*Enterovirus* EV71

分类学地位：Orthornavirae; Pisuviricota; Pisonivi-
ricetes; Picornavirales; Picornaviridae;
Enterovirus; *Enterovirus*

生物危害程度：第三类

分离时间：1905-06-20

分离地址：中国广东省深圳市

分离基物：患者肛拭子

致病名称：人手足口病

致病对象：人

来源历史：←中国医学科学院医学病原微生物保
藏分中心←深圳市第三人民医院

用　　途：科研、教学等科学实验

联系单位：中国医学科学院病原生物学研究所

电子邮箱：CCPM_C@ipbcams.ac.cn

42. 肠道病毒

国家科技资源标识符：CSTR:16698.06.NPRC 2.5.19

平台资源号：NPRC 2.5.19

保藏编号：CAMS-CCPM-C-Ⅲ-002 003

中文名称：肠道病毒 EV68

外文名称：*Enterovirus* EV68

分类学地位：Orthornavirae; Pisuviricota; Pisonivi-
ricetes; Picornavirales; Picornaviridae;
Enterovirus; *Enterovirus*

生物危害程度：第三类

分离时间：2012-07-16

分离地址：中国北京市

分离基物：患者肛拭子

致病名称：呼吸道疾病（呼吸系统疾病）

致病对象：人

来源历史：←中国医学科学院医学病原微生物保藏分中心←中国医学科学院病原生物学研究所

用　　途：科研、教学等科学实验

联系单位：中国医学科学院病原生物学研究所

电子邮箱：CCPM_C@ipbcams.ac.cn

43. 肠道病毒

国家科技资源标识符：CSTR:16698.06.NPRC 2.5.20

平台资源号：NPRC 2.5.20

保藏编号：CAMS-CCPM-C-Ⅲ-002 004

中文名称：肠道病毒 E4

外文名称：*Enterovirus* E4

分类学地位：Orthornavirae; Pisuviricota; Pisoniviricetes; Picornavirales; Picornaviridae; *Enterovirus*; *Enterovirus*

生物危害程度：第三类

分离时间：2018-11-15

分离地址：中国云南省瑞丽市

分离基物：患者血清

致病名称：手足口病

致病对象：人

来源历史：←中国医学科学院医学病原微生物保藏分中心←中国医学科学院病原生物学研究所

用　　途：科研、教学等科学实验

联系单位：中国医学科学院病原生物学研究所

电子邮箱：CCPM_C@ipbcams.ac.cn

44. 肠道病毒

国家科技资源标识符：CSTR:16698.06.NPRC 2.14.4

平台资源号：NPRC 2.14.4

保藏编号：SZCDC-BYS-CD-20170260

中文名称：肠道病毒 71 型 / 广东深圳 /0260/2017

外文名称：*EV* A71/Guangdong-Shenzhen/30260/

2017

分类学地位：Orthornavirae; Pisuviricota; Pisoniviricetes; Picornavirales; Picornaviridae; *Enterovirus*; *Enterovirus*

生物危害程度：第三类

分离时间：2017-06-16

分离地址：中国广东省深圳市

分离基物：患者粪便样本

致病名称：手足口病

致病对象：人

来源历史：←深圳市疾病预防控制中心←深圳市儿童医院

用　　途：传染病病原监测和溯源

联系单位：深圳市疾病预防控制中心病原生物研究所

电子邮箱：fenzi2@wjw.sz.gov.cn

六、肝炎病毒

45. 肝炎病毒

国家科技资源标识符：CSTR:16698.06.NPRC 2.7.15

平台资源号：NPRC 2.7.15

保藏编号：CCPM(A)-V-060201

中文名称：丙型肝炎病毒 E1 蛋白 F291V 突变株

外文名称：*Hepatitis C Virus(Hepacivirus C)* E1 F192V mutant strain

分类学地位：Orthornavirae; Kitrinoviricota; Flasuviricetes; Amarillovirales; Flaviviridae; *Hepacivirus*; *Hepacivirus C*

生物危害程度：第三类

分离时间：2019

分离地址：中国北京市

分离基物：Huh 7.5 细胞

致病名称：丙型肝炎

致病对象：人

来源历史：中国医学科学院医药生物技术研究所

病毒

用　　途：药物研发

联系单位：中国医学科学院医药生物技术研究所

电子邮箱：blizzarddon@vip.sina.com

◤ 七、疱疹病毒

46. 疱疹病毒

国家科技资源标识符：CSTR:16698.06.NPRC 2.7.16

平台资源号：NPRC 2.7.16

保藏编号：CCPM (A)-V-030501

中文名称：单纯疱疹病毒 2 型

外文名称：*Human alphaherpesvirus 2*

分类学地位：Heunggongvirae; Peploviricota; Hervi-viricetes; Herpesvirales; Herpesviridae; *Alphaherpesvirinae*; *Simplexvirus*

生物危害程度：第三类

分离时间：2011

分离地址：美国弗吉尼亚州

分离基物：不详

致病名称：生殖器疱疹

致病对象：人

来源历史：← ATCC

用　　途：药物研发

联系单位：中国医学科学院医药生物技术研究所

电子邮箱：blizzarddon@vip.sina.com

◤ 八、流感病毒

47. 流感病毒

国家科技资源标识符：CSTR:16698.06.NPRC 2.3.189

平台资源号：NPRC 2.3.189

保藏编号：CHPC 2.18.1.JLLS/20/001.21

中文名称：流感病毒 A/ 吉林龙山 /12/2020

外文名称：*Influenza virus* A/Jilin-Longshan/12/2020

分类学地位：Orthornavirae; Negarnaviricota; Poly-ploviricotina; Insthoviricetes; Articula-virales; *Orthomyxoviridae*; *Alphainflu-enzavirus*

生物危害程度：第三类

分离时间：2020-01-09

分离地址：中国吉林省辽源市

分离基物：患者咽拭子

致病名称：流行性感冒

致病对象：人

来源历史：←中国疾病预防控制中心病原微生物菌（毒）种保藏中心病毒病所分中心←中国疾病预防控制中心病毒病预防控制所流感室

用　　途：传染病病原监测和溯源

联系单位：中国疾病预防控制中心病毒病预防控制所

电子邮箱：chpcnet@ivdc.chinacdc.cn

48. 流感病毒

国家科技资源标识符：CSTR:16698.06.NPRC 2.3.190

平台资源号：NPRC 2.3.190

保藏编号：CHPC 2.18.1.SCAY/20/001.21

中文名称：流感病毒 B/ 四川安岳 /113/2020

外文名称：*Influenza virus* B/Sichuan-Anyue/113/2020

分类学地位：Orthornavirae; Negarnaviricota; Poly-ploviricotina; Insthoviricetes; Articula-virales; *Orthomyxoviridae*; *Betainflu-enzavirus*

生物危害程度：第三类

分离时间：2020-01-13

分离地址：中国四川省资阳市

分离基物：患者咽拭子

致病名称：流行性感冒

致病对象：人

来源历史：←中国疾病预防控制中心病原微生物菌（毒）种保藏中心病毒病所分中心

←中国疾病预防控制中心病毒病预防
控制所流感室

用　　途：传染病病原监测和溯源

联系单位：中国疾病预防控制中心病毒病预防控
制所

电子邮箱：chpcnet@ivdc.chinacdc.cn

49. 流感病毒

国家科技资源标识符：CSTR:16698.06.NPRC 2.3.191

平台资源号：NPRC 2.3.191

保藏编号：CHPC 2.18.2.SDDY/20/001.21

中文名称：流感病毒 B/ 山东东营 /160/2020

外文名称：*Influenza virus* B/Shandong-Dongying/160/2020

分类学地位：Orthornavirae; Negarnaviricota; Polyploviricotina; Insthoviricetes; Articulavirales; *Orthomyxoviridae*; *Betainfluenzavirus*

生物危害程度：第三类

分离时间：2020-03-24

分离地址：中国山东省东营市

分离基物：患者咽拭子

致病名称：流行性感冒

致病对象：人

来源历史：←中国疾病预防控制中心病原微生物
菌（毒）种保藏中心病毒病所分中心
←中国疾病预防控制中心病毒病预防
控制所流感室

用　　途：传染病病原监测和溯源

联系单位：中国疾病预防控制中心病毒病预防控
制所

电子邮箱：chpcnet@ivdc.chinacdc.cn

50. 流感病毒

国家科技资源标识符：CSTR:16698.06.NPRC 2.3.192

平台资源号：NPRC 2.3.192

保藏编号：CHPC 2.18.1.GDHC/20/001.21

中文名称：流感病毒 A/ 广东惠城 /SWL110/2020

外文名称：*Influenza virus* A/Guangdong-Huicheng/SWL110/2020

分类学地位：Orthornavirae; Negarnaviricota; Polyploviricotina; Insthoviricetes; Articulavirales; *Orthomyxoviridae*; *Alphainfluenzavirus*

生物危害程度：第三类

分离时间：2020-01-06

分离地址：中国广东省惠州市

分离基物：患者咽拭子

致病名称：流行性感冒

致病对象：人

来源历史：←中国疾病预防控制中心病原微生物
菌（毒）种保藏中心病毒病所分中心
←中国疾病预防控制中心病毒病预防
控制所流感室

用　　途：传染病病原监测和溯源

联系单位：中国疾病预防控制中心病毒病预防控
制所

电子邮箱：chpcnet@ivdc.chinacdc.cn

51. 流感病毒

国家科技资源标识符：CSTR:16698.06.NPRC 2.3.193

平台资源号：NPRC 2.3.193

保藏编号：CHPC 2.18.1.JLCY/20/001.21

中文名称：流感病毒 A/ 吉林船营 /SWL14/2020

外文名称：*Influenza virus* A/Jilin-Chuanying/SWL14/2020

分类学地位：Orthornavirae; Negarnaviricota; Polyploviricotina; Insthoviricetes; Articulavirales; *Orthomyxoviridae*; *Alphainfluenzavirus*

生物危害程度：第三类

分离时间：2020-01-12

分离地址：中国吉林省吉林市

分离基物：患者咽拭子

病毒

致病名称：流行性感冒

致病对象：人

来源历史：←中国疾病预防控制中心病原微生物
　　　　　菌（毒）种保藏中心病毒病所分中心
　　　　　←中国疾病预防控制中心病毒病预防
　　　　　控制所流感室

用　　途：传染病病原监测和溯源

联系单位：中国疾病预防控制中心病毒病预防控
　　　　　制所

电子邮箱：chpcnet@ivdc.chinacdc.cn

52. 流感病毒

国家科技资源标识符：CSTR:16698.06.NPRC 2.3.194

平台资源号：NPRC 2.3.194

保藏编号：CHPC 2.18.1.QHGC/20/001.21

中文名称：流感病毒 A/ 青海刚察 /SWL121/2020

外文名称：*Influenza virus* A/Qinghai-GangchInfluenza virus A/SWL121/2020

分类学地位：Orthornavirae; Negarnaviricota; Polyploviricotina; Insthoviricetes; Articulavirales; *Orthomyxoviridae*; *Alphainfluenzavirus*

生物危害程度：第三类

分离时间：2020-01-13

分离地址：中国青海省海北藏族自治州

分离基物：患者咽拭子

致病名称：流行性感冒

致病对象：人

来源历史：←中国疾病预防控制中心病原微生物
　　　　　菌（毒）种保藏中心病毒病所分中心
　　　　　←中国疾病预防控制中心病毒病预防
　　　　　控制所流感室

用　　途：传染病病原监测和溯源

联系单位：中国疾病预防控制中心病毒病预防控
　　　　　制所

电子邮箱：chpcnet@ivdc.chinacdc.cn

53. 流感病毒

国家科技资源标识符：CSTR:16698.06.NPRC 2.3.195

平台资源号：NPRC 2.3.195

保藏编号：CHPC 2.18.1.SHCM/20/001.21

中文名称：流感病毒 A/ 上海崇明 /SWL134/2020

外文名称：*Influenza virus* A/Shanghai-Chongming/SWL134/2020

分类学地位：Orthornavirae; Negarnaviricota; Polyploviricotina; Insthoviricetes; Articulavirales; *Orthomyxoviridae*; *Alphainfluenzavirus*

生物危害程度：第三类

分离时间：2020-01-12

分离地址：中国上海市崇明区

分离基物：患者咽拭子

致病名称：流行性感冒

致病对象：人

来源历史：←中国疾病预防控制中心病原微生物
　　　　　菌（毒）种保藏中心病毒病所分中心
　　　　　←中国疾病预防控制中心病毒病预防
　　　　　控制所流感室

用　　途：传染病病原监测和溯源

联系单位：中国疾病预防控制中心病毒病预防控
　　　　　制所

电子邮箱：chpcnet@ivdc.chinacdc.cn

54. 流感病毒

国家科技资源标识符：CSTR:16698.06.NPRC 2.3.196

平台资源号：NPRC 2.3.196

保藏编号：CHPC 2.18.1.BJHR/20/001.21

中文名称：流感病毒 A/ 北京怀柔 /SWL123/2020

外文名称：*Influenza virus* A/Beijing-Huairou/SWL123/2020

分类学地位：Orthornavirae; Negarnaviricota; Polyploviricotina; Insthoviricetes; Articulavirales; *Orthomyxoviridae*; *Alphainflu-*

enzavirus

生物危害程度：第三类

分离时间：2020-01-16

分离地址：中国北京市怀柔区

分离基物：患者咽拭子

致病名称：流行性感冒

致病对象：人

来源历史：←中国疾病预防控制中心病原微生物
菌（毒）种保藏中心病毒病所分中心
←中国疾病预防控制中心病毒病预防
控制所流感室

用　　途：传染病病原监测和溯源

联系单位：中国疾病预防控制中心病毒病预防控
制所

电子邮箱：chpcnet@ivdc.chinacdc.cn

55. 流感病毒

国家科技资源标识符：CSTR:16698.06.NPRC 2.3.197

平台资源号：NPRC 2.3.197

保藏编号：CHPC 2.18.1.ZJXC/20/001.21

中文名称：流感病毒 A/ 浙江下城 /SWL114/2020

外文名称：*Influenza virus* A/Zhejiang-Xiacheng/
SWL114/2020

分类学地位：Orthornavirae; Negarnaviricota; Poly-
ploviricotina; Insthoviricetes; Articula-
virales; *Orthomyxoviridae*; *Alphainflu-
enzavirus*

生物危害程度：第三类

分离时间：2020-01-15

分离地址：中国浙江省杭州市

分离基物：患者咽拭子

致病名称：流行性感冒

致病对象：人

来源历史：←中国疾病预防控制中心病原微生物
菌（毒）种保藏中心病毒病所分中心
←中国疾病预防控制中心病毒病预防
控制所流感室

用　　途：传染病病原监测和溯源

联系单位：中国疾病预防控制中心病毒病预防控
制所

电子邮箱：chpcnet@ivdc.chinacdc.cn

56. 流感病毒

国家科技资源标识符：CSTR:16698.06.NPRC 2.3.198

平台资源号：NPRC 2.3.198

保藏编号：CHPC 2.18.1.LNSC/20/001.21

中文名称：流感病毒 A/ 辽宁顺城 /SWL115/2020

外文名称：*Influenza virus* A/Liaoning-Shuncheng/
SWL115/2020

分类学地位：Orthornavirae; Negarnaviricota; Poly-
ploviricotina; Insthoviricetes; Articula-
virales; *Orthomyxoviridae*; *Alphainflu-
enzavirus*

生物危害程度：第三类

分离时间：2020-01-13

分离地址：中国辽宁省抚顺市

分离基物：患者咽拭子

致病名称：流行性感冒

致病对象：人

来源历史：←中国疾病预防控制中心病原微生物
菌（毒）种保藏中心病毒病所分中心
←中国疾病预防控制中心病毒病预防
控制所流感室

用　　途：传染病病原监测和溯源

联系单位：中国疾病预防控制中心病毒病预防控
制所

电子邮箱：chpcnet@ivdc.chinacdc.cn

57. 流感病毒

国家科技资源标识符：CSTR:16698.06.NPRC 2.3.199

平台资源号：NPRC 2.3.199

保藏编号：CHPC 2.18.1.FJXC/20/001.21

中文名称：流感病毒 A/ 福建芗城 /SWL23/2020

外文名称：*Influenza virus* A/Fujian-Xiangcheng/

病
毒

SWL23/2020

分类学地位：Orthornavirae; Negarnaviricota; Poly-ploviricotina; Insthoviricetes; Articula-virales; *Orthomyxoviridae*; *Alphainflu-enzavirus*

生物危害程度：第三类

分离时间：2020-01-07

分离地址：中国福建省漳州市

分离基物：患者咽拭子

致病名称：流行性感冒

致病对象：人

来源历史：←中国疾病预防控制中心病原微生物菌（毒）种保藏中心病毒病所分中心←中国疾病预防控制中心病毒病预防控制所流感室

用　　途：传染病病原监测和溯源

联系单位：中国疾病预防控制中心病毒病预防控制所

电子邮箱：chpcnet@ivdc.chinacdc.cn

58. 流感病毒

国家科技资源标识符：CSTR:16698.06.NPRC 2.3.200

平台资源号：NPRC 2.3.200

保藏编号：CHPC 2.18.1.HLJJS/20/001.21

中文名称：流感病毒 A/ 黑龙江尖山 /SWL13/2020

外文名称：*Influenza virus* A/Heilongjiang-Jianshan/SWL13/2020

分类学地位：Orthornavirae; Negarnaviricota; Poly-ploviricotina; Insthoviricetes; Articula-virales; *Orthomyxoviridae*; *Alphainflu-enzavirus*

生物危害程度：第三类

分离时间：2020-01-13

分离地址：中国黑龙江省双鸭山市

分离基物：患者咽拭子

致病名称：流行性感冒

致病对象：人

来源历史：←中国疾病预防控制中心病原微生物菌（毒）种保藏中心病毒病所分中心←中国疾病预防控制中心病毒病预防控制所流感室

用　　途：传染病病原监测和溯源

联系单位：中国疾病预防控制中心病毒病预防控制所

电子邮箱：chpcnet@ivdc.chinacdc.cn

59. 流感病毒

国家科技资源标识符：CSTR:16698.06.NPRC 2.3.201

平台资源号：NPRC 2.3.201

保藏编号：CHPC 2.18.1.JXAY/20/001.21

中文名称：流感病毒 A/ 江西安源 /SWL112/2020

外文名称：*Influenza virus* A/Jiangxi-Anyuan/SWL112/2020

分类学地位：Orthornavirae; Negarnaviricota; Poly-ploviricotina; Insthoviricetes; Articula-virales; *Orthomyxoviridae*; *Alphainflu-enzavirus*

生物危害程度：第三类

分离时间：2020-01-08

分离地址：中国江西省萍乡市

分离基物：患者咽拭子

致病名称：流行性感冒

致病对象：人

来源历史：←中国疾病预防控制中心病原微生物菌（毒）种保藏中心病毒病所分中心←中国疾病预防控制中心病毒病预防控制所流感室

用　　途：传染病病原监测和溯源

联系单位：中国疾病预防控制中心病毒病预防控制所

电子邮箱：chpcnet@ivdc.chinacdc.cn

60. 流感病毒

国家科技资源标识符：CSTR:16698.06.NPRC 2.3.202

平台资源号：NPRC 2.3.202

保藏编号：CHPC 2.18.1.HBCD/20/001.21

中文名称：流感病毒 A/ 湖北曾都 /138/2020

外文名称：*Influenza virus* A/Hubei-Zengdou/138/2020

分类学地位：Orthornavirae; Negarnaviricota; Polyploviricotina; Insthoviricetes; Articulavirales; *Orthomyxoviridae*; *Alphainfluenzavirus*

生物危害程度：第三类

分离时间：2020-01-14

分离地址：中国湖北省随州市

分离基物：患者咽拭子

致病名称：流行性感冒

致病对象：人

来源历史：←中国疾病预防控制中心病原微生物菌（毒）种保藏中心病毒病所分中心←中国疾病预防控制中心病毒病预防控制所流感室

用　　途：传染病病原监测和溯源

联系单位：中国疾病预防控制中心病毒病预防控制所

电子邮箱：chpcnet@ivdc.chinacdc.cn

61. 流感病毒

国家科技资源标识符：CSTR:16698.06.NPRC 2.3.203

平台资源号：NPRC 2.3.203

保藏编号：CHPC 2.18.1.HBWJG/20/001.21

中文名称：流感病毒 A/ 湖北伍家岗 /13/2020

外文名称：*Influenza virus* A/Hubei-Wujiagang/13/2020

分类学地位：Orthornavirae; Negarnaviricota; Polyploviricotina; Insthoviricetes; Articulavirales; *Orthomyxoviridae*; *Alphainfluenzavirus*

生物危害程度：第三类

分离时间：2020-01-13

分离地址：中国湖北省宜昌市

分离基物：患者咽拭子

致病名称：流行性感冒

致病对象：人

来源历史：←中国疾病预防控制中心病原微生物菌（毒）种保藏中心病毒病所分中心←中国疾病预防控制中心病毒病预防控制所流感室

用　　途：传染病病原监测和溯源

联系单位：中国疾病预防控制中心病毒病预防控制所

电子邮箱：chpcnet@ivdc.chinacdc.cn

62. 流感病毒

国家科技资源标识符：CSTR:16698.06.NPRC 2.3.204

平台资源号：NPRC 2.3.204

保藏编号：CHPC 2.18.1.LNHZ/20/001.21

中文名称：流感病毒 A/ 辽宁海州 /11/2020

外文名称：*Influenza virus* A/Liaoning-Haizhou/11/2020

分类学地位：Orthornavirae; Negarnaviricota; Polyploviricotina; Insthoviricetes; Articulavirales; *Orthomyxoviridae*; *Alphainfluenzavirus*

生物危害程度：第三类

分离时间：2020-01-09

分离地址：中国辽宁省阜新市

分离基物：患者咽拭子

致病名称：流行性感冒

致病对象：人

来源历史：←中国疾病预防控制中心病原微生物菌（毒）种保藏中心病毒病所分中心←中国疾病预防控制中心病毒病预防控制所流感室

用　　途：传染病病原监测和溯源

联系单位：中国疾病预防控制中心病毒病预防控制所

病

毒

电子邮箱：chpcnet@ivdc.chinacdc.cn

63. 流感病毒

国家科技资源标识符：CSTR:16698.06.NPRC 2.3.205

平台资源号：NPRC 2.3.205

保藏编号：CHPC 2.18.1.QHCZ/20/001.21

中文名称：流感病毒 A/ 青海城中 /14/2020

外文名称：*Influenza virus* A/Qinghai-Chengzhong/14/2020

分类学地位：Orthornavirae; Negarnaviricota; Polyploviricotina; Insthoviricetes; Articulavirales; *Orthomyxoviridae*; *Alphainfluenzavirus*

生物危害程度：第三类

分离时间：2020-01-13

分离地址：中国青海省西宁市

分离基物：患者咽拭子

致病名称：流行性感冒

致病对象：人

来源历史：←中国疾病预防控制中心病原微生物菌（毒）种保藏中心病毒病所分中心←中国疾病预防控制中心病毒病预防控制所流感室

用　　途：传染病病原监测和溯源

联系单位：中国疾病预防控制中心病毒病预防控制所

电子邮箱：chpcnet@ivdc.chinacdc.cn

64. 流感病毒

国家科技资源标识符：CSTR:16698.06.NPRC 2.3.206

平台资源号：NPRC 2.3.206

保藏编号：CHPC 2.18.1.HBCY/20/001.21

中文名称：流感病毒 A/ 湖北崇阳 /36/2020

外文名称：*Influenza virus* A/Hubei-Chongyang/36/2020

分类学地位：Orthornavirae; Negarnaviricota; Polyploviricotina; *Insthoviricetes*; Articula-

virales; *Orthomyxoviridae*; *Alphainfluenzavirus*

生物危害程度：第三类

分离时间：2020-01-10

分离地址：中国湖北省咸宁市

分离基物：患者咽拭子

致病名称：流行性感冒

致病对象：人

来源历史：←中国疾病预防控制中心病原微生物菌（毒）种保藏中心病毒病所分中心←中国疾病预防控制中心病毒病预防控制所流感室

用　　途：传染病病原监测和溯源

联系单位：中国疾病预防控制中心病毒病预防控制所

电子邮箱：chpcnet@ivdc.chinacdc.cn

65. 流感病毒

国家科技资源标识符：CSTR:16698.06.NPRC 2.3.207

平台资源号：NPRC 2.3.207

保藏编号：CHPC 2.18.1.BJDC/20/001.21

中文名称：流感病毒 A/ 北京东城 /134/2020

外文名称：*Influenza virus* A/Beijing-Dongcheng/134/2020

分类学地位：Orthornavirae; Negarnaviricota; Polyploviricotina; Insthoviricetes; Articulavirales; *Orthomyxoviridae*; *Alphainfluenzavirus*

生物危害程度：第三类

分离时间：2020-01-10

分离地址：中国北京市东城区

分离基物：患者咽拭子

致病名称：流行性感冒

致病对象：人

来源历史：←中国疾病预防控制中心病原微生物菌（毒）种保藏中心病毒病所分中心←中国疾病预防控制中心病毒病预防

控制所流感室

用　　途：传染病病原监测和溯源

联系单位：中国疾病预防控制中心病毒病预防控制所

电子邮箱：chpcnet@ivdc.chinacdc.cn

66. 流感病毒

国家科技资源标识符：CSTR:16698.06.NPRC 2.3.208

平台资源号：NPRC 2.3.208

保藏编号：CHPC 2.18.1.HBZH/20/001.21

中文名称：流感病毒 A/ 河北遵化 /13/2020

外文名称：*Influenza virus* A/Hebei-ZunhuInfluenza virus A/13/2020

分类学地位：Orthornavirae; Negarnaviricota; Polyploviricotina; Insthoviricetes; Articulavirales; *Orthomyxoviridae*; *Alphainfluenzavirus*

生物危害程度：第三类

分离时间：2020-01-13

分离地址：中国河北省唐山市

分离基物：患者咽拭子

致病名称：流行性感冒

致病对象：人

来源历史：←中国疾病预防控制中心病原微生物菌（毒）种保藏中心病毒病所分中心←中国疾病预防控制中心病毒病预防控制所流感室

用　　途：传染病病原监测和溯源

联系单位：中国疾病预防控制中心病毒病预防控制所

电子邮箱：chpcnet@ivdc.chinacdc.cn

67. 流感病毒

国家科技资源标识符：CSTR:16698.06.NPRC 2.3.209

平台资源号：NPRC 2.3.209

保藏编号：CHPC 2.18.1.BJHR/20/002.21

中文名称：流感病毒 B/ 北京怀柔 /147/2020

外文名称：*Influenza virus* B/Beijing-Huairou/ 147/2020

分类学地位：Orthornavirae; Negarnaviricota; Polyploviricotina; Insthoviricetes; Articulavirales; *Orthomyxoviridae*; *Betainfluenzavirus*

生物危害程度：第三类

分离时间：2020-01-16

分离地址：中国北京市怀柔区

分离基物：患者咽拭子

致病名称：流行性感冒

致病对象：人

来源历史：←中国疾病预防控制中心病原微生物菌（毒）种保藏中心病毒病所分中心←中国疾病预防控制中心病毒病预防控制所流感室

用　　途：传染病病原监测和溯源

联系单位：中国疾病预防控制中心病毒病预防控制所

电子邮箱：chpcnet@ivdc.chinacdc.cn

68. 流感病毒

国家科技资源标识符：CSTR:16698.06.NPRC 2.3.210

平台资源号：NPRC 2.3.210

保藏编号：CHPC 2.18.1.ZJKC/20/001.21

中文名称：流感病毒 B/ 浙江柯城 /114/2020

外文名称：*Influenza virus* B/Zhejiang-Kecheng/ 114/2020

分类学地位：Orthornavirae; Negarnaviricota; Polyploviricotina; Insthoviricetes; Articulavirales; *Orthomyxoviridae*; *Betainfluenzavirus*

生物危害程度：第三类

分离时间：2020-01-11

分离地址：中国浙江省衢州市

分离基物：患者咽拭子

致病名称：流行性感冒

致病对象：人

来源历史：←中国疾病预防控制中心病原微生物
菌（毒）种保藏中心病毒病所分中心
←中国疾病预防控制中心病毒病预防
控制所流感室

用　　途：传染病病原监测和溯源

联系单位：中国疾病预防控制中心病毒病预防控
制所

电子邮箱：chpcnet@ivdc.chinacdc.cn

69. 流感病毒

国家科技资源标识符：CSTR:16698.06.NPRC 2.3.211

平台资源号：NPRC 2.3.211

保藏编号：CHPC 2.18.1.FJXL/20/001.21

中文名称：流感病毒 B/ 福建新罗 /146/2020

外文名称：*Influenza virus* B/Fujian-Xinluo/
146/2020

分类学地位：Orthornavirae; Negarnaviricota; Poly-
ploviricotina; Insthoviricetes; Articula-
virales; *Orthomyxoviridae*; *Betainflu-
enzavirus*

生物危害程度：第三类

分离时间：2020-01-13

分离地址：中国福建省龙岩市

分离基物：患者咽拭子

致病名称：流行性感冒

致病对象：人

来源历史：←中国疾病预防控制中心病原微生物
菌（毒）种保藏中心病毒病所分中心
←中国疾病预防控制中心病毒病预防
控制所流感室

用　　途：传染病病原监测和溯源

联系单位：中国疾病预防控制中心病毒病预防控
制所

电子邮箱：chpcnet@ivdc.chinacdc.cn

70. 流感病毒

国家科技资源标识符：CSTR:16698.06.NPRC 2.3.212

平台资源号：NPRC 2.3.212

保藏编号：CHPC 2.18.1.XJTS/20/001.21

中文名称：流感病毒 B/ 新疆天山 /113/2020

外文名称：*Influenza virus* B/Xinjiang-Tianshan/
113/2020

分类学地位：Orthornavirae; Negarnaviricota; Poly-
ploviricotina; Insthoviricetes; Articula-
virales; *Orthomyxoviridae*; *Betainflu-
enzavirus*

生物危害程度：第三类

分离时间：2020-01-13

分离地址：中国新疆维吾尔自治区乌鲁木齐市

分离基物：患者咽拭子

致病名称：流行性感冒

致病对象：人

来源历史：←中国疾病预防控制中心病原微生物
菌（毒）种保藏中心病毒病所分中心
←中国疾病预防控制中心病毒病预防
控制所流感室

用　　途：传染病病原监测和溯源

联系单位：中国疾病预防控制中心病毒病预防控
制所

电子邮箱：chpcnet@ivdc.chinacdc.cn

71. 流感病毒

国家科技资源标识符：CSTR:16698.06.NPRC 2.3.213

平台资源号：NPRC 2.3.213

保藏编号：CHPC 2.18.1.ZJNH/20/001.21

中文名称：流感病毒 B/ 浙江南湖 /112/2020

外文名称：*Influenza virus* B/Zhejiang-Nanhu/
112/2020

分类学地位：Orthornavirae; Negarnaviricota; Poly-
ploviricotina; Insthoviricetes; Articula-
virales; *Orthomyxoviridae*; *Betainflu-

enzavirus

生物危害程度：第三类

分离时间：2020-01-14

分离地址：中国浙江省嘉兴市

分离基物：患者咽拭子

致病名称：流行性感冒

致病对象：人

来源历史：←中国疾病预防控制中心病原微生物
菌（毒）种保藏中心病毒病所分中心
←中国疾病预防控制中心病毒病预防
控制所流感室

用　　途：传染病病原监测和溯源

联系单位：中国疾病预防控制中心病毒病预防控
制所

电子邮箱：chpcnet@ivdc.chinacdc.cn

72. 流感病毒

国家科技资源标识符：CSTR:16698.06.NPRC 2.3.214

平台资源号：NPRC 2.3.214

保藏编号：CHPC 2.18.1.HNXT/19/001.21

中文名称：流感病毒 A/ 湖南湘潭 /11208/2019

外文名称：*Influenza virus* A/Hunan-Xiangtan/
11208/2019

分类学地位：Orthornavirae; Negarnaviricota; Poly-
ploviricotina; Insthoviricetes; Articula-
virales; *Orthomyxoviridae*; *Alphainflu-
enzavirus*

生物危害程度：第三类

分离时间：2019-12-30

分离地址：中国湖南省湘潭市

分离基物：患者咽拭子

致病名称：流行性感冒

致病对象：人

来源历史：←中国疾病预防控制中心病原微生物
菌（毒）种保藏中心病毒病所分中心
←中国疾病预防控制中心病毒病预防
控制所流感室

用　　途：传染病病原监测和溯源

联系单位：中国疾病预防控制中心病毒病预防控
制所

电子邮箱：chpcnet@ivdc.chinacdc.cn

73. 流感病毒

国家科技资源标识符：CSTR:16698.06.NPRC 2.3.215

平台资源号：NPRC 2.3.215

保藏编号：CHPC 2.18.1.SXCQ/19/001.21

中文名称：流感病毒 A/ 山西城区 /1637/2019

外文名称：*Influenza virus* A/Shanxi-Chengqu/
1637/2019

分类学地位：Orthornavirae; Negarnaviricota; Poly-
ploviricotina; Insthoviricetes; Articula-
virales; *Orthomyxoviridae*; *Alphainflu-
enzavirus*

生物危害程度：第三类

分离时间：2019-12-30

分离地址：中国山西省晋城市

分离基物：患者咽拭子

致病名称：流行性感冒

致病对象：人

来源历史：←中国疾病预防控制中心病原微生物
菌（毒）种保藏中心病毒病所分中心
←中国疾病预防控制中心病毒病预防
控制所流感室

用　　途：传染病病原监测和溯源

联系单位：中国疾病预防控制中心病毒病预防控
制所

电子邮箱：chpcnet@ivdc.chinacdc.cn

74. 流感病毒

国家科技资源标识符：CSTR:16698.06.NPRC 2.3.216

平台资源号：NPRC 2.3.216

保藏编号：CHPC 2.18.1.SCJY/19/001.21

中文名称：流感病毒 B/ 四川旌阳 /12048/2019

外文名称：*Influenza virus* B/Sichuan-Jingyang/

12048/2019

分类学地位：Orthornavirae; Negarnaviricota; Poly-
ploviricotina; Insthoviricetes; Articula-
virales; *Orthomyxoviridae*; *Betainflu-*
enzavirus

生物危害程度：第三类

分离时间：2019-12-19

分离地址：中国四川省德阳市

分离基物：患者咽拭子

致病名称：流行性感冒

致病对象：人

来源历史：←中国疾病预防控制中心病原微生物
菌（毒）种保藏中心病毒病所分中心
←中国疾病预防控制中心病毒病预防
控制所流感室

用　　途：传染病病原监测和溯源

联系单位：中国疾病预防控制中心病毒病预防控
制所

电子邮箱：chpcnet@ivdc.chinacdc.cn

75. 流感病毒

国家科技资源标识符：CSTR:16698.06.NPRC 2.3.217

平台资源号：NPRC 2.3.217

保藏编号：CHPC 2.18.1.YNMS/19/001.21

中文名称：流感病毒 A/ 云南芒市 /SWL1798/2019

外文名称：*Influenza virus* A/Yunnan-Maoshi/SWL
1798/2019

分类学地位：Orthornavirae; Negarnaviricota; Poly-
ploviricotina; Insthoviricetes; Articula-
virales; *Orthomyxoviridae*; *Alphainflu-*
enzavirus

生物危害程度：第三类

分离时间：2020-01-06

分离地址：中国云南省德宏傣族景颇族自治州

分离基物：患者咽拭子

致病名称：流行性感冒

致病对象：人

来源历史：←中国疾病预防控制中心病原微生物
菌（毒）种保藏中心病毒病所分中心
←中国疾病预防控制中心病毒病预防
控制所流感室

用　　途：传染病病原监测和溯源

联系单位：中国疾病预防控制中心病毒病预防控
制所

电子邮箱：chpcnet@ivdc.chinacdc.cn

76. 流感病毒

国家科技资源标识符：CSTR:16698.06.NPRC 2.3.218

平台资源号：NPRC 2.3.218

保藏编号：CHPC 2.18.1.GDZH/19/001.21

中文名称：流感病毒 A/ 广东海珠 /SWL11001/2019

外文名称：*Influenza virus* A/Guangdong-Haizhu/
SWL11001/2019

分类学地位：Orthornavirae; Negarnaviricota; Poly-
ploviricotina; Insthoviricetes; Articula-
virales; *Orthomyxoviridae*; *Alphainflu-*
enzavirus

生物危害程度：第三类

分离时间：2019-12-30

分离地址：中国广东省广州市

分离基物：患者咽拭子

致病名称：流行性感冒

致病对象：人

来源历史：←中国疾病预防控制中心病原微生物
菌（毒）种保藏中心病毒病所分中心
←中国疾病预防控制中心病毒病预防
控制所流感室

用　　途：传染病病原监测和溯源

联系单位：中国疾病预防控制中心病毒病预防控
制所

电子邮箱：chpcnet@ivdc.chinacdc.cn

77. 流感病毒

国家科技资源标识符：CSTR:16698.06.NPRC 2.3.219

平台资源号：NPRC 2.3.219

保藏编号：CHPC 2.18.1.GSCG/19/001.21

中文名称：流感病毒 A/ 甘肃城关 /SWL11435/2019

外文名称：*Influenza virus* A/Gansu-Chengguan/SWL11435/2019

分类学地位：Orthornavirae; Negarnaviricota; Poly-ploviricotina; Insthoviricetes; Articula-virales; *Orthomyxoviridae*; *Alphainflu-enzavirus*

生物危害程度：第三类

分离时间：2020-01-08

分离地址：中国甘肃省

分离基物：患者咽拭子

致病名称：流行性感冒

致病对象：人

来源历史：←中国疾病预防控制中心病原微生物菌（毒）种保藏中心病毒病所分中心←中国疾病预防控制中心病毒病预防控制所流感室

用　　途：传染病病原监测和溯源

联系单位：中国疾病预防控制中心病毒病预防控制所

电子邮箱：chpcnet@ivdc.chinacdc.cn

78. 流感病毒

国家科技资源标识符：CSTR:16698.06.NPRC 2.3.220

平台资源号：NPRC 2.3.220

保藏编号：CHPC 2.18.1.HLJBL/19/001.21

中文名称：流感病毒 A/ 黑龙江北林 /SWL1628/2019

外文名称：*Influenza virus* A/Heilongjiang-Beilin/SWL1628/2019

分类学地位：Orthornavirae; Negarnaviricota; Poly-ploviricotina; Insthoviricetes; Articula-virales; *Orthomyxoviridae*; *Alphainflu-enzavirus*

生物危害程度：第三类

分离时间：2020-01-03

分离地址：中国黑龙江省绥化市

分离基物：患者咽拭子

致病名称：流行性感冒

致病对象：人

来源历史：←中国疾病预防控制中心病原微生物菌（毒）种保藏中心病毒病所分中心←中国疾病预防控制中心病毒病预防控制所流感室

用　　途：传染病病原监测和溯源

联系单位：中国疾病预防控制中心病毒病预防控制所

电子邮箱：chpcnet@ivdc.chinacdc.cn

79. 流感病毒

国家科技资源标识符：CSTR:16698.06.NPRC 2.3.221

平台资源号：NPRC 2.3.221

保藏编号：CHPC 2.18.1.GXTD/19/001.21

中文名称：流感病毒 A/ 广西田东 /SWL541/2019

外文名称：*Influenza virus* A/Guangxi-Tiandong/SWL541/2019

分类学地位：Orthornavirae; Negarnaviricota; Poly-ploviricotina; Insthoviricetes; Articula-virales; *Orthomyxoviridae*; *Alphainflu-enzavirus*

生物危害程度：第三类

分离时间：2020-01-02

分离地址：中国广西壮族自治区百色市

分离基物：患者咽拭子

致病名称：流行性感冒

致病对象：人

来源历史：←中国疾病预防控制中心病原微生物菌（毒）种保藏中心病毒病所分中心←中国疾病预防控制中心病毒病预防控制所流感室

用　　途：传染病病原监测和溯源

联系单位：中国疾病预防控制中心病毒病预防控

病

毒

制所

电子邮箱：chpcnet@ivdc.chinacdc.cn

80. 流感病毒

国家科技资源标识符：CSTR:16698.06.NPRC 2.3.222

平台资源号：NPRC 2.3.222

保藏编号：CHPC 2.18.1.XJKEL/19/001.21

中文名称：流感病毒 A/ 新疆库尔勒 /SWL1675/ 2019

外文名称：*Influenza virus* A/Xinjiang-Kuerle/ SWL1675/2019

分类学地位：Orthornavirae; Negarnaviricota; Polyploviricotina; Insthoviricetes; Articulavirales; *Orthomyxoviridae*; *Alphainfluenzavirus*

生物危害程度：第三类

分离时间：2019-12-22

分离地址：中国新疆维吾尔自治区巴音郭楞蒙古自治州

分离基物：患者咽拭子

致病名称：流行性感冒

致病对象：人

来源历史：←中国疾病预防控制中心病原微生物菌（毒）种保藏中心病毒病所分中心←中国疾病预防控制中心病毒病预防控制所流感室

用　　途：传染病病原监测和溯源

联系单位：中国疾病预防控制中心病毒病预防控制所

电子邮箱：chpcnet@ivdc.chinacdc.cn

81. 流感病毒

国家科技资源标识符：CSTR:16698.06.NPRC 2.3.223

平台资源号：NPRC 2.3.223

保藏编号：CHPC 2.18.1.ZJNX/19/001.21

中文名称：流感病毒 A/ 浙江南浔 /SWL11023/2019

外文名称：*Influenza virus* A/Zhejiang-Nanxun/

SWL11023/2019

分类学地位：Orthornavirae; Negarnaviricota; Polyploviricotina; Insthoviricetes; Articulavirales; *Orthomyxoviridae*; *Alphainfluenzavirus*

生物危害程度：第三类

分离时间：2019-12-26

分离地址：中国浙江省湖州市

分离基物：患者咽拭子

致病名称：流行性感冒

致病对象：人

来源历史：←中国疾病预防控制中心病原微生物菌（毒）种保藏中心病毒病所分中心←中国疾病预防控制中心病毒病预防控制所流感室

用　　途：传染病病原监测和溯源

联系单位：中国疾病预防控制中心病毒病预防控制所

电子邮箱：chpcnet@ivdc.chinacdc.cn

82. 流感病毒

国家科技资源标识符：CSTR:16698.06.NPRC 2.3.224

平台资源号：NPRC 2.3.224

保藏编号：CHPC 2.18.1.FJSM/19/001.21

中文名称：流感病毒 A/ 福建思明 /SWL1993/2019

外文名称：*Influenza virus* A/Fujian-Siming/SWL 1993/2019

分类学地位：Orthornavirae; Negarnaviricota; Polyploviricotina; Insthoviricetes; Articulavirales; *Orthomyxoviridae*; *Alphainfluenzavirus*

生物危害程度：第三类

分离时间：2019-12-23

分离地址：中国福建省厦门市

分离基物：患者咽拭子

致病名称：流行性感冒

致病对象：人

来源历史：←中国疾病预防控制中心病原微生物
菌（毒）种保藏中心病毒病所分中心
←中国疾病预防控制中心病毒病预防
控制所流感室

用　　途：传染病病原监测和溯源

联系单位：中国疾病预防控制中心病毒病预防控
制所

电子邮箱：chpcnet@ivdc.chinacdc.cn

83. 流感病毒

国家科技资源标识符：CSTR:16698.06.NPRC 2.3.225

平台资源号：NPRC 2.3.225

保藏编号：CHPC 2.18.2.SCYJ/19/001.21

中文名称：流感病毒 B/ 四川雁江 /11121/2019

外文名称：*Influenza virus* B/Sichuan-Yanjiang/11121/2019

分类学地位：Orthornavirae; Negarnaviricota; Polyploviricotina; Insthoviricetes; Articulavirales; *Orthomyxoviridae*; *Betainfluenzavirus*

生物危害程度：第三类

分离时间：2020-01-10

分离地址：中国四川省资阳市

分离基物：患者咽拭子

致病名称：流行性感冒

致病对象：人

来源历史：←中国疾病预防控制中心病原微生物
菌（毒）种保藏中心病毒病所分中心
←中国疾病预防控制中心病毒病预防
控制所流感室

用　　途：传染病病原监测和溯源

联系单位：中国疾病预防控制中心病毒病预防控
制所

电子邮箱：chpcnet@ivdc.chinacdc.cn

84. 流感病毒

国家科技资源标识符：CSTR:16698.06.NPRC 2.3.226

平台资源号：NPRC 2.3.226

保藏编号：CHPC 2.18.2.TJNK/20/001.21

中文名称：流感病毒 B/ 天津南开 /121/2020

外文名称：*Influenza virus* B/Tianjin-Nankai/|121/2020

分类学地位：Orthornavirae; Negarnaviricota; Polyploviricotina; Insthoviricetes; Articulavirales; *Orthomyxoviridae*; *Betainfluenzavirus*

生物危害程度：第三类

分离时间：2020-01-06

分离地址：中国天津市

分离基物：患者咽拭子

致病名称：流行性感冒

致病对象：人

来源历史：←中国疾病预防控制中心病原微生物
菌（毒）种保藏中心病毒病所分中心
←中国疾病预防控制中心病毒病预防
控制所流感室

用　　途：传染病病原监测和溯源

联系单位：中国疾病预防控制中心病毒病预防控
制所

电子邮箱：chpcnet@ivdc.chinacdc.cn

85. 流感病毒

国家科技资源标识符：CSTR:16698.06.NPRC 2.3.227

平台资源号：NPRC 2.3.227

保藏编号：CHPC 2.18.2.FJFD/19/001.21

中文名称：流感病毒 B/ 福建福鼎 /31/2019

外文名称：*Influenza virus* B/Fujian-Fuding/31/2019

分类学地位：Orthornavirae; Negarnaviricota; Polyploviricotina; Insthoviricetes; Articulavirales; *Orthomyxoviridae*; *Betainfluenzavirus*

生物危害程度：第三类

分离时间：2019-12-19

分离地址：中国福建省宁德市

病毒

分离基物：患者咽拭子

致病名称：流行性感冒

致病对象：人

来源历史：←中国疾病预防控制中心病原微生物
　　　　　菌（毒）种保藏中心病毒病所分中心
　　　　　←中国疾病预防控制中心病毒病预防
　　　　　控制所流感室

用　　途：传染病病原监测和溯源

联系单位：中国疾病预防控制中心病毒病预防控
　　　　　制所

电子邮箱：chpcnet@ivdc.chinacdc.cn

86. 流感病毒

国家科技资源标识符：CSTR:16698.06.NPRC 2.3.228

平台资源号：NPRC 2.3.228

保藏编号：CHPC 2.18.2.HNYH/20/001.21

中文名称：流感病毒 B/ 湖南雨湖 /114/2020

外文名称：*Influenza virus* B/Hunan-Yuhu/114/2020

分类学地位：Orthornavirae; Negarnaviricota; Poly-
　　　　　ploviricotina; Insthoviricetes; Articula-
　　　　　virales; *Orthomyxoviridae*; *Betainflu-
　　　　　enzavirus*

生物危害程度：第三类

分离时间：2020-01-06

分离地址：中国湖南省湘潭市

分离基物：患者咽拭子

致病名称：流行性感冒

致病对象：人

来源历史：←中国疾病预防控制中心病原微生物
　　　　　菌（毒）种保藏中心病毒病所分中心
　　　　　←中国疾病预防控制中心病毒病预防
　　　　　控制所流感室

用　　途：传染病病原监测和溯源

联系单位：中国疾病预防控制中心病毒病预防控
　　　　　制所

电子邮箱：chpcnet@ivdc.chinacdc.cn

87. 流感病毒

国家科技资源标识符：CSTR:16698.06.NPRC 2.3.229

平台资源号：NPRC 2.3.229

保藏编号：CHPC 2.18.1.NMGXC/19/001.21

中文名称：流感病毒 A/ 内蒙古新城 /SWL1614/
2019

外文名称：*Influenza virus* A/Neimenggu-Xincheng/
SWL1614/2019

分类学地位：Orthornavirae; Negarnaviricota; Poly-
　　　　　ploviricotina; Insthoviricetes; Articula-
　　　　　virales; *Orthomyxoviridae*; *Alphainflu-
　　　　　enzavirus*

生物危害程度：第三类

分离时间：2019-12-29

分离地址：中国内蒙古自治区呼和浩特市

分离基物：患者咽拭子

致病名称：流行性感冒

致病对象：人

来源历史：←中国疾病预防控制中心病原微生物
　　　　　菌（毒）种保藏中心病毒病所分中心
　　　　　←中国疾病预防控制中心病毒病预防
　　　　　控制所流感室

用　　途：传染病病原监测和溯源

联系单位：中国疾病预防控制中心病毒病预防控
　　　　　制所

电子邮箱：chpcnet@ivdc.chinacdc.cn

88. 流感病毒

国家科技资源标识符：CSTR:16698.06.NPRC 2.3.230

平台资源号：NPRC 2.3.230

保藏编号：CHPC 2.18.2.GZHHG/19/001.21

中文名称：流感病毒 B/ 贵州红花岗 /1965/2019

外文名称：*Influenza virus* B/Guizhou-Honghuagang/
1965/2019

分类学地位：Orthornavirae; Negarnaviricota; Poly-
　　　　　ploviricotina; Insthoviricetes; Articula-

virales; *Orthomyxoviridae*; *Betainfluenzavirus*

生物危害程度：第三类

分离时间：2019-12-05

分离地址：中国贵州省遵义市

分离基物：患者咽拭子

致病名称：流行性感冒

致病对象：人

来源历史：←中国疾病预防控制中心病原微生物
菌（毒）种保藏中心病毒病所分中心
←中国疾病预防控制中心病毒病预防
控制所流感室

用　　途：传染病病原监测和溯源

联系单位：中国疾病预防控制中心病毒病预防控
制所

电子邮箱：chpcnet@ivdc.chinacdc.cn

89. 流感病毒

国家科技资源标识符：CSTR:16698.06.NPRC 2.3.231

平台资源号：NPRC 2.3.231

保藏编号：CHPC 2.18.1.AHHS/19/001.21

中文名称：流感病毒 A/ 安徽花山 /SWL12329/2019

外文名称：*Influenza virus* A/Anhui-Huashan/
SWL12329/2019

分类学地位：Orthornavirae; Negarnaviricota; Poloviricotina; Insthoviricetes; Articulavirales; *Orthomyxoviridae*; *Alphainfluenzavirus*

生物危害程度：第三类

分离时间：2019-12-16

分离地址：中国安徽省马鞍山市

分离基物：患者咽拭子

致病名称：流行性感冒

致病对象：人

来源历史：←中国疾病预防控制中心病原微生物
菌（毒）种保藏中心病毒病所分中心
←中国疾病预防控制中心病毒病预防

控制所流感室

用　　途：传染病病原监测和溯源

联系单位：中国疾病预防控制中心病毒病预防控
制所

电子邮箱：chpcnet@ivdc.chinacdc.cn

90. 流感病毒

国家科技资源标识符：CSTR:16698.06.NPRC 2.3.232

平台资源号：NPRC 2.3.232

保藏编号：CHPC 2.18.1.LNXG/19/001.21

中文名称：流感病毒 A/ 辽宁西岗 /SWL11134/2019

外文名称：*Influenza virus* A/Liaoning-Xigang/
SWL11134/2019

分类学地位：Orthornavirae; Negarnaviricota; Poloviricotina; Insthoviricetes; Articulavirales; *Orthomyxoviridae*; *Alphainfluenzavirus*

生物危害程度：第三类

分离时间：2019-12-09

分离地址：中国辽宁省大连市

分离基物：患者咽拭子

致病名称：流行性感冒

致病对象：人

来源历史：←中国疾病预防控制中心病原微生物
菌（毒）种保藏中心病毒病所分中心
←中国疾病预防控制中心病毒病预防
控制所流感室

用　　途：传染病病原监测和溯源

联系单位：中国疾病预防控制中心病毒病预防控
制所

电子邮箱：chpcnet@ivdc.chinacdc.cn

91. 流感病毒

国家科技资源标识符：CSTR:16698.06.NPRC 2.3.233

平台资源号：NPRC 2.3.233

保藏编号：CHPC 2.18.2.FJLH/19/001.21

中文名称：流感病毒 B/ 福建龙海 /375/2019

病
毒

外文名称：*Influenza virus* B/Fujian-Longhai/375/2019

分类学地位：Orthornavirae; Negarnaviricota; Polyploviricotina; Insthoviricetes; Articulavirales; *Orthomyxoviridae*; *Betainfluenzavirus*

生物危害程度：第二类

分离时间：2019-12-17

分离地址：中国福建省漳州市

分离基物：患者咽拭了

致病名称：流行性感冒

致病对象：人

来源历史：←中国疾病预防控制中心病原微生物菌（毒）种保藏中心病毒病所分中心←中国疾病预防控制中心病毒病预防控制所流感室

用　　途：传染病病原监测和溯源

联系单位：中国疾病预防控制中心病毒病预防控制所

电子邮箱：chpcnet@ivdc.chinacdc.cn

92. 流感病毒

国家科技资源标识符：CSTR:16698.06.NPRC 2.3.234

平台资源号：NPRC 2.3.234

保藏编号：CHPC 2.18.2.ZJKC/19/001.21

中文名称：流感病毒 B/ 浙江柯城 /11058/2019

外文名称：*Influenza virus* B/Zhejiang-Kecheng/11058/2019

分类学地位：Orthornavirae; Negarnaviricota; Polyploviricotina; Insthoviricetes; Articulavirales; *Orthomyxoviridae*; *Betainfluenzavirus*

生物危害程度：第三类

分离时间：2019-12-16

分离地址：中国浙江省衢州市

分离基物：患者咽拭子

致病名称：流行性感冒

致病对象：人

来源历史：←中国疾病预防控制中心病原微生物菌（毒）种保藏中心病毒病所分中心←中国疾病预防控制中心病毒病预防控制所流感室

用　　途：传染病病原监测和溯源

联系单位：中国疾病预防控制中心病毒病预防控制所

电子邮箱：chpcnet@ivdc.chinacdc.cn

93. 流感病毒

国家科技资源标识符：CSTR:16698.06.NPRC 2.3.235

平台资源号：NPRC 2.3.235

保藏编号：CHPC 2.18.1.NMGKDL/19/001.21

中文名称：流感病毒 A/ 内蒙古昆都仑 /1669/2019

外文名称：*Influenza virus* A/Neimenggu-Kundoulun/1669/2019

分类学地位：Orthornavirae; Negarnaviricota; Polyploviricotina; Insthoviricetes; Articulavirales; *Orthomyxoviridae*; *Alphainfluenzavirus*

生物危害程度：第三类

分离时间：2019-12-27

分离地址：中国内蒙古自治区包头市

分离基物：患者咽拭子

致病名称：流行性感冒

致病对象：人

来源历史：←中国疾病预防控制中心病原微生物菌（毒）种保藏中心病毒病所分中心←中国疾病预防控制中心病毒病预防控制所流感室

用　　途：传染病病原监测和溯源

联系单位：中国疾病预防控制中心病毒病预防控制所

电子邮箱：chpcnet@ivdc.chinacdc.cn

94. 流感病毒

国家科技资源标识符：CSTR:16698.06.NPRC 2.3.236

平台资源号：NPRC 2.3.236

保藏编号：CHPC 2.18.1.BJHR/19/001.21

中文名称：流感病毒 A/ 北京怀柔 /11860/2019

外文名称：*Influenza virus* A/Beijing-Huairou/ 11860/2019

分类学地位：Orthornavirae; Negarnaviricota; Poly-ploviricotina; Insthoviricetes; Articula-virales; *Orthomyxoviridae*; *Alphainflu-enzavirus*

生物危害程度：第三类

分离时间：2020-01-02

分离地址：中国北京市

分离基物：患者咽拭子

致病名称：流行性感冒

致病对象：人

来源历史：←中国疾病预防控制中心病原微生物菌（毒）种保藏中心病毒病所分中心←中国疾病预防控制中心病毒病预防控制所流感室

用　　途：传染病病原监测和溯源

联系单位：中国疾病预防控制中心病毒病预防控制所

电子邮箱：chpcnet@ivdc.chinacdc.cn

95. 流感病毒

国家科技资源标识符：CSTR:16698.06.NPRC 2.3.237

平台资源号：NPRC 2.3.237

保藏编号：CHPC 2.18.1.JLLS/19/001.21

中文名称：流感病毒 A/ 吉林龙山 /1647/2019

外文名称：*Influenza virus* A/Jilin-Longshan/ |1647/2019

分类学地位：Orthornavirae; Negarnaviricota; Poly-ploviricotina; Insthoviricetes; Articula-virales; *Orthomyxoviridae*; *Alphainflu-enzavirus*

生物危害程度：第三类

分离时间：2019-12-28

分离地址：中国吉林省辽源市

分离基物：患者咽拭子

致病名称：流行性感冒

致病对象：人

来源历史：←中国疾病预防控制中心病原微生物菌（毒）种保藏中心病毒病所分中心←中国疾病预防控制中心病毒病预防控制所流感室

用　　途：传染病病原监测和溯源

联系单位：中国疾病预防控制中心病毒病预防控制所

电子邮箱：chpcnet@ivdc.chinacdc.cn

96. 流感病毒

国家科技资源标识符：CSTR:16698.06.NPRC 2.3.238

平台资源号：NPRC 2.3.238

保藏编号：CHPC 2.18.1.GDQX/19/001.21

中文名称：流感病毒 A/ 广东清新 /348/2019

外文名称：*Influenza virus* A/Guangdong-Qingxin/ 348/2019

分类学地位：Orthornavirae; Negarnaviricota; Poly-ploviricotina; Insthoviricetes; Articula-virales; *Orthomyxoviridae*; *Alphainflu-enzavirus*

生物危害程度：第三类

分离时间：2019-12-23

分离地址：中国广东省清远市

分离基物：患者咽拭子

致病名称：流行性感冒

致病对象：人

来源历史：←中国疾病预防控制中心病原微生物菌（毒）种保藏中心病毒病所分中心←中国疾病预防控制中心病毒病预防控制所流感室

病毒

用　　途：传染病病原监测和溯源

联系单位：中国疾病预防控制中心病毒病预防控
　　　　　制所

电子邮箱：chpcnet@ivdc.chinacdc.cn

97. 流感病毒

国家科技资源标识符：CSTR:16698.06.NPRC 2.3.239

平台资源号：NPRC 2.3.239

保藏编号：CHPC 2.18.1.GDLG/19/001.21

中文名称：流感病毒 A/ 广东龙岗 /3239/2019

外文名称：*Influenza virus* A/Guangdong-Longgang/
3239/2019

分类学地位：Orthornavirae; Negarnaviricota; Poly-
ploviricotina; Insthoviricetes; Articula-
virales; *Orthomyxoviridae*; *Alphainflu-
enzavirus*

生物危害程度：第三类

分离时间：2019-12-23

分离地址：中国广东省深圳市

分离基物：患者咽拭子

致病名称：流行性感冒

致病对象：人

来源历史：←中国疾病预防控制中心病原微生物
　　　　　菌（毒）种保藏中心病毒病所分中心
　　　　　←中国疾病预防控制中心病毒病预防
　　　　　控制所流感室

用　　途：传染病病原监测和溯源

联系单位：中国疾病预防控制中心病毒病预防控
　　　　　制所

电子邮箱：chpcnet@ivdc.chinacdc.cn

98. 流感病毒

国家科技资源标识符：CSTR:16698.06.NPRC 2.3.240

平台资源号：NPRC 2.3.240

保藏编号：CHPC 2.18.1.GDDZ/19/001.21

中文名称：流感病毒 A/ 广东端州 /312/2019

外文名称：*Influenza virus* A/Guangdong-Duanzhou/
312/2019

分类学地位：Orthornavirae; Negarnaviricota; Poly-
ploviricotina; Insthoviricetes; Articula-
virales; *Orthomyxoviridae*; *Alphainflu-
enzavirus*

生物危害程度：第三类

分离时间：2019-12-24

分离地址：中国广东省肇庆市

分离基物：患者咽拭子

致病名称：流行性感冒

致病对象：人

来源历史：←中国疾病预防控制中心病原微生物
　　　　　菌（毒）种保藏中心病毒病所分中心
　　　　　←中国疾病预防控制中心病毒病预防
　　　　　控制所流感室

用　　途：传染病病原监测和溯源

联系单位：中国疾病预防控制中心病毒病预防控
　　　　　制所

电子邮箱：chpcnet@ivdc.chinacdc.cn

99. 流感病毒

国家科技资源标识符：CSTR:16698.06.NPRC 2.3.241

平台资源号：NPRC 2.3.241

保藏编号：CHPC 2.18.1.GDGM/19/001.21

中文名称：流感病毒 A/ 广东高明 /31/2019

外文名称：*Influenza virus* A/Guangdong-Gaoming/
31/2019

分类学地位：Orthornavirae; Negarnaviricota; Poly-
ploviricotina; Insthoviricetes; Articula-
virales; *Orthomyxoviridae*; *Alphainflu-
enzavirus*

生物危害程度：第三类

分离时间：2019-12-25

分离地址：中国广东省佛山市

分离基物：患者咽拭子

致病名称：流行性感冒

致病对象：人

来源历史：←中国疾病预防控制中心病原微生物
菌（毒）种保藏中心病毒病所分中心
←中国疾病预防控制中心病毒病预防
控制所流感室

用　　途：传染病病原监测和溯源

联系单位：中国疾病预防控制中心病毒病预防控
制所

电子邮箱：chpcnet@ivdc.chinacdc.cn

100. 流感病毒

国家科技资源标识符：CSTR:16698.06.NPRC 2.3.242

平台资源号：NPRC 2.3.242

保藏编号：CHPC 2.18.1.GDQC/19/001.21

中文名称：流感病毒 A/ 广东清城 /1982/2019

外文名称：*Influenza virus* A/Guangdong-Qingcheng/
1982/2019

分类学地位：Orthornavirae; Negarnaviricota; Poly-
ploviricotina; Insthoviricetes; Articula-
virales; *Orthomyxoviridae*; *Alphainflu-
enzavirus*

生物危害程度：第三类

分离时间：2019-12-20

分离地址：中国广东省清远市

分离基物：患者咽拭子

致病名称：流行性感冒

致病对象：人

来源历史：←中国疾病预防控制中心病原微生物
菌（毒）种保藏中心病毒病所分中心
←中国疾病预防控制中心病毒病预防
控制所流感室

用　　途：传染病病原监测和溯源

联系单位：中国疾病预防控制中心病毒病预防控
制所

电子邮箱：chpcnet@ivdc.chinacdc.cn

101. 流感病毒

国家科技资源标识符：CSTR:16698.06.NPRC 2.3.243

平台资源号：NPRC 2.3.243

保藏编号：CHPC 2.18.1.BJXC/19/001.21

中文名称：流感病毒 A/ 北京西城 /12415/2019

外文名称：*Influenza virus* A/Beijing-Xicheng/
12415/2019

分类学地位：Orthornavirae; Negarnaviricota; Poly-
ploviricotina; Insthoviricetes; Articula-
virales; *Orthomyxoviridae*; *Alphainflu-
enzavirus*

生物危害程度：第三类

分离时间：2019-12-31

分离地址：中国北京市

分离基物：患者咽拭子

致病名称：流行性感冒

致病对象：人

来源历史：←中国疾病预防控制中心病原微生物
菌（毒）种保藏中心病毒病所分中心
←中国疾病预防控制中心病毒病预防
控制所流感室

用　　途：传染病病原监测和溯源

联系单位：中国疾病预防控制中心病毒病预防控
制所

电子邮箱：chpcnet@ivdc.chinacdc.cn

102. 流感病毒

国家科技资源标识符：CSTR:16698.06.NPRC 2.3.244

平台资源号：NPRC 2.3.244

保藏编号：CHPC 2.18.1.GXLN/19/001.21

中文名称：流感病毒 A/ 广西柳南 /3188/2019

外文名称：*Influenza virus* A/Guangxi-Liunan/
3188/2019

分类学地位：Orthornavirae; Negarnaviricota; Poly-
ploviricotina; Insthoviricetes; Articula-
virales; *Orthomyxoviridae*; *Alphainflu-
enzavirus*

生物危害程度：第三类

分离时间：2019-12-23

病

毒

分离地址：中国广西壮族自治区柳州市

分离基物：患者咽拭子

致病名称：流行性感冒

致病对象：人

来源历史：←中国疾病预防控制中心病原微生物
菌（毒）种保藏中心病毒病所分中心
←中国疾病预防控制中心病毒病预防
控制所流感室

用　　途：传染病病原监测和溯源

联系单位：中国疾病预防控制中心病毒病预防控
制所

电子邮箱：chpcnet@ivdc.chinacdc.cn

103. 流感病毒

国家科技资源标识符：CSTR:16698.06.NPRC 2.3.245

平台资源号：NPRC 2.3.245

保藏编号：CHPC 2.18.1.GXWM/19/001.21

中文名称：流感病毒 A/ 广西武鸣 /3106/2019

外文名称：*Influenza virus* A/Guangxi-Wuming/
3106/2019

分类学地位：Orthornavirae; Negarnaviricota; Poly-
ploviricotina; Insthoviricetes; Articula-
virales; *Orthomyxoviridae*; *Alphainflu-
enzavirus*

生物危害程度：第三类

分离时间：2019-12-23

分离地址：中国广西壮族自治区南宁市

分离基物：患者咽拭子

致病名称：流行性感冒

致病对象：人

来源历史：←中国疾病预防控制中心病原微生物
菌（毒）种保藏中心病毒病所分中心
←中国疾病预防控制中心病毒病预防
控制所流感室

用　　途：传染病病原监测和溯源

联系单位：中国疾病预防控制中心病毒病预防控
制所

电子邮箱：chpcnet@ivdc.chinacdc.cn

104. 流感病毒

国家科技资源标识符：CSTR:16698.06.NPRC 2.3.246

平台资源号：NPRC 2.3.246

保藏编号：CHPC 2.18.1.GZHHG/19/002.21

中文名称：流感病毒 A/ 贵州红花岗 /325/2019

外文名称：*Influenza virus* A/Guizhou-Honghuagang/
325/2019

分类学地位：Orthornavirae; Negarnaviricota; Poly-
ploviricotina; Insthoviricetes; Articula-
virales; *Orthomyxoviridae*; *Alphainflu-
enzavirus*

生物危害程度：第三类

分离时间：2019-12-23

分离地址：中国贵州省遵义市

分离基物：患者咽拭子

致病名称：流行性感冒

致病对象：人

来源历史：←中国疾病预防控制中心病原微生物
菌（毒）种保藏中心病毒病所分中心
←中国疾病预防控制中心病毒病预防
控制所流感室

用　　途：传染病病原监测和溯源

联系单位：中国疾病预防控制中心病毒病预防控
制所

电子邮箱：chpcnet@ivdc.chinacdc.cn

105. 流感病毒

国家科技资源标识符：CSTR:16698.06.NPRC 2.3.247

平台资源号：NPRC 2.3.247

保藏编号：CHPC 2.18.1.AHJH/19/001.21

中文名称：流感病毒 A/ 安徽镜湖 /346/2019

外文名称：*Influenza virus* A/Anhui-Jinghu/346/2019

分类学地位：Orthornavirae; Negarnaviricota; Poly-
ploviricotina; Insthoviricetes; Articula-
virales; *Orthomyxoviridae*; *Alphainflu-

enzavirus

生物危害程度：第三类

分离时间：2019-12-16

分离地址：中国安徽省芜湖市

分离基物：患者咽拭子

致病名称：流行性感冒

致病对象：人

来源历史：←中国疾病预防控制中心病原微生物菌（毒）种保藏中心病毒病所分中心←中国疾病预防控制中心病毒病预防控制所流感室

用　　途：传染病病原监测和溯源

联系单位：中国疾病预防控制中心病毒病预防控制所

电子邮箱：chpcnet@ivdc.chinacdc.cn

106. 流感病毒

国家科技资源标识符：CSTR:16698.06.NPRC 2.3.248

平台资源号：NPRC 2.3.248

保藏编号：CHPC 2.18.1.AHTJY/19/001.21

中文名称：流感病毒 A/ 安徽田家庵 /11064/2019

外文名称：*Influenza virus* A/Anhui-Tianjiaan/11064/2019

分类学地位：Orthornavirae; Negarnaviricota; Polyploviricotina; Insthoviricetes; Articulavirales; *Orthomyxoviridae*; *Alphainfluenzavirus*

生物危害程度：第三类

分离时间：2019-12-16

分离地址：中国安徽省淮南市

分离基物：患者咽拭子

致病名称：流行性感冒

致病对象：人

来源历史：←中国疾病预防控制中心病原微生物菌（毒）种保藏中心病毒病所分中心←中国疾病预防控制中心病毒病预防控制所流感室

用　　途：传染病病原监测和溯源

联系单位：中国疾病预防控制中心病毒病预防控制所

电子邮箱：chpcnet@ivdc.chinacdc.cn

107. 流感病毒

国家科技资源标识符：CSTR:16698.06.NPRC 2.14.5

平台资源号：NPRC 2.14.5

保藏编号：SZCDC-BYS-HX-1911053

中文名称：流感病毒 /A/ 广东深圳 /11053/2019（H3）

外文名称：*Influenza virus* A/Guangdong-Shenzhen/11053/2019 (H3)

分类学地位：Orthornavirae; Negarnaviricota; Polyploviricotina; Insthoviricetes; Articulavirales; *Orthomyxoviridae*; *Alphainfluenzavirus*

生物危害程度：第三类

分离时间：2019-11-08

分离地址：中国广东省深圳市

分离基物：患者咽拭子

致病名称：流行性感冒

致病对象：人

来源历史：←深圳市疾病预防控制中心←深圳市人民医院

用　　途：传染病病原监测和溯源

联系单位：深圳市疾病预防控制中心病原生物研究所

电子邮箱：fenzi2@wjw.sz.gov.cn

108. 流感病毒

国家科技资源标识符：CSTR:16698.06.NPRC 2.5.21

平台资源号：NPRC 2.5.21

保藏编号：CAMS-CCPM-C-III-007

中文名称：流感病毒 PR8

外文名称：*Influence virus* PR8

分类学地位：Orthornavirae; Negarnaviricota; Polyploviricotina; Insthoviricetes; Articula-virales; *Orthomyxoviridae*; *Alphainflu-enzavirus*

生物危害程度：第三类

分离时间：2010-09-01

分离地址：中国北京市

分离基物：患者咽拭子

致病名称：流行性感冒

致病对象：人

来源历史：←中国医学科学院医学病原微生物保藏分中心←中国疾病预防控制中心病毒病预防控制所

用　　途：科研、教学等科学实验

联系单位：中国医学科学院病原生物学研究所

电子邮箱：CCPM_C@ipbcams.ac.cn

九、麻疹病毒

109. 麻疹病毒

国家科技资源标识符：CSTR:16698.06.NPRC 2.3.249

平台资源号：NPRC 2.3.249

保藏编号：CHPC 2.4.1.SH/12/001.21

中文名称：麻疹病毒 / 上海 /205/2012

外文名称：*Measles virus*/Shanghai.CHN/30.12/05[H1]

分类学地位：Orthornavirae; Negarnaviricota; Mon-jiviricetes; Mononegavirales; Para-myxoviridae; *Morbillivirus*; *Measles virus*

生物危害程度：第三类

分离时间：2012-07-31

分离地址：中国上海市

分离基物：患者咽拭子

致病名称：麻疹

致病对象：人

来源历史：←中国疾病预防控制中心病原微生物

菌（毒）种保藏中心病毒病所分中心←上海市疾病预防控制中心

用　　途：传染病病原监测和溯源

联系单位：中国疾病预防控制中心病毒病预防控制所

电子邮箱：chpcnet@ivdc.chinacdc.cn

110. 麻疹病毒

国家科技资源标识符：CSTR:16698.06.NPRC 2.3.250

平台资源号：NPRC 2.3.250

保藏编号：CHPC 2.4.1.SH/13/001.21

中文名称：麻疹病毒 / 上海 /130/2013

外文名称：*Measles virus*/Shanghai.CHN/16.13/14[H1]

分类学地位：Orthornavirae; Negarnaviricota; Mon-jiviricetes; Mononegavirales; Para-myxoviridae; *Morbillivirus*; *Measles virus*

生物危害程度：第三类

分离时间：2013-04-19

分离地址：中国上海市

分离基物：患者咽拭子

致病名称：麻疹

致病对象：人

来源历史：←中国疾病预防控制中心病原微生物菌（毒）种保藏中心病毒病所分中心←上海市疾病预防控制中心

用　　途：传染病病原监测和溯源

联系单位：中国疾病预防控制中心病毒病预防控制所

电子邮箱：chpcnet@ivdc.chinacdc.cn

111. 麻疹病毒

国家科技资源标识符：CSTR:16698.06.NPRC 2.3.251

平台资源号：NPRC 2.3.251

保藏编号：CHPC 2.4.1.BJ/14/001.21

中文名称：麻疹病毒 / 北京 /1153/2014

外文名称：*Measles virus*/Beijing.CHN/21.14/38[H1]

分类学地位：Orthornavirae; Negarnaviricota; Monjiviricetes; Mononegavirales; Paramyxoviridae; *Morbillivirus*; *Measles virus*

生物危害程度：第三类

分离时间：2014-05-22

分离地址：中国北京市

分离基物：患者咽拭子

致病名称：麻疹

致病对象：人

来源历史：←中国疾病预防控制中心病原微生物菌（毒）种保藏中心病毒病所分中心
←北京市疾病预防控制中心

用　　途：传染病病原监测和溯源

联系单位：中国疾病预防控制中心病毒病预防控制所

电子邮箱：chpcnet@ivdc.chinacdc.cn

112. 麻疹病毒

国家科技资源标识符：CSTR:16698.06.NPRC 2.3.252

平台资源号：NPRC 2.3.252

保藏编号：CHPC 2.4.1.BJ/14/002.21

中文名称：麻疹病毒 / 北京 /1209/2014

外文名称：*Measles virus*/Beijing.CHN/17.14/61[H1]

分类学地位：Orthornavirae; Negarnaviricota; Monjiviricetes; Mononegavirales; Paramyxoviridae; *Morbillivirus*; *Measles virus*

生物危害程度：第三类

分离时间：2014-04-24

分离地址：中国北京市

分离基物：患者咽拭子

致病名称：麻疹

致病对象：人

来源历史：←中国疾病预防控制中心病原微生物菌（毒）种保藏中心病毒病所分中心

←北京市疾病预防控制中心

用　　途：传染病病原监测和溯源

联系单位：中国疾病预防控制中心病毒病预防控制所

电子邮箱：chpcnet@ivdc.chinacdc.cn

113. 麻疹病毒

国家科技资源标识符：CSTR:16698.06.NPRC 2.3.253

平台资源号：NPRC 2.3.253

保藏编号：CHPC 2.4.1.HN/14/001.21

中文名称：麻疹病毒 / 湖南 /33/2014

外文名称：*Measles virus*/Hunan.CHN/16.14/01[H1]

分类学地位：Orthornavirae; Negarnaviricota; Monjiviricetes; Mononegavirales; Paramyxoviridae; *Morbillivirus*; *Measles virus*

生物危害程度：第三类

分离时间：2014-04-18

分离地址：中国湖南省

分离基物：患者咽拭子

致病名称：麻疹

致病对象：人

来源历史：←中国疾病预防控制中心病原微生物菌（毒）种保藏中心病毒病所分中心
←湖南省疾病预防控制中心

用　　途：传染病病原监测和溯源

联系单位：中国疾病预防控制中心病毒病预防控制所

电子邮箱：chpcnet@ivdc.chinacdc.cn

114. 麻疹病毒

国家科技资源标识符：CSTR:16698.06.NPRC 2.3.254

平台资源号：NPRC 2.3.254

保藏编号：CHPC 2.4.1.SD/14/001.21

中文名称：麻疹病毒 / 山东 /447/2014

外文名称：*Measles virus*/Shandong.CHN/30.14/06[H]

病

毒

分类学地位：Orthornavirae; Negarnaviricota; Monjiviricetes; Mononegavirales; Paramyxoviridae; *Morbillivirus*; *Measles virus*

生物危害程度：第三类

分离时间：2014-07-28

分离地址：中国山东省

分离基物：患者咽拭子

致病名称：麻疹

致病对象：人

来源历史：←中国疾病预防控制中心病原微生物菌（毒）种保藏中心病毒病所分中心←山东省疾病预防控制中心

用　　途：传染病病原监测和溯源

联系单位：中国疾病预防控制中心病毒病预防控制所

电子邮箱：chpcnet@ivdc.chinacdc.cn

115. 麻疹病毒

国家科技资源标识符：CSTR:16698.06.NPRC 2.3.255

平台资源号：NPRC 2.3.255

保藏编号：CHPC 2.4.1.BJ/15/001.21

中文名称：麻疹病毒 / 北京 /120/2015

外文名称：*Measles virus*/Beijing.CHN/13.15/2[H1]

分类学地位：Orthornavirae; Negarnaviricota; Monjiviricetes; Mononegavirales; Paramyxoviridae; *Morbillivirus*; *Measles virus*

生物危害程度：第三类

分离时间：2015-03-24

分离地址：中国北京市

分离基物：患者咽拭子

致病名称：麻疹

致病对象：人

来源历史：←中国疾病预防控制中心病原微生物菌（毒）种保藏中心病毒病所分中心←北京市疾病预防控制中心

用　　途：传染病病原监测和溯源

联系单位：中国疾病预防控制中心病毒病预防控制所

电子邮箱：chpcnet@ivdc.chinacdc.cn

116. 麻疹病毒

国家科技资源标识符：CSTR:16698.06.NPRC 2.3.256

平台资源号：NPRC 2.3.256

保藏编号：CHPC 2.4.1.SC/15/001.21

中文名称：麻疹病毒 / 四川 /163/2015

外文名称：*Measles virus*/Sichuan.CHN/10.15/5[H1]

分类学地位：Orthornavirae; Negarnaviricota; Monjiviricetes; Mononegavirales; Paramyxoviridae; *Morbillivirus*; *Measles virus*

生物危害程度：第三类

分离时间：2015-03-01

分离地址：中国四川省

分离基物：患者咽拭子

致病名称：麻疹

致病对象：人

来源历史：←中国疾病预防控制中心病原微生物菌（毒）种保藏中心病毒病所分中心←四川省疾病预防控制中心

用　　途：传染病病原监测和溯源

联系单位：中国疾病预防控制中心病毒病预防控制所

电子邮箱：chpcnet@ivdc.chinacdc.cn

117. 麻疹病毒

国家科技资源标识符：CSTR:16698.06.NPRC 2.3.257

平台资源号：NPRC 2.3.257

保藏编号：CHPC 2.4.1.SC/15/002.21

中文名称：麻疹病毒 / 四川 /319/2015

外文名称：*Measles virus*/Sichuan.CHN/15.15/24[H1]

分类学地位：Orthornavirae; Negarnaviricota; Mon-

jiviricetes; Mononegavirales; Para-
myxoviridae; *Morbillivirus*; *Measles
virus*

生物危害程度：第三类

分离时间：2015-04-17

分离地址：中国四川省

分离基物：患者咽拭子

致病名称：麻疹

致病对象：人

来源历史：←中国疾病预防控制中心病原微生物
　　　　　菌（毒）种保藏中心病毒病所分中心
　　　　　←四川省疾病预防控制中心

用　　途：传染病病原监测和溯源

联系单位：中国疾病预防控制中心病毒病预防控
　　　　　制所

电子邮箱：chpcnet@ivdc.chinacdc.cn

118. 麻疹病毒

国家科技资源标识符：CSTR:16698.06.NPRC 2.3.258

平台资源号：NPRC 2.3.258

保藏编号：CHPC 2.4.1.AH/16/001.21

中文名称：麻疹病毒 / 安徽 /1/2016

外文名称：*Measles virus*/Anhui.CHN/1.16/1[H1]

分类学地位：Orthornavirae; Negarnaviricota; Mon-
　　　　　jiviricetes; Mononegavirales; Para-
　　　　　myxoviridae; *Morbillivirus*; *Measles
　　　　　virus*

生物危害程度：第三类

分离时间：2016-01-08

分离地址：中国安徽省

分离基物：患者咽拭子

致病名称：麻疹

致病对象：人

来源历史：←中国疾病预防控制中心病原微生物
　　　　　菌（毒）种保藏中心病毒病所分中心
　　　　　←安徽省疾病预防控制中心

用　　途：传染病病原监测和溯源

联系单位：中国疾病预防控制中心病毒病预防控
　　　　　制所

电子邮箱：chpcnet@ivdc.chinacdc.cn

119. 麻疹病毒

国家科技资源标识符：CSTR:16698.06.NPRC 2.3.259

平台资源号：NPRC 2.3.259

保藏编号：CHPC 2.4.1.AH/16/002.21

中文名称：麻疹病毒 / 安徽 /23/2016

外文名称：*Measles virus*/Anhui.CHN/13.16/1[H1]

分类学地位：Orthornavirae; Negarnaviricota; Mon-
　　　　　jiviricetes; Mononegavirales; Para-
　　　　　myxoviridae; *Morbillivirus*; *Measles
　　　　　virus*

生物危害程度：第三类

分离时间：2016-03-29

分离地址：中国安徽省

分离基物：患者咽拭子

致病名称：麻疹

致病对象：人

来源历史：←中国疾病预防控制中心病原微生物
　　　　　菌（毒）种保藏中心病毒病所分中心
　　　　　←安徽省疾病预防控制中心

用　　途：传染病病原监测和溯源

联系单位：中国疾病预防控制中心病毒病预防控
　　　　　制所

电子邮箱：chpcnet@ivdc.chinacdc.cn

120. 麻疹病毒

国家科技资源标识符：CSTR:16698.06.NPRC 2.3.260

平台资源号：NPRC 2.3.260

保藏编号：CHPC 2.4.1.AH/16/003.21

中文名称：麻疹病毒 / 安徽 /108/2016

外文名称：*Measles virus*/Anhui.CHN/34.16/1[H1]

分类学地位：Orthornavirae; Negarnaviricota; Mon-
　　　　　jiviricetes; Mononegavirales; Para-
　　　　　myxoviridae; *Morbillivirus*; *Measles*

virus

生物危害程度：第三类

分离时间：2016-08-24

分离地址：中国安徽省

分离基物：患者咽拭子

致病名称：麻疹

致病对象：人

来源历史：←中国疾病预防控制中心病原微生物
　　　　　菌（毒）种保藏中心病毒病所分中心
　　　　　←安徽省疾病预防控制中心

用　　途：传染病病原监测和溯源

联系单位：中国疾病预防控制中心病毒病预防控
　　　　　制所

电子邮箱：chpcnet@ivdc.chinacdc.cn

121. 麻疹病毒

国家科技资源标识符：CSTR:16698.06.NPRC 2.3.261

平台资源号：NPRC 2.3.261

保藏编号：CHPC 2.4.1.AH/16/004.21

中文名称：麻疹病毒 / 安徽 /111/2016

外文名称：*Measles virus*/Anhui.CHN/48.16/1[H1]

分类学地位：Orthornavirae; Negarnaviricota; Mon-
　　　　　jiviricetes; Mononegavirales; Para-
　　　　　myxoviridae; *Morbillivirus*; *Measles*
　　　　　virus

生物危害程度：第三类

分离时间：2016-11-30

分离地址：中国安徽省

分离基物：患者咽拭子

致病名称：麻疹

致病对象：人

来源历史：←中国疾病预防控制中心病原微生物
　　　　　菌（毒）种保藏中心病毒病所分中心
　　　　　←安徽省疾病预防控制中心

用　　途：传染病病原监测和溯源

联系单位：中国疾病预防控制中心病毒病预防控
　　　　　制所

电子邮箱：chpcnet@ivdc.chinacdc.cn

122. 麻疹病毒

国家科技资源标识符：CSTR:16698.06.NPRC 2.3.262

平台资源号：NPRC 2.3.262

保藏编号：CHPC 2.4.1.GD/16/001.21

中文名称：麻疹病毒 / 广东 /152/2016

外文名称：*Measles virus*/Guangdong.CHN/29.16/
　　　　　2[H1]

分类学地位：Orthornavirae; Negarnaviricota; Mon-
　　　　　jiviricetes; Mononegavirales; Para-
　　　　　myxoviridae; *Morbillivirus*; *Measles*
　　　　　virus

生物危害程度：第三类

分离时间：2016-07-19

分离地址：中国广东省

分离基物：患者咽拭子

致病名称：麻疹

致病对象：人

来源历史：←中国疾病预防控制中心病原微生物
　　　　　菌（毒）种保藏中心病毒病所分中心
　　　　　←广东省疾病预防控制中心

用　　途：传染病病原监测和溯源

联系单位：中国疾病预防控制中心病毒病预防控
　　　　　制所

电子邮箱：chpcnet@ivdc.chinacdc.cn

123. 麻疹病毒

国家科技资源标识符：CSTR:16698.06.NPRC 2.3.263

平台资源号：NPRC 2.3.263

保藏编号：CHPC 2.4.1.GS/16/001.21

中文名称：麻疹病毒 / 甘肃 /35/2016

外文名称：*Measles virus*/Gansu.CHN/9.16/7[H1]

分类学地位：Orthornavirae; Negarnaviricota; Mon-
　　　　　jiviricetes; Mononegavirales; Para-
　　　　　myxoviridae; *Morbillivirus*; *Measles*
　　　　　virus

生物危害程度：第三类

分离时间：2016-03-01

分离地址：中国甘肃省

分离基物：患者咽拭子

致病名称：麻疹

致病对象：人

来源历史：←中国疾病预防控制中心病原微生物菌（毒）种保藏中心病毒病所分中心←甘肃省疾病预防控制中心

用　　途：传染病病原监测和溯源

联系单位：中国疾病预防控制中心病毒病预防控制所

电子邮箱：chpcnet@ivdc.chinacdc.cn

124. 麻疹病毒

国家科技资源标识符：CSTR:16698.06.NPRC 2.3.264

平台资源号：NPRC 2.3.264

保藏编号：CHPC 2.4.1.GS/16/002.21

中文名称：麻疹病毒 / 甘肃 /37/2016

外文名称：*Measles virus*/Gansu.CHN/9.16/9[H1]

分类学地位：Orthornavirae; Negarnaviricota; Monjiviricetes; Mononegavirales; Paramyxoviridae; *Morbillivirus*; *Measles virus*

生物危害程度：第三类

分离时间：2016-03-01

分离地址：中国甘肃省

分离基物：患者咽拭子

致病名称：麻疹

致病对象：人

来源历史：←中国疾病预防控制中心病原微生物菌（毒）种保藏中心病毒病所分中心←甘肃省疾病预防控制中心

用　　途：传染病病原监测和溯源

联系单位：中国疾病预防控制中心病毒病预防控制所

电子邮箱：chpcnet@ivdc.chinacdc.cn

125. 麻疹病毒

国家科技资源标识符：CSTR:16698.06.NPRC 2.3.265

平台资源号：NPRC 2.3.265

保藏编号：CHPC 2.4.1.GS/16/003.21

中文名称：麻疹病毒 / 甘肃 /38/2016

外文名称：*Measles virus*/Gansu.CHN/9.16/10[H1]

分类学地位：Orthornavirae; Negarnaviricota; Monjiviricetes; Mononegavirales; Paramyxoviridae; *Morbillivirus*; *Measles virus*

生物危害程度：第三类

分离时间：2016-03-01

分离地址：中国甘肃省

分离基物：患者咽拭子

致病名称：麻疹

致病对象：人

来源历史：←中国疾病预防控制中心病原微生物菌（毒）种保藏中心病毒病所分中心←甘肃省疾病预防控制中心

用　　途：传染病病原监测和溯源

联系单位：中国疾病预防控制中心病毒病预防控制所

电子邮箱：chpcnet@ivdc.chinacdc.cn

126. 麻疹病毒

国家科技资源标识符：CSTR:16698.06.NPRC 2.3.266

平台资源号：NPRC 2.3.266

保藏编号：CHPC 2.4.1.GS/16/004.21

中文名称：麻疹病毒 / 甘肃 /46/2016

外文名称：*Measles virus*/Gansu.CHN/9.16/17[H1]

分类学地位：Orthornavirae; Negarnaviricota; Monjiviricetes; Mononegavirales; Paramyxoviridae; *Morbillivirus*; *Measles virus*

生物危害程度：第三类

分离时间：2016-03-04

分离地址：中国甘肃省

分离基物：患者咽拭子

致病名称：麻疹

致病对象：人

来源历史：←中国疾病预防控制中心病原微生物菌（毒）种保藏中心病毒病所分中心←甘肃省疾病预防控制中心

用　　途：传染病病原监测和溯源

联系单位：中国疾病预防控制中心病毒病预防控制所

电子邮箱：chpcnet@ivdc.chinacdc.cn

127. 麻疹病毒

国家科技资源标识符：CSTR:16698.06.NPRC 2.3.267

平台资源号：NPRC 2.3.267

保藏编号：CHPC 2.4.1.GS/16/005.21

中文名称：麻疹病毒 / 甘肃 /56/2016

外文名称：*Measles virus*/Gansu.CHN/9.16/24[H1]

分类学地位：Orthornavirae; Negarnaviricota; Monjiviricetes; Mononegavirales; Paramyxoviridae; *Morbillivirus*; *Measles virus*

生物危害程度：第三类

分离时间：2016-03-05

分离地址：中国甘肃省

分离基物：患者咽拭子

致病名称：麻疹

致病对象：人

来源历史：←中国疾病预防控制中心病原微生物菌（毒）种保藏中心病毒病所分中心←甘肃省疾病预防控制中心

用　　途：传染病病原监测和溯源

联系单位：中国疾病预防控制中心病毒病预防控制所

电子邮箱：chpcnet@ivdc.chinacdc.cn

128. 麻疹病毒

国家科技资源标识符：CSTR:16698.06.NPRC 2.3.268

平台资源号：NPRC 2.3.268

保藏编号：CHPC 2.4.1.GS/16/006.21

中文名称：麻疹病毒 / 甘肃 /69/2016

外文名称：*Measles virus*/Gansu.CHN/11.16/2[H1]

分类学地位：Orthornavirae; Negarnaviricota; Monjiviricetes; Mononegavirales; Paramyxoviridae; *Morbillivirus*; *Measles virus*

生物危害程度：第三类

分离时间：2016-03-14

分离地址：中国甘肃省

分离基物：患者咽拭子

致病名称：麻疹

致病对象：人

来源历史：←中国疾病预防控制中心病原微生物菌（毒）种保藏中心病毒病所分中心←甘肃省疾病预防控制中心

用　　途：传染病病原监测和溯源

联系单位：中国疾病预防控制中心病毒病预防控制所

电子邮箱：chpcnet@ivdc.chinacdc.cn

129. 麻疹病毒

国家科技资源标识符：CSTR:16698.06.NPRC 2.3.269

平台资源号：NPRC 2.3.269

保藏编号：CHPC 2.4.1.GS/16/007.21

中文名称：麻疹病毒 / 甘肃 /73/2016

外文名称：*Measles virus*/Gansu.CHN/10.16/12[H1]

分类学地位：Orthornavirae; Negarnaviricota; Monjiviricetes; Mononegavirales; Paramyxoviridae; *Morbillivirus*; *Measles virus*

生物危害程度：第三类

分离时间：2016-03-12

分离地址：中国甘肃省

分离基物：患者咽拭子

致病名称：麻疹

致病对象：人

来源历史：←中国疾病预防控制中心病原微生物菌（毒）种保藏中心病毒病所分中心←甘肃省疾病预防控制中心

用　　途：传染病病原监测和溯源

联系单位：中国疾病预防控制中心病毒病预防控制所

电子邮箱：chpcnet@ivdc.chinacdc.cn

130. 麻疹病毒

国家科技资源标识符：CSTR:16698.06.NPRC 2.3.270

平台资源号：NPRC 2.3.270

保藏编号：CHPC 2.4.1.GS/16/008.21

中文名称：麻疹病毒 / 甘肃 /78/2016

外文名称：*Measles virus*/Gansu.CHN/11.16/9[H1]

分类学地位：Orthornavirae; Negarnaviricota; Monjiviricetes; Mononegavirales; Paramyxoviridae; *Morbillivirus*; *Measles virus*

生物危害程度：第三类

分离时间：2016-03-15

分离地址：中国甘肃省

分离基物：患者咽拭子

致病名称：麻疹

致病对象：人

来源历史：←中国疾病预防控制中心病原微生物菌（毒）种保藏中心病毒病所分中心←甘肃省疾病预防控制中心

用　　途：传染病病原监测和溯源

联系单位：中国疾病预防控制中心病毒病预防控制所

电子邮箱：chpcnet@ivdc.chinacdc.cn

131. 麻疹病毒

国家科技资源标识符：CSTR:16698.06.NPRC 2.3.271

平台资源号：NPRC 2.3.271

保藏编号：CHPC 2.4.1.GS/16/009.21

中文名称：麻疹病毒 / 甘肃 /81/2016

外文名称：*Measles virus*/Gansu.CHN/11.16/12[H1]

分类学地位：Orthornavirae; Negarnaviricota; Monjiviricetes; Mononegavirales; Paramyxoviridae; *Morbillivirus*; *Measles virus*

生物危害程度：第三类

分离时间：2016-03-19

分离地址：中国甘肃省

分离基物：患者咽拭子

致病名称：麻疹

致病对象：人

来源历史：←中国疾病预防控制中心病原微生物菌（毒）种保藏中心病毒病所分中心←甘肃省疾病预防控制中心

用　　途：传染病病原监测和溯源

联系单位：中国疾病预防控制中心病毒病预防控制所

电子邮箱：chpcnet@ivdc.chinacdc.cn

132. 麻疹病毒

国家科技资源标识符：CSTR:16698.06.NPRC 2.3.272

平台资源号：NPRC 2.3.272

保藏编号：CHPC 2.4.1.GS/16/010.21

中文名称：麻疹病毒 / 甘肃 /87/2016

外文名称：*Measles virus*/Gansu.CHN/12.16/3[H1]

分类学地位：Orthornavirae; Negarnaviricota; Monjiviricetes; Mononegavirales; Paramyxoviridae; *Morbillivirus*; *Measles virus*

生物危害程度：第三类

分离时间：2016-03-20

分离地址：中国甘肃省

分离基物：患者咽拭子

致病名称：麻疹

致病对象：人

来源历史：←中国疾病预防控制中心病原微生物
　　　　　菌（毒）种保藏中心病毒病所分中心
　　　　　←甘肃省疾病预防控制中心

用　　途：传染病病原监测和溯源

联系单位：中国疾病预防控制中心病毒病预防控
　　　　　制所

电子邮箱：chpcnet@ivdc.chinacdc.cn

133. 麻疹病毒

国家科技资源标识符：CSTR:16698.06.NPRC 2.3.273

平台资源号：NPRC 2.3.273

保藏编号：CHPC 2.4.1.GS/16/011.21

中文名称：麻疹病毒 / 甘肃 /102/2016

外文名称：*Measles virus*/Gansu.CHN/12.16/6[H1]

分类学地位：Orthornavirae; Negarnaviricota; Mon-jiviricetes; Mononegavirales; Para-myxoviridae; *Morbillivirus*; *Measles virus*

生物危害程度：第三类

分离时间：2016-03-23

分离地址：中国甘肃省

分离基物：患者咽拭子

致病名称：麻疹

致病对象：人

来源历史：←中国疾病预防控制中心病原微生物
　　　　　菌（毒）种保藏中心病毒病所分中心
　　　　　←甘肃省疾病预防控制中心

用　　途：传染病病原监测和溯源

联系单位：中国疾病预防控制中心病毒病预防控
　　　　　制所

电子邮箱：chpcnet@ivdc.chinacdc.cn

134. 麻疹病毒

国家科技资源标识符：CSTR:16698.06.NPRC 2.3.274

平台资源号：NPRC 2.3.274

保藏编号：CHPC 2.4.1.GD/16/001.21

中文名称：麻疹病毒 / 广东 /172/2016

外文名称：*Measles virus*/Guangdong.CHN/21.16/19[H1]

分类学地位：Orthornavirae; Negarnaviricota; Mon-jiviricetes; Mononegavirales; Para-myxoviridae; *Morbillivirus*; *Measles virus*

生物危害程度：第三类

分离时间：2016-05-23

分离地址：中国广东省

分离基物：患者咽拭子

致病名称：麻疹

致病对象：人

来源历史：←中国疾病预防控制中心病原微生物
　　　　　菌（毒）种保藏中心病毒病所分中心
　　　　　←广东省疾病预防控制中心

用　　途：传染病病原监测和溯源

联系单位：中国疾病预防控制中心病毒病预防控
　　　　　制所

电子邮箱：chpcnet@ivdc.chinacdc.cn

135. 麻疹病毒

国家科技资源标识符：CSTR:16698.06.NPRC 2.3.275

平台资源号：NPRC 2.3.275

保藏编号：CHPC 2.4.1.GD/16/003.21

中文名称：麻疹病毒 / 广东 /13/2016

外文名称：*Measles virus*/Guangdong.CHN/14.16/2[H1]

分类学地位：Orthornavirae; Negarnaviricota; Mon-jiviricetes; Mononegavirales; Para-myxoviridae; *Morbillivirus*; *Measles virus*

生物危害程度：第三类

分离时间：2016-04-07

分离地址：中国广东省

分离基物：患者咽拭子

致病名称：麻疹

致病对象：人

来源历史：←中国疾病预防控制中心病原微生物
菌（毒）种保藏中心病毒病所分中心
←广东省疾病预防控制中心

用　　途：传染病病原监测和溯源

联系单位：中国疾病预防控制中心病毒病预防控
制所

电子邮箱：chpcnet@ivdc.chinacdc.cn

136. 麻疹病毒

国家科技资源标识符：CSTR:16698.06.NPRC 2.3.276

平台资源号：NPRC 2.3.276

保藏编号：CHPC 2.4.1.TJ/16/001.21

中文名称：麻疹病毒 / 天津 /45/2016

外文名称：*Measles virus*/Tianjin.CHN/14.16/4[H1]

分类学地位：Orthornavirae; Negarnaviricota; Mon-
jiviricetes; Mononegavirales; Para-
myxoviridae; *Morbillivirus*; *Measles
virus*

生物危害程度：第三类

分离时间：2016-04-05

分离地址：中国天津市

分离基物：患者咽拭子

致病名称：麻疹

致病对象：人

来源历史：←中国疾病预防控制中心病原微生物
菌（毒）种保藏中心病毒病所分中心
←天津市疾病预防控制中心

用　　途：传染病病原监测和溯源

联系单位：中国疾病预防控制中心病毒病预防控
制所

电子邮箱：chpcnet@ivdc.chinacdc.cn

137. 麻疹病毒

国家科技资源标识符：CSTR:16698.06.NPRC 2.3.277

平台资源号：NPRC 2.3.277

保藏编号：CHPC 2.4.1.AH/17/001.21

中文名称：麻疹病毒 / 安徽 /10/2017

外文名称：*Measles virus*/Anhui.CHN/17.17/4[H1]

分类学地位：Orthornavirae; Negarnaviricota; Mon-
jiviricetes; Mononegavirales; Para-
myxoviridae; *Morbillivirus*; *Measles
virus*

生物危害程度：第三类

分离时间：2017-04-27

分离地址：中国安徽省

分离基物：患者咽拭子

致病名称：麻疹

致病对象：人

来源历史：←中国疾病预防控制中心病原微生物
菌（毒）种保藏中心病毒病所分中心
←安徽省疾病预防控制中心

用　　途：传染病病原监测和溯源

联系单位：中国疾病预防控制中心病毒病预防控
制所

电子邮箱：chpcnet@ivdc.chinacdc.cn

138. 麻疹病毒

国家科技资源标识符：CSTR:16698.06.NPRC 2.3.278

平台资源号：NPRC 2.3.278

保藏编号：CHPC 2.4.1.NMG/17/001.21

中文名称：麻疹病毒 / 内蒙古 /3/2017

外文名称：*Measles virus*/Neimenggu.CHN/35.17/
1[H1]

分类学地位：Orthornavirae; Negarnaviricota; Mon-
jiviricetes; Mononegavirales; Para-
myxoviridae; *Morbillivirus*; *Measles
virus*

生物危害程度：第三类

分离时间：2017-09-01

分离地址：中国内蒙古自治区

分离基物：患者咽拭子

致病名称：麻疹

致病对象：人

来源历史：←中国疾病预防控制中心病原微生物
　　　　　菌（毒）种保藏中心病毒病所分中心
　　　　　←内蒙古自治区疾病预防控制中心

用　　途：传染病病原监测和溯源

联系单位：中国疾病预防控制中心病毒病预防控
　　　　　制所

电子邮箱：chpcnet@ivdc.chinacdc.cn

139. 麻疹病毒

国家科技资源标识符：CSTR:16698.06.NPRC 2.13.25

平台资源号：NPRC 2.13.25

保藏编号：GDPCC Mvi-2014-001

中文名称：麻疹病毒 H1a

外文名称：*Measles virus* H1a

分类学地位：Orthornavirae; Negarnaviricota; Mon-jiviricetes; Mononegavirales; Para-myxoviridae; *Morbillivirus*; *Measles virus*

生物危害程度：第三类

分离时间：2014-01-15

分离地址：中国广东省广州市

分离基物：患者咽拭子

致病名称：麻疹

致病对象：人

来源历史：←广东省人间传染的病原微生物菌
　　　　　（毒）种保藏中心←广东省疾病预防控
　　　　　制中心

用　　途：传染病病原监测和溯源

联系单位：广东省疾病预防控制中心病原微生物
　　　　　检验所

电子邮箱：sjkzx_wjs@gd.gov.cn

140. 麻疹病毒

国家科技资源标识符：CSTR:16698.06.NPRC 2.13.26

平台资源号：NPRC 2.13.26

保藏编号：GDPCC Mvi-2014-003

中文名称：麻疹病毒 H1a

外文名称：*Measles virus* H1a

分类学地位：Orthornavirae; Negarnaviricota; Mon-jiviricetes; Mononegavirales; Para-myxoviridae; *Morbillivirus*; *Measles virus*

生物危害程度：第三类

分离时间：2014-01-15

分离地址：中国广东省广州市

分离基物：患者咽拭子

致病名称：麻疹

致病对象：人

来源历史：←广东省人间传染的病原微生物菌
　　　　　（毒）种保藏中心←广东省疾病预防控
　　　　　制中心

用　　途：传染病病原监测和溯源

联系单位：广东省疾病预防控制中心病原微生物
　　　　　检验所

电子邮箱：sjkzx_wjs@gd.gov.cn

141. 麻疹病毒

国家科技资源标识符：CSTR:16698.06.NPRC 2.13.27

平台资源号：NPRC 2.13.27

保藏编号：GDPCC Mvi-2014-004

中文名称：麻疹病毒 H1a

外文名称：*Measles virus* H1a

分类学地位：Orthornavirae; Negarnaviricota; Mon-jiviricetes; Mononegavirales; Para-myxoviridae; *Morbillivirus*; *Measles virus*

生物危害程度：第三类

分离时间：2014-01-15

分离地址：中国广东省广州市

分离基物：患者咽拭子

致病名称：麻疹

致病对象：人

来源历史：←广东省人间传染的病原微生物菌
（毒）种保藏中心←广东省疾病预防控
制中心

用　　途：传染病病原监测和溯源

联系单位：广东省疾病预防控制中心病原微生物
检验所

电子邮箱：sjkzx_wjs@gd.gov.cn

142. 麻疹病毒

国家科技资源标识符：CSTR:16698.06.NPRC 2.13.28

平台资源号：NPRC 2.13.28

保藏编号：GDPCC Mvi-2014-011

中文名称：麻疹病毒 H1a

外文名称：*Measles virus* H1a

分类学地位：Orthornavirae; Negarnaviricota; Monjiviricetes; Mononegavirales; Paramyxoviridae; *Morbillivirus*; *Measles virus*

生物危害程度：第三类

分离时间：2014-01-15

分离地址：中国广东省广州市

分离基物：患者咽拭子

致病名称：麻疹

致病对象：人

来源历史：←广东省人间传染的病原微生物菌
（毒）种保藏中心←广东省疾病预防控
制中心

用　　途：传染病病原监测和溯源

联系单位：广东省疾病预防控制中心病原微生物
检验所

电子邮箱：sjkzx_wjs@gd.gov.cn

143. 麻疹病毒

国家科技资源标识符：CSTR:16698.06.NPRC 2.13.29

平台资源号：NPRC 2.13.29

保藏编号：GDPCC Mvi-2014-013

中文名称：麻疹病毒 H1a

外文名称：*Measles virus* H1a

分类学地位：Orthornavirae; Negarnaviricota; Monjiviricetes; Mononegavirales; Paramyxoviridae; *Morbillivirus*; *Measles virus*

生物危害程度：第三类

分离时间：2014-01-26

分离地址：中国广东省广州市

分离基物：患者尿液

致病名称：麻疹

致病对象：人

来源历史：←广东省人间传染的病原微生物菌
（毒）种保藏中心←广东省疾病预防控
制中心

用　　途：传染病病原监测和溯源

联系单位：广东省疾病预防控制中心病原微生物
检验所

电子邮箱：sjkzx_wjs@gd.gov.cn

144. 麻疹病毒

国家科技资源标识符：CSTR:16698.06.NPRC 2.13.30

平台资源号：NPRC 2.13.30

保藏编号：GDPCC Mvi-2014-014

中文名称：麻疹病毒 H1a

外文名称：*Measles virus* H1a

分类学地位：Orthornavirae; Negarnaviricota; Monjiviricetes; Mononegavirales; Paramyxoviridae; *Morbillivirus*; *Measles virus*

生物危害程度：第三类

分离时间：2014-01-26

分离地址：中国广东省广州市

分离基物：患者咽拭子

致病名称：麻疹

致病对象：人

来源历史：←广东省人间传染的病原微生物菌（毒）种保藏中心←广东省疾病预防控制中心

用　　途：传染病病原监测和溯源

联系单位：广东省疾病预防控制中心病原微生物检验所

电子邮箱：sjkzx_wjs@gd.gov.cn

145. 麻疹病毒

国家科技资源标识符：CSTR:16698.06.NPRC 2.13.31

平台资源号：NPRC 2.13.31

保藏编号：GDPCC Mvi-2014-016

中文名称：麻疹病毒 H1a

外文名称：*Measles virus* H1a

分类学地位：Orthornavirae; Negarnaviricota; Monjiviricetes; Mononegavirales; Paramyxoviridae; *Morbillivirus*; *Measles virus*

生物危害程度：第三类

分离时间：2014-01-26

分离地址：中国广东省广州市

分离基物：患者咽拭子

致病名称：麻疹

致病对象：人

来源历史：←广东省人间传染的病原微生物菌（毒）种保藏中心←广东省疾病预防控制中心

用　　途：传染病病原监测和溯源

联系单位：广东省疾病预防控制中心病原微生物检验所

电子邮箱：sjkzx_wjs@gd.gov.cn

146. 麻疹病毒

国家科技资源标识符：CSTR:16698.06.NPRC 2.13.32

平台资源号：NPRC 2.13.32

保藏编号：GDPCC Mvi-2014-018

中文名称：麻疹病毒 H1a

外文名称：*Measles virus* H1a

分类学地位：Orthornavirae; Negarnaviricota; Monjiviricetes; Mononegavirales; Paramyxoviridae; *Morbillivirus*; *Measles virus*

生物危害程度：第三类

分离时间：2014-01-26

分离地址：中国广东省广州市

分离基物：患者尿液

致病名称：麻疹

致病对象：人

来源历史：←广东省人间传染的病原微生物菌（毒）种保藏中心←广东省疾病预防控制中心

用　　途：传染病病原监测和溯源

联系单位：广东省疾病预防控制中心病原微生物检验所

电子邮箱：sjkzx_wjs@gd.gov.cn

147. 麻疹病毒

国家科技资源标识符：CSTR:16698.06.NPRC 2.13.33

平台资源号：NPRC 2.13.33

保藏编号：GDPCC Mvi-2014-022

中文名称：麻疹病毒 H1a

外文名称：*Measles virus* H1a

分类学地位：Orthornavirae; Negarnaviricota; Monjiviricetes; Mononegavirales; Paramyxoviridae; *Morbillivirus*; *Measles virus*

生物危害程度：第三类

分离时间：2014-01-26

分离地址：中国广东省广州市

分离基物：患者咽拭子

致病名称：麻疹

致病对象：人

来源历史：←广东省人间传染的病原微生物菌
（毒）种保藏中心←广东省疾病预防控
制中心

用　　途：传染病病原监测和溯源

联系单位：广东省疾病预防控制中心病原微生物
检验所

电子邮箱：sjkzx_wjs@gd.gov.cn

148. 麻疹病毒

国家科技资源标识符：CSTR:16698.06.NPRC 2.13.34

平台资源号：NPRC 2.13.34

保藏编号：GDPCC Mvi-2014-026

中文名称：麻疹病毒 H1a

外文名称：*Measles virus* H1a

分类学地位：Orthornavirae; Negarnaviricota; Monjiviricetes; Mononegavirales; Paramyxoviridae; *Morbillivirus*; *Measles virus*

生物危害程度：第三类

分离时间：2014-01-26

分离地址：中国广东省广州市

分离基物：患者咽拭子

致病名称：麻疹

致病对象：人

来源历史：←广东省人间传染的病原微生物菌
（毒）种保藏中心←广东省疾病预防控
制中心

用　　途：传染病病原监测和溯源

联系单位：广东省疾病预防控制中心病原微生物
检验所

电子邮箱：sjkzx_wjs@gd.gov.cn

149. 麻疹病毒

国家科技资源标识符：CSTR:16698.06.NPRC 2.13.35

平台资源号：NPRC 2.13.35

保藏编号：GDPCC Mvi-2014-027

中文名称：麻疹病毒 H1a

外文名称：*Measles virus* H1a

分类学地位：Orthornavirae; Negarnaviricota; Monjiviricetes; Mononegavirales; Paramyxoviridae; *Morbillivirus*; *Measles virus*

生物危害程度：第三类

分离时间：2014-01-26

分离地址：中国广东省广州市

分离基物：患者咽拭子

致病名称：麻疹

致病对象：人

来源历史：←广东省人间传染的病原微生物菌
（毒）种保藏中心←广东省疾病预防控
制中心

用　　途：传染病病原监测和溯源

联系单位：广东省疾病预防控制中心病原微生物
检验所

电子邮箱：sjkzx_wjs@gd.gov.cn

150. 麻疹病毒

国家科技资源标识符：CSTR:16698.06.NPRC 2.13.36

平台资源号：NPRC 2.13.36

保藏编号：GDPCC Mvi-2014-028

中文名称：麻疹病毒 H1a

外文名称：*Measles virus* H1a

分类学地位：Orthornavirae; Negarnaviricota; Monjiviricetes; Mononegavirales; Paramyxoviridae; *Morbillivirus*; *Measles virus*

生物危害程度：第三类

分离时间：2014-01-26

病

毒

分离地址：中国广东省广州市

分离基物：患者尿液

致病名称：麻疹

致病对象：人

来源历史：←广东省人间传染的病原微生物菌
（毒）种保藏中心←广东省疾病预防控
制中心

用　　途：传染病病原监测和溯源

联系单位：广东省疾病预防控制中心病原微生物
检验所

电子邮箱：sjkzx_wjs@gd.gov.cn

151. 麻疹病毒

国家科技资源标识符：CSTR:16698.06.NPRC 2.13.37

平台资源号：NPRC 2.13.37

保藏编号：GDPCC Mvi-2014-029

中文名称：麻疹病毒 H1a

外文名称：*Measles virus* H1a

分类学地位：Orthornavirae; Negarnaviricota; Mon-
jiviricetes; Mononegavirales; Para-
myxoviridae; *Morbillivirus*; *Measles
virus*

生物危害程度：第三类

分离时间：2014-01-26

分离地址：中国广东省广州市

分离基物：患者咽拭子

致病名称：麻疹

致病对象：人

来源历史：←广东省人间传染的病原微生物菌
（毒）种保藏中心←广东省疾病预防控
制中心

用　　途：传染病病原监测和溯源

联系单位：广东省疾病预防控制中心病原微生物
检验所

电子邮箱：sjkzx_wjs@gd.gov.cn

152. 麻疹病毒

国家科技资源标识符：CSTR:16698.06.NPRC 2.13.38

平台资源号：NPRC 2.13.38

保藏编号：GDPCC Mvi-2014-031

中文名称：麻疹病毒 H1a

外文名称：*Measles virus* H1a

分类学地位：Orthornavirae; Negarnaviricota; Mon-
jiviricetes; Mononegavirales; Para-
myxoviridae; *Morbillivirus*; *Measles
virus*

生物危害程度：第三类

分离时间：2014-01-26

分离地址：中国广东省广州市

分离基物：患者咽拭子

致病名称：麻疹

致病对象：人

来源历史：←广东省人间传染的病原微生物菌
（毒）种保藏中心←广东省疾病预防控
制中心

用　　途：传染病病原监测和溯源

联系单位：广东省疾病预防控制中心病原微生物
检验所

电子邮箱：sjkzx_wjs@gd.gov.cn

153. 麻疹病毒

国家科技资源标识符：CSTR:16698.06.NPRC 2.13.39

平台资源号：NPRC 2.13.39

保藏编号：GDPCC Mvi-2014-033

中文名称：麻疹病毒 H1a

外文名称：*Measles virus* H1a

分类学地位：Orthornavirae; Negarnaviricota; Mon-
jiviricetes; Mononegavirales; Para-
myxoviridae; *Morbillivirus*; *Measles
virus*

生物危害程度：第三类

分离时间：2014-01-26

分离地址：中国广东省广州市

分离基物：患者咽拭子

致病名称：麻疹

致病对象：人

来源历史：←广东省人间传染的病原微生物菌
（毒）种保藏中心←广东省疾病预防控
制中心

用　　途：传染病病原监测和溯源

联系单位：广东省疾病预防控制中心病原微生物
检验所

电子邮箱：sjkzx_wjs@gd.gov.cn

154. 麻疹病毒

国家科技资源标识符：CSTR:16698.06.NPRC 2.13.40

平台资源号：NPRC 2.13.40

保藏编号：GDPCC Mvi-2014-034

中文名称：麻疹病毒 H1a

外文名称：*Measles virus* H1a

分类学地位：Orthornavirae; Negarnaviricota; Mon-
jiviricetes; Mononegavirales; Para-
myxoviridae; *Morbillivirus*; *Measles
virus*

生物危害程度：第三类

分离时间：2014-01-26

分离地址：中国广东省广州市

分离基物：患者尿液

致病名称：麻疹

致病对象：人

来源历史：←广东省人间传染的病原微生物菌
（毒）种保藏中心←广东省疾病预防控
制中心

用　　途：传染病病原监测和溯源

联系单位：广东省疾病预防控制中心病原微生物
检验所

电子邮箱：sjkzx_wjs@gd.gov.cn

155. 麻疹病毒

国家科技资源标识符：CSTR:16698.06.NPRC 2.13.41

平台资源号：NPRC 2.13.41

保藏编号：GDPCC Mvi-2014-036

中文名称：麻疹病毒 H1a

外文名称：*Measles virus* H1a

分类学地位：Orthornavirae; Negarnaviricota; Mon-
jiviricetes; Mononegavirales; Para-
myxoviridae; *Morbillivirus*; *Measles
virus*

生物危害程度：第三类

分离时间：2014-01-26

分离地址：中国广东省广州市

分离基物：患者咽拭子

致病名称：麻疹

致病对象：人

来源历史：←广东省人间传染的病原微生物菌
（毒）种保藏中心←广东省疾病预防控
制中心

用　　途：传染病病原监测和溯源

联系单位：广东省疾病预防控制中心病原微生物
检验所

电子邮箱：sjkzx_wjs@gd.gov.cn

156. 麻疹病毒

国家科技资源标识符：CSTR:16698.06.NPRC 2.13.42

平台资源号：NPRC 2.13.42

保藏编号：GDPCC Mvi-2014-037

中文名称：麻疹病毒 H1a

外文名称：*Measles virus* H1a

分类学地位：Orthornavirae; Negarnaviricota; Mon-
jiviricetes; Mononegavirales; Para-
myxoviridae; *Morbillivirus*; *Measles
virus*

生物危害程度：第三类

分离时间：2014-01-26

病

毒

分离地址：中国广东省广州市

分离基物：患者尿液

致病名称：麻疹

致病对象：人

来源历史：←广东省人间传染的病原微生物菌（毒）种保藏中心←广东省疾病预防控制中心

用　　途：传染病病原监测和溯源

联系单位：广东省疾病预防控制中心病原微生物检验所

电子邮箱：sjkzx_wjs@gd.gov.cn

157. 麻疹病毒

国家科技资源标识符：CSTR:16698.06.NPRC 2.13.43

平台资源号：NPRC 2.13.43

保藏编号：GDPCC Mvi-2014-039

中文名称：麻疹病毒 H1a

外文名称：*Measles virus* H1a

分类学地位：Orthornavirae; Negarnaviricota; Monjiviricetes; Mononegavirales; Paramyxoviridae; *Morbillivirus*; *Measles virus*

生物危害程度：第三类

分离时间：2014-01-26

分离地址：中国广东省广州市

分离基物：患者尿液

致病名称：麻疹

致病对象：人

来源历史：←广东省人间传染的病原微生物菌（毒）种保藏中心←广东省疾病预防控制中心

用　　途：传染病病原监测和溯源

联系单位：广东省疾病预防控制中心病原微生物检验所

电子邮箱：sjkzx_wjs@gd.gov.cn

158. 麻疹病毒

国家科技资源标识符：CSTR:16698.06.NPRC 2.13.44

平台资源号：NPRC 2.13.44

保藏编号：GDPCC Mvi-2014-040

中文名称：麻疹病毒 H1a

外文名称：*Measles virus* H1a

分类学地位：Orthornavirae; Negarnaviricota; Monjiviricetes; Mononegavirales; Paramyxoviridae; *Morbillivirus*; *Measles virus*

生物危害程度：第三类

分离时间：2014-01-26

分离地址：中国广东省广州市

分离基物：患者咽拭子

致病名称：麻疹

致病对象：人

来源历史：←广东省人间传染的病原微生物菌（毒）种保藏中心←广东省疾病预防控制中心

用　　途：传染病病原监测和溯源

联系单位：广东省疾病预防控制中心病原微生物检验所

电子邮箱：sjkzx_wjs@gd.gov.cn

159. 麻疹病毒

国家科技资源标识符：CSTR:16698.06.NPRC 2.13.45

平台资源号：NPRC 2.13.45

保藏编号：GDPCC Mvi-2014-041

中文名称：麻疹病毒 H1a

外文名称：*Measles virus* H1a

分类学地位：Orthornavirae; Negarnaviricota; Monjiviricetes; Mononegavirales; Paramyxoviridae; *Morbillivirus*; *Measles virus*

生物危害程度：第三类

分离时间：2014-01-26

分离地址：中国广东省广州市

分离基物：患者尿液

致病名称：麻疹

致病对象：人

来源历史：←广东省人间传染的病原微生物菌
（毒）种保藏中心←广东省疾病预防控
制中心

用　　途：传染病病原监测和溯源

联系单位：广东省疾病预防控制中心病原微生物
检验所

电子邮箱：sjkzx_wjs@gd.gov.cn

160. 麻疹病毒

国家科技资源标识符：CSTR:16698.06.NPRC 2.13.46

平台资源号：NPRC 2.13.46

保藏编号：GDPCC Mvi-2014-042

中文名称：麻疹病毒 H1a

外文名称：*Measles virus* H1a

分类学地位：Orthornavirae; Negarnaviricota; Mon-
jiviricetes; Mononegavirales; Para-
myxoviridae; *Morbillivirus*; *Measles
virus*

生物危害程度：第三类

分离时间：2014-01-26

分离地址：中国广东省广州市

分离基物：患者咽拭子

致病名称：麻疹

致病对象：人

来源历史：←广东省人间传染的病原微生物菌
（毒）种保藏中心←广东省疾病预防控
制中心

用　　途：传染病病原监测和溯源

联系单位：广东省疾病预防控制中心病原微生物
检验所

电子邮箱：sjkzx_wjs@gd.gov.cn

161. 麻疹病毒

国家科技资源标识符：CSTR:16698.06.NPRC 2.13.47

平台资源号：NPRC 2.13.47

保藏编号：GDPCC Mvi-2014-043

中文名称：麻疹病毒 H1a

外文名称：*Measles virus* H1a

分类学地位：Orthornavirae; Negarnaviricota; Mon-
jiviricetes; Mononegavirales; Para-
myxoviridae; *Morbillivirus*; *Measles
virus*

生物危害程度：第三类

分离时间：2014-01-26

分离地址：中国广东省广州市

分离基物：患者咽拭子

致病名称：麻疹

致病对象：人

来源历史：←广东省人间传染的病原微生物菌
（毒）种保藏中心←广东省疾病预防控
制中心

用　　途：传染病病原监测和溯源

联系单位：广东省疾病预防控制中心病原微生物
检验所

电子邮箱：sjkzx_wjs@gd.gov.cn

162. 麻疹病毒

国家科技资源标识符：CSTR:16698.06.NPRC 2.13.48

平台资源号：NPRC 2.13.48

保藏编号：GDPCC Mvi-2014-048

中文名称：麻疹病毒 H1a

外文名称：*Measles virus* H1a

分类学地位：Orthornavirae; Negarnaviricota; Mon-
jiviricetes; Mononegavirales; Para-
myxoviridae; *Morbillivirus*; *Measles
virus*

生物危害程度：第三类

分离时间：2014-01-26

病毒

分离地址：中国广东省广州市

分离基物：患者咽拭子

致病名称：麻疹

致病对象：人

来源历史：←广东省人间传染的病原微生物菌（毒）种保藏中心←广东省疾病预防控制中心

用　　途：传染病病原监测和溯源

联系单位：广东省疾病预防控制中心病原微生物检验所

电子邮箱：sjkzx_wjs@gd.gov.cn

163. 麻疹病毒

国家科技资源标识符：CSTR:16698.06.NPRC 2.13.49

平台资源号：NPRC 2.13.49

保藏编号：GDPCC Mvi-2014-056

中文名称：麻疹病毒 H1a

外文名称：*Measles virus* H1a

分类学地位：Orthornavirae; Negarnaviricota; Monjiviricetes; Mononegavirales; Paramyxoviridae; *Morbillivirus*; *Measles virus*

生物危害程度：第三类

分离时间：2014-01-26

分离地址：中国广东省广州市

分离基物：患者咽拭子

致病名称：麻疹

致病对象：人

来源历史：←广东省人间传染的病原微生物菌（毒）种保藏中心←广东省疾病预防控制中心

用　　途：传染病病原监测和溯源

联系单位：广东省疾病预防控制中心病原微生物检验所

电子邮箱：sjkzx_wjs@gd.gov.cn

164. 麻疹病毒

国家科技资源标识符：CSTR:16698.06.NPRC 2.13.50

平台资源号：NPRC 2.13.50

保藏编号：GDPCC Mvi-2014-057

中文名称：麻疹病毒 H1a

外文名称：*Measles virus* H1a

分类学地位：Orthornavirae; Negarnaviricota; Monjiviricetes; Mononegavirales; Paramyxoviridae; *Morbillivirus*; *Measles virus*

生物危害程度：第三类

分离时间：2014-01-26

分离地址：中国广东省广州市

分离基物：患者咽拭子

致病名称：麻疹

致病对象：人

来源历史：←广东省人间传染的病原微生物菌（毒）种保藏中心←广东省疾病预防控制中心

用　　途：传染病病原监测和溯源

联系单位：广东省疾病预防控制中心病原微生物检验所

电子邮箱：sjkzx_wjs@gd.gov.cn

165. 麻疹病毒

国家科技资源标识符：CSTR:16698.06.NPRC 2.13.51

平台资源号：NPRC 2.13.51

保藏编号：GDPCC Mvi-2014-061

中文名称：麻疹病毒 H1a

外文名称：*Measles virus* H1a

分类学地位：Orthornavirae; Negarnaviricota; Monjiviricetes; Mononegavirales; Paramyxoviridae; *Morbillivirus*; *Measles virus*

生物危害程度：第三类

分离时间：2014-01-26

分离地址：中国广东省广州市

分离基物：患者咽拭子

致病名称：麻疹

致病对象：人

来源历史：←广东省人间传染的病原微生物菌
（毒）种保藏中心←广东省疾病预防控
制中心

用　　途：传染病病原监测和溯源

联系单位：广东省疾病预防控制中心病原微生物
检验所

电子邮箱：sjkzx_wjs@gd.gov.cn

十、呼吸道合胞病毒

166. 呼吸道合胞病毒

国家科技资源标识符：CSTR:16698.06.NPRC 2.5.22

平台资源号：NPRC 2.5.22

保藏编号：CAMS-CCPM-C-III-001

中文名称：人类呼吸道合胞病毒 A2

外文名称：*Human Respiratory Syncytial Virus* A2

分类学地位：Orthornavirae; Negarnaviricota; Mon-
jiviricetes; Mononegavirales; Para-
myxoviridae; Pneumovirinae; *Pneu-
movirus*; *Human respiratory syncytial
virus*

生物危害程度：第三类

分离时间：不详

分离地址：中国北京市

分离基物：患者咽拭子

致病名称：呼吸道感染

致病对象：人

来源历史：←中国医学科学院医学病原微生物保
藏分中心

用　　途：科研、教学等科学实验

联系单位：中国医学科学院病原生物学研究所

电子邮箱：CCPM_C@ipbcams.ac.cn

十一、鼻病毒

167. 鼻病毒

国家科技资源标识符：CSTR:16698.06.NPRC 2.5.23

平台资源号：NPRC 2.5.23

保藏编号：CAMS-CCPM-C-III-003

中文名称：人鼻病毒 16 型

外文名称：*Human Rhinovirus* 16

分类学地位：Orthornavirae; Pisuviricota; Pisonivi-
ricetes; Picornavirales; Picornaviridae;
Enterovirus; *Human Rhinovirus*

生物危害程度：第三类

分离时间：不详

分离地址：中国北京市

分离基物：患者咽拭子

致病名称：呼吸道感染

致病对象：人

来源历史：←中国医学科学院医学病原微生物保
藏分中心

用　　途：科研、教学等科学实验

联系单位：中国医学科学院病原生物学研究所

电子邮箱：CCPM_C@ipbcams.ac.cn

十二、仙台病毒

168. 仙台病毒

国家科技资源标识符：CSTR:16698.06.NPRC 2.5.24

平台资源号：NPRC 2.5.24

保藏编号：CAMS-CCPM-C-III-015

中文名称：仙台病毒

外文名称：*Sendai virus*

分类学地位：Orthornavirae; Negarnaviricota; Mon-
jiviricetes; Mononegavirales; Para-
myxoviridae; *Respirovirus*; *Sendai
virus*

病

毒

生物危害程度：第三类

分离时间：2007-07-11

分离地址：中国湖北省武汉市

分离基物：患者咽拭子

致病名称：呼吸道疾病

致病对象：人、非人类灵长动物

来源历史：←中国医学科学院医学病原微生物保
藏分中心←中国科学院武汉病毒研究
所

用　　途：科研、教学等科学实验

联系单位：中国医学科学院病原生物学研究所

电子邮箱：CCPM_C@ipbcams.ac.cn

169. 寨卡病毒

国家科技资源标识符：CSTR:16698.06.NPRC 2.5.24

平台资源号：NPRC 2.5.24

保藏编号：CAMS-CCPM-C-III-011

中文名称：寨卡病毒

外文名称：*Zika virus*

分类学地位：Orthornavirae; Kitrinoviricota; Flasu-
viricetes; Amarillovirales; Flaviviridae;
Flavivirus; *Zika virus*

生物危害程度：第三类

分离时间：2016-04-27

分离地址：中国北京市

分离基物：患者肛拭子

致病名称：发热、丘疹、新生儿小头畸形等

致病对象：人

来源历史：←中国医学科学院医学病原微生物保
藏分中心

用　　途：科研、教学等科学实验

联系单位：中国医学科学院病原生物学研究所

电子邮箱：CCPM_C@ipbcams.ac.cn